临床内科学与公共卫生管理

主编　郑　敏　周佃新　张余坤　张敏敏
杨楠楠　林　毅　王　岩

黑龙江科学技术出版社
HEILONGJIANG SCIENCE AND TECHNOLOGY PRESS

图书在版编目(CIP)数据

临床内科学与公共卫生管理 / 郑敏等主编. -- 哈尔滨：黑龙江科学技术出版社，2023.2
ISBN 978-7-5719-1805-7

Ⅰ. ①临… Ⅱ. ①郑… Ⅲ. ①内科学②公共卫生－卫生管理 Ⅳ. ①R5②R1

中国国家版本馆CIP数据核字（2023）第029035号

临床内科学与公共卫生管理
LINCHUANG NEIKEXUE YU GONGGONGWEISHENG GUANLI

主　　编　郑　敏　周佃新　张余坤　张敏敏　杨楠楠　林　毅　王　岩
责任编辑　包金丹
封面设计　宗　宁
出　　版　黑龙江科学技术出版社
　　　　　地址：哈尔滨市南岗区公安街70-2号　邮编：150007
　　　　　电话：（0451）53642106　传真：（0451）53642143
　　　　　网址：www.lkcbs.cn
发　　行　全国新华书店
印　　刷　黑龙江龙江传媒有限责任公司
开　　本　787 mm×1092 mm　1/16
印　　张　27.25
字　　数　688千字
版　　次　2023年2月第1版
印　　次　2023年2月第1次印刷
书　　号　ISBN 978-7-5719-1805-7
定　　价　198.00元

编委会

◎ 主　编

郑　敏　周佃新　张余坤　张敏敏

杨楠楠　林　毅　王　岩

◎ 副主编

高春燕　董　娜　郭　义　费春燕

曲平平　徐明付

◎ 编　委（按姓氏笔画排序）

王　岩（青岛西海岸新区卫生健康综合行政执法大队）

曲平平（滨州医学院烟台附属医院）

杨楠楠（济宁医学院附属医院）

张余坤（山东省无棣县柳堡镇卫生院）

张敏敏（巨野县北城医院）

林　毅（中国人民解放军32298部队）

周佃新（山东省滨州市惠民县魏集镇卫生院）

庞传丽（滕州市荆河社区卫生服务中心）

郑　敏（青岛市城阳区人民医院）

费春燕（菏泽市牡丹人民医院）

徐明付（阳谷县人民医院）

高春燕（山东省滨州市无棣县棣丰街道便民服务中心）

郭　义（巨野县疾病预防控制中心）

董　娜（山东省滨州市邹平市疾病预防控制中心）

Foreword 前言

自人类诞生以来，与疾病作斗争以维护和增进自身健康、提升生活质量就成为人类历史中重要的一章，可见医学是一门历史悠久的科学。内科学作为临床医学领域中一门重要的学科，涉及面广、整体性强，在研究人体各系统疾病的诊断和防治中，以诊治措施不具创伤性或仅有轻微的创伤性为特色。随着社会与经济的发展，科学技术水平的提高，构筑在科学实验基础上的现代内科学知识体系日益完善，因此，内科学又是一门不断创新的学科，体现着现代医学的活力。

然而，保障人民健康不应单单依赖于临床医学，更应注重公共卫生的管理。公共卫生的理论基础主要是社会学和公共卫生学，它关注卫生公平性、卫生政策和环境对人民健康的影响，利用多学科的共同支撑获取多方位的证据，进而制定卫生政策，使人民获得长期的、根本性的健康收益，是人民健康的基石。所以，需要有具有奉献精神和多学科背景的临床内科医师与公共卫生管理队伍为人民的健康保健护航。基于此，我们特邀请多位工作经验丰富的内科专家和公共卫生管理工作者一同编写了这本《临床内科学与公共卫生管理》。

本书从实际出发，参考了国内外众多内科学及公共卫生管理的文献资料，力求用最简洁的方式为读者呈现出内科疾病的诊断策略和治疗方案，以及当前公共卫生管理的诸多举措。在内容编排上，本书首先从病因、发病机制、临床表现、辅助检查等角度入手，阐述了多种内科疾病的诊断思路、鉴别诊断及治疗原则；然后讲解了公共卫生的概念、监督体系，公共卫生政策研究与评价技术，以及预防接种等知识。本书结构严谨，表达深入浅出、重点突出，可供临床内科医师及公共卫生管理工作者阅读使用。

鉴于编者的知识水平和经验有限，而本书涉及面广、内容诸多，所以书中难免存在不足之处，恳请广大读者不吝赐教和指正，以便进一步修订。

《临床内科学与公共卫生管理》编委会

2022 年 10 月

Contents
目录

上篇　内科疾病的诊疗

下篇　公共卫生管理

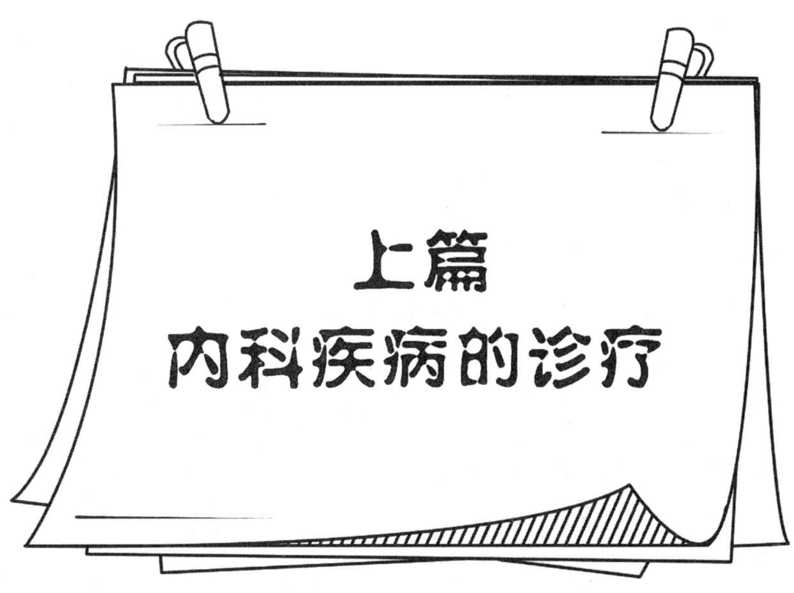

上篇
内科疾病的诊疗

第一章 内科疾病常见症状

第一节 眩　晕

眩晕实际上是一种运动幻觉(幻动),发作时患者感到外界旋转而自身不动,或感环境静止而自身旋转,或两者并存,除旋转外有时则为身体来回摆动、上升下降、地面高低不平、走路晃动。多为阵发性,短暂,但也有持续数周、数月者。除轻症外,通常均伴程度不等的恶心、呕吐、面色苍白、出汗、眼震、步态不稳,甚至不能坐立,严重时患者卧床不动,头稍转动症状加重。

一、病因

(一)外源性前庭障碍

因前庭神经系统(自内耳至脑干前庭神经核、小脑、大脑额叶)以外的病变或环境影响所致。

1.全身性疾病

心脏病如充血性心力衰竭、心肌梗死、心律不齐、主动脉瓣狭窄、病态窦房结综合征等,高血压和低血压,尤其是直立性低血压、颈动脉窦综合征,血管病如脉管炎、主动脉弓综合征,代谢病如糖尿病、低血糖,内分泌病如甲状腺及甲状旁腺功能不足、肾上腺皮质功能低下、月经、妊娠、绝经期或更年期等,以及贫血、真性红细胞增多症等。

2.药物中毒

耳毒性抗生素如链霉素、卡那霉素、庆大霉素等,其他如酒精、一氧化碳、铅、奎宁、水杨酸钠、苯妥英钠、卡马西平、镇静剂、三环类抗抑郁药等。

3.病灶感染

鼻窦炎、慢性咽炎、龋齿、耳带状疱疹等。

4.晕动病

晕船、晕车、晕飞机。

5.精神病

焦虑症、癔症、精神分裂症。

(二)周围性前庭障碍

周围性前庭障碍即前庭周围性、迷路性或耳源性眩晕,引起眩晕的直接病因在周围性前庭神经系统本身(半规管、椭圆囊、圆囊、前庭神经节、前庭神经)。

1.梅尼埃病

梅尼埃病或称膜迷路积水，主要有三大症状：眩晕、耳鸣、耳聋。多起病于中年，男女发病率相等，影响内耳耳蜗及前庭系统，多为单侧，10%～20%为双侧。起病突然，先有耳鸣、耳聋，随后出现眩晕，持续数分钟至数小时，伴恶心、呕吐等，发作后疲劳、无力、嗜睡；眩晕消失后，耳鸣亦消失，听力恢复。急性期过后，一切如常，或有数小时、数天的平衡失调，间歇期长短不一。起初耳鸣、耳聋可完全消失，但反复发作后，耳鸣持续，听力亦不再恢复，无其他神经症状。间歇期体检，只有听力与前庭功能障碍，眼震为急性发作期的唯一体征，发作过后眼震消失。

2.前庭神经元炎

起病于呼吸道或胃肠道病毒感染之后，为突然发作的视物旋转，严重眩晕伴恶心、呕吐及共济失调，但无耳鸣或耳聋。患者保持绝对静卧，头部活动后眩晕加重，持续数天至数周，消退很慢，急性期有眼震，慢相向病灶侧，一侧或双侧前庭功能减退，见于青年，有时呈流行性。

3.位置性眩晕

其特点是患者转头至某一位置时出现眩晕，20～30 秒后消失，伴恶心、呕吐、面色苍白，几乎都与位置有关，绝对不会自发，不论头和身体活动的快慢，仰卧时转头或站立时头后仰均能引起发作，听力及前庭功能正常，其症状与伴发的眼震可在位置试验时重现。

大多数位置性眩晕的病变在末梢器官，如圆囊自发变性、迷路震荡、中耳炎、镫骨手术后、前庭动脉闭塞等(位置试验时有一过性眼球震颤，易疲劳，而眩晕较重)，故称良性阵发性位置性眩晕。部分位置性眩晕病变在中枢，如听神经、小脑、第四脑室及颞叶肿瘤，多发性硬化，后颅凹蛛网膜炎，脑脊液压力增高等。位置试验：当头保持某一特定的位置时，眼震持续，但眩晕不明显。

4.迷路炎

迷路炎为中耳炎的并发症，按病情轻重可分为迷路周围炎、浆液性迷路炎和化脓性迷路炎三种，均有不同程度的眩晕。

5.流行性眩晕

在一段时期内，眩晕患者明显增加。其特点为起病突然，眩晕甚为严重，无耳蜗症状，痊愈后很少再发，以往无类似发作史。可能与病毒感染影响迷路的前庭部位有关。

(三)中枢性前庭障碍

中枢性前庭障碍即前庭中枢性眩晕，任何病变累及前庭径路与小脑及大脑颞叶皮质连接的结构都可表现眩晕。

1.颅内肿瘤

肿瘤直接破坏前庭结构，或当颅内压增高时干扰前庭神经元的血液供应均可产生眩晕。成人以胶质瘤、脑膜瘤和转移性肿瘤居多，这些肿瘤除有中枢性位置性眼震外可无其他体征。儿童应考虑髓母细胞瘤。第四脑室囊肿可产生阵发性眩晕伴恶心和呕吐，称 Bruns 征(改变头位时突然出现眩晕、头痛、呕吐，甚至意识丧失，颈肌紧张收缩呈强迫头位)。

听神经瘤患者最先出现耳鸣，听力减弱，常缓慢进行。眩晕不严重，多为平衡失调而非旋转感，无眼震，前庭功能减退或消失。当肿瘤自内听道扩展至脑桥小脑角时出现角膜反射消失，同侧颜面麻木；当前庭神经核受压时出现眼震；压迫小脑时可有同侧肢体共济失调；压迫舌咽、迷走神经时则有声嘶、吞咽困难、同侧软腭瘫痪，视盘水肿，面瘫常为晚期症状。

2.脑血管病

(1)小脑后下动脉闭塞：引起延髓背外侧部梗死，可出现眩晕、恶心、呕吐及眼震；病侧舌咽、

迷走神经麻痹，表现为饮水呛咳、吞咽困难、声音嘶哑、软腭麻痹及咽反射消失，病侧小脑性共济失调及 Horner 征，病侧面部和对侧的躯肢痛觉减退或消失（交叉性感觉障碍），称 Wallenberg 综合征，此征常见于椎动脉血栓形成。

(2)迷路卒中：内听动脉分为耳蜗支和前庭支，前庭支受累产生眩晕、恶心、呕吐、虚脱，若耳蜗支同时受累则有耳鸣、耳聋，若为耳蜗支单独梗死则出现突发性耳聋。

(3)椎-基底动脉供血不足：典型症状为发作性眩晕和复视，常伴眼震，有时恶心、呕吐，眩晕发作可能是半规管或脑干前庭神经核供血不全影响所致。常见轻偏瘫、偏瘫伴脑神经麻痹，临床表现视脑干损害的不同平面而定，多为一侧下运动神经元型脑神经瘫痪，对侧轻偏瘫，为脑干病变的特征。可有"猝倒发作"，突然丧失全身肌张力而倒地，意识清楚，由下部脑干或上部脊髓发作性缺血影响皮质脊髓束或网状结构功能所致。可有枕部搏动性痛，在发作时或梗死进展期还可见到下列症状：①同向偏盲（枕叶缺血或梗死）；②幻听、幻视（与颞叶病变有关）；③意识障碍，无动性缄默或昏迷；④轻偏瘫，伴颅神经障碍，辨距不良，共济失调，言语、吞咽困难（继发于脑干损害）；⑤位置性眼震；⑥核间性眼肌瘫痪；⑦感觉障碍。眩晕作为首发症状时可不伴神经症状。若一次发作无神经症状，反复发作也无小脑、脑干体征时，那么椎-基底动脉供血不足的诊断就不能成立。

(4)锁骨下动脉盗血综合征：指无名动脉或锁骨下动脉近端部分闭塞发生患侧椎动脉压力下降，血液反流以致产生椎-基底动脉供血不足症状。以眩晕和视力障碍最常见，其次为晕厥。患侧桡动脉搏动减弱，收缩压较对侧相差 2.7 kPa(20 mmHg)以上。锁骨下可听到血管杂音。

(5)小脑、脑干梗死或出血。

3.颞叶癫痫

眩晕较常见，前庭中枢在颞叶，该处刺激时产生眩晕先兆，或为唯一的发作形式，发作时严重旋转感，恶心、呕吐时间短暂。听觉中枢亦在颞叶，故同时可有幻听，也有其他幻觉，如幻嗅等。除先兆外常有其他发作症状，如失神、凝视、梦样状态，并有咀嚼、吮唇等自动症及行为异常。此外，有似曾相识，不真实感，视物变大，恐惧、愤怒、忧愁等精神症状。约 2/3 患者有大发作。病因以继发于产伤、外伤、炎症、缺血最常见，其他如肿瘤、血管畸形、变性等。

4.头部外伤

颅底骨折，尤其颞骨横贯骨折，病情严重，昏迷醒后发现眩晕。多数外伤后眩晕并无颅底骨折，具体损害部位不明。无论有无骨折，临床多为头痛、头晕、平衡失调，转头时更明显。若有迷路或第Ⅷ对脑神经损害，则有自发性眩晕。若脑干损伤，瞳孔不等大，形状改变，光反应消失，复视，眼震，症状持续数周、数月甚至数年。有的颅脑伤患者，出现持久的头晕、头痛、神经过敏、性格改变等，则与躯体及精神因素有关，称脑外伤后综合征。

5.多发性硬化

眩晕作为最初出现的症状占 25%，而在所有病例的病程中可占 75%。耳鸣、耳聋少见。眼震呈水平或垂直型。核间性眼肌麻痹（眼球做水平运动时不能内收而外展正常），其他为肢体无力，感觉障碍，深反射亢进，有锥体束征及小脑损害体征等。以多灶性、反复发作、病情波动为特征，85%的患者脑脊液中 IgG 指数升高，头颅 CT 或 MRI 有助于诊断。

6.颈源性眩晕

眩晕伴颈枕痛，此外最显著的症状是颈项强直，有压痛，大多由颈椎关节强硬症骨刺压迫通过横突孔的椎动脉所致。

7.眼性眩晕

眼肌瘫痪复视时可产生轻度眩晕;屈光不正,先天性视力障碍,青光眼,视网膜色素变性等也可产生眩晕。

8.其他

延髓空洞症、遗传性共济失调等。

二、诊断

(一)明确是否为眩晕

病史应着重询问:发作时情况,有无自身或外界旋转感,发作与头位及运动的关系,起病缓急,程度轻重,持久或短暂等。鼓励患者详细描述,避免笼统地用"头晕"二字概括病情。询问伴随症状,有无恶心、呕吐、面色苍白、出汗,有无耳鸣、耳聋、面部和肢体麻木无力、头痛、发热,过去病史中应特别注意耳流脓、颅脑伤、高血压、动脉硬化、应用特殊药物等。根据病史,首先明确是眩晕,还是头重足轻、头晕眼花等一般性头晕。重度贫血、肺气肿咳嗽、久病后或者老年人突然由卧位或蹲位立起,以及神经症患者常诉头晕,正常人过分劳累也头晕,凡此等等,都不是真正眩晕,应加以区别。

(二)区别周围性或中枢性眩晕

1.周围性(迷路性)眩晕

其特点是明确的发作性旋转感,伴恶心、呕吐、面色苍白、出汗、血压下降,并有眼震、共济失调等,眩晕与伴发症状的严重性成正比。前庭神经核发出的纤维与迷走神经运动背核等有广泛联系,因此病变时可引起反射性内脏功能紊乱。多突然开始,症状严重,数分钟到数小时症状消失,很少超过数天或数周(因中枢神经有代偿作用),发作时出现眼震,水平型或细微旋转型,眼球转向无病变的一侧时眼震加重。严重发作时患者卧床,头不敢转动,常保持固定姿势。因病变同时侵犯耳蜗,故伴发耳鸣和耳聋。本型眩晕见于梅尼埃病、迷路炎、内耳外伤等。

2.中枢性(脑性)眩晕

无严重旋转感,多为持续不平衡感,如步态不稳。不伴恶心、呕吐及其他自主神经症状,可有自发性眼震,若有位置性眼震则方向多变且不固定,眼震的方向及特征多无助于区别中枢或周围性眩晕,但垂直型眼震提示脑干病变,眼震持续时间较长。此外,常有其他脑神经损害症状及长束征。耳鸣、耳聋少见,听力多正常,冷热水反应(变温)试验亦多正常。眩晕持续时间长,数周、数月、甚至数年。见于椎-基底动脉供血不足、脑干或后颅凹肿瘤、脑外伤、癫痫等。

(三)检查

全面体检,着重前庭功能及听力检查,诸如错定物位试验、Romberg 征、变温试验等,测两臂及立、卧位血压,尤其查有无位置性眼震(患者仰卧,头悬垂于检查台沿之外 30°,头摆向左侧或右侧,每改变位置时维持 60 秒)。正常时无眼震。周围性病变时产生的眩晕感与患者主诉相同,眼震不超过 15 秒;中枢性位置性眼震无潜伏期。

此外,应有针对性地选择各项辅助检查,如听神经瘤患者腰椎穿刺约有 2/3 病例出现脑脊液蛋白增高。可摄 X 线片、头颅 CT 或 MRI 等。怀疑颈源性眩晕时可摄颈椎 X 线片。癫痫患者做脑电图检查。经颅超声多普勒(TCD)可了解颅内血管病变及血液循环情况。眼震电图、脑干诱发电位检查有助于前庭系统眩晕的定位诊断。

(郑　敏)

第二节 发 热

一、概述

正常人的体温在体温调节中枢的控制下，人体的产热和散热处于动态平衡之中，维持体温在相对恒定的范围之内，腋窝下所测的体温为 36～37 ℃；口腔中舌下所测的体温为 36.3～37.2 ℃；肛门内所测的体温为 36.5～37.7 ℃。在生理状态下，不同的个体、不同的时间和不同的环境，体温会有所不同。①不同个体间的体温有差异：儿童由于代谢率较高，体温可比成年人高；老年人代谢率低，体温比成年人低。②同一个体体温在不同时间有差异：正常情况下，体温在早晨较低，下午较高；妇女体温在排卵期和妊娠期较高，月经期较低。③不同环境下的体温亦有差异：运动、进餐、情绪激动和高温环境下工作时体温较高，低温环境下工作时体温较低。在病理状态下，人体产热增多，散热减少，体温超过正常时，就称为发热。发热持续时间在2 周以内为急性发热，超过 2 周为慢性发热。

（一）病因

引起发热的病因很多，按有无病原体侵入人体分为感染性发热和非感染性发热两大类。

1.感染性发热

各种病原体侵入人体后引起的发热称为感染性发热。引起感染性发热的病原体有细菌、病毒、支原体、立克次体、真菌、螺旋体及寄生虫。病原体侵入机体后可引起相应的疾病，不论急性还是慢性、局限性还是全身性均可引起发热。病原体及其代谢产物或炎性渗出物等外源性致热原，在体内作用于致热原细胞如中性粒细胞、单核细胞及巨噬细胞等，使其产生并释放白介素-1、干扰素、肿瘤坏死因子及炎症蛋白-1 等而引起发热。感染性发热占发热病因的 50%～60%。

2.非感染性发热

由病原体以外的其他病因引起的发热称为非感染性发热。常见于以下原因。

(1)吸收热：由于组织坏死，组织蛋白分解和坏死组织吸收引起的发热称为吸收热。①物理和机械因素损伤：大面积烧伤、内脏出血、创伤、大手术后、骨折和热射病等。②血液系统疾病：白血病、恶性淋巴瘤、恶性组织细胞病、骨髓增生异常综合征、多发性骨髓瘤、急性溶血和血型不合输血等。③肿瘤性疾病：各种恶性肿瘤。④血栓栓塞性疾病：静脉血栓形成，如静脉、股静脉和髓静脉血栓形成。动脉血栓形成，如心肌梗死、脑动脉栓塞、肠系膜动脉栓塞和四肢动脉栓塞等。微循环血栓形成，如溶血性尿毒综合征和血栓性血小板减少性紫癜。

(2)变态反应性发热：变态反应产生时形成外源性致热原抗原抗体复合物，激活了致热原细胞，使其产生并释放白介素-1、干扰素、肿瘤坏死因子和炎症蛋白-1 等引起的发热。如风湿热、药物热、血清病和结缔组织病等。

(3)中枢性发热：有些致热因素不通过内源性致热原而直接损害体温调节中枢，使体温调定点上移后发出调节冲动，造成产热大于散热，体温升高，称为中枢性发热。①物理因素：中暑等。②化学因素：重度安眠药中毒等。③机械因素：颅内出血和颅内肿瘤细胞浸润等。④功能性因素：自主神经功能紊乱和感染后低热。

(4)其他:如甲状腺功能亢进、脱水等。

发热都是由于致热因素的作用使人体产生的热量超过散发的热量,引起体温升高超过正常范围。

(二)发生机制

1.外源性致热原的摄入

各种致病的微生物或它们的毒素、抗原抗体复合物、淋巴因子、某些致炎物质(如尿酸盐结晶和硅酸盐结晶)、某些类固醇、肽聚糖和多核苷酸等外源性致热原多数是大分子物质,侵入人体后不能通过血-脑屏障作用于体温调节中枢,但可通过激活血液中的致热原细胞产生白介素-1 等。

2.白介素-1 等的产生

在各种外源性致热原侵入人体内后,能激活血液中的中性粒细胞,单核-巨噬细胞和嗜酸性粒细胞等,产生白介素-1、干扰素、肿瘤坏死因子和炎症蛋白-1。其中研究最多的是白介素-1。

3.白介素-1 的作用部位

(1)脑组织:白介素-1 可能通过下丘脑终板血管器(此处血管为有孔毛细血管)的毛细血管进入脑组织。

(2)POAH 神经元:白介素-1 亦有可能通过下丘脑终板血管器毛细血管到达血管外间隙(即血-脑屏障外侧)的 POAH 神经元。

4.发热的产生

白介素-1 作用于 POAH 神经元或在脑组织内再通过中枢介质引起体温调定点上移,体温调节中枢再对体温重新调节,发出调节命令,一方面可能通过垂体内分泌系统使代谢增加和/或通过运动神经系统使骨骼肌阵缩(即寒战),引起产热增加;另一方面通过交感神经系统使皮肤血管和立毛肌收缩,排汗停止,散热减少。这几方面作用使人体产生的热量超过散发的热量,体温升高,引起发热,一直达到体温调定点新的平衡点。

二、诊断

(一)发热程度诊断

(1)低热:体温超过正常,但低于 38 ℃。

(2)中度热:体温为 38.1～39.0 ℃。

(3)高热:体温为 39.1～41.0 ℃。

(4)过高热:体温超过 41 ℃。

(二)发热分期诊断

1.体温上升期

此期为白介素-1 作用于 POAH 神经元或在脑组织内再通过中枢介质引起体温调定点上移,体温调节中枢对体温重新调节,发出调节命令,可通过代谢增加,骨骼肌阵缩(寒战),使产热增加;皮肤血管和立毛肌收缩,使散热减少。因此产热超过散热,使体温升高。体温升高的方式有骤升和缓升两种。

(1)骤升型:体温在数小时内达到高热或以上,常伴有寒战。

(2)缓升型:体温逐渐上升在几天内达高峰。

2.高热期

此期为体温达到高峰后的时期,体温调定点已达到新的平衡。

3.体温下降期

此期由于病因已被清除，体温调定点逐渐降到正常，散热超过产热，体温逐渐恢复正常。与体温升高的方式相对应的有两种体温降低的方式。①骤降型：体温在数小时内降到正常，常伴有大汗。②缓降型：体温在几天内逐渐下降到正常。体温骤升和骤降的发热常见疟疾、大叶性肺炎、急性肾盂肾炎和输液反应。体温缓升缓降的发热常见于伤寒和结核。

(三)发热的分类诊断

1.急性发热

发热的时间在两周以内为急性发热。

2.慢性发热

发热的时间超过两周为慢性发热。

(四)发热的热型诊断

把不同时间测得的体温数值分别记录在体温单上，将不同时间测得的体温数值按顺序连接起来，形成体温曲线，这些曲线的形态称热型。

1.稽留热

体温维持在高热和以上水平达几天或几周。常见于大叶性肺炎和伤寒高热期。

2.弛张热

体温在一天内都在正常水平以上，但波动范围在 2 ℃以上。常见化脓性感染、风湿热、败血症等。

3.间歇热

体温骤升到高峰后维持几小时，再迅速降到正常，无热的间歇时间持续一到数天，反复出现。常见于疟疾和急性肾盂肾炎等。

4.波状热

体温缓升到高热后持续几天后，再缓降到正常，持续几天后再缓升到高热，反复多次。常见于布鲁氏菌病。

5.回归热

体温骤升到高热后持续几天，再骤降到正常，持续几天后再骤升到高热，反复数次。常见恶性淋巴瘤和部分恶性组织细胞病等。

6.不规则热

体温可高可低，无规律性。常见于结核病、风湿热等。

三、诊断方法

(一)详细询问病史

1.现病史

(1)起病情况和患病时间：发热的急骤和缓慢，发热持续时间。急性发热常见细菌、病毒、肺炎支原体、立克次体、真菌、螺旋体及寄生虫感染。其他有结缔组织病、急性白血病、药物热等。长期发热除中枢性原因外，还可包括以下四大类：①感染是长期发热最常见的原因，常见于伤寒、副伤寒、亚急性感染性心内膜炎、败血症、结核病、阿米巴肝脓肿、黑热病、急性血吸虫病等。在各种感染中，结核病是主要原因之一，特别是某些肺外结核，如深部淋巴结结核、肝结核。②造血系统的新陈代谢率较高，有病理改变时易引起发热，如非白血性白血病、深部恶性淋巴瘤、恶性组织细胞病等。③结缔组织疾病如播散性红斑狼疮、结节性多动脉炎、风湿热等，可成为长期发热的疾病。④恶性肿瘤增长迅速，当肿瘤组织崩溃或附加感染时则可引起长期发热，如肝癌、结肠癌等早期常易漏诊。

(2)病因和诱因：常见的有流行性感冒、其他病毒性上呼吸道感染、急性病毒性肝炎、流行性乙型脑炎、脊髓灰质炎、传染性单核细胞增多症、流行性出血热、森林脑炎、传染性淋巴细胞增多症、麻疹、风疹、流行性腮腺炎、水痘、肺炎支原体肺炎、肾盂肾炎、胸膜炎、心包炎、腹膜炎、血栓性静脉炎、丹毒、伤寒、副伤寒、亚急性感染性心内膜炎、败血症、结核病、阿米巴肝脓肿、黑热病、急性血吸虫病、钩端螺旋体病、疟疾、丝虫病、旋毛虫病、风湿热、药物热、血清病、系统性红斑狼疮、皮肌炎、结节性多动脉炎、急性胰腺炎、急性溶血、急性心肌梗死、脏器梗死或血栓形成、体腔积血或血肿形成、大面积烧伤、白血病、恶性淋巴瘤、癌、肉瘤、恶性组织细胞病、痛风发作、甲状腺危象、重度脱水、热射病、脑出血、白塞病、高温下工作等。

(3)伴随症状：寒战、结膜充血、口唇疱疹、肝脾大、淋巴结肿大、出血、关节肿痛、皮疹和昏迷等。发热的伴随症状越多，越有利于诊断或鉴别诊断，所以应尽量询问和采集发热的全部伴随症状。寒战常见于大叶性肺炎、败血症、急性胆囊炎、急性肾盂肾炎、流行性脑脊髓膜炎、疟疾、钩端螺旋体病、药物热、急性溶血或输血反应等。结膜充血多见于麻疹、咽结膜热、流行性出血热、斑疹伤寒、钩端螺旋体病等。口唇单纯疱疹多出现于急性发热性疾病，如大叶性肺炎、流行性脑脊髓膜炎、间日疟、流行性感冒等。淋巴结肿大见于传染性单核细胞增多症、风疹、淋巴结结核、局灶性化脓性感染、丝虫病、白血病、淋巴瘤、转移癌等。肝脾大常见于传染性单核细胞增多症、病毒性肝炎、肝及胆管感染、布鲁氏菌病、疟疾、结缔组织病、白血病、淋巴瘤及黑热病、急性血吸虫病等。出血可见于重症感染及某些急性传染病，如流行性出血热、病毒性肝炎、斑疹伤寒、败血症等。也可见于某些血液病，如急性白血病、重型再生障碍性贫血、恶性组织细胞病等。关节肿痛常见于败血症、猩红热、布鲁氏菌病、风湿热、结缔组织病、痛风等。皮疹常见于麻疹、猩红热、风疹、水痘、斑疹伤寒、风湿热、结缔组织病、药物热等。昏迷发生在发热之后者常见于流行性乙型脑炎、斑疹伤寒、流行性脑脊髓膜炎、中毒性菌痢、中暑等；昏迷发生在发热前者见于脑出血、巴比妥类中毒等。

2.既往史和个人史

既往史：如过去曾患的疾病、有无外伤、做过何种手术、预防接种史和过敏史等。个人经历：如居住地、职业、旅游史和接触感染史等。职业：如工种、劳动环境等。发病地区及季节：对传染病与寄生虫病的诊断特别重要。某些寄生虫病如血吸虫病、黑热病、丝虫病等有严格的地区性。斑疹伤寒、回归热、白喉、流行性脑脊髓膜炎等流行于冬春季节；伤寒、乙型脑炎、脊髓灰质炎则流行于夏秋；钩端螺旋体病的流行常见于夏收与秋收季节。麻疹、猩红热、伤寒等急性传染病愈后常有较牢固的免疫力，第二次发病的可能性甚少。中毒型菌痢、食物中毒的患者发病前多有进食不洁饮食史；疟疾、病毒性肝炎可通过输血传染。阿米巴肝脓肿可有慢性痢疾病史。

(二)仔细全面体检

(1)记录体温曲线：每天记录 4 次体温以此判断热型。

(2)细致、精确、规范、全面和有重点的体格检查。

(三)准确的实验室检查

1.常规检查

常规检查包括三大常规(即血常规、尿常规和大便常规)、血沉和肺部 X 线片。

2.细菌学检查

可根据病情取血、骨髓、尿、胆汁、大便和脓液进行细菌培养。

(四)针对性的特殊检查

1.骨髓穿刺和骨髓活检

对血液系统的肿瘤和骨髓转移癌有诊断意义。

2.免疫学检查

免疫球蛋白电泳、类风湿因子、抗核抗体、抗双链DNA抗体等。

3.影像学检查

如超声、CT和MRI下摄像仪检查。

4.淋巴结活检

对淋巴组织增生性疾病的确诊有诊断价值。

5.诊断性探查术

对经过以上检查仍不能诊断的腹腔内肿块可慎重采用。

四、鉴别诊断

(一)急性发热

急性发热指发热在2周以内者。病因主要是感染,其局部定位症状常出现在发热之后。准确的实验室检查和针对性的特殊检查对鉴别诊断有很大的价值。如果发热缺乏定位,白细胞计数不高或降低难以确定诊断的大多为病毒感染。

(二)慢性发热

1.长期发热

长期发热指中高度发热超过2周者。常见的病因有四类:感染、结缔组织疾病、肿瘤和恶性血液病。其中以感染多见。

(1)感染:常见的原因有伤寒、副伤寒、结核、败血症、肝脓肿、慢性胆囊炎、感染性心内膜炎、急性血吸虫病、传染性单核细胞增多症、黑热病等。

感染所致发热的特点:①常伴畏寒和寒战。②白细胞数$>10\times10^9/L$、中性粒细胞$>80\%$、杆状核粒细胞$>5\%$,常为非结核感染。③病原学和血清学的检查可获得阳性结果。④抗生素治疗有效。

(2)结缔组织疾病:常见的原因有系统性红斑狼疮、风湿热、皮肌炎、白塞病、结节性多动脉炎等。

结缔组织疾病所致发热的特点:①多发于生育期的妇女。②多器官受累、表现多样。③血清中有高滴度的自身抗体。④抗生素治疗无效且易过敏。⑤水杨酸或肾上腺皮质激素治疗有效。

(3)肿瘤:常见各种恶性肿瘤和转移性肿瘤。肿瘤所致发热的特点:无寒战、抗生素治疗无效、伴进行性消瘦和贫血。

(4)恶性血液病:常见于恶性淋巴瘤和恶性组织细胞病。恶性血液病所致发热的特点:常伴肝脾大、全血细胞计数减少和进行性衰竭,抗生素治疗无效。

2.慢性低热

慢性低热指低度发热超过3周者,常见的病因有器质性和功能性低热。

(1)器质性低热:①感染,常见的病因有结核、慢性泌尿系统感染、牙周脓肿、鼻旁窦炎、前列腺炎和盆腔炎等。注意进行有关的实验室检查和针对性的特殊检查对鉴别诊断有很大的价值。②非感染性发热,常见的病因有结缔组织疾病和甲亢,凭借自身抗体和毛、爪的检查有助于诊断。

(2)功能性低热:①感染后低热,急性传染病等引起高热在治愈后,由于体温调节中枢的功能未恢复正常,低热可持续数周,反复的体检和实验室检查未见异常。②自主神经功能紊乱,多见于年轻女性,一天内体温波动不超过 0.5 ℃,体力活动后体温不升反降,常伴颜面潮红、心悸、手颤、失眠等。并排除其他原因引起的低热后才能诊断。

(郑　敏)

第三节　心　　悸

一、概述

心悸是人们主观感觉心跳或心慌,患者主诉心脏像擂鼓样,心脏停搏,心慌不稳等,常伴心前区不适,是由于心率过快或过缓、心律不齐、心肌收缩力增加或神经敏感性增高等因素引起。一般健康人仅在剧烈运动、神经过度紧张或高度兴奋时才会有心悸的感觉,神经官能症或处于焦虑状态的患者即使没有心律失常或器质性心脏病,也常以心悸为主诉而就诊,而某些患器质性心脏病者或出现频发性期前收缩,甚至心房颤动而并不感觉心悸。

二、诊断

(一)临床表现

由于心律失常引起的心悸,在检查患者的当时心律失常不一定存在,因此务必让患者详细陈述发病的缓急、病程的长短;发生心悸当时的主观症状,如有无心脏活动过强、过快、过慢、不规则的感觉;持续性或阵发性;是否伴有意识改变;周围循环状态如四肢发冷、面色苍白,以及发作持续时间等;有无多食、怕热、易出汗、消瘦等;心悸发作的诱因与体位、体力活动、精神状态,以及麻黄碱、胰岛素等药物的关系。体检重点检查有无心脏疾病的体征,如心脏杂音、心脏扩大及心律改变,有无血压增高、脉压增宽、动脉枪击音、水冲脉等高动力循环的表现,注意甲状腺是否肿大,有无突眼、震颤及杂音,以及有无贫血的体征。

(二)辅助检查

为明确有无心律失常存在及其性质应做心电图检查,如常规心电图未发现异常,可根据患者情况予以适当运动如仰卧起坐、蹲踞活动或 24 小时动态心电图检查,怀疑冠心病、心肌炎者给予运动负荷试验,阳性检出率较高,如高度怀疑有恶性室性心律失常者,应做连续心电图监测。如怀疑有甲状腺功能亢进、低血糖或嗜铬细胞瘤时可进行相关的实验室检查。

三、鉴别诊断

心悸的鉴别需明确其为心脏原发性节律紊乱引起还是继发循环系统以外的疾病所致,进一步需确定其为功能性还是器质性疾病导致的心悸。

(一)心律失常

1.期前收缩

期前收缩为心悸最常见的病因。不少正常人可因期前收缩的发生而以心悸就诊,心突然“悬

空”“下沉”或“停顿”感是期前收缩的特征。此种感觉不但与代偿间歇的长短有关，且往往与期前收缩后的心搏出量有关。心脏病患者发生期前收缩的机会更多，心肌梗死患者如期前收缩发生在前一心搏的T波上，特别容易引起室性心动过速或心室颤动，应及时处理。听诊可发现心跳不规则，第一心音增强，第二心音减弱或消失，以后有一较长的代偿间歇，桡动脉搏动减弱，甚或消失，形成脉搏短细。

2.阵发性心动过速

阵发性心动过速是一种阵发性规则而快速的异位心律，具有突发突止的特点，发作时间长短不一，心率在160～220次/分，大多数阵发性室上性心动过速是由折返机制引起，多无器质性心脏病，心动过速发作可由情绪激动、突然用力、疲劳或饱餐所致，亦可无明显诱因出现心悸、心前区不适、精神不安等，严重者可出现血压下降、头晕、乏力，甚至心绞痛。室性心动过速最常发生于冠心病，尤其是发生过心肌梗死有室壁瘤的患者及心功能较差者；也可见于其他心脏病甚至无心脏病的患者。阵发性室上性心动过速和室性心动过速心电图不难鉴别，但宽QRS波室上性心动过速有时与室速难以区分，必要时可做心脏电生理检查。

3.心房颤动

心房颤动亦为常见心悸原因之一，特别是初发又未经治疗而心率快速者。多发生在器质性心脏病基础上。由于心房活动不协调，失去有效收缩力，加以快而不规则心室节律使心室舒张期缩短，心室充盈不足，因而心排血量不足，常可诱发心力衰竭。体征主要是心律完全不规则，输出量甚少的心搏可引起脉搏短细，心率越快，脉搏短细越显著。心电图检查示窦性P波消失，出现细小而形态不一的心房颤动波，心室率绝对不齐则可明确诊断。

(二)心外因素性心悸

1.贫血

常见病因和诱因有钩虫病、溃疡病、痔、月经过多、产后出血、外伤出血等。心悸因心率代偿性增快所致，头晕、眼花、乏力、皮肤黏膜苍白为贫血疾病的共性，贫血纠正，心悸好转。各种贫血有其特有的临床表现，可有皮肤黏膜出血，上腹部压痛，消瘦，产后出血等。血常规、血小板计数、网织红细胞计数、血细胞比容、外周血及骨髓涂片、粪检寄生虫卵等可资鉴别。

2.甲状腺功能亢进症

以20～40岁女性多见。甲状腺激素分泌过多，兴奋和刺激心脏，心悸因代谢亢进心率增快引起，稍活动心悸明显加剧，伴手震颤、怕热、多汗、失眠、易激动、食欲亢进、消瘦；甲状腺弥漫性肿大；有细震颤和血管杂音；眼球突出，持续性心动过速。实验室检查甲状腺摄碘率升高，甲状腺抑制试验阴性，血总T_3、T_4升高，基础代谢率升高等。

3.休克

由于全身组织灌注不足，微循环血流减少，致使心率增快，出现心悸。典型临床症状为皮肤苍白，四肢皮肤湿冷，意识模糊，脉快而弱，血压明显下降，脉压小，尿量减少，二氧化碳结合力和血pH有不同程度的降低，收缩压下降至10.7 kPa(80 mmHg)以下，脉压＜2.7 kPa(20 mmHg)，原有高血压者收缩压较原有水平下降30%以上。

4.高原病

多见于初入高原者，由于在海拔3 000 m以上，大气压和氧分压降低，引起人体缺氧，心率代偿性增快而出现心悸，伴头痛、头晕、眩晕、恶心、呕吐、失眠、疲倦、气喘、胸闷、胸痛、咳嗽、咯血色泡沫痰、呼吸困难等，严重者可出现高原性肺脑水肿。X线检查见肺动脉段隆凸，右心室肥大，心电图见右心室肥厚及肺性P波等;血常规检查见红细胞数增多,如红细胞数>6.5×10^{12}/L,血红蛋白>18.5 g/L等。

5.发热性疾病

由病毒、细菌、支原体、立克次体、寄生虫等感染引起。心悸常与发热有明显关系,热退则心悸缓解。根据原发病不同有其不同临床体征,血、尿、粪常规检查及X线、超声检查等可明确诊断。

6.药物作用所致的心悸

肾上腺素、阿托品、甲状腺素等药物使用后心率加快,出现心悸。停药后心悸逐渐消失。临床表现除原有疾病的症状外,尚有心前区不适、面色潮红、烦躁不安、心动过速等,详细询问用药史及停药后症状消失可资鉴别。

(三)妊娠期心动过速

由于胎儿生长需要,血流量增加,流速加快,心率加快而致心悸。多见于妊娠后期,有妊娠期的变化,如子宫增大、乳房增大、呼吸困难等症状,下肢水肿、心动过速、腹部随妊娠月龄的增加而膨大,可伴有高血压。尿妊娠试验、黄体酮试验、超声检查等鉴别不难。

(四)更年期综合征

主要与卵巢功能衰退,性激素分泌失调有关。多发生于45～55岁,激素分泌紊乱、自主神经功能异常而引起心悸。主要特征为月经紊乱,全身不适,面部皮肤阵阵发红,忽冷忽热,出汗,情绪易激动,失眠,耳鸣,腰背酸痛,性功能减退等。血、尿中的雌激素及催乳素减少。卵泡刺激素(FSH)与黄体生成激素(LH)增高为诊断依据。

(五)心脏神经官能症

主要由于中枢神经功能失调,影响自主神经功能,造成心脏血管功能异常。患者群多为青壮年(20～40岁)女性,心悸与精神状态、失眠有明显关系,主诉较多。如呼吸困难、心前区疼痛、易激动、易疲劳、失眠、多梦、头晕、头痛、记忆力差、注意力涣散、多汗、手足冷、腹胀、尿频等。X线、心电图、超声心动图等检查正常。

(郑　敏)

第四节　胸　　痛

胸痛是由多种疾病引起的一种常见症状,胸痛的程度与病情的轻重可无平行关系。因其可能表示患者存在严重的,有时甚至是威胁生命的疾病,故临床医师应重视这一主诉。评价胸痛的首要任务是区别呼吸系统疾病所致的胸痛还是其他系统疾病,尤其是心血管疾病所致的胸痛。疼痛的性质和发生的环境有助于区分心绞痛或心肌梗死的疼痛,体格检查、X线检查和心电图检查通常可用于鉴别诊断。胸膜疼痛的典型表现是深呼吸或咳嗽使之加重,固定胸壁可使之被控制。如果产生胸腔积液,由于发炎的胸膜被隔开可使疼痛消失。胸膜摩擦音常伴随着胸膜疼痛,但也可单独发生。源于胸壁的疼痛也可因深呼吸或咳嗽而加重,但通常能通过局部触痛来鉴别。胸膜疼痛也可存在一些触痛(如肺炎链球菌肺炎伴胸膜疼痛),但通常轻微,定位不明确,并且只有深压才能引出。带状疱疹在出疹以前,可出现难以诊断的胸痛。

一、原因

(一)胸壁疾病

皮肤或皮下组织的化脓性感染、带状疱疹、肌炎、肋间神经炎和外伤等。

(二)胸腔脏器疾病

1.呼吸系统疾病

胸膜炎、胸膜肿瘤、肺梗死、自发性气胸、肺癌、肺炎、肺脓肿等。

2.循环系统疾病

心绞痛、急性心肌梗死、心肌病、心包炎、夹层主动脉瘤、心脏神经官能症等。

3.纵隔及食管疾病

纵隔炎、纵隔肿瘤、纵隔气肿、食管炎、食管肿瘤等。

(三)横膈及腹腔脏器疾病

膈胸膜炎、膈下脓肿、肝胆疾病、脾周围炎、脾梗死、急性胰腺炎等。

二、诊断思维

各种疾病所致的胸痛在疼痛部位、性质及持续时间等方面可有一定特点,有助于鉴别诊断。

(一)疼痛的部位

胸壁疾病的疼痛常固定于局部且有明显压痛;带状疱疹的疼痛沿神经走向分布;肋间神经疼痛限于该神经的支配区;心绞痛、心肌梗死时疼痛位于胸骨后和心前区且可放射至左肩和左臂内侧;食管、纵隔疾病常在胸骨后疼痛,还可向肩部或肩胛间区放射;膈下脓肿、膈胸膜炎时患侧下胸部疼痛,也可向同侧肩部及颈部放射;胸膜炎所致胸痛常在患侧胸廓运动度较大的侧胸壁下部位。

(二)疼痛的性质

肋间神经痛呈阵发性刀割样、触电样灼痛;神经根痛为刺痛;肌原性疼痛呈酸胀痛;骨源性疼痛呈锥刺痛;心绞痛呈压榨样痛;自发性气胸与急性干性胸膜炎多呈撕裂样痛或尖锐刺痛;食管炎多有灼热感或灼痛;肺癌则可有隐闷痛。

(三)疼痛的时间

肌源性疼痛常在肌肉收缩时加剧;食管疾病的疼痛常在吞咽动作时发生;胸膜炎的疼痛常在深吸气或咳嗽时加剧;心绞痛多在劳动或情绪激动时发生,持续数分钟,休息或含服硝酸甘油片后1～2分钟迅速缓解;心肌梗死的胸痛可持续数小时至数天,休息及含服硝酸甘油片无效;骨源性疼痛或肿瘤所致的疼痛则为持续性的。

(四)伴随症状

胸痛伴高热者考虑肺炎;伴咳脓痰者考虑肺脓肿;胸痛突然发生伴呼吸困难者应想到自发性气胸;纵隔和食管疾病胸骨后疼痛常伴咽下困难;带状疱疹在病变的神经支配区先有皮肤变态反应,后出现成簇小丘疹和疱疹。

(五)年龄

青壮年胸痛者多注意肌原性胸痛、肋软骨炎、胸膜炎、肺炎、肺结核;中老年胸痛多考虑心血管疾病、肿瘤侵犯。

(郑　敏)

第五节 咳嗽与咳痰

咳嗽是一种保护性反射动作,借以将呼吸道的异物或分泌物排出。但长期、频繁、剧烈的咳嗽影响工作与休息,则失去其保护性意义,属于病理现象。咳痰是凭借咳嗽动作将呼吸道内病理性分泌物或渗出物排出口腔外的病态现象。

一、咳嗽常见病因

主要为呼吸道与胸膜疾病。

(一)呼吸道疾病

从鼻咽部到小支气管整个呼吸道黏膜受到刺激时均可引起咳嗽,而刺激效应以喉部杓状间腔和气管分叉部的黏膜最敏感。呼吸道各部位受到刺激性气体、烟雾、粉尘、异物、炎症、出血、肿瘤等刺激时均可引起咳嗽。

(二)胸膜疾病

胸膜炎、胸膜间皮瘤、胸膜受到损伤或刺激(如自发性或外伤性气胸、血胸、胸膜腔穿刺)等均可引起咳嗽。

(三)心血管疾病

如二尖瓣狭窄或其他原因所致左心功能不全引起的肺淤血与肺水肿,或因右心或体循环静脉栓子脱落引起肺栓塞时,肺泡及支气管内有漏出物或渗出物,刺激肺泡壁及支气管黏膜,出现咳嗽。

(四)胃食管反流病

胃反流物对食管黏膜的刺激和损伤,少数患者以咳嗽与哮喘为首发或主要症状。

(五)神经精神因素

呼吸系统以外器官的刺激经迷走、舌咽和三叉神经与皮肤的感觉神经纤维传入,经喉下、膈神经与脊神经分别传到咽、声门、膈等,引起咳嗽;神经官能症,如习惯性咳嗽、癔症等。

二、咳痰常见病因

主要见于呼吸系统疾病,如急慢性支气管炎、支气管哮喘、支气管肺癌、支气管扩张、肺部感染(包括肺炎、肺脓肿等)、肺结核、过敏性肺炎等。另外有心功能不全所致肺淤血、肺水肿,以及白血病、风湿热等所致的肺浸润等。

三、咳嗽的临床表现

为判断其临床意义,应注意详细了解下述内容。

(一)咳嗽的性质

咳嗽无痰或痰量甚少,称为干性咳嗽,常见于急性咽喉炎、支气管炎的初期、胸膜炎、轻症肺结核等。咳嗽伴有痰液时,称为湿性咳嗽,常见于肺炎、慢性支气管炎、支气管扩张、肺脓肿及空洞型肺结核等疾病。

(二)咳嗽出现的时间与规律

突然出现的发作性咳嗽,常见于吸入刺激性气体所致急性咽喉炎与气管-支气管炎、气管与支气管异物、百日咳、支气管内膜结核、气管或气管分叉部受压迫刺激等。长期慢性咳嗽多见于呼吸道慢性病,如慢性支气管炎、支气管扩张、肺脓肿和肺结核等。

周期性咳嗽可见于慢性支气管炎或支气管扩张,且往往于清晨起床或夜晚卧下时(即体位改变时)咳嗽加剧;卧位咳嗽比较明显的可见于慢性左心功能不全;肺结核患者常有夜间咳嗽。

(三)咳嗽的音色

音色指咳嗽声音的性质和特点。

(1)咳嗽声音嘶哑:多见于喉炎、喉结核、喉癌和喉返神经麻痹等。

(2)金属音调咳嗽:见于纵隔肿瘤、主动脉瘤或支气管癌、淋巴瘤、结节病压迫气管等。

(3)阵发性连续剧咳伴有高调吸气回声(犬吠样咳嗽):见于百日咳、会厌、喉部疾病和气管受压等。

(4)咳嗽无声或声音低微:可见于极度衰弱的患者或声带麻痹。

四、痰的性状及临床意义

痰的性质可分为黏液性、浆液性、脓性、黏液脓性、血性等。急性呼吸道炎症时痰量较少,多呈黏液性或黏液脓性;慢性阻塞性肺疾病时,多为黏液泡沫痰,当痰量增多且转为脓性,常提示急性加重;支气管扩张、肺脓肿、支气管胸膜瘘时痰量较多,清晨与晚睡前增多,且排痰与体位有关,痰量多时静置后出现分层现象:上层为泡沫、中层为浆液或浆液脓性、底层为坏死组织碎屑;肺炎链球菌肺炎可咳铁锈色痰;肺厌氧菌感染,脓痰有恶臭味;阿米巴性肺脓肿咳巧克力色痰;肺水肿为咳粉红色泡沫痰;肺结核、肺癌常咳血痰;黄绿色或翠绿色痰,提示铜绿假单胞菌(绿脓杆菌)感染;痰白黏稠、牵拉成丝难以咳出,提示有白色念珠菌感染。

五、咳嗽与咳痰的伴随症状

(1)咳嗽伴发热见于呼吸道(上、下呼吸道)感染、胸膜炎、肺结核等。

(2)咳嗽伴胸痛多见于肺炎、胸膜炎、自发性气胸、肺梗死和支气管肺癌。

(3)咳嗽伴呼吸困难见于喉炎、喉水肿、喉肿瘤、支气管哮喘、重度慢性阻塞性肺疾病、重症肺炎和肺结核、大量胸腔积液、气胸、肺淤血、肺水肿、气管与支气管异物等。呼吸困难严重时引起动脉血氧分压降低(缺氧)出现发绀。

(4)咳嗽伴大量脓痰见于支气管扩张症、肺脓肿、肺囊肿合并感染和支气管胸膜瘘等。

(5)咳嗽伴咯血多见于肺结核、支气管扩张、支气管肺癌、二尖瓣狭窄、肺含铁血黄素沉着症、肺出血-肾炎综合征等。

(6)慢性咳嗽伴杵状指(趾)主要见于支气管扩张、肺脓肿、支气管肺癌和脓胸等。

(7)咳嗽伴哮鸣音见于支气管哮喘、慢性支气管炎喘息型、弥漫性支气管炎、心源性哮喘、气管与支气管异物、支气管肺癌引起气管与大气管不完全阻塞等。

(8)咳嗽伴剑突下烧灼感、反酸、饭后咳嗽明显:提示为胃食管反流性咳嗽。

(郑　敏)

第二章 神经内科疾病

第一节 蛛网膜下腔出血

蛛网膜下腔出血(subarachnoid hemorrhage,SAH)是指脑表面或脑底部的血管自发破裂,血液流入蛛网膜下腔,伴或不伴颅内其他部位出血的一种急性脑血管疾病。本病可分为原发性、继发性和外伤性。原发性SAH是指脑表面或脑底部的血管破裂出血,血液直接或基本直接流入蛛网膜下腔所致,称特发性蛛网膜下腔出血或自发性蛛网膜下腔出血(idiopathic subarachnoid hemorrhage,ISAH),占急性脑血管疾病的15%左右,是神经科常见急症之一;继发性SAH则为脑实质内、脑室、硬脑膜外或硬脑膜下的血管破裂出血,血液穿破脑组织进入脑室或蛛网膜下腔者;外伤引起的概称外伤性SAH,常伴发于脑挫裂伤。SAH临床表现为急骤起病的剧烈头痛、呕吐、精神或意识障碍、脑膜刺激征和血性脑脊液。SAH的年发病率世界各国各不相同,中国约为5/10万,美国为6/10万~16/10万,德国约为10/10万,芬兰约为25/10万,日本约为25/10万。

一、病因与发病机制

(一)病因

SAH的病因很多,以动脉瘤为最常见,包括先天性动脉瘤、高血压动脉硬化性动脉瘤、夹层动脉瘤和感染性动脉瘤等,其他如脑血管畸形、脑底异常血管网、结缔组织病、脑血管炎等。75%~85%的非外伤性SAH患者为颅内动脉瘤破裂出血,其中,先天性动脉瘤发病多见于中青年;高血压动脉硬化性动脉瘤为梭形动脉瘤,约占13%,多见于老年人。脑血管畸形占第2位,以动静脉畸形最常见,约占15%,常见于青壮年。其他如烟雾病、感染性动脉瘤、颅内肿瘤、结缔组织病、垂体卒中、脑血管炎、血液病及凝血障碍性疾病、妊娠并发症等均可引起SAH。近年发现约15%的ISAH患者病因不清,即使DSA检查也未能发现SAH的病因。

1.动脉瘤

近年来,对先天性动脉瘤与分子遗传学的多个研究支持Ⅰ型胶原蛋白α_2链基因($COLIA_2$)和弹力蛋白基因(*FLN*)是先天性动脉瘤最大的候补基因。颅内动脉瘤好发于Willis环及其主要分支的血管分叉处,其中位于前循环颈内动脉系统者约占85%,位于后循环基底动脉系统者约占15%。对此类动脉瘤的研究证实,血管壁的最大压力来自沿血流方向上的血管分叉处的尖

部。随着年龄增长，在血压增高、动脉瘤增大，更由于血流涡流冲击和各种危险因素的综合因素作用下，出血的可能性也随之增大。颅内动脉瘤体积的大小与有无蛛网膜下腔出血相关，直径＜3 mm的动脉瘤，SAH 的风险小；直径＞5 mm 的动脉瘤，SAH 的风险高。对于未破裂的动脉瘤，每年发生动脉瘤破裂出血的危险性介于 1%～2%。曾经破裂过的动脉瘤有更高的再出血率。

2.脑血管畸形

以动静脉畸形最常见，且 90%以上位于小脑幕上。脑血管畸形是胚胎发育异常形成的畸形血管团，血管壁薄，在有危险因素的条件下易诱发出血。

3.高血压动脉硬化性动脉瘤

长期高血压动脉粥样硬化导致脑血管弯曲多，侧支循环多，管径粗细不均，且脑内动脉缺乏外弹力层，在血压增高、血流涡流冲击等因素影响下，管壁薄弱的部分逐渐向外膨胀形成囊状动脉瘤，极易破裂出血。

4.其他病因

动脉炎或颅内炎症可引起血管破裂出血，肿瘤可直接侵袭血管导致出血。脑底异常血管网形成后可并发动脉瘤，一旦破裂出血可导致反复发生的脑实质内出血或 SAH。

(二)发病机制

蛛网膜下腔出血后，血液流入蛛网膜下腔淤积在血管破裂相应的脑沟和脑池中，并可下流至脊髓蛛网膜下腔，甚至逆流至第四脑室和侧脑室，引起一系列变化。

1.颅内容积增加

血液流入蛛网膜下腔使颅内容积增加，引起颅内压增高，血液流入量大者可诱发脑疝。

2.化学性脑膜炎

血液流入蛛网膜下腔后直接刺激血管，使白细胞崩解释放各种炎症介质。

3.血管活性物质释放

血液流入蛛网膜下腔后，血细胞破坏产生各种血管活性物质(氧合血红蛋白、5-羟色胺、血栓烷 A_2、肾上腺素、去甲肾上腺素)刺激血管和脑膜，使脑血管发生痉挛和蛛网膜颗粒粘连。

4.脑积水

血液流入蛛网膜下腔在颅底或逆流入脑室发生凝固，造成脑脊液回流受阻引起急性阻塞性脑积水和颅内压增高；部分红细胞随脑脊液流入蛛网膜颗粒并溶解，使其阻塞，引起脑脊液吸收减慢，最后产生交通性脑积水。

5.下丘脑功能紊乱

血液及其代谢产物直接刺激下丘脑引起神经内分泌紊乱，引起发热、血糖含量增高、应激性溃疡、肺水肿等。

6.脑-心综合征

急性高颅压或血液直接刺激下丘脑、脑干，导致自主神经功能亢进，引起急性心肌缺血、心律失常等。

二、病理

肉眼可见脑表面呈紫红色，覆盖有薄层血凝块；脑底部的脑池、脑桥小脑三角及小脑延髓池等处可见更明显的血块沉积，甚至可将颅底的血管、神经埋没。血液可穿破脑底面进入第三脑室和侧脑室。脑底大量积血或脑室内积血可影响脑脊液循环出现脑积水，约5%的患者，由于部分红细胞随脑脊液流入蛛网膜颗粒并使其堵塞，引起脑脊液吸收减慢而产生交通性脑积水。蛛网膜及软膜增厚、色素沉着，脑与神经、血管间发生粘连。脑脊液呈血性。血液在蛛网膜下腔的分布，以出血量和范围分为弥散型和局限型。前者出血量较多，穹隆面与基底面蛛网膜下腔均有血液沉积；后者血液则仅存于脑底池。40%～60%的脑标本并发脑内出血。出血的次数越多，并发脑内出血的比例越大。并发脑内出血的发生率第1次约39.6%，第2次约55%，第3次达100%。出血部位随动脉瘤的部位而定。动脉瘤好发于Willis环的血管上，尤其是动脉分叉处，可单发或多发。

三、临床表现

SAH发生于任何年龄，发病高峰多在30～60岁；50岁后，ISAH的危险性有随年龄的增加而升高的趋势。男女在不同的年龄段发病不同，10岁前男性的发病率较高，男女比为4∶1；40～50岁时，男女发病相等；70～80岁时，男女发病率之比高达1∶10。临床主要表现为剧烈头痛、脑膜刺激征阳性、血性脑脊液。在严重病例中，患者可出现意识障碍，从嗜睡至昏迷不等。

（一）症状与体征

1.先兆及诱因

先兆通常是不典型头痛或颈部僵硬，部分患者有病侧眼眶痛、轻微头痛、动眼神经麻痹等表现，主要由少量出血造成；70%的患者存在上述症状数天或数周后出现严重出血，但绝大部分患者起病急骤，无明显先兆。常见诱因有过量饮酒、情绪激动、精神紧张、剧烈活动、用力状态等，这些诱因均能增加ISAH的风险性。

2.一般表现

出血量大者，当日体温即可升高，可能与下丘脑受影响有关；多数患者于2～3天后体温升高，多属于吸收热；SAH后患者血压增高，1～2周病情趋于稳定后逐渐恢复病前血压。

3.神经系统表现

绝大部分患者有突发持续性剧烈头痛。头痛位于前额、枕部或全头，可扩散至颈部、腰背部；常伴有恶心、呕吐。呕吐可反复出现，系由颅内压急骤升高和血液直接刺激呕吐中枢所致。如呕吐物为咖啡色样胃内容物则提示上消化道出血，预后不良。头痛部位各异，轻重不等，部分患者类似眼肌麻痹型偏头痛。有48%～81%的患者可出现不同程度的意识障碍，轻者嗜睡，重者昏迷，多逐渐加深。意识障碍的程度、持续时间及意识恢复的可能性均与出血量、出血部位及有无再出血有关。

部分患者以精神症状为首发或主要的临床症状，常表现为兴奋、躁动不安、定向障碍，甚至谵妄和错乱；少数可出现迟钝、淡漠、抗拒等。精神症状可由大脑前动脉或前交通动脉附近的动脉瘤破裂引起，大多在病后1～5天出现，但多数在数周内自行恢复。癫痫发作较少见，多发生在出血时或出血后的急性期，国外发生率为6.0%～26.1%，国内资料为10.0%～18.3%。在一项SAH的大宗病例报道中，大约有15%的动脉瘤性SAH表现为癫痫。癫痫可为局限性抽搐或全身强直-阵挛性发作，多见于脑血管畸形引起者，出血部位多在天幕上，多由于血液刺激大脑皮质所致，患者有反复发作倾向。部分患者由于血液流入脊髓蛛网膜下腔可出现神经根刺激症状，如腰背痛。

4.神经系统体征

（1）脑膜刺激征：为SAH的特征性体征，包括头痛、颈强直、Kernig征和Brudzinski征阳性。

常于起病后数小时至6天内出现，持续3～4周。颈强直发生率最高(6%～100%)。另外，应当注意临床上有少数患者可无脑膜刺激征，如老年患者，可能因蛛网膜下腔扩大等老年性改变和痛觉不敏感等因素，往往使脑膜刺激征不明显，但意识障碍仍可较明显，老年人的意识障碍可达90%。

(2)脑神经损害：以第Ⅱ、第Ⅲ对脑神经最常见，其次为第Ⅴ、第Ⅵ、第Ⅶ、第Ⅷ对脑神经，主要由于未破裂的动脉瘤压迫或破裂后的渗血、颅内压增高等直接或间接损害引起。少数患者有一过性肢体单瘫、偏瘫、失语，早期出现者多因出血破入脑实质和脑水肿所致；晚期多由于迟发性脑血管痉挛引起。

(3)眼症状：SAH的患者中，17%有玻璃体膜下出血，7%～35%有视盘水肿。视网膜下出血及玻璃体下出血是诊断SAH有特征性的体征。

(4)局灶性神经功能缺失：如有局灶性神经功能缺失有助于判断病变部位，如突发头痛伴眼睑下垂者，应考虑载瘤动脉可能是后交通动脉或小脑上动脉。

(二)SAH并发症

1.再出血

在脑血管疾病中，最易发生再出血的疾病是SAH，国内文献报道再出血率为24%左右。再出血临床表现严重，病死率远远高于第1次出血，一般发生在第1次出血后10～14天，2周内再发生率占再发病例的54%～80%。近期再出血病死率为41%～46%，甚至更高。再发出血多因动脉瘤破裂所致，通常在病情稳定的情况下，突然头痛加剧、呕吐、癫痫发作，并迅速陷入深昏迷，瞳孔散大，对光反射消失，呼吸困难甚至停止。神经定位体征加重或脑膜刺激征明显加重。

2.脑血管痉挛

脑血管痉挛(CVS)是SAH发生后出现的迟发性大、小动脉的痉挛狭窄，以后者更多见。典型的血管痉挛发生在出血后3～5天，于5～10天达高峰，2～3周逐渐缓解。在大多数研究中，血管痉挛发生率在25%～30%。早期可逆性CVS多在蛛网膜下腔出血后30分钟内发生，表现为短暂的意识障碍和神经功能缺失。70%的CVS在蛛网膜下腔出血后1～2周内发生，尽管及时干预治疗，但仍有约50%有症状的CVS患者将会进一步发展为脑梗死。因此，CVS的治疗关键在预防。血管痉挛发作的临床表现通常是头痛加重或意识状态下降，除发热和脑膜刺激征外，也可表现局灶性的神经功能损害体征，但不常见。尽管导致血管痉挛的许多潜在危险因素已经确定，但CT扫描所见的蛛网膜下腔出血的数量和部位是最主要的危险因素。基底池内有厚层血块的患者比仅有少量出血的患者更容易发展为血管痉挛。虽然国内外均有大量的临床观察和实验数据，但是CVS的机制仍不确定。蛛网膜下腔出血本身或其降解产物中的一种或多种成分可能是导致CVS的原因。

CVS的检查常选择经颅多普勒超声(TCD)和数字减影血管造影(DSA)检查。TCD有助于血管痉挛的诊断。TCD血液流速峰值大于200 cm/s和/或平均流速大于120 cm/s时能很好地与血管造影显示的严重血管痉挛相符。值得提出的是，TCD只能测定颅内血管系统中特定深度的血管段。测得数值的准确性在一定程度上依赖于超声检查者的经验。动脉插管血管造影诊断CVS较TCD更为敏感。CVS患者行血管造影的价值不仅用于诊断，更重要的目的是血管内治疗。动脉插管血管造影为有创检查，价格较昂贵。

3.脑积水

大约25%的动脉瘤性蛛网膜下腔出血患者由于出血量大、速度快，血液大量涌入第三脑室、第四脑室并凝固，使第四脑室的外侧孔和正中孔受阻，可引起急性梗阻性脑积水，导致颅内压急剧升高，甚至出现脑疝而死亡。急性脑积水常发生于起病数小时至 2 周内，多数患者在 1～2 天内意识障碍呈进行性加重，神经症状迅速恶化，生命体征不稳定，瞳孔散大。颅脑 CT 检查可发现阻塞上方的脑室明显扩大等脑室系统有梗阻表现，此类患者应迅速进行脑室引流术。慢性脑积水是 SAH 后 3 周至 1 年内发生的脑积水，原因可能为蛛网膜下腔出血刺激脑膜，引起无菌性炎症反应形成粘连，阻塞蛛网膜下腔及蛛网膜绒毛而影响脑脊液的吸收与回流，以脑脊液吸收障碍为主，病理切片可见蛛网膜增厚纤维变性，室管膜破坏及脑室周围脱髓鞘改变。Johnston 认为脑脊液的吸收与蛛网膜下腔和上矢状窦的压力差以及蛛网膜绒毛颗粒的阻力有关。当脑外伤后颅内压增高时，上矢状窦的压力随之升高，使蛛网膜下腔和上矢状窦的压力差变小，从而使蛛网膜绒毛微小管系统受压甚至关闭，直接影响脑脊液的吸收。脑脊液的积蓄造成脑室内静水压升高，致使脑室进行性扩大。因此，慢性脑积水的初期，患者的颅内压是高于正常的，及至脑室扩大到一定程度之后，由于加大了吸收面，才渐使颅内压下降至正常范围，故临床上称之为正常颅压脑积水。但由于脑脊液的静水压已超过脑室壁所能承受的压力，脑室不断继续扩大、脑萎缩加重而致进行性痴呆。

4.自主神经及内脏功能障碍

其常因下丘脑受出血、脑血管痉挛和颅内压增高的损伤所致，临床可并发心肌缺血或心肌梗死、急性肺水肿、应激性溃疡。这些并发症被认为是交感神经过度活跃或迷走神经张力过高所致。

5.低钠血症

重症 SAH 常影响下丘脑功能，而导致有关水盐代谢激素的分泌异常。目前，关于低钠血症发生的病因有两种机制，即血管升压素分泌异常综合征（syndrome of inappropriate antidiuretic hormone，SIADH）和脑性耗盐综合征（cerebral salt-wasting syndrome，CSWS）。

SIADH 理论是 1957 年由 Bartter 等提出的，该理论认为，低钠血症产生的原因是由于各种创伤性刺激作用于下丘脑，引起血管升压素（ADH）分泌过多，或血管升压素渗透性调节异常，丧失了低渗对 ADH 分泌的抑制作用，而出现持续性 ADH 分泌。肾脏远曲小管和集合管重吸收水分的作用增强，引起水潴留、血钠被稀释及细胞外液增加等一系列病理生理变化。同时，促肾上腺皮质激素（ACTH）相对分泌不足，血浆 ACTH 降低，醛固酮分泌减少，肾小管排钾保钠功能下降，尿钠排出增多。细胞外液增加和尿、钠丢失的后果是血浆渗透压下降和稀释性低血钠，尿渗透压高于血渗透压，低钠而无脱水，中心静脉压增高的一种综合征。若进一步发展，将导致水分从细胞外向细胞内转移、细胞水肿及代谢功能异常。当血钠＜120 mmol/L时，可出现恶心、呕吐、头痛；当血钠＜110 mmol/L时可发生嗜睡、躁动、谵语、肌张力低下、腱反射减弱或消失甚至昏迷。

但 20 世纪 70 年代末以来，越来越多的学者发现，发生低钠血症时，患者多伴有尿量增多和尿钠排泄量增多，而血中 ADH 并无明显增加。这使得脑性耗盐综合征的概念逐渐被接受。SAH 时，CSWS 的发生可能与脑钠肽（BNP）的作用有关。下丘脑受损时可释放出 BNP，脑血管痉挛也可使 BNP 升高。BNP 的生物效应类似心房钠尿肽（ANP），有较强的利钠和利尿反应。CSWS 时可出现厌食、恶心、呕吐、无力、直立性低血压、皮肤无弹性、眼球内陷、心率增快等表现。诊断依据：细胞外液减少，负钠平衡，水摄入与排出率＜1，肺动脉楔压＜1.1 kPa（8 mmHg），中央静脉压＜0.8 kPa（6 mmHg），体重减轻。Ogawasara 提出每天对 CSWS 患者定时测体重和中央静脉压是诊断 CSWS 和鉴别 SIADH 最简单和实用的方法。

四、辅助检查

(一)脑脊液检查

目前,脑脊液(CSF)检查尚不能被CT检查所完全取代。由于腰椎穿刺(LP)有诱发再出血和脑疝的风险,在无条件行CT检查和病情允许的情况下,或颅脑CT所见可疑时才可考虑谨慎施行LP检查。均匀一致的血性脑脊液是诊断SAH的金标准,脑脊液压力增高,蛋白含量增高,糖和氯化物水平正常。起初脑脊液中红、白细胞比例与外周血基本一致(700∶1),12小时后脑脊液开始变黄,2～3天后因出现无菌性炎症反应,白细胞计数可增加,初为中性粒细胞,后为单核细胞和淋巴细胞。LP阳性结果与穿刺损伤出血的鉴别很重要。通常是通过连续观察试管内红细胞计数逐渐减少的三管试验来证实,但采用脑脊液离心检查上清液黄变及匿血反应是更灵敏的诊断方法。脑脊液细胞学检查可见巨噬细胞内吞噬红细胞及碎片,有助于鉴别。

(二)颅脑CT检查

CT检查是诊断蛛网膜下腔出血的首选常规检查方法。急性期颅脑CT检查快速、敏感,不但可早期确诊,还可判定出血部位、出血量、血液分布范围及动态观察病情进展和有无再出血迹象。急性期CT表现为脑池、脑沟及蛛网膜下腔呈高密度改变,尤以脑池局部积血有定位价值,但确定出血动脉及病变性质仍需借助DSA检查。发病距CT检查的时间越短,显示蛛网膜下腔出血病灶部位的积血越清楚。Adams观察发病当日CT检查显示阳性率为95%,1天后降至90%,5天后降至80%,7天后降至50%。CT显示蛛网膜下腔高密度出血征象,多见于大脑外侧裂池、前纵裂池、后纵裂池、鞍上池、和环池等。CT增强扫描可能显示大的动脉瘤和血管畸形。须注意CT阴性并不能绝对排除SAH。

部分学者依据CT扫描并结合动脉瘤好发部位推测动脉瘤的发生部位,如蛛网膜下腔出血以鞍上池为中心呈不对称向外扩展,提示颈内动脉瘤;外侧裂池基底部积血提示大脑中动脉瘤;前纵裂池基底部积血提示前交通动脉瘤;出血以脚间池为中心向前纵裂池和后纵裂池基底部扩散,提示基底动脉瘤。CT显示弥漫性出血或局限于前部的出血发生再出血的风险较大,应尽早行DSA检查确定动脉瘤部位并早期手术。MRA作为初筛工具具有无创、无风险的特点,但敏感性不如DSA检查高。

(三)DSA

确诊SAH后应尽早行DSA检查,以确定动脉瘤的部位、大小、形状、数量、侧支循环和脑血管痉挛等情况,并可协助除外其他病因如动静脉畸形、烟雾病和炎性血管瘤等。大且不规则、分成小腔(为责任动脉瘤典型的特点)的动脉瘤可能是出血的动脉瘤。如发病之初脑血管造影未发现病灶,应在发病1个月后复查脑血管造影,可能会有新发现。DSA可显示80%的动脉瘤及几乎100%的血管畸形,而且对发现继发性脑血管痉挛有帮助。脑动脉瘤大多数在2～3周内再次破裂出血,尤以病后6～8天为高峰,因此对动脉瘤应早检查、早期手术治疗,如在发病后2～3天内,脑水肿尚未达到高峰时进行手术则手术并发症少。

(四)MRI检查

MRI对蛛网膜下腔出血的敏感性不及CT。急性期MRI检查还可能诱发再出血。但MRI可检出脑干隐匿性血管畸形;对直径3～5 mm的动脉瘤检出率可达84%～100%,而由于空间分辨率较差,不能清晰显示动脉瘤颈和载瘤动脉,仍需行DSA检查。

(五)其他检查

心电图可显示T波倒置、QT间期延长、出现高大U波等异常;血常规、凝血功能和肝功能检查可排除凝血功能异常方面的出血原因。

五、诊断与鉴别诊断

(一)诊断

根据以下临床特点,诊断SAH一般并不困难,如突然起病,主要症状为剧烈头痛,伴呕吐;可有不同程度的意识障碍和精神症状,脑膜刺激征明显,少数伴有脑神经及轻偏瘫等局灶症状;辅助检查LP为血性脑脊液,脑CT所显示的出血部位有助于判断动脉瘤。

临床分级:一般采用Hunt-Hess分级法(表2-1)或世界神经外科联盟(WFNS)分级。前者主要用于动脉瘤引起SAH的手术适应证及预后判断的参考,Ⅰ~Ⅲ级应尽早行DSA,积极术前准备,争取尽早手术;对Ⅳ~Ⅴ级先行血块清除术,待症状改善后再行动脉瘤手术。后者根据格拉斯哥昏迷评分(GCS)和有无运动障碍进行分级(表2-2),即Ⅰ级的SAH患者很少发生局灶性神经功能缺损;GCS≤12分(Ⅳ~Ⅴ级)的患者,不论是否存在局灶神经功能缺损,并不影响其预后判断;对于GCS 13~14分(Ⅱ~Ⅲ级)的患者,局灶神经功能缺损是判断预后的补充条件。

表2-1 Hunt-Hess分级法

分类	标准
0级	未破裂动脉瘤
Ⅰ级	无症状或轻微头痛
Ⅱ级	中-重度头痛、脑膜刺激征、脑神经麻痹
Ⅲ级	嗜睡、意识混浊、轻度局灶性神经体征
Ⅳ级	昏迷、中或重度偏瘫,有早期去大脑强直或自主神经功能紊乱
Ⅴ级	深昏迷、去大脑强直,濒死状态

注:凡有高血压、糖尿病、高度动脉粥样硬化、慢性肺部疾病等全身性疾病,或DSA呈现高度脑血管痉挛的病例,则向恶化阶段提高1级。

表2-2 WFNS的SAH分级(1988年)

分类	GCS	运动障碍
Ⅰ级	15	无
Ⅱ级	14~13	无
Ⅲ级	14~13	有局灶性体征
Ⅳ级	12~7	有或无
Ⅴ级	6~3	有或无

(二)鉴别诊断

1.脑出血

脑出血深昏迷时与SAH不易鉴别,但脑出血多有局灶性神经功能缺失体征,如偏瘫、失语等,患者多有高血压病史。仔细的神经系统检查及脑CT检查有助于鉴别诊断。

2.颅内感染

颅内感染发病较 SAH 缓慢。各类脑膜炎起病初均先有高热，脑脊液呈炎性改变而有别于 SAH。进一步脑影像学检查，脑沟、脑池无高密度增高影改变。脑炎临床表现为发热、精神症状、抽搐和意识障碍，且脑脊液多正常或只有轻度白细胞数增高，只有脑膜出血时才表现为血性脑脊液；脑 CT 检查有助于鉴别诊断。

3.瘤卒中

依靠详细病史(如有慢性头痛、恶心、呕吐等)、体征和脑 CT 检查可以鉴别。

六、治疗

(1)控制继续出血，预防及解除血管痉挛，去除病因，防治再出血，尽早采取措施预防、控制各种并发症。

(2)掌握时机尽早行 DSA 检查，如发现动脉瘤及动静脉畸形，应尽早行血管介入、手术治疗。

(一)一般处理

绝对卧床护理 4～6 周，避免情绪激动和用力排便，防治剧烈咳嗽，烦躁不安时适当应用止咳剂、镇静剂；稳定血压，控制癫痫发作。对于血性脑脊液伴脑室扩大者，必要时可行脑室穿刺和体外引流，但应掌握引流速度要缓慢。发病后应密切观察 GCS 评分，注意心电图变化，动态观察局灶性神经体征变化和进行脑功能监测。

(二)防止再出血

二次出血是本病的常见现象，故积极进行药物干预对防止再出血十分必要。蛛网膜下腔出血急性期脑脊液纤维素溶解系统活性增高，第 2 周开始下降，第 3 周后恢复正常。因此，选用抗纤维蛋白溶解药物抑制纤溶酶原的形成，具有防治再出血的作用。

1.6-氨基己酸

6-氨基己酸为纤维蛋白溶解抑制剂，可阻止动脉瘤破裂处凝血块的溶解，又可预防再破裂和缓解脑血管痉挛。每次 8～12 g 加入 10%葡萄糖盐水 500 mL 中静脉滴注，每天 2 次。

2.氨甲苯酸

氨甲苯酸又称抗血纤溶芳酸，能抑制纤溶酶原的激活因子，每次200～400 mg，溶于葡萄糖注射液或 0.9%氯化钠注射液 20 mL 中缓慢静脉注射，每天 2 次。

3.氨甲环酸

氨甲环酸为氨甲苯酸的衍化物，抗血纤维蛋白溶酶的效价强于前两种药物，每次 250～500 mg加入 5%葡萄糖注射液 250～500 mL 中静脉滴注，每天 1～2 次。

但近年的一些研究显示抗纤溶药虽有一定的防止再出血作用，但同时增加了缺血事件的发生，因此不推荐常规使用此类药物，除非凝血障碍所致出血时可考虑应用。

(三)降颅压治疗

蛛网膜下腔出血可引起颅内压升高、脑水肿，严重者可出现脑疝，应积极进行脱水降颅压治疗，主要选用 20%甘露醇静脉滴注，每次 125～250 mL，2～4 次/天；呋塞米入小壶，每次 20～80 mg，2～4 次/天；清蛋白 10～20 g/d，静脉滴注。药物治疗效果不佳或疑有早期脑疝时，可考虑脑室引流或颞肌下减压术。

(四)防治脑血管痉挛及迟发性缺血性神经功能缺损

目前认为脑血管痉挛引起迟发性缺血性神经功能缺损(delayed ischemic neurologic deficit，

DIND)是动脉瘤性 SAH 最常见的死亡和致残原因。钙通道阻滞剂可选择性作用于脑血管平滑肌，减轻脑血管痉挛和 DIND。常用尼莫地平，每天 10 mg(50 mL)，以每小时2.5～5.0 mL速度泵入或缓慢静脉滴注，5～14 天为 1 个疗程；也可选择尼莫地平，每次 40 mg，每天 3 次，口服。国外报道高血压-高血容量-血液稀释(hypertension-hypervolemia-hemodilution，3H)疗法可使大约 70%的患者临床症状得到改善。有数个报道认为与以往相比，"3H"疗法能够明显改善患者预后。增加循环血容量，提高平均动脉压(MAP)，降低血细胞比容(HCT)至 30%～50%，被认为能够使脑灌注达到最优化。3H 疗法必须排除已存在脑梗死、高颅压，并已夹闭动脉瘤后才能应用。

(五)防治急性脑积水

急性脑积水常发生于病后 1 周内，发生率为 9%～27%。急性阻塞性脑积水患者脑 CT 显示脑室急速进行性扩大，意识障碍加重，有效的疗法是行脑室穿刺引流和冲洗。但应注意防止脑脊液引流过度，维持颅内压在 2.0～4.0 kPa(15～30 mmHg)，因过度引流会突然发生再出血。长期脑室引流要注意继发感染(脑炎、脑膜炎)，感染率为5%～10%。同时常规应用抗生素防治感染。

(六)低钠血症的治疗

SIADH 的治疗原则主要是纠正低血钠和防止体液容量过多。可限制液体摄入量，1 天＜500 mL，使体内水分处于负平衡以减少体液过多与尿钠丢失。注意应用利尿剂和高渗盐水，纠正低血钠与低渗血症。当血浆渗透压恢复，可给予 5%葡萄糖注射液维持，也可用抑制 ADH 药物，地美环素1～2 g/d，口服。

CSWS 的治疗主要是维持正常水盐平衡，给予补液治疗。可静脉或口服等渗或高渗盐液，根据低钠血症的严重程度和患者耐受程度单独或联合应用。高渗盐液补液速度以每小时 0.7 mmol/L，24 小时＜20 mmol/L为宜。如果纠正低钠血症速度过快可导致脑桥脱髓鞘病，应予特别注意。

七、预后与预防

(一)预后

临床常采用 Hunt 和 Kosnik 修改的 Botterell 的分级方案，对预后判断有帮助。Ⅰ～Ⅱ级患者预后佳，Ⅳ～Ⅴ级患者预后差，Ⅲ级患者介于两者之间。

首次蛛网膜下腔出血的死亡率为 10%～25%。死亡率随着再出血递增。再出血和脑血管痉挛是导致死亡和致残的主要原因。蛛网膜下腔出血的预后与病因、年龄、动脉瘤的部位、瘤体大小、出血量、有无并发症、手术时机选择及处置是否及时、得当有关。

(二)预防

蛛网膜下腔出血病情常较危重，死亡率较高，尽管不能从根本上达到预防目的，但对已知的病因应及早积极对因治疗，如控制血压、戒烟、限酒，以及尽量避免剧烈运动、情绪激动、过劳、用力排便、剧烈咳嗽等；对于长期便秘的个体应采取辨证论治思路长期用药(如麻仁润肠丸、芪蓉润肠口服液、香砂枳术丸、越鞠保和丸等)；情志因素常为本病的诱发因素，对于已经存在脑动脉瘤、动脉血管夹层或烟雾病的患者，保持情绪稳定至关重要。

不少尸检材料证实，患者生前曾患动脉瘤但未曾破裂出血，说明存在危险因素并不一定完全会出血，预防动脉瘤破裂有着非常重要的意义。应当强调的是，蛛网膜下腔出血常在首次出血后 2 周再次发生出血且常常危及生命，故对已出血患者积极采取有效措施进行整体调节并及时给予恰当的对症治疗，对预防再次出血至关重要。

(张敏敏)

第二节　脑神经疾病

一、面神经炎

面神经炎也称特发性面神经麻痹或 Bell 麻痹，是最常见面神经疾病，可能因茎乳孔内面神经非特异性炎症导致周围性面瘫。年发病率 23/10 万，男女发病率相近，任何年龄均可发病，无明显季节性。

(一)病因及病理

面神经炎病因未完全阐明。骨性面神经管仅能容纳面神经通过，面神经一旦发生缺血、水肿，必然导致面神经受压。诱发因素可为风寒、病毒感染(单纯疱疹病毒、水痘带状疱疹病毒、巨细胞病毒、EB 病毒、腮腺炎病毒与人类疱疹病毒 6)及自主神经功能不稳，局部神经营养血管痉挛导致神经缺血水肿，也可为吉兰-巴雷综合征体征之一。单侧的、临床的、免疫学的、血清学的和组织病理学的发现通常提示在膝状神经节内的单纯疱疹病毒(HSV)的再活化是面神经炎的主要病因。Burgess 等在一例 Bell 麻痹发病6 周后死亡老年男性膝状神经节鉴定出 HSV 染色体组，Murakami 等在 14 例 Bell 麻痹患者神经减压术时，抽取面神经的神经内膜液，用聚合酶链反应(PCR)扩增病毒基因组序列，11 例患者面神经及膝状神经节鉴定出 HSV-I 抗原，并在小鼠耳和舌上接种 HSV 产生面瘫。因此，有的学者建议，特发性面神经麻痹应称为单纯疱疹性面神经麻痹或疱疹性面神经麻痹。

有学者发现女性妊娠 7～9 个月时，特别是产前、产后 2 周发病率可增加3 倍，有些面神经麻痹女性患者每次妊娠都可复发，但许多学者未发现妊娠的影响。也有学者认为，糖尿病和高血压患者可能较正常人群易感。

目前资料显示，面神经炎早期病理改变为神经水肿和脱髓鞘，严重者可出现轴索变性。

(二)临床表现

(1)本病通常急性起病，约半数病例面神经麻痹在 48 小时内达到严重程度，所有病例 5 天内达到高峰。部分患者麻痹前 1～2 天患侧耳后持续疼痛和乳突部压痛，主要表现患侧面部表情肌瘫痪，额纹消失，不能皱额蹙眉，眼裂不能闭合或闭合不全，闭眼时眼球向上外方转动，显露白色巩膜，称为 Bell 征；鼻唇沟变浅、口角下垂，露齿时口角偏向健侧，口轮匝肌瘫痪，鼓气或吹口哨漏气，颊肌瘫痪，食物滞留于患侧齿颊间；少数患者出现三叉神经 1～2 个分支感觉减退。多为单侧性，双侧多见于吉兰-巴雷综合征。

(2)鼓索以上面神经病变出现同侧舌前 2/3 味觉丧失；发出镫骨肌支以上受损时出现同侧舌前 2/3 味觉丧失和听觉过敏；膝状神经节病变除周围性面瘫、舌前 2/3 味觉障碍和听觉过敏，可有患侧乳突部疼痛、耳郭和外耳道感觉减退、外耳道或鼓膜疱疹等，称 Hunt 综合征。

(三)诊断及鉴别诊断

1.诊断

根据急性起病周围性面瘫，伴舌前 2/3 味觉障碍、听觉过敏、耳郭及外耳道感觉减退、患侧乳突部疼痛等。

2.鉴别诊断

面神经炎须注意与下列疾病鉴别。

(1)吉兰-巴雷综合征:多为双侧性周围性面瘫,伴四肢对称性弛缓性瘫,脑脊液(CSF)蛋白-细胞分离等。

(2)耳源性面神经麻痹:常继发于中耳炎、迷路炎及乳突炎等,或由腮腺炎、颌面部肿瘤、下颌化脓性淋巴结炎等引起,常有明确原发病史及症状。

(3)莱姆病:常见单侧或双侧面神经麻痹,但可累及其他脑神经。

(4)颅后窝肿瘤或脑膜炎:周围性面瘫多起病缓慢,有原发病史及其他脑神经受损表现。

(5)面神经炎周围性面瘫须与核上(中枢)性面瘫鉴别,核上性面瘫额肌和眼轮匝肌不受累或较轻,可有情感性和自主性面部运动分离,常伴肢体瘫或失语(主侧半球病变),皮质侧裂周围区发育畸形也可见双侧面瘫和咽部麻痹,见于假性延髓性麻痹。

(四)辅助检查

脑脊液检查单个核细胞(MNC)可轻度增加。增强 MRI 可显示 Bell 麻痹的面神经。肌电图检查可有效鉴别暂时神经传导障碍与病理阻断,如 10 天后出现去神经支配证据,可预测恢复过程时间较长(平均 3 个月)。神经开始恢复常需 2 年或更长时间,且常不完全。

(五)治疗

治疗原则是改善局部血液循环,减轻面神经水肿,缓解神经受压,促进神经功能恢复。

(1)急性期尽早应用皮质类固醇,如地塞米松 10～20 mg/d,7～10 天为 1 个疗程;或泼尼松 1 mg/(kg · d),顿服或分 2 次口服,连续 5 天,以后 7～10 天逐渐减量。

(2)Hunt 综合征可口服阿昔洛韦 5 mg/kg,每天 5～6 次,连服 7～10 天。

(3)B 族维生素可促进神经髓鞘恢复,维生素 B_1 100 mg、维生素 B_{12} 500 μg,肌内注射。

(4)巴氯芬可减低肌张力,改善局部循环,从小剂量 5 mg 开始口服,每天2～3 次,逐渐增量至 30～40 mg/d。个别患者不能耐受恶心、呕吐和嗜睡等不良反应。

(5)急性期在茎乳孔附近可行超短波透热疗法、红外线照射或局部热敷等,以改善局部循环,消除神经水肿。恢复期可用碘离子透入疗法、针刺或电针治疗等。

(6)患侧面肌稍能活动,应尽早开始功能训练和康复治疗,对着镜子皱眉、举额、闭眼、露齿、鼓腮和吹口哨等,每天数次,每次 10～15 分钟,辅以面肌按摩。

(7)手术疗法适用于 Bell 麻痹 2 年未恢复者,可行面神经-副神经、面神经-舌下神经或面神经-膈神经吻合术,疗效尚难肯定,只适宜严重病例,严重面瘫患者可做整容手术。

(8)患者不能闭眼、瞬目使角膜长期暴露,易发生感染,可戴眼罩防护,用左氧氟沙星眼药水及重组牛碱性成纤维细胞生长因子(贝复舒)滴眼剂等预防感染和保护眼角膜。

二、三叉神经痛

三叉神经痛是原因不明的三叉神经分布区短暂反复发作性剧痛,又称特发性三叉神经痛,Cushing 称为痛性抽搐。根据病因可分为特发性和继发性,继发性病因包括桥小脑角肿瘤,胆脂瘤、听神经瘤、脑膜瘤和动脉瘤等多见,以及三叉神经节肿瘤、脊索瘤、垂体瘤长入麦氏囊、颅底恶性肿瘤(如鼻咽癌、其他转移癌)、血管畸形、蛛网膜炎和多发性硬化等。古代的人们就认识这种疾病,Arateus 在公元前 1 世纪,以后 Lock、Andre、Fothergill 等曾分别描述此病。年发病率为 4.3/10 万,女性高于男性(3 : 2),成年及老年人多见,40 岁以上患病占 70%～80%;特发性发病年龄为 52～58 岁，症状性发病年龄为 30～35 岁。

（一）病因及发病机制

本病病因和发病机制尚不清楚，根据临床观察及动物实验认为有两种病因。

1.中枢性病因

Penfield 等认为，三叉神经痛是周围性痫样放电，为一种感觉性癫痫样发作，发放部位可能在三叉神经脊束核。也有认为病因可能在脑干，轻微刺激面部触发点，刺激可在脑干内迅速“叠加”，引起一次疼痛发作。本病突然发作、持续时间短、有触发点、抗癫痫药治疗有效、疼痛发作时在中脑可记录到局灶性痫样放电等特征，均支持中枢性病因设想。但尚不能解释许多临床现象，如大多数病例仅单侧疼痛，疼痛发作仅局限于一支或两支范围长期不发展，脑干病变（如肿瘤等）并不产生三叉神经痛，长期发作而无神经体征等。

2.周围性病因

周围性病因是半月神经节到脑桥间后根部分病变。1920 年 Cushing 发现肿瘤压迫后根产生三叉神经痛，后来许多神经外科医师手术时发现各种压迫性病因，如胆脂瘤、脑膜瘤、听神经瘤、血管畸形、患侧岩嵴较高、蛛网膜炎及血管等均可促发三叉神经痛。Jennetta 提出，90%以上此病患者在三叉神经脑桥入口处有扭曲血管压迫三叉神经根，引起局部脱髓鞘。85%的压迫血管为动脉，如小脑上动脉、小脑前下动脉等，少数为静脉或动脉与静脉共同受压。Gardner 等推测脱髓鞘局部可能产生异位冲动，相邻纤维间产生短路或伪突触形成和传递，轻微触觉刺激通过“短路”传入中枢，中枢传出冲动亦通过“短路”传入，如此很快叠加导致三叉神经痛发作。近年来三叉神经血管减压术获得良好效果，使人们普遍接受周围性病因理论。Kerr 认为，中枢性与周围性因素并存，病变在周围部，发病机制在中枢部。

（二）病理

以往认为特发性三叉神经痛无特殊病理改变，近年来开展三叉神经感觉根切断术，活检发现神经节细胞消失、炎性细胞浸润、神经纤维脱髓鞘或髓鞘增厚、轴突变细或消失等，部分患者发现颅后窝小异常血管团压迫三叉神经根或延髓外侧面，手术解除压迫可缓解或治愈。病理变化表现节细胞轴突有不规则球状茎块，是髓鞘不正常染色形成，常沿神经束分布，发生在相邻束上。受损髓鞘明显增厚，失去原有层次结构，外层神经鞘膜破裂，髓鞘自破裂口挤出，有的碎裂成椭圆形颗粒，甚至呈粉末状；轴突扭曲不规则，节段性断裂或完全消失，轴浆改变可见 Ranvier 结附近集结大量线粒体。无髓鞘纤维也退行性变，但神经鞘膜细胞外层保持正常，神经节细胞附近卫星细胞胞质内常有空泡出现。

（三）临床表现

1.一般表现

三叉神经痛高龄患者较为常见，女多于男。

本病通常限于一或两支分布区，第 2、3 支多见。发作多为一侧性，仅少数（5%以下）为双侧性，先从一侧开始。疼痛多自上颌支或下颌支开始，以后可扩散为两支，眼支起病少见，两支同时发病以 2、3 支常见，3 支同时受累罕见。下颌支受累最多（约 60%），多由下颌犬齿部开始，向后上放射至耳深部或下颌关节处，少数可呈相反方向放射，局限于下颌支范围内；上颌支次之（约 30%），由鼻孔处开始，放射至眼眶内、外缘，有时扩散至眼支区产生眼部疼痛。

2.发作特点

（1）常无预兆，骤然发生，突然停止，每次发作数秒至 1～2 分钟，面颊、上下颌及舌部最明显，口角、鼻翼、颊部和舌部为敏感区，轻触可诱发。

(2)患者常述剧烈电击样、针刺样、刀割样或撕裂样疼痛，发作时常以手掌或毛巾紧按患侧面部或用力擦面部减轻疼痛，极少数病例发作前或发作时伴咀嚼动作，严重者伴偏侧面肌痉挛。

(3)通常早期发作次数较少，间歇期较长，可数天一次，以后发作逐渐频繁，甚至数分钟发作一次，终日不止。

(4)病程可呈周期性，发作期可为数天、数周或数月不等，缓解期如常人，可达数年，少数仍有烧灼感，夜间发作较轻或停止，严重者昼夜发作，夜不成寐或睡后痛醒；病程愈长，通常发作愈频繁愈重，很少自愈；部分病例发作周期似与气候有关，春、冬季易发病。

(5)可有扳机点或触发点，上下唇、鼻翼、口角、门齿或犬齿、齿根、颊和舌等部位特别敏感，稍触及即可诱发疼痛，刺激上唇外1/3、鼻翼、上门齿和颊部等扳机点可诱发上颌支发作，饮冷或热水、擤鼻涕、刷牙、洗脸和剃须等可诱发，严重影响患者生活，患者常不敢进食、大声说话或洗脸等；咀嚼、呵欠、讲话、冷或热水刺激下犬齿可诱发下颌支发作，皮肤扳机点较少诱发；可合并舌咽神经痛，发作时间数秒至 1～2 分钟。

(6)有时伴面部发红、皮温增高、结膜充血、流泪、唾液分泌增多、鼻黏膜充血及流涕等。

3.神经系统检查

一般无阳性体征，患者因恐惧疼痛发作而不敢洗脸、剃须、刷牙和进食，表现面部、口腔卫生很差，全身营养不良，面色憔悴，精神抑郁及情绪低落等。慢性患者可发生面部营养障碍，如局部皮肤粗糙、眉毛脱落、角膜水肿混浊、麻痹性角膜炎、虹膜脱出及白内障、咬肌萎缩等，局部触痛觉轻度减退，封闭治疗者面部感觉可减退。

4.前三叉神经痛

前三叉神经痛偶发，最终注定要发展为三叉神经痛的患者可能有牙痛或鼻窦炎特点的前驱性疼痛，持续长达数小时。疼痛可被下颌运动、饮冷或热饮料所诱发，然后在数天甚至数年后在同一区域发生典型的三叉神经痛。

(四)诊断及鉴别诊断

1.诊断

典型特发性三叉神经痛诊断根据疼痛发作部位、性质、面部扳机点及神经系统无阳性体征等，多数病例卡马西平或苯妥英钠治疗有效，有助于确诊。

2.鉴别诊断

本病须注意与以下疾病鉴别。

(1)继发性三叉神经痛：发作特点与特发性相似，发病年龄较小，表现三叉神经麻痹如面部感觉减退、角膜反射迟钝等，伴持续性疼痛；常合并其他脑神经麻痹，可因多发性硬化、延髓空洞症、原发性或转移性颅底肿瘤所致。

(2)牙痛：牙痛一般呈持续钝痛，局限于牙龈部，进食冷、热食物加剧。X 线检查可发现龋齿等牙病、埋伏牙及肿瘤等，有的患者拔牙后仍然疼痛才确诊。

(3)舌咽神经痛：较少见，常见于年轻妇女，性质与三叉神经痛相似，每次持续数秒至 1 分钟，位于扁桃体、舌根、咽及耳道深部，吞咽、讲话、打呵欠和咳嗽等常可诱发。咽喉、舌根和扁桃体窝可有触发点，用 4%可卡因、1%丁卡因等喷涂，如能止痛可确诊。

(4)蝶腭神经痛：较少见，疼痛呈剧烈烧灼样、刀割样或钻样，位于鼻根后方、颧部、上颌、上腭及牙龈部，常累及同侧眼眶，疼痛向额、颞、枕和耳部等处放射，可伴患侧鼻黏膜充血、鼻塞、流泪。

每天发作数次至数十次，每次持续数分钟至数小时，无扳机点。蝶腭神经节封闭有效。

(5)三叉神经炎：可因流感、上颌窦炎、额窦炎、下颌骨髓炎、伤寒、疟疾、糖尿病、痛风、乙醇中毒、铅中毒、食物中毒等引起，疼痛呈持续性，压迫可加剧，三叉神经区可有感觉减退或过敏，可伴运动支功能障碍。

(6)鼻窦炎：局部持续钝痛，可有发热、流脓涕、白细胞计数增高和局部压痛等炎症表现，鼻腔检查及X线检查可确诊。

(7)非典型性面痛：见于抑郁症及人格障碍患者，疼痛部位模糊不定，深在、弥散和不易定位，常为双侧，无触痛点。情绪是唯一加重疼痛因素。

(8)颞下颌关节病：咀嚼时疼痛，颞下颌关节局部压痛明显。

(五)治疗

特发性三叉神经痛首选药物治疗，无效或失效时考虑其他疗法。继发性三叉神经痛应针对病因治疗。

1.药物治疗

(1)卡马西平：为首选药物，作用于网状结构-丘脑系统，抑制三叉神经脊束核-丘脑系统病理性多神经元反射，有效率70%～80%。首次剂量0.1 g，每天2次，每天增加0.1 g，至疼痛停止，最大剂量1.2 g/d；减轻后可试验逐渐减量，用最小有效维持量，通常为0.6～0.8 g/d。妊娠妇女忌用，不良反应有头晕、嗜睡、口干、恶心、消化不良及步态不稳等，多可消失，偶有皮疹、血白细胞计数一过性减少，停药后可恢复；出现共济失调、复视、再生障碍性贫血、肝功能损害、心绞痛及精神症状等，须立即停药。无效者与苯妥英钠合用可能有效。

(2)苯妥英钠：显著抑制突触传导或可提高痛阈，0.1 g口服，每天3次，无效时可每天加量0.05 g，数天后加至0.6 g/d，疗效达54%～70%。疗效不显著时可辅用氯普芬、苯巴比妥、氯氮䓬等。

(3)氯硝西泮：以上两药无效时可试用，6～8 mg/d口服，40%～50%的患者可完全控制发作，25%明显缓解。不良反应为嗜睡、步态不稳，老年患者偶见短暂精神错乱，停药后可消失。

(4)七叶莲：木通科野木瓜属，又名假荔枝，止痛效果约达60%。0.4 g口服，每天3次；或2 mL肌内注射，每天1～2次。可先用针剂，疼痛减轻后改用口服。无严重不良反应，少数患者口干、腹部不适、食欲减退、轻微头昏等，停药可恢复。与苯妥英钠、卡马西平合用可提高疗效。

(5)巴氯芬：可试用，有效率约70%，其余30%不能耐受不良反应。自5 mg开始，每天2次，用量达20～30 mg/d。不良反应有恶心、呕吐和嗜睡等。

(6)大剂量维生素B_{12}：1 000 μg，肌内注射，每周2～3次，4～8周为1个疗程，部分患者可缓解，机制不清。无不良反应，偶有一过性头晕、全身瘙痒及复视等。复发时可给予以前的疗效剂量。可试用三叉神经分支注射，注射前先行普鲁卡因局部麻醉，眼支注射眶上神经，上颌支注射眶下神经，下颌支注射下颌神经，剂量250 g。

(7)匹莫齐特：文献报道，48例药物治疗无效的难治性三叉神经痛患者，用匹莫齐特治疗有效。通常第1～4天剂量4 mg/d，第5～9天6 mg/d，第10～14天8 mg/d，第14天后12 mg/d，均分2次口服。不良反应包括手颤、记忆力减退、睡眠中出现肢体不随意抖动等，出现率高达83.3%，多发生于治疗后4～6周。

2.无水乙醇或甘油封闭疗法

其适合服药无效者，在神经分支或半月神经节注药阻断传导，无水乙醇注射疗效较短，甘油注射疗效较长，甘油是高黏度神经化学破坏剂，注射后逐渐破坏感觉神经细胞，数小时至数天方能止痛。不良反应为注射区感觉缺失。可采取以下方式：①周围支封闭，在眶下、眶上、上颌、下颌神经分支处局部麻醉，注入无水乙醇 0.3～0.5 mL，疗效期短（一般 1～6 个月），除眶上神经封闭现已少用。②半月神经节封闭，注射药物破坏节内感觉神经细胞，疗效较持久，但注射技术较难，CT 监视下注射可提高成功率。

3.经皮半月神经节射频电凝疗法

在 X 线或 CT 导向下将射频电极针经皮插入半月神经节，通电加热至65～75 ℃，维持1 分钟，选择性破坏半月节后无髓鞘痛温觉传导 A 和 C 细纤维，保留有髓鞘触觉传导 Aα、β 粗纤维，疗效达 90%以上；适于年老患者及系统疾病不能耐受手术患者；约 20%患者出现并发症，如面部感觉异常、角膜炎、咬肌无力、复视、带状疱疹等；长期随访复发率 21%～28%，重复应用有效。

三、面肌痉挛

(一)定义

面肌痉挛又称面肌抽搐，以一侧面肌阵发性不自主抽动为表现。

(二)病因

本病病因未明，导致面肌痉挛的异常神经冲动可能来自面神经通路的某个部位受到压迫而发生的水肿、脱髓鞘等改变，病变处纤维“短路”形成异常兴奋。部分患者在面神经近脑干部分受邻近血管的压迫，以小脑后下动脉和小脑前下动脉最多见。还可因为邻近面神经的肿瘤、颅内感染、血管瘤等累及面神经而引起。少数病例是面神经炎的后遗症。

(三)临床表现

本病在中年以后发病，女性多于男性。痉挛多是首先从一侧眼轮匝肌的阵发性抽搐开始，逐渐向口角、整个面肌扩展，重者眼轮匝肌抽动使睁眼困难。每次抽动数秒至数分钟。随病程延长，抽搐持续的时间逐渐延长，间歇期缩短。说话、进食或精神紧张、情绪激动可诱发症状加剧，入睡后抽搐停止。不经治疗很少自发缓解。神经系统检查，原发性者无阳性体征。但继发于肿瘤、炎症、血管瘤的多伴有其他神经症状和体征。

(四)辅助检查

肌电图于受累侧面肌可记录到同步阵发性高频率发放的动作电位。伴有其他神经系统受累表现者应做头部 X 线、CT 或 MRI 检查，以明确病因。与局部性痫性发作鉴别困难时应做脑电图检查。

(五)诊断与鉴别诊断

本病以单侧发作性面部表情的同步性痉挛为特点，神经系统检查无其他阳性体征，可诊断。但应除外以下疾病。

1.习惯性眼睑痉挛

习惯性眼睑痉挛为习惯性面肌抽动的一种表现形式，多见于儿童及青壮年，为短暂的眼睑或面部肌肉收缩，常为双侧，可由意志暂时控制。其发病与精神因素有关。脑电图、肌电图均正常，抽动时肌电图所见与正常的肌肉主动收缩波形一致。

2.局限性运动性癫痫

本病面肌抽搐幅度较大，多同时伴有颈部肌肉、上肢或偏身的抽搐。脑电图可有癫痫波发放，CT 或 MRI 检查可有阳性发现。

3.癔症性眼睑痉挛

本病常见于女性患者,多局限于双侧眼睑肌,下部面肌不受累。可伴有其他癔症症状,其发生、消失与暗示有关。

4.颅内肿瘤、炎症、血管瘤

本病伴有同侧面部感觉障碍、听力障碍、偏身或四肢肌力减低、锥体束征阳性等体征时,应考虑由颅内肿瘤、炎症、血管瘤等疾病所致。

(六)治疗

1.病因治疗

病因明确者应针对病因积极治疗。

2.药物治疗

(1)可用抗癫痫药、镇静药,如卡马西平 0.1 g,每天 2 次开始,渐增量至0.2 g,每天 3 次,或苯妥英0.1 g,每天 3 次,或地西泮 2.5 mg,每天 3 次。也可试用巴氯芬和加巴喷丁等口服。

(2)近年来发展的 A 型肉毒毒素,其作用机制是选择性作用于外周胆碱能神经末梢的突触前膜,抑制乙酰胆碱囊泡的量子性释放,使肌肉收缩力减弱,缓解肌肉痉挛,注射部位常为眼轮匝肌、颊肌、颧大小肌和颏肌。多数报道有效率在 90%以上,并发症主要是面瘫和暴露性角膜炎,效果维持 3～6 个月,可重复注射。

3.理疗

可选用直流电钙离子透入疗法、红外线疗法或平流电刺激等。

4.面神经干阻滞

以 50%乙醇封闭面神经分支或茎乳孔内面神经主干。也有报道用地西泮在上述部位进行面神经封闭者。接受这种治疗后,均有不同程度的面瘫,需要3～5 个月才恢复。

(张敏敏)

第三节 脊神经疾病

脊神经疾病是指各种原因引起的脊神经支配区的疾病。主要临床表现是按照受损神经支配区分布的运动、感觉和自主神经功能障碍。根据病因分为外伤、卡压、感染、中毒、营养障碍、遗传等;根据损伤范围分为单神经病、多发神经病等。

一、单神经病

(一)定义

单神经病是单一神经受损产生与该神经分布一致的运动、感觉功能缺失症状和体征。

(二)病因和发病机制

单神经病可因局部性原因或全身性原因引起。局部性原因主要有急性创伤、缺血、机械性卡压、高温、电击和射线损伤等。全身性原因可为代谢性疾病和中毒,在这种情况下,神经对局部压迫更为敏感,受压后更易出现神经损害。

周围神经卡压综合征是指周围神经经过某些解剖上的特定部位受到卡压,如经过肌肉的腱性起点，穿过肌肉，绕过骨性隆起，或经过骨纤维鞘管及异常纤维束带处，因这些部位较硬韧，神经在这些部位反复摩擦造成局部水肿等炎症反应，引起血液循环障碍，发生髓鞘脱失，造成不同程度的感觉及运动功能障碍。

（三）临床表现及治疗

1.正中神经麻痹

正中神经由来自 $C_5 \sim T_1$ 的纤维组成，沿肱二头肌内侧沟伴肱动脉下降至前臂之后分支，支配旋前圆肌、桡侧腕屈肌、各指屈肌、掌长肌、拇对掌肌及拇短展肌。

正中神经的常见损伤原因是肘前区静脉注射时，药物外渗引起软组织损伤，肱骨或前臂骨折或腕部割伤，或腕管综合征的卡压所致。正中神经受损部位不同，表现不同：①正中神经受损部位在上臂时，前臂不能旋前，桡侧 3 个手指屈曲功能丧失，握拳无力，拇指不能对掌、外展。鱼际肌出现萎缩后手掌平坦，拇指紧靠示指而状如猿手。掌心、鱼际、桡侧 3 个半手指掌面和 2、3 指末节背面的皮肤感觉减退或丧失。由于正中神经富含自主神经纤维，损害后常出现灼性神经痛。②当损伤位于前臂中下部时，运动障碍仅有拇指的外展、屈曲与对指功能丧失。③腕管综合征：是临床上最常见的正中神经损害。正中神经在腕部经由腕骨与腕横韧带围成的骨纤维通道——腕管，到达手部。多见于中年女性，右侧多见。手和腕长期过度使用引起腕横韧带及内容肌腱慢性损伤性炎症，使管腔狭窄，导致正中神经受压，产生桡侧手掌及桡侧 3 个半指的疼痛、麻木、感觉减退、手指运动无力和鱼际肌麻痹、萎缩。腕管掌侧卡压点有压痛及放射痛，疼痛可放射到前臂甚至肩部。甩手后疼痛减轻或消失是其特点，有鉴别诊断价值。治疗轻症采用局部夹板固定制动，服用非甾体抗炎药，配合腕管内注射泼尼松龙可有效缓解症状；严重者需手术离断腕横韧带以解除正中神经受压。

2.尺神经麻痹

尺神经由 $C_7 \sim T_1$ 的纤维组成，初在肱动脉内侧下行，继而向后下进入尺神经沟，再沿前臂掌面尺侧下行，主要支配尺侧腕屈肌、指深屈肌尺侧半、小鱼际肌、拇收肌与骨间肌，还支配手掌面 1 个半指，背面2 个半指的皮肤感觉。

尺神经损伤可由于腕、肘部外伤，尺骨鹰嘴部骨折、肘部受压等所致。尺神经损伤的主要表现如下。①运动障碍：手部小肌肉的运动丧失，精细动作困难；屈腕能力减弱并向桡侧偏斜；拇指不能内收，其余各指不能内收和外展；多数手肌萎缩，小鱼际平坦，骨间肌萎缩，骨间隙加深。拇指以外和各掌指关节过伸，第 4、5 指的指间关节弯曲，形成“爪形手”。②感觉障碍：以小指感觉减退或丧失最明显。

尺神经在肘管内受压的临床表现称为肘管综合征。肘管是由肱骨内上髁、尺骨鹰嘴和肘内侧韧带构成的纤维-骨性管道，其管腔狭窄，屈肘时内容积更小，加之位置表浅，尺神经易于此处受到嵌压。主要表现小指及环指尺侧感觉障碍，小肌肉萎缩，肘关节活动受限，肘部尺神经增粗以及肘内侧压痛等。

腕部尺管内有尺神经和尺动、静脉通过，尺神经在其内受压引起尺管综合征。病因以腱鞘囊肿最多，常见于需要长期用手根部尺侧重压或叩击工具的职业人员和长时间手持鼠标操作电脑者。若尺神经浅支受累可引起尺神经支配区感觉障碍；深支卡压可致手的内侧肌萎缩，无力，手深部胀痛和灼痛，夜间痛显著，拇指内收及其他四指收展无力，环指、小指可表现为爪形畸形，夹纸试验阳性。以上症状极易与肘部尺管综合征相混淆，可检查小指掌背侧感觉，如小指背侧感觉正常，可以排除肘部尺神经压迫，因为手背皮支是在尺神经进入腕部尺管之前分出的。治疗主要包括关节制动、应用非甾体抗炎药及手术减压。

3.桡神经麻痹

桡神经源自 C_5～C_8 神经根，行于腋动脉后方，继而与肱深动脉伴行入桡神经沟，转向外下至肱骨外上髁上方，于肱桡肌与肱肌间分为浅、深两终支分布于前臂及手背。所支配各肌的主要功能是伸肘、伸腕及伸指。由于其位置表浅，是臂丛神经中最易受损的神经。

桡神经损伤的常见病因是骨折、外伤、炎症或睡眠时以手代枕手术中上肢长时间外展和受压上肢被缚过紧等。近年来，醉酒深睡导致的桡神经受压损伤发病率有所增加。桡神经损伤的典型表现是腕下垂，但受损伤部位不同，症状亦有差异：①高位损伤时上肢所有伸肌瘫痪，肘关节、腕关节和掌指关节均不能伸直；上肢伸直的情况下前臂不能旋后，手呈旋前位，垂腕至腕关节不能固定，因而握力减弱；②在上臂中1/3以下损伤时，伸肘功能保留；③在前臂上部损伤时伸肘、伸腕功能保留；④前臂中 1/3 以下损伤时，仅出现伸指功能丧失而无垂腕；⑤腕关节部损伤时仅出现感觉障碍。桡神经损伤的感觉障碍一般轻微，多仅限于手的虎口区，其他部位因邻近神经的重叠支配而无明显症状。

4.腓总神经麻痹

腓总神经源自 L_4～S_3 神经根，在大腿下 1/3 从坐骨神经分出，是坐骨神经的两个主要分支之一。其下行至腓骨头处转向前方，分出腓肠外侧皮神经，支配小腿外侧面感觉，在腓骨颈前分为腓深和腓浅神经，前者支配胫骨前肌、 长伸肌、 短伸肌和趾短伸肌，后者支配腓骨长肌和腓骨短肌及足背 2～5 趾背面皮肤。在腓骨颈外侧，腓总神经位置表浅，又贴近骨面，因而最易受损。

腓总神经麻痹的最常见原因为各种原因的压迫，也可因腓骨头或腓骨颈部外伤、骨折等引起；糖尿病、感染、酒精中毒和铅中毒也是致病的原因。临床表现包括足与足趾不能背屈，足下垂并稍内翻，行走时为使下垂的足尖抬离地面而用力抬高患肢，并以足尖先着地呈跨阈步态。不能用足跟站立和行走，感觉障碍在小腿前外侧和足背。

5.胫神经麻痹

胫神经由 L_4～S_3 神经根组成。在腘窝上角自坐骨神经分出，在小腿后方下行达内踝后方，在屈肌支持带深面踝管内，分为足底内、外侧两终末支，支配腓肠肌、比目鱼肌、腘窝、跖肌、趾长屈肌和 长屈肌以及足底的所有短肌。其感觉分支分布于小腿下 1/3 后侧与足底皮肤。

胫神经麻痹多为药物、乙醇中毒，糖尿病等引起，也见于局部囊肿压迫及小腿损伤。主要表现是足与足趾不能屈曲，不能用足尖站立和行走，感觉障碍主要在足底。当胫神经及其终末支在踝管处受压时可引起特征性表现——足与踝部疼痛及足底部感觉减退，称为“踝管综合征”。其病因包括穿鞋不当、石膏固定过紧、局部损伤后继发的创伤性纤维化以及腱鞘囊肿等。

6.臂丛神经痛

臂丛由 C_5～T_1 脊神经的前支组成，包含运动、感觉和自主神经纤维，主要支配上肢的运动和感觉。臂丛神经痛是由多种病因引起的臂丛支配区以疼痛、肌无力和肌萎缩为主要表现的综合征。常见的病因是臂丛神经炎、神经根型颈椎病、颈椎间盘突出、颈椎及椎管内肿瘤、胸廓出口综合征、肺尖部肿瘤以及臂丛神经外伤。

(1)臂丛神经炎：也称为原发性臂丛神经病或神经痛性肌萎缩，多见于成人，男性多于女性。半数患者有前驱感染史，如上呼吸道感染、流感样症状，或接受免疫治疗，或接受外科手术。因而多数学者认为这是一种变态反应性疾病。少数患者有家族史。

本病起病呈急性或亚急性，主要是肩胛部和上肢的剧烈疼痛，常持续数小时至2周，肩与上肢的活动可明显加重疼痛，而后逐渐减轻，但肌肉无力则逐渐加重，在2～3周时达高峰。肌无力多限于肩胛带区和上臂近端，臂丛完全损害者少见。数周后肌肉有不同程度的萎缩及皮肤感觉障碍。部分患者双侧臂丛受累。急性期治疗可用糖皮质激素，如口服泼尼松20～40 mg/d，连用1～2周或静脉滴注地塞米松5～10 mg/d，待病情好转后逐渐减量。可口服非甾体类解热止痛剂，也可应用物理疗法或局部封闭疗法止痛。恢复期注意患肢功能锻炼，给予促进神经细胞代谢药物以及针灸等。90%患者在3年内康复。

(2)神经根型颈椎病：是继发性臂丛神经病最常见的病因，因椎间盘退行性病变及椎体骨质增生性病变，压迫颈神经根和/或脊髓导致的临床综合征，表现为颈痛及强迫头位、臂丛神经痛及脊髓压迫症状，可单独或先后合并出现，其中臂丛神经痛最常见。

颈椎病多在40～50岁起病，男性较多见，病程缓慢，常反复发作。表现为C_5～C_7神经根受压引起臂丛神经痛，压迫运动神经根产生肌痛性疼痛，根性痛表现为发麻或触电样疼痛，位于上肢远端，与神经根支配节段分布一致，相应区域可有感觉减退。肌痛性疼痛常在上肢近端、肩部和/或肩胛等区域，表现持续性钝痛和/或短暂的深部钻刺样不适感，许多病例因疼痛引起肩部运动受限，病程较长可导致凝肩，肩部附近常有肌腱压痛，肱二头肌、肱三头肌反射可减低。颈椎X线侧位片可见生理前凸消失，椎间隙变窄，斜位片可见椎间孔变小狭窄。颈椎CT或MR可较清晰地显示神经根与周围解剖结构的关系，可为诊断与鉴别诊断提供重要依据。肌电图检查有助于确定根性受损的诊断，同侧椎旁肌可出现失神经支配现象。根据以上临床表现和辅助检查，神经根型颈椎病不难诊断，但需注意与周围神经卡压综合征相鉴别。

颈椎病引起的神经根损害大多数采用非手术综合治疗即可缓解，需注意平卧时枕头不宜过高，避免颈部过伸、过屈，不宜使头位固定在某一位置，时间太久等。局部理疗、针灸等措施，颈椎牵引及用颈托支架或吊带牵引以减少颈部活动，均有助于减轻病情及促进功能恢复。药物治疗可以口服非甾体类消炎止痛药。疼痛较重者，可用局部麻醉剂加醋酸泼尼松龙25 mg在压痛点局部注射。有以下情况可考虑手术治疗：①临床与放射学证据提示伴有脊髓病变；②经适当地综合治疗疼痛不缓解；③受损神经根支配的肌群呈进行性无力。

(3)胸廓出口综合征：是指一组臂丛和锁骨下血管在由第一肋骨所形成的胸腔出口处遭受压迫所致的综合征，是臂丛神经受卡压的常见原因。在此部位可能产生致压作用的既有骨性的，如颈肋、第1肋；也有软组织性的，如前斜角肌、中斜角肌、锁骨下肌以及连接颈肋和第1肋的纤维束带等。主要表现为患侧颈肩部疼痛不适，由于臂丛下干受压出现尺神经分布区麻木、疼痛，并向前臂及手部尺侧放射，小鱼际肌及骨间肌萎缩或瘫痪，有时累及正中神经可致动作失调，持物易落等，当同时伴锁骨下动脉受压时，可出现肢体怕冷、发凉，上举时苍白，脉细触摸不到等表现。检查发现患侧锁骨上区饱满，可触及前斜角肌紧张。存在颈肋时锁骨上窝可消失，触之有隆起感，并出现压痛及放射痛。过度外展试验阳性。但此征必须注意与颈椎疾病相鉴别。

7.肋间神经痛

肋间神经痛是肋间神经支配区的疼痛。原发性者罕见，继发性者可见于邻近组织感染(如胸椎结核、胸膜炎、肺炎)、外伤、肿瘤(如肺癌、纵隔肿瘤、脊髓肿瘤)、胸椎退行性病变、肋骨骨折等。带状疱疹病毒感染也是常见原因。临床特点：①由后向前沿一个或多个肋间呈半环形的放射性疼痛；②呼吸、咳嗽、喷嚏、哈欠或脊柱活动时疼痛加剧；③相应肋骨边缘压痛；④局部皮肤感觉减退或过敏。水疱带状疱疹病毒引起者发病数天内在患处出现带状疱疹。胸部与胸椎影像学检

查、腰穿检查可提示继发性肋间神经痛的部分病因。

治疗原则如下。①病因治疗：继发于带状疱疹者给予抗病毒治疗，如用阿昔洛韦 5～10 mg/kg静脉滴注，8 小时 1 次；肿瘤、骨折等病因者按其治疗原则行手术、化学药物治疗及放射治疗。②镇静止痛：可用地西泮类药物、布洛芬、双氯芬酸、曲马朵等药物。③B 族维生素与血管扩张药物，如维生素 B_1、维生素 B_{12}、烟酸、地巴唑。④理疗：可改善局部血液循环，促进病变组织恢复，但结核和肿瘤病患者不宜使用。⑤局部麻醉药行相应神经的封闭治疗。

8.股外侧皮神经病

股外侧皮神经病也称为感觉异常性股痛，是临床最常见的皮神经炎。股外侧皮神经由 L_2～L_3 脊神经后根组成，是纯感觉神经，分布于股前外侧皮肤。

股外侧皮神经病的主要病因是受压与外伤，长期系用硬质腰带或盆腔肿瘤、妊娠子宫等均是可能的因素。其他，如感染、糖尿病、乙醇及药物中毒、动脉硬化等也是常见病因。临床表现：本病男性多于女性，起病可急可缓，多为单侧；大腿前外侧面皮肤感觉异常，包括麻木、针刺样疼痛、烧灼感，可有局部感觉过敏。行走、站立症状加重；查体可有髂前上棘内侧或其下方的压痛点，股外侧皮肤可有限局性感觉减退或缺失。对症状持续者应结合其他专业的检查及盆腔 X 线检查，以明确病因。

治疗除针对病因外，可给予口服 B 族维生素，也可给予止痛药物。局部理疗、封闭也有疗效。疼痛严重者可手术切开压迫神经的阔筋膜或腹股沟韧带。

9.坐骨神经痛

坐骨神经痛是沿着坐骨神经通路及其分布区域内以疼痛为主的综合征。坐骨神经是人体中最长的神经，由 L_4～S_3 的脊神经前支组成，在腘窝上角附近分为胫神经和腓总神经，支配大腿后侧和小腿肌群，并传递小腿与足部的皮肤感觉。

坐骨神经痛有原发性和继发性两类，原发性坐骨神经痛也称为坐骨神经炎，为感染或中毒等原因损害坐骨神经引起。继发性者临床更为多见，是因坐骨神经通路受病变的压迫或刺激所致。根据发病部位可分为根性、丛性和干性。根性坐骨神经痛病变主要在椎管内以及脊椎，如腰椎间盘突出、椎管内肿瘤、脊椎骨结核与骨肿瘤，腰椎黄韧带肥厚、粘连性脊髓蛛网膜炎等；丛性、干性坐骨神经痛的病变主要在椎管外，常为腰骶神经丛及神经干邻近组织病变，如骶髂关节炎、盆腔疾病（肿瘤、子宫附件炎）、妊娠子宫压迫、臀部药物注射位置不当以及梨状肌病变造成的坐骨神经卡压等。

临床表现：①青壮年男性多见，急性或亚急性起病。②沿坐骨神经走行区的疼痛，自腰部、臀部向大腿后侧、小腿后外侧和足部放射，呈持续性钝痛并阵发性加剧，也有呈刀割样或烧灼样疼痛者，夜间疼痛加剧。③患者为减轻疼痛，常采取特殊姿势：卧位时卧向健侧，患侧下肢屈曲；平卧位欲坐起时先使患侧下肢屈曲；坐下时以健侧臀部着力；站立时腰部屈曲，患侧屈髋屈膝，足尖着地；俯身拾物时，先屈曲患侧膝关节。以上动作均是为避免坐骨神经受牵拉而诱发疼痛加重所采取的强迫姿势。④直腿抬高试验阳性。⑤根性坐骨神经痛以腰骶部疼痛明显，在咳嗽、喷嚏和排便用力等产生 Valsalva 动作的状态时疼痛加重。在 L_4、L_5 棘突旁有明显压痛，于坐骨神经干走行区的臀点、股后点、腓点及踝点可有轻压痛；丛性坐骨神经痛以骶部疼痛明显，疼痛除沿坐骨神经放射，还可放射至股前及会阴部，于坐骨神经干走行区各点压痛明显；干性坐骨神经痛以臀部以下疼痛为特点，沿坐骨神经干走行区各点压痛明显。⑥神经系统检查可有轻微体征，如患侧臀肌松弛、小腿轻度肌萎缩，踝反射减弱或消失。小腿外侧与足背外侧可有轻微感觉减退。辅助检查的主要目的是寻找病因。包括腰骶部X线、腰部脊柱CT、MRI等影像学检查;脑脊液常规、生化及动力学检查;肌电图与神经传导速度测定等。

坐骨神经痛的诊断根据疼痛的分布区域、加重的诱因、减痛的姿势、压痛部位、直腿抬高试验阳性及踝反射改变一般无困难,同时应注意区分是神经根还是神经干受损。诊断中的重点是明确病因,应详细询问病史,全面进行体格检查,注意体内是否存在感染病灶,重点检查脊柱、骶髂关节、髋关节及盆腔内组织的情况,针对性地进行有关辅助检查。鉴别诊断主要区别局部软组织病变引起的腰、臀及下肢疼痛,如腰肌劳损、急性肌纤维组织炎、髋关节病变引起的局部疼痛。

治疗首先应针对病因。如局部占位病变者,应尽早手术治疗。结核感染患者需抗结核治疗,引起腰椎间盘突出者大多数经非手术治疗可获缓解。对症处理包括:①卧硬板床休息;②应用消炎止痛药物,如布洛芬;③B族维生素;④局部封闭;⑤局部理疗可用于肺结核、肿瘤的患者;⑥在无禁忌的前提下可短期口服或静脉应用糖皮质激素治疗。

二、多发性神经病

(一)定义

多发性神经病曾称作末梢神经炎,是由不同病因引起的,以四肢末端对称性感觉、运动和自主神经功能障碍为主要表现的临床综合征。

(二)病因及病理

引起本病的病因都是全身性的。

1.代谢障碍与营养缺乏

糖尿病、尿毒症、血卟啉病、淀粉样变性等疾病由于代谢产物在体内的异常蓄积或神经滋养血管受损均可引起神经功能障碍;妊娠、慢性胃肠道疾病或胃肠切除术后,长期酗酒、营养不良等均可因维持神经功能所需的营养物质缺乏而致病。

2.各类毒物中毒

(1)药物:呋喃唑酮、呋喃西林、异烟肼、乙胺丁醇、甲硝唑、氯霉素、链霉素、胺碘酮、甲巯咪唑、丙米嗪、长春新碱、顺铂等。

(2)工业毒物:丙烯酰胺、四氯化碳、三氯乙烯、二硫化碳、正己烷、有机磷和有机氯农药、砷制剂、菊酯类农药等。

(3)重金属:铅、汞、铊、铂、锑等。

(4)生物毒素:白喉、伤寒、钩端螺旋体病、布氏杆菌病等。

3.遗传性疾病

遗传性疾病有遗传性运动感觉性神经病(hereditary motor sensory neuropathy,HMSN)、遗传性共济失调性多发性神经病(Refsum病)、遗传性淀粉样变性神经病、异染色性脑白质营养不良等。

4.结缔组织病

结缔组织病有在系统性红斑狼疮、结节性多动脉炎、类风湿性关节炎、硬皮病和结节病,多发性神经病是疾病表现的组成部分,多因血管炎而致病。

5.其他

恶性肿瘤、麻风病、莱姆病与POEMS综合征等出现多发性神经病的机制与致病因子引起自身免疫反应有关。

病理改变无病因特异性,主要为轴突变性与节段性脱髓鞘,以轴突变性更为多见。通常轴突变性从远端开始，向近端发展，即逆死或称为远端轴突病。

（三）临床表现

多发性神经病可发生于任何年龄。由于病因不同，起病可表现为急性和慢性过程，部分患者呈缓解-复发的病程。常在数周至数月达到高峰。主要症状、体征如下。

1.感觉障碍

感觉障碍为肢体远端对称性感觉异常和深浅感觉缺失，呈手套袜子形分布。感觉异常可表现为刺痛、灼痛、蚁行感、麻木感等，常有感觉过敏。

2.运动障碍

肢体远端不同程度肌力减弱，呈对称性分布，肌张力减低。病程长者可有肌肉萎缩，常发生于骨间肌、蚓状肌、鱼际肌和小鱼际肌、胫前肌和腓骨肌。可有垂腕、垂足和跨阈步态。

3.腱反射减低或消失

以踝反射明显且较膝反射减低出现更早。上肢的桡骨膜、肱二头肌、肱三头肌反射也可减低或消失。

4.自主神经功能障碍

肢体远端皮肤变薄、干燥、苍白或发绀，皮温低。

由于病因不同，临床表现也略有不同，后面将分述部分常见的多发性神经病。

（四）辅助检查

1.电生理检查

肌电图与神经传导速度测定可鉴别神经源性损害与肌源性损害，鉴别轴突病变与节段性脱髓鞘，也可用于疗效观察及随访。轴突变性主要表现为运动诱发波幅的降低和失神经支配肌电图表现，脱髓鞘则主要表现神经传导速度减慢。

2.血生化检测

重点注意检查血糖、尿素氮、肌酐、T_3、T_4、维生素 B_{12} 等代谢物质及激素水平。可疑毒物中毒者需做相应的毒理学测定。

3.免疫检查

对疑有自身免疫病者可做自身抗体系列检查，疑有生物性致病因子感染者，应做病原体或相应抗体测定。

4.脑脊液常规与生化检查

检查结果显示大多正常，偶有蛋白增高。

5.神经活组织检查

疑为遗传性疾病者可行周围神经活组织检查，可提供重要的诊断证据。

（五）诊断与鉴别诊断

根据四肢远端对称性运动、感觉和自主神经功能障碍可诊断。但应进一步寻找病因，这主要依靠详细的病史、病程特点、伴随症状和辅助检查结果。亚急性联合变性的发病早期表现与本病相似，应注意鉴别。该病的早期症状为四肢末端对称性感觉异常，如刺痛、麻木、烧灼感，感觉减退呈手套袜子形分布，随病情进展逐渐出现双下肢软弱无力，步态不稳，双手动作笨拙等。早期巴宾斯基征可为阴性，随病情进展转为阳性。深感觉性共济失调是其临床特点之一。肌张力增高、腱反射亢进、锥体束征阳性及深感觉性共济失调是区别于多发性神经病的主要鉴别点。

(六)治疗

1.病因治疗

(1)中毒性多发性神经病治疗原则:应尽快停止与毒物的接触,补液、应用解毒剂,促进体内毒物的清除;药物引起者应停药,异烟肼引起者如神经病变不重,可在应用大量维生素 B_6 治疗时继续使用。重金属砷中毒可应用二巯丙醇 3 mg/kg,肌内注射,4～6 小时 1 次,2～3 天后改为 2 次/天,连用 10 天;铅中毒用二巯丁二钠 1 g/d,加入 5%葡萄糖液 500 mL 静脉滴注,5～7 天为 1 个疗程,可重复 2～3 个疗程;也可用依地酸钙钠 1 g/d,稀释后静脉滴注,3～4 天为 1 个疗程,停 2～4 天后重复应用,一般可用 3～4 个疗程。

(2)营养缺乏与代谢性多发性神经病治疗原则:积极治疗原发病,糖尿病应严格控制血糖;尿毒症可血液透析或肾移植;黏液性水肿用甲状腺素有效;肿瘤所致者可用手术、化疗、放射治疗等手段治疗;麻风性神经病可用砜类药物治疗;与自身免疫病相关者需采用激素、免疫球蛋白治疗或血浆置换疗法。

2.药物治疗

(1)糖皮质激素:泼尼松 10 mg,3 次/天口服;地塞米松 0.75 mg,3 次/天口服,7～14 天后逐渐减量,1 个月为 1 个疗程。重症病例也可用地塞米松 10～20 mg/d,静脉滴注,连续 2～3 周后改为口服。

(2)B 族维生素药物及其他营养神经药物:补充水溶性维生素如维生素 B_1、甲钴胺或氰钴胺、维生素 B_6,适用于 B 族维生素缺乏及大部分原因引起的周围神经病,重症病例可合用辅酶 A、ATP 及神经生长因子等。

3.一般治疗

急性期应卧床休息;加强营养,调节饮食,多摄入富含维生素的蔬菜、水果、奶类、豆制品等;疼痛明显者可用各种止痛剂,严重者可用卡马西平或苯妥英钠;对重症患者须加强护理,四肢瘫痪的患者应定期翻身,维持肢体的功能位,预防瘫痪肢体的挛缩和畸形;恢复期可增加理疗、康复训练及针灸等综合治疗手段。

(七)几种常见多发性神经病的临床表现

1.糖尿病性周围神经病(diabetic neuropathy,DNP)

糖尿病性周围神经病是糖尿病的代谢障碍导致的周围神经病,此组病变是糖尿病最常见和最复杂的并发症。超过 50%的糖尿病患者有糖尿病神经病变,最常见的是慢性感觉运动性的对称性 DNP 和糖尿病自主神经病变。以下主要介绍慢性感觉运动性的对称性糖尿病周围神经病变。

(1)临床分类:美国糖尿病学会(ADA)推荐将糖尿病神经病变分为以下几类。

1)全身对称性多发神经病变。①急性感觉性神经病变:少见,主要见于急性并发症(如酮症酸中毒)或血糖急剧波动时,在胰岛素治疗时因血糖变化过大引起的特殊情况称为胰岛素性神经病变。急性感觉性神经病变的特点是症状严重,但往往无阳性的客观检查指标和体征。②慢性感觉运动性 DNP:是糖尿病神经病变最常见类型。常见症状有烧灼样疼痛、电击或刀刺疼、麻木、感觉过敏和深部肌肉痛等,以下肢多见,夜间加剧。

2)局灶或多局灶神经病变:或称为单神经病变,主要累及正中神经、尺神经、桡神经和第Ⅲ、第Ⅳ、第Ⅵ和等Ⅶ对脑神经。病因为微小血管梗死,大多数会在数月后自愈。

3)糖尿病自主神经病变:常见症状有静息时心动过速、运动耐受降低、直立性低血压、性功能低下、低血糖时缺乏自主神经反应等，有较高的致死率。

(2)病因及发病机制如下。

1)微血管病变学说：血糖过高及代谢障碍可能导致神经小动脉内膜及毛细血管基底膜增厚，血管内皮细胞增生。管壁内脂肪和多糖类沉积使管腔狭窄，血液黏滞度增高使血管易被纤维蛋白与血小板聚集堵塞，引起神经纤维缺血、营养障碍及神经变性等。

2)生化和代谢异常学说：①糖尿病患者体内持续高血糖抑制钠依赖性肌醇转运，使神经组织磷脂酰肌醇和神经磷酸肌醇代谢紊乱，磷酸肌醇减少，Na^{+}-K^{+}-ATP酶活性降低，引起轴索变性，运动神经传导速度减慢；②在胰岛素不足的情况下，葡萄糖在醛糖还原酶作用下转化为山梨醇和果糖，神经组织内山梨醇、果糖含量增高和大量沉积，使细胞内渗透压增高，导致神经节段性脱髓鞘；③施万细胞髓鞘蛋白合成障碍，轴索内逆向转运减少导致周围神经远端轴索变性。

(3)临床表现：本病表现为感觉、运动、自主神经功能障碍，通常感觉障碍较突出，如出现四肢末端自发性疼痛呈隐痛、刺痛、灼痛，可伴有麻木、蚁行感，夜间症状更重，影响睡眠。症状以下肢更多见。也可出现肢体远端对称性感觉消失、营养不良性足趾溃疡、沙尔科关节。肢体无力通常较轻。查体可有手套袜套样痛觉障碍，部分患者振动觉与关节位置觉消失。瞳孔和泪腺功能异常，瞳孔缩小及光反射减弱，瞳孔光反射潜伏期延长可作为糖尿病性自主神经病的早期诊断指标。发汗和血管反射异常，常见腰部以下少汗或无汗，足底皮肤干燥无汗，头部、躯干上部大汗淋漓，可出现胃肠蠕动减慢、恶心、呕吐、尿便失禁，以及阳痿、弛缓性膀胱，逼尿肌无力和残余尿增多易导致尿路感染。50%慢性 DNP 患者无症状，10%～20%的患者存在轻微的症状。诊断 DNP 不能单凭一个简单的症状、体征，至少需要两项不正常表现(症状、体征、神经传导异常、感觉和自主神经的定量检查异常)。

(4)治疗方法如下。

1)控制血糖：用胰岛素严格控制血糖可以延迟发生糖尿病神经病变，但过量应用胰岛素可引起反复低血糖及痛性神经病。近年来研究发现，长期慢性高血糖的患者，当血糖戏剧性下降且伴有糖化血红蛋白突然降低时，患者会出现糖尿病神经病变，或原有症状加重，应该寻找最佳的血糖控制速度，在合理的时间窗内以适当的速度降低糖化血红蛋白。

2)病因治疗。①营养神经药物：甲钴胺是蛋氨酸合成酶辅酶，促进细胞内核酸、蛋白和脂质的合成，从而修复受损的神经组织，并促进髓鞘形成和轴突再生，临床证实可改善 DNP 的症状。轻者可口服，每次 500 mg，3 次/天；重者肌内注射，500 μg/d，两周或更长为 1 个疗程。神经节苷脂是神经细胞膜正常组分，40 mg 肌内注射，每周注射 5 天，共 6 周。②改善神经血液微循环药物：前列腺素 E_1 及其类似物可增加神经内膜血流，如前列地尔 10 μg 静脉注射，2 次/天，10 天为 1 个疗程。血管紧张素转换酶抑制剂和钙通道阻滞剂等可增加神经血流量及神经内毛细血管密度，改善神经缺血、缺氧。阿司匹林、噻氯匹定等具有抗血小板聚集及血管扩张作用。③抗氧化药物：α-硫辛酸可增加周围神经血流量，改善血供；清除自由基，减少自由基对神经损伤；减少山梨醇，避免神经纤维水肿、坏死；促进神经元生长，减少神经功能病变。④中药：很多具有抗凝、扩血管、降低血小板黏附性作用的活血化瘀类中药，如川芎嗪、复方丹参、葛根素、刺五加等。

3)疼痛治疗。①抗惊厥药物：主要有苯妥英和卡马西平，但疗效不理想。目前广泛应用的是加巴喷丁，需注意不良反应的发生。拉莫三嗪是谷氨酸受体阻滞剂，起始剂量为 25 mg/d，逐渐加至最大维持剂量 400 mg/d，可有效改善 DNP 的症状，且不良反应少，安全性好。②三环类抗抑郁药：如丙米嗪、阿米替林通常有效，常规剂量 50～150 mg/d，但可加重直立性低血压；5-羟色胺再摄取抑制剂舍曲林、氟西汀等耐受性较好。

预防糖尿病性神经病并发症糖尿病足给予足部护理，感觉缺失的患者应注意保护，以防发生足部无痛性溃疡。

2.尿毒症性多发性神经病

尿毒症性多发性神经病是慢性肾衰竭最常见并发症。病因尚不清楚，可能与甲基胍嘧啶、肌醇等毒素聚集有关。表现为无痛性、进展性和对称性感觉运动麻痹，通常先累及下肢，然后累及上肢。有些患者最初出现足部烧灼样感觉障碍或下肢蚁走感、瘙痒感，症状在夜间加重，活动时减轻，颇似不安腿综合征。病情继续进展则出现双下肢麻木、感觉缺失、肌力减弱，严重者可有四肢远端肌肉萎缩。神经病变通常在数月内缓慢进展，偶可为亚急性。经长期血液透析后，神经病变的症状和体征可趋于稳定，但仍有少数患者病情进展加快。患者成功接受肾脏移植后，通常经6～12个月周围神经功能可望得到完全恢复。

3.营养缺乏性多发性神经病

消化系统疾病引起的吸收功能障碍、长期酗酒、剧烈的妊娠呕吐、慢性消耗性疾病、甲状腺功能亢进症等导致营养缺乏，主要是维生素 B_1 的缺乏。表现为两腿沉重感、腓肠肌压痛或痛性痉挛。可有双足踝部刺痛、灼痛及蚁行感，呈袜套样改变。病情进展可出现小腿肌肉无力，表现为垂足，行走时呈跨阈步态。腱反射早期亢进，后期减弱或消失。

乙醇营养障碍性神经病是长期大量酗酒导致营养障碍，引起慢性对称性感觉运动性多发性神经病。与B族维生素尤其是维生素 B_1 的缺乏有关。慢性乙醇中毒患者起病缓慢，症状及体征下肢较上肢重，以感觉障碍为主，深感觉常常受累，表现为双足踝部灼痛、刺痛及蚁行感，呈袜套样改变，部分病例腓肠肌压痛较明显，下肢位置觉、振动觉减退或消失，出现走路踩棉花感和共济失调等。传导深感觉的神经纤维对慢性乙醇毒性较敏感，其受累引起的振动觉的改变可出现在没有临床症状的长期饮酒的人群中。运动神经受累较晚，表现为下肢末端无力，腱反射减弱或消失，跟腱反射改变比膝反射早，病变严重者可有肌萎缩。偶有病例出现脑神经受损，如动眼、外展及前庭神经损害，也可有自主神经调节功能异常。电生理检查，运动神经传导速度(MCV)、感觉神经传导速度(SCV)可有不同程度减慢。本病应于戒酒同时补充大剂量B族维生素，症状及体征可有缓解。

4.呋喃类药物中毒

常见的呋喃类药物有呋喃唑酮、呋喃妥因等。肾功能障碍者可因血药浓度增高而发病。症状常在用药后5～14天出现，首先表现为肢体远端感觉异常、感觉减退和肢端疼痛。肢端皮肤多汗，可有色素沉着。肌肉无力与肌萎缩相对轻微。应用此类药物时应密切观察周围神经症状。尤应注意不可超过正常剂量及长时间使用此类药物。

5.异烟肼中毒

本病多发生于长期服用异烟肼的患者。临床表现以双下肢远端感觉异常和感觉缺失为主，可有肌力减弱与腱反射消失。其发病机制与异烟肼干扰维生素 B_6 的正常代谢有关。病情严重者应停药，服用维生素 B_6。异烟肼引起者如神经病变不重，可在应用维生素 B_6 治疗时继续服用异烟肼。

6.正己烷中毒性周围神经病

正己烷是一种常用工业有机溶剂，用于工业粘胶配制、油脂萃取、制鞋等多个行业。作业人员长期接触低浓度正己烷且缺乏有效地防护可诱发正己烷中毒性周围神经病。其发病机制可能与轴索骨架蛋白、能量代谢障碍以及神经生长因子信号转导通路等有关。

本病潜伏期8个月，接触程度高时潜伏期较短。前驱症状有头痛、头昏、食欲缺乏、体重减轻等，然后四肢远端缓慢出现上行性的感觉障碍和运动障碍，表现为四肢末端麻木、触电样、蚁走样或“胀大变厚”感，肢体远端痛、触觉减弱或消失、音叉振动觉减弱或消失。多数病例出现肌腱反射减弱或消失，跟腱反射异常出现最早。肌力减退多见于下肢，患者行走呈跨阈步态。可以出现肌萎缩，以鱼际肌和掌骨间肌萎缩最常见，部分患者伴小腿及前臂肌群萎缩。可伴有自主神经功能障碍，如心率增快和手足湿冷等。偶有病例出现眼底异常和视力障碍。神经肌电图检查即可显示神经源性损害，潜伏期减慢、波幅下降、MCV及SCV减慢，可呈典型失神经支配现象，表明损伤主要在轴索。病理检查也发现损害以轴索肿胀和轴索变性为特征。

正己烷在体内主要代谢产物之一为2,5-己二酮，其尿中浓度只反映人体近期接触正己烷的程度，不能作为慢性正己烷中毒的诊断依据。慢性正己烷中毒的诊断应结合接触史、临床表现和神经肌电图结果。治疗应用B族维生素、神经生长因子，辅以理疗和四肢运动功能锻炼等，多数患者可以痊愈。部分病例脱离接触后3～4个月内病情仍继续恶化，然后进入恢复。该病病程长达数月或1年以上。

7.POEMS综合征

POEMS综合征是一组以多发性周围神经病和单克隆浆细胞增生为主要表现的临床综合征。病名由5种常见临床表现的英文字头组成，即多发性神经病、脏器肿大、内分泌病、M蛋白和皮肤损害。多中年以后起病，男性较多见。起病隐袭、进展慢。依照症状、体征出现频率可有下列表现。

(1)慢性进行性感觉运动性多神经病，脑脊液蛋白含量增高。

(2)皮肤改变：因色素沉着变黑，并有皮肤增厚与多毛。

(3)内分泌改变：男性出现阳痿、女性化乳房，女性出现闭经、痛性乳房增大和溢乳，可合并糖尿病。

(4)内脏肿大：肝、脾大，周围淋巴结肿大。

(5)水肿：视盘水肿；胸腔积液、腹水、下肢指凹性水肿。

(6)异常球蛋白血症：血清蛋白电泳出现M蛋白，尿检可有本周蛋白。

(7)骨骼改变：可在脊柱、骨盆、肋骨及肢体近端发现骨硬化性改变，为本病影像学特征，也可有溶骨性病变，骨髓检查可见浆细胞增多或骨髓瘤。

(8)低热、多汗、杵状指。

治疗用皮质激素、免疫抑制剂，近期对水肿、内脏肿大、内分泌改变等效果较好，但周围神经损害改善不明显，骨髓瘤的化疗＋放射治疗(简称放疗)、手术切除，各症状可有所改善。

(张敏敏)

第四节　吉兰-巴雷综合征

吉兰-巴雷综合征(GBS)是一种由多种因素诱发，通过免疫介导而引起的自身免疫性脱髓鞘性周围神经病，原称格林-巴利综合征。1916年，Guillain、Barré、Strohl报道了2例急性瘫痪的士兵，表现运动障碍、腱反射消失、肌肉压痛、感觉异常，无客观感觉障碍，并首次提出该病会出现脑脊液蛋白-细胞分离现象，经病理检查发现与1859年Landry报道的“急性上升性瘫痪”的病理改变非常相似。因此，被称为兰兑-吉兰-巴雷-斯特尔综合征。

急性炎性脱髓鞘性多发性神经病（acute inflammatory demyelinating polyneuropathy，AIDP）是最早被认识的经典GBS，也是当今世界多数国家最常见的一种类型，又称急性炎性脱髓鞘性多发性神经根神经炎、急性感染性多发性神经根神经炎、急性感染性多发性神经病、急性特发性多发性神经根神经炎、急性炎性多发性神经根炎。病理特点是周围神经炎症细胞浸润、节段性脱髓鞘。临床主要表现为对称性弛缓性四肢瘫痪，可累及呼吸肌致呼吸肌麻痹而危及生命；脑脊液呈蛋白-细胞分离现象等。

该病在世界各地均有发病，其发病率在多数国家是0.4/10万～2.0/10万。1984年，我国21省农村24万人口调查中，GBS的年发病率为0.8/10万。1993年，北京郊区两县98万人口采用设立监测点进行前瞻性监测，其年发病率为1.4/10万。多数学者报道GBS发病无季节倾向，但我国河北省石家庄地区多发生于夏、秋季，并有数年1次流行趋势，或出现丛集发病。

一、病因

（一）感染因素

流行病学资料提示发病前的前驱非特异性感染，是促发GBS的重要因素。如Hutwitz（1983）报道1034例GBS，约有70%的患者在发病前8周内有前驱感染因素，其中呼吸道感染占58%，胃肠道感染占22%，二者同时感染占10%。前驱感染的主要病原体：①空肠弯曲菌（Campylobacter jejuni，CJ）。Rhodes（1982）首先注意到GBS与CJ感染有关。Hughes（1997）提出CJ感染常与急性运动轴索性神经病有关。在我国和日本，42%～76%的GBS患者血清中CJ特异性抗＋体增高。CJ是革兰性微需氧弯曲菌，是引起人类腹泻的常见致病菌之一，感染潜伏期为24～72小时，腹泻开始为水样便，以后出现脓血便，高峰期为24～48小时，1周左右恢复。GBS患者常在腹泻停止后发病。②巨细胞病毒（cytomegalovirus，CMV）是欧洲和北美洲地区GBS的主要前驱感染病原体。研究证明CMV感染与严重感觉型GBS有关，发病症状严重，常出现呼吸肌麻痹，脑神经及感觉神经受累多见。③其他病毒。如E-B病毒（Epstein-Barr virus，EBV）、肺炎支原体（Mycoplasma pneumonia，MP）、乙型肝炎病毒（HBV）、带状疱疹病毒（varicella zoster virus，VZV）、单纯疱疹病毒（human herpes virus，HHV）、麻疹病毒、流行性感冒病毒、腮腺炎病毒、柯萨奇病毒、甲型肝炎病毒等。新近研究又发现屡有流感嗜血杆菌、幽门螺杆菌等感染与GBS发病有关。还有人类免疫缺陷病毒（human immunodeficiency virus，HIV）与GBS的关系也越来越受到关注。但是，研究发现人群中经历过相同病原体前驱感染，仅有少数人发生GBS，又如流行病学调查发现，许多人即使感染了CJ也不患GBS，提示感染因素不是唯一的病因，可能还与存在遗传易感性个体差异有关。

（二）遗传因素

目前认为GBS的发生是具有某种易感基因的人群感染后引起的自身免疫性疾病。国外学者报道GBS与人类白细胞抗原（HLA）基因分型（如*HLA-DR3*、*DR2*、*DQBI*、*B35*）相关联；李春岩等对31例艾滋病、33例急性运动轴索型神经病（AMAN）患者易感性与*HLA-A*、*HLA-B*基因分型关系的研究，发现*HLA-A33*与AIDP易患性相关联；*HLA-B15*、*B35*与AMAN易患性相关联；郭力等发现*HLA-DR16*和*DQ5*与GBS易患性相关，而且不同GBS亚型*HLA*等位基因

分布不同。还发现在GBS患者携带*TNF2*等位基因频率、*TNF1/2*和*TNF2/2*的基因频率都显著高于健康对照组，说明携带*TNF2*等位基因的个体较不携带者发生GBS的危险性增加，编码*TAFa*基因位于人类6号染色体短臂上(6p21区)，HLA-Ⅲ类基因区内，因*TAFa*基因多个位点具有多态性，转录起始位点为上游第308位，故提示*TAFa*基因启动子-308G-A的多态性与GBS的遗传易感性相关。所以，患者遗传素质可能决定个体对GBS的易感性。

(三)其他因素

有报道患者发病前有疫苗接种史、外伤史、手术史等，还有人报道因其他疾病用免疫抑制剂治疗发生GBS；也有患有其他自身免疫性疾病者合并GBS的报道。

二、临床表现

半数以上的患者在发病前数天或数周曾有感染史，以上呼吸道及胃肠道感染较为常见，或有其他病毒感染性疾病发生，或有疫苗接种史、手术史等。多以急性或亚急性起病。一年四季均可发病，但以夏秋季(6～10月约占75.4%)为多发；男女均可发病，男女之比1.4∶1；任何年龄均可发病，但以30岁以下者最多。国内报道儿童和青少年为GBS发病的两个高峰。

(一)症状与体征

1.运动障碍

首发症状常为双下肢无力，从远端开始逐渐向上发展，四肢呈对称性弛缓性瘫痪，下肢重于上肢，近端重于远端，亦有远端重于近端者。轻者尚可行走，重者四肢完全性瘫痪，肌张力低，腱反射减弱或消失，部分患者有轻度肌萎缩。长期卧床可出现失用性肌萎缩。GBS患者呈单相病程，发病4周后肌力开始恢复，一般无复发-缓解。急性重症患者对称性肢体无力，在数天内从下肢上升至躯干、上肢或累及支配肋间及膈肌的神经，导致呼吸肌麻痹，称为Landry上升性麻痹，表现除四肢弛缓性瘫痪外，有呼吸困难、说话声音低、咳嗽无力、缺氧、发绀，严重者可因完全性呼吸肌麻痹，而丧失自主呼吸。

2.脑神经损害

舌咽-迷走神经受损较为常见，表现吞咽困难、饮水呛咳、构音障碍、咽反射减弱或消失等；其次是面神经受损，表现为周围性面瘫；动眼神经亦可受累，表现眼球运动受限；三叉神经受累，表现为张口困难及面部感觉减退。总的来说，单发脑神经受损较少，多与脊神经同时受累。

3.感觉障碍

发病后多有肢体感觉异常，如麻木、蚁行感、烧灼感、针刺感及不适感等。客观感觉障碍不明显，或有轻微的手套样、袜套样四肢末端感觉障碍，少数人有位置觉障碍及感觉性共济失调。常有Lasègue征阳性及腓肠肌压痛。

4.自主神经障碍

皮肤潮红或苍白，多汗，四肢末梢发凉，血压升高或降低，心动过速或过缓，尿潴留或尿失禁等。

5.其他

少数患者有精神症状，或有头疼、呕吐、视盘水肿，或一过性下肢病理征，或有脑膜刺激征等。

(二)GBS变异型

1.急性运动轴索型神经病(acute motor axonal neuropathy，AMAN)

免疫损伤主要的靶位是脊髓前根和运动神经纤维的轴索，导致轴索损伤，或免疫复合物结合导致轴索功能阻滞，病变多集中于周围神经近段或末梢，髓鞘相对完整无损，无明显的炎症细胞浸润，多伴有血清抗神经节苷脂 GM1、GM1b、GD1a 或 GalNac-CD1a 抗体滴度增高。

AMAN 的病因及发病机制不清，目前认为与 CJ 感染有关。据报道 GBS 发病前 CJ 感染率美国为 4%、英国为 26%、日本为 41%、中国为 51%或 66%。病变以侵犯神经远端为主，临床表现主要为肢体瘫痪，无感觉障碍症状，病情严重者发病后迅速出现四肢瘫痪，伴有呼吸肌受累。早期出现肌萎缩者，预后相对不好。年轻患者神经功能恢复较好。本型流行病学特点是儿童多见，夏秋季多见，农村多见。

2.急性运动感觉性轴索型神经病(acute motor and sensory axonal neuropathy，AMSAN)

其也称暴发轴索型 GBS。免疫损伤主要的靶位在轴索，但同时波及脊髓前根和背根，以及运动和感觉纤维。临床表现病情大多严重，恢复缓慢，预后较差。患者常有血清抗 GM1、GM1b 或 GD1a 抗体滴度增高。此型不常见，占 GBS 的 10%以下。

3.Miller-Fisher 综合征(MFS)

MFS 简称 Fisher 综合征。此型约占 5%，以急性或亚急性发病。临床表现以眼肌麻痹、共济失调和腱反射消失三联征为特点，无肢体瘫，若伴有肢体肌力减低也极轻微。部分电生理显示受累神经同时存在髓鞘脱失、炎症细胞浸润和轴索传导阻滞，患者常有血清抗 GQ1b 抗体滴度增高。MFS 呈单相性病程，病后2～3 周或数月内大多数患者可自愈。

4.复发型急性炎性脱髓鞘性多发性神经根神经病(relapsing type of AIDP)

复发型急性炎性脱髓鞘性多发性神经根神经病是 AIDP 患者数周至数年后再次复发，5%～9%的 AIDP 患者有 1 次以上的复发。复发后治疗仍有效。但恢复不如第一次完全，有少数复发患者呈慢性波动性进展病程，变成慢性型 GBS。

5.纯感觉型吉兰-巴雷综合征

表现为四肢对称性感觉障碍和疼痛，感觉性共济失调，伴有肢体无力，电生理检查符合脱髓鞘性周围神经病，病后 5～14 个月肌无力恢复良好。

6.多数脑神经型吉兰-巴雷综合征

多数脑神经型吉兰-巴雷综合征是 GBS 伴多数运动性脑神经受累。

7.全自主神经功能不全型吉兰-巴雷综合征

全自主神经功能不全型吉兰-巴雷综合征是以急性或亚急性发作的单纯全自主神经系统功能失调综合征，病前有感染史。表现为全身无汗、口干、皮肤干燥、便秘、排尿困难、直立性低血压、阳痿等，无感觉障碍和瘫痪。病程呈单相性，预后良好。

三、辅助检查

(一)脑脊液检查

1.蛋白细胞分离

病初期蛋白含量与细胞数均无明显变化，1 周后蛋白含量开始增高，病后 4～6 周达高峰，最高可达10 g/L，一般为 1～5 g/L。蛋白含量高低与病情不呈平行关系。在疾病过程中，细胞数多为正常，有少数可轻度增高，表现蛋白-细胞分离现象。

2.免疫球蛋白含量升高

脑脊液中 IgG、IgM、IgA 含量明显升高，可出现寡克隆 IgG 带，阳性率在 70%以上。

(二)血液检查

1.血常规

白细胞多数正常,部分患者中等多核白细胞增多,或核左移。

2.外周血

T 淋巴细胞亚群异常,急性期患者抑制 T 细胞(Ts)减少,辅助 T 细胞(Th)与 Ts 之比(Th/Ts)升高。

3.血清免疫球蛋白含量升高

血清中 IgG、Ig M、IgA 等含量均明显升高。

(三)电生理检查

1.肌电图

约有 80%的患者神经传导速度减慢,运动神经传导速度减慢更明显,常有神经传导潜伏期延长,F 波的传导速度减慢。当临床症状消失后,神经传导速度仍可减慢,可持续几个月或更长时间。此项检查可预测患者的预后情况。

2.心电图

多数患者的心电图正常,部分患者出现 ST 段降低、T 波低平、窦性心动过速,以及心肌劳损、传导阻滞、心房颤动等表现。

四、诊断与鉴别诊断

(一)诊断

根据如下表现,典型病例诊断并不困难:①儿童与青少年多发;②病前多有上呼吸道或胃肠道感染或疫苗接种史;③急性或亚急性起病;④表现双下肢或四肢无力,对称性弛缓性瘫痪,腱反射减弱或消失;⑤可有脑神经受损;⑥多有感觉异常;⑦脑脊液有蛋白-细胞分离现象等。

诊断标准如下。

(1)进行性肢体力弱,基本对称,少数也可不对称,轻则下肢无力,重则四肢瘫,包括躯体瘫痪、延髓性麻痹、面肌以至眼外肌麻痹,最严重的是呼吸机麻痹。

(2)腱反射减弱或消失,尤其是远端常消失。

(3)起病迅速,病情呈进行性加重,常在数天至一两周达高峰,到第 4 周停止发展,稳定,进入恢复期。

(4)感觉障碍主诉较多,客观检查相对较轻,可呈手套样、袜子样感觉异常或无明显感觉障碍,少数有感觉过敏,神经干压痛。

(5)脑神经受损以舌咽神经、迷走神经、面神经多见,其他脑神经也可受损,但视神经、听神经几乎不受累。

(6)可合并自主神经功能障碍,如心动过速、高血压、低血压、血管运动障碍、出汗多,可有一时性排尿困难等。

(7)病前 1～3 周约半数有呼吸道、肠道感染,不明原因发热、水痘、带状疱疹、腮腺炎、支原体、疟疾等,或淋雨受凉、疲劳、创伤、手术等。

(8)发病后 2～4 周进入恢复期,也可迁延至数月才开始恢复。

(9)脑脊液检查,白细胞数常少于 10×10^6/L,1～2 周蛋白含量增高,呈蛋白-细胞分离现象,如细胞数超过 10×10^6/L,以多核为主,则需排除其他疾病。细胞学分类以淋巴细胞、单核细胞为主，并可出现大量吞噬细胞。

(10)电生理检查，病后可出现神经传导速度明显减慢，F 反应近端神经干传导速度减慢。

(二)鉴别诊断

1.多发性周围神经病

(1)缓慢起病。

(2)感觉神经、运动神经、自主神经同时受累，远端重于近端。

(3)无呼吸肌麻痹。

(4)无神经根刺激征。

(5)脑脊液正常。

(6)多能查到病因，如代谢障碍、营养缺乏、药物中毒，或有重金属及化学药品接触史等。

2.低钾型周期麻痹

(1)急性起病，四肢瘫痪，近端重、远端轻，下肢重、上肢轻。

(2)有反复发作史或家族史，病前常有过饱、过劳、饮酒史。

(3)无脑神经损害，无感觉障碍。

(4)脑脊液正常。

(5)发作时可有血清钾低。

(6)心电图出现 Q-T 间期延长，ST 段下移，T 波低平或倒置，可出现宽大的U 波或 T 波、U 波融合等低钾样改变。

(7)补钾后症状迅速改善。

3.全身型重症肌无力

(1)四肢无力，晨轻夕重，活动后加重，休息后症状减轻。

(2)无感觉障碍。

(3)常有眼外肌受累，表现上眼睑下垂、复视等。

(4)新斯的明试验或疲劳试验阳性。

(5)肌电图重复刺激波幅减低。

(6)脑脊液正常。

4.急性脊髓炎

(1)先驱症状发热。

(2)急性起病，数小时或数天达高峰。

(3)脊髓横断性损害，有明显的节段性感觉平面，有传导束性感觉障碍，脊髓休克期后应出上单位瘫。

(4)括约肌症状明显。

(5)脑脊液多正常，或有轻度的细胞数和蛋白含量增多。

5.急性脊髓灰质炎

患者常未服或未正规服用脊髓灰质炎疫苗。

(1)起病时常有发热。

(2)急性肢体弛缓性瘫痪，多为节段性，瘫痪肢体多明显不对称。

(3)无感觉障碍，肌萎缩出现较早。

(4)脑脊液蛋白含量和细胞数均增多。

(5)肌电图呈失神经支配现象,运动神经传导速度可正常,或有波幅减低。

6.多发性肌炎

(1)常有发热、皮疹、全身不适等症状。

(2)全身肌肉广泛受累,以近端多见,表现酸疼无力。

(3)无感觉障碍。

(4)血常规白细胞计数增高、血沉快。

(5)血清肌酸激酶、醛缩酶和谷丙氨酸氨基转移酶明显增高。

(6)肌电图示肌源性改变。

(7)病理活检示肌纤维溶解断裂,炎细胞浸润,毛细血管内皮细胞增厚。

7.血卟啉病

(1)急性发作性弛缓性瘫痪。

(2)急性腹痛伴有恶心、呕吐。

(3)有光感性皮肤损害。

(4)尿呈琥珀色,暴露在日光下呈深黄色。

8.肉毒中毒

(1)有进食物史,如吃家制豆腐乳、豆瓣酱后发病,且与同食者一起发病。

(2)有眼肌麻痹、吞咽困难、呼吸肌麻痹、心动过缓等。

(3)肢体瘫痪轻。

(4)感觉无异常。

(5)脑脊液正常。

9.脊髓肿瘤

(1)起病缓慢。

(2)常有单侧神经根痛,后期可双侧持续痛。

(3)早期一般来说病侧肢体无力,后期双侧受损或出现脊髓横断性损害。

(4)腰椎穿刺椎管梗阻。

(5)脊髓 MRI 检查可显示占位性病变。

五、治疗

(一)一般治疗

由于 GBS 病因及发病机制不清,目前尚无特效治疗,但 GBS 的病程自限,如能精心护理及给予恰当的支持治疗,一般预后良好。急性期患者需要及时住院观察病情变化,GBS 最严重和危险的情况是发生呼吸肌麻痹,所以要严密监控患者的自主呼吸;新入院患者病情尚未得到有效控制,尤其需要观察有无呼吸肌麻痹的早期症状,如通过询问患者呼吸是否费力,有无胸闷、气短,能否吞咽及咳嗽等;观察患者的精神状态、面色改变等可了解其呼吸情况。同时加强口腔护理,常拍背,有痰要及时吸痰,或体位引流,清除口腔内分泌物,保持呼吸道畅通,预防呼吸道感染。对重症患者应进行心肺功能监测,发现病情变化及时处置,如呼吸肌麻痹则及时抢救,尽早使用呼吸器,是减少病死率的关键。有吞咽困难者应尽早鼻饲,防止食物流入气管内而窒息或引起肺部感染。瘫痪肢体要保持功能位,适当进行康复训练,防止肌肉萎缩,促进瘫痪肢体的功能恢复。定时翻身,受压部位要经常给予按摩,改善局部的血液循环,预防压疮。

(二)呼吸肌麻痹抢救

呼吸肌麻痹表现:①患者说话声音低,咳嗽无力;②呼吸困难或矛盾呼吸(当肋间肌麻痹时吸气时腹部下陷)。

1.呼吸肌麻痹的处理

当患者有轻度呼吸肌麻痹时,首先是口腔护理,及时清除口腔内分泌物,湿化呼吸道,用蒸汽吸入或超声雾化,2～4 次/天。每次 20 分钟,可降低痰液黏稠度,有利痰液的排出。对重症 GBS 患者要床边监护,每 2 小时测量呼吸量,当潮气量<1 000 mL 时或患者连续读数字不超过 4 时,说明换气功能不好,患者已血氧不足、二氧化碳潴留,需及时插管行人工呼吸。

2.应用人工呼吸机的指标

(1)患者呼吸浅、频率快、烦躁不安等呼吸困难,四肢末梢轻度发绀有缺氧。

(2)检测二氧化碳分压达 8.0 kPa(60 mmHg)以上。

(3)氧分压低于 6.7 kPa(50 mmHg)或动脉 pH 在 7.3 及以下时,均提示有缺氧和二氧化碳潴留,要尽快使用人工辅助呼吸纠正乏氧。

3.停用人工呼吸机的指征

(1)患者神经系统症状改善,呼吸功能恢复正常。

(2)平静呼吸时矛盾呼吸基本消失。

(3)肺通气功能维持正常生理需要。

(4)肺部炎症基本控制。

(5)血气分析正常。

(6)间断停用呼吸器无缺氧现象。

(7)已达 24 小时以上的正常自主呼吸。

4.气管切开插管的指征

(1)GBS 患者发生呼吸肌麻痹。

(2)或伴有舌咽神经、迷走神经受累。

(3)或伴有肺部感染,患者咳嗽无力,呼吸道分泌物排出有困难时,应及时行气管切开,保持呼吸道畅通。气管切开后要严格执行气管切开护理规范。

5.拔管指征

(1)患者有正常的咳嗽反射。

(2)口腔内痰液能自行咯出。

(3)深吸气时无矛盾呼吸。

(4)肺部炎症已控制。

(5)吞咽功能已恢复。

(6)血气分析正常。

(三)静脉注射免疫球蛋白(IVIG)

(1)免疫球蛋白治疗 GBS 的机制有多种解释:①通过 IgG 的 Fc 段封闭靶细胞 Fc 受体,阻断抗原刺激和自身免疫反应。②通过 IgG 的 Fab 段结合抗原,防止产生自身抗体,或与免疫复合物中抗原结合,更易被巨噬细胞清除。③中和循环中的抗体,可影响 T、B 细胞的分化及成熟,抑制白细胞免疫反应及炎症细胞因子的产生等。

(2)临床应用指征:①急性进展期不超过 2 周,且独立行走不足 5 m 的 GBS 患者。②使用其

他疗法后，病情仍继续恶化者。③对已用 IVIG 治疗，病情仍继续加重者或 GBS 复发者。④病程超过4 周，可能为慢性炎性脱髓鞘性多发性神经病者。

(3)推荐用量：人免疫球蛋白制剂 400 mg/(kg·d)，开始速度要慢，40 mL/h，以后逐渐增加至100 mL/h，静脉滴注，5 天为 1 个疗程。该治疗见效快，不需要复杂设备，用药安全，故已推荐为重型 GBS 患者的一线用药。

(4)不良反应：有发热、头痛、肌痛、恶心、呕吐、皮疹及短暂性肝功能异常等，经减慢滴速或停药即可消失。偶见如变态反应、溶血、肾衰竭等。不良反应发生率在 1%～15%，通常低于 5%。

(5)禁忌证：免疫球蛋白过敏、高球蛋白血症、先天性 IgA 缺乏患者。

(四)血浆置换(plasma exchange，PE)

血浆置换疗法可清除患者血中的有害物质，特别是髓鞘毒性抗体及致敏的淋巴细胞、抗原-免疫球蛋白的免疫复合物、补体等，从而减轻和避免神经髓鞘的损害，改善和缓解临床症状，并缩短患者从恢复到独立行走的时间，缩短患者使用呼吸机辅助呼吸的时间，能明显降低重症的病死率。每次交换血浆量按40～50 mL/kg 体重计算或 1.0～1.5 倍血浆容量计算，血容量恢复主要依靠 5%人血清蛋白。从患者静脉抽血后分离血细胞和血浆，弃掉血浆，将洗涤过的血细胞与5%人血清蛋白重新输回患者体内。轻度、中度和重度患者每周应分别做 2 次、4 次和 6 次。不良反应有血容量减少、心律失常、心肌梗死、血栓、出血、感染及局部血肿等。血浆置换疗法的缺点是价格昂贵及费时等。

禁忌证：严重感染、心律失常、心功能不全和凝血功能异常者。

(五)糖皮质激素

目前糖皮质激素对 GBS 的治疗作用及疗效意见尚不一致，有的学者认为急性期应用糖皮质激素治疗无效，不能缩短病程和改善预后，甚至推迟疾病的康复和增加复发率。也有报道称应用甲泼尼龙治疗轻、中型 GBS 效果较好，减轻脱髓鞘程度，改善神经传导功能；重型 GBS 患者肺部感染率较高，还有合并应激性上消化道出血者，不主张应用。临床诊疗指南：规范的临床试验未能证实糖皮质激素治疗 GBS 的疗效，应用甲泼尼龙冲击治疗 GBS 也没有发现优于安慰剂对照组。因此，AIDP 患者不宜首先推荐应用大剂量糖皮质激素治疗。

糖皮质激素不良反应：①大剂量甲泼尼龙冲击治疗能升高血压，平均动脉压增高 1.6～3.6 kPa(12～27 mmHg)。②静脉滴注速度过快可出现心律失常。③有精神症状，如语言增多、欣快等。④其他有上消化道出血、血糖升高、面部潮红、踝部水肿等。

(六)神经营养剂

神经营养药可促进周围损害的神经修复和再生；促进神经功能的恢复。常用有 B 族维生素、辅酶 A、ATP、细胞色素 C、肌苷、胞磷胆碱等。

(七)对症治疗

1.呼吸道感染

重型 GBS 患者易合并呼吸道感染，如有呼吸道感染者，除加强护理及时清除呼吸道分泌物外，还要应用有效足量的抗生素控制呼吸道炎症。

2.心律失常

重型 GBS 患者出现心律失常，多由机械通气、肺炎、酸碱平衡失调、电解质紊乱、自主神经功能障碍等引起。首先明确引起心律失常的病因，再给予相应的处理。

3.尿潴留、便秘

尿潴留可缓慢加压按摩下腹部排尿。预防便秘应鼓励患者多进食新鲜蔬菜、水果,多饮水,每天早晚按摩腹部,促进肠蠕动以防便秘。

4.心理护理

因突然发病,进展又快,四肢瘫,或不能讲话,患者会很紧张、恐惧、焦虑、悲观,心理负担很大,医务人员要鼓励开导患者,树立信心和勇气,消除不良情绪,配合治疗。

(八)康复治疗

GBS是周围神经脱髓鞘疾病,肌肉出现失神经支配,肌肉萎缩,所以对四肢瘫痪的患者要尽早开始康复治疗,可明显改善神经功能。对肌力在Ⅲ级以上者,鼓励患者要进行主动运动锻炼。肌力在0～Ⅱ级者,支具固定,保持肢体关节功能位,同时做被动运动训练和按摩,其作用是保持和增加关节活动度,防止关节挛缩变形、肌肉萎缩及足下垂,改善局部血液循环,有利于瘫痪肢体的恢复。另外,还要进行日常生活能力的训练,复合动作训练及作业(即职业)训练等。康复治疗的效果与疾病的严重程度、病程、坚持训练等有关。从患者就诊开始,早期治疗的同时就要注意早期康复治疗。康复治疗不是一朝一夕之事,要鼓励患者持之以恒、循序渐进地坚持功能练习。

(张敏敏)

第三章 呼吸内科疾病

第一节 急性感染性喉炎

急性感染性喉炎是喉黏膜急性弥散性炎症。临床上以犬吠样咳嗽、声嘶、喉鸣、吸气性呼吸困难为特征。可发生于任何季节，以冬春季为多。多见于5岁以下，尤其是婴幼儿，新生儿罕见。

一、病因

引起上感的病毒、细菌均可引起急性喉炎。常见的病毒为副流感病毒、流感病毒和腺病毒，常见的细菌为金黄色葡萄球菌、链球菌和肺炎链球菌。患麻疹、百日咳、猩红热、流感、白喉等急性传染病时，也容易并发急性喉炎。由于小儿喉腔狭窄，喉软骨柔软，黏膜下淋巴组织丰富，组织疏松，炎症时易水肿、充血，发生喉梗阻。所以，小儿急性喉炎的病情比成人严重。

二、临床表现

起病急、症状重。患儿可有发热、头痛等上感的全身症状，但多不突出。主要表现有声嘶、咳嗽、喉鸣、吸气性呼吸困难，其特征是犬吠样咳嗽，呈“空、空”的咳声。喉镜检查可见喉黏膜充血，肿胀，尤以声门下区红肿明显，喉腔狭窄，喉黏膜表面可有脓性或黏液性分泌物附着。一般白天症状较轻，夜间入睡后由于喉部肌肉松弛，分泌物阻塞，症状加重，可出现吸气性喉鸣和吸气性呼吸困难、发憋，甚至出现喉梗阻，严重者可窒息死亡。喉梗阻按吸气性呼吸困难的轻重，临床上分为4度。

(一)Ⅰ度

安静时无症状，仅活动后吸气性喉鸣、呼吸困难，肺呼吸音清晰，心率无改变。

(二)Ⅱ度

安静时也有吸气性喉鸣和呼吸困难，轻度三凹征。不影响睡眠和进食，肺部听诊可闻及喉传导音或病理性呼吸音，心率增快。无明显缺氧的表现。

(三)Ⅲ度

除上述呼吸梗阻症状进一步加重外，患儿因缺氧而出现烦躁不安，口唇、指趾发绀，头面出汗、惊恐面容。听诊呼吸音明显减低，心音低钝，心率快。

(四)Ⅳ度

患儿渐显衰竭、昏睡状态，由于呼吸无力，三凹征可不明显，面色苍白或发灰，肺部听诊呼吸音几乎消失，仅有气管传导音，心音低钝，心律不齐，如不及时抢救可因严重缺氧和心力衰竭而死亡。

三、诊断和鉴别诊断

根据急起的犬吠样咳嗽、声嘶、吸气性喉鸣和吸气性呼吸困难、昼轻夜重等可做出诊断。但需和急性喉痉挛、白喉、呼吸道异物等其他原因引起的喉梗阻鉴别。

四、治疗

(一)保持呼吸道通畅

清除口咽部分泌物，防止缺氧，必要时，可用1%麻黄素以及肾上腺皮质激素超声雾化吸入，有利于黏膜水肿消退。

(二)积极控制感染

由于病情进展快，难以判断感染系病毒或细菌引起，因此，宜选用足量抗生素治疗。常用者为青霉素类、头孢菌素类以及大环内酯类。

(三)肾上腺皮质激素

因其非特异性的抗感染、抗过敏作用，能较快减轻喉头水肿，缓解喉梗阻。应与抗生素同时应用。常用泼尼松每天1～2 mg/kg，分次口服。严重者可用地塞米松或氢化可的松注射。激素应用时间不宜过长，一般2～3天即可。

(四)对症治疗

缺氧者给予氧气吸入；烦躁不安者可应用镇静剂，异丙嗪有镇静和减轻喉头水肿的作用，而氯丙嗪可使喉头肌肉松弛，加重呼吸困难不宜使用；痰多者可止咳祛痰，严重时直接喉镜吸痰。

(五)气管切开

经上述处理，病情不见缓解，缺氧进一步加重，或Ⅲ度以上的喉梗阻，应及时气管切开，以挽救生命。

(庞传丽)

第二节　急性毛细支气管炎

急性毛细支气管炎是2岁以下婴幼儿特有的一种呼吸道感染性疾病，尤其以6个月内的婴儿最为多见，是此年龄最常见的一种严重的急性下呼吸道感染。以呼吸急促、三凹征和喘鸣为主要临床表现。主要为病毒感染，50%以上为呼吸道合胞病毒(RSV)，其他副流感病毒、腺病毒亦可引起，RSV是本病流行时唯一的病原。寒冷季节发病率较高，多为散发性，也可成为流行性。发病率男女相似，但男婴重症较多。早产儿、慢性肺疾病及先天性心脏病患儿为高危人群。

一、诊断

(一)临床表现

1.症状

(1)2岁以内婴幼儿，急性发病。

(2)上呼吸道感染后 2～3 天出现持续性干咳和发作性喘憋，咳嗽和喘憋同时发生，症状轻重不等。

(3)无热、低热、中度发热，少见高热。

2.体征

(1)呼吸浅快，60～80 次/分，甚至 100 次/分以上；脉搏快而细，常达 160～200 次/分。

(2)鼻煽明显，有三凹征；重症面色苍白或发绀。

(3)胸廓饱满呈桶状胸，叩诊过清音，听诊呼气相呼吸音延长，呼气性喘鸣。毛细支气管梗阻严重时，呼吸音明显减低或消失，喘憋稍缓解时，可闻及弥漫性中、细湿啰音。

(4)因肺气肿的存在，肝脾被推向下方，肋缘下可触及，合并心力衰竭时肝脏可进行性增大。

(5)因不显性失水量增加和液体摄入量不足，部分患儿可出现脱水症状。

(二)辅助检查

1.胸部 X 线检查

可见不同程度的梗阻性肺气肿(肺野清晰，透亮度增加)，约 1/3 的患儿有肺纹理增粗及散在的小点片状实变影(肺不张或肺泡炎症)。

2.病原学检查

可取鼻咽部洗液做病毒分离检查，呼吸道病毒抗原的特异性快速诊断，呼吸道合胞病毒感染的血清学诊断，都可对临床诊断提供有力佐证。

二、鉴别诊断

患儿年龄偏小，在发病初期即出现明显的发作性喘憋，体检及 X 线检查在初期即出现明显肺气肿，故与其他急性肺炎较易区别。但本病还需与以下疾病鉴别。

(一)婴幼儿哮喘

婴儿的第一次感染性喘息发作，多数是毛细支气管炎。毛细支气管炎当喘憋严重时，毛细支气管接近于完全梗阻，呼吸音明显降低，此时湿啰音也不易听到，不应误认为是婴幼儿哮喘发作。如有反复多次喘息发作，亲属有变态反应史，则有婴幼儿哮喘的可能。婴幼儿哮喘一般不发热，表现为突发突止的喘憋，可闻及大量哮鸣音，对支气管扩张药及皮下注射小剂量肾上腺素效果明显。

(二)喘息性支气管炎

发病年龄多见于 1～3 岁幼儿，常继发于上感之后，多为低至中等度发热，肺部可闻及较多不固定的中等湿啰音、喘鸣音。病情多不重，呼吸困难、缺氧不明显。

(三)粟粒性肺结核

有时呈发作性喘憋，发绀明显，多无啰音。有结核接触史或家庭病史，结核中毒症状，PPD 试验阳性，可与急性毛细支气管炎鉴别。

(四)可发生喘憋的其他疾病

如百日咳、充血性心力衰竭、心内膜弹力纤维增生症、吸入异物等。

(1)因肺脏过度充气，肝脏被推向下方，可在肋缘下触及，且患儿的心率与呼吸频率均较快，应与充血性心力衰竭鉴别。

(2)急性毛细支气管炎一般多以上呼吸道感染症状开始，此点可与充血性心力衰竭、心内膜弹力纤维增生症、吸入异物等鉴别。

(3)百日咳为百日咳鲍特杆菌引起的急性呼吸道传染病，人群对百日咳普遍易感。目前我国百日咳疫苗为计划免疫接种，发病率明显下降。百日咳典型表现为阵发、痉挛性咳嗽，痉咳后伴1次深长吸气，发出特殊的高调鸡鸣样吸气性吼声，俗称“回勾”。咳嗽一般持续2～6周。发病早期外周血白细胞计数增高，以淋巴细胞为主。采用鼻咽拭子法培养阳性率较高，第1周可达90%。百日咳发生喘憋时需与急性毛细支气管炎鉴别，典型的痉咳、鸡鸣样吸气性吼声、白细胞计数增高以淋巴细胞为主、细菌培养百日咳鲍特杆菌阳性可鉴别。

三、治疗

该病最危险的时期是咳嗽及呼吸困难发生后的48～72小时。主要死因是过长的呼吸暂停、严重的失代偿性呼吸性酸中毒、严重脱水。病死率为1%～3%。

（一）对症治疗

吸氧、补液、湿化气道、镇静、控制喘憋。

（二）抗生素

考虑有继发细菌感染时，应想到金黄色葡萄球菌、大肠埃希菌或其他院内感染病菌的可能。对继发细菌感染的重症患儿，应根据细菌培养结果选用敏感抗生素。

（三）并发症的治疗

及时发现和处理代谢性酸中毒、呼吸性酸中毒、心力衰竭及呼吸衰竭。并发心力衰竭时应及时采用快速洋地黄药物，如毛花苷C。对疑似心力衰竭的患儿，也可及早试用洋地黄药物观察病情变化。

(1)监测心电图、呼吸和血氧饱和度，通过监测及时发现低氧血症、呼吸暂停及呼吸衰竭的发生。一般吸入氧气浓度在40%以上即可纠正大多数低氧血症。当患儿出现吸气时呼吸音消失，严重三凹征，吸入氧气浓度在40%仍有发绀，对刺激反应减弱或消失，血二氧化碳分压升高，应考虑做辅助通气治疗。病情较重的小婴儿可有代谢性酸中毒，需做血气分析。约1/10的患者有呼吸性酸中毒。

(2)毛细支气管炎患儿因缺氧、烦躁而导致呼吸、心跳增快，需特别注意观察肝脏有无在短期内进行性增大，从而判断有无心力衰竭的发生。小婴儿和有先天性心脏病的患儿发生心力衰竭的机会较多。

(3)过度换气及液体摄入量不足的患儿要考虑脱水的可能。观察患儿哭时有无眼泪，皮肤及口唇黏膜是否干燥，皮肤弹性及尿量多少等，以判断脱水程度。

（四）抗病毒治疗

利巴韦林、中药双黄连。

1.利巴韦林

常用剂量为每天10～15 mg/kg，分3～4次。利巴韦林是于1972年首次合成的核苷类广谱抗病毒药，最初的研究认为，它在体外有抗RSV作用，但进一步的试验却未能得到证实。目前美国儿科协会不再推荐常规应用这种药物，但强调对某些高危、病情严重患儿可以用利巴韦林治疗。

2.中药双黄连

北京儿童医院采用双盲随机对照方法的研究表明，双黄连雾化吸入治疗RSV引起的下呼吸道感染是安全有效的方法。

(五)呼吸道合胞病毒(RSV)特异治疗

1.静脉用呼吸道合胞病毒免疫球蛋白(RSV-IVIG)

在治疗RSV感染时,RSV-IVIG有两种用法。①一次性静脉滴注RSV-IVIG 1 500 mg/kg。②吸入疗法,只在住院第1天给予RSV-IVIG制剂吸入,共2次,每次50 mg/kg,约20分钟,间隔30～60分钟。两种用法均能有效改善临床症状,明显降低鼻咽分泌物中的病毒含量。

2.RSV单克隆抗体

用法为每月肌内注射1次,每次15 mg/kg,用于整个RSV感染季节,在RSV感染开始的季节提前应用效果更佳。

(六)支气管扩张药及肾上腺糖皮质激素

1.支气管扩张药

过去认为支气管扩张药对毛细支气管炎无效,目前多数学者认为,用β受体兴奋药治疗毛细支气管炎有一定的效果。综合多个研究表明,肾上腺素为支气管扩张药中的首选药。

2.肾上腺糖皮质激素

长期以来对糖皮质激素治疗急性毛细支气管炎的争议仍然存在,目前尚无定论。但有研究表明,糖皮质激素对毛细支气管炎的复发有一定的抑制作用。

四、疗效分析

(一)病程

一般为5～15天。恰当的治疗可缩短病程。

(二)病情加重

如果经过合理治疗病情无明显缓解,应考虑以下方面:有无并发症出现,如合并心力衰竭者病程可延长;有无先天性免疫缺陷或使用免疫抑制剂;小婴儿是否输液过多,加重喘憋症状。

五、预后

预后大多良好。婴儿期患毛细支气管炎的患儿易于在病后半年内反复咳喘,随访2～7年有20%～50%发生哮喘。其危险因素为过敏体质、哮喘家族史、先天小气道等。

(庞传丽)

第三节 支气管扩张

支气管扩张是支气管慢性异常扩张的疾病,直径>2 mm中等大小近端支气管及其周围组织慢性炎症及支气管阻塞,引起支气管组织结构较严重的病理性破坏所致。儿童及青少年多见,常继发于麻疹、百日咳后的支气管炎,迁延不愈的支气管肺炎等。主要症状为慢性咳嗽、咳大量脓痰和/或反复咯血。

一、病因和发病机制

(一)支气管-肺组织感染

婴幼儿时期支气管肺组织感染是支气管扩张最常见的病因。由于婴幼儿支气管较细,且支气管壁发育尚未完善,管壁薄弱,易于阻塞和遭受破坏。反复感染破坏支气管壁各层组织,尤其是肌层组织及弹性组织的破坏,减弱了对管壁的支撑作用。支气管炎使支气管黏膜充血、水肿、分泌物堵塞引流不畅,从而加重感染。左下叶支气管细长且位置低,受心脏影响,感染后引流不畅,故发病率高。左舌叶支气管开口与左下叶背段支气管开口相邻,易被左下叶背段感染累及,因此两叶支气管同时扩张也常见。

支气管内膜结核引起管腔狭窄、阻塞、引流不畅,导致支气管扩张。肺结核纤维组织增生、牵拉收缩,也导致支气管变形扩张,因肺结核多发于上叶,引流好,痰量不多或无痰,所以称之为“干性”支气管扩张。其他如吸入腐蚀性气体、支气管曲霉菌感染、胸膜粘连等可损伤或牵拉支气管壁,反复继发感染,引起支气管扩张。

(二)支气管阻塞

肿瘤、支气管异物和感染均引起支气管腔内阻塞,支气管周围肿大淋巴结或肿瘤的外压可致支气管阻塞。支气管阻塞导致肺不张,失去肺泡弹性组织缓冲,胸腔负压直接牵拉支气管壁引起支气管扩张。右肺中叶支气管细长,有三组淋巴结围绕,因非特异性或结核性淋巴结炎而肿大,从而压迫支气管,引起右肺中叶肺不张和反复感染,又称中叶综合征。

(三)支气管先天性发育障碍和遗传因素

支气管先天发育障碍,如巨大气管-支气管症,可能是先天性结缔组织异常、管壁薄弱所致的扩张。因软骨发育不全或弹性纤维不足,导致局部管壁薄弱或弹性较差所致支气管扩张,常伴有鼻旁窦炎及内脏转位(右位心),称为 Kartagener 综合征。与遗传因素有关的肺囊性纤维化,由于支气管黏液腺分泌大量黏稠黏液,分泌物潴留在支气管内引起阻塞、肺不张和反复继发感染,可发生支气管扩张。遗传性α_1-抗胰蛋白酶缺乏症也伴有支气管扩张。

(四)全身性疾病

近年来发现类风湿关节炎、克罗恩病、溃疡性结肠炎、系统性红斑狼疮、支气管哮喘和泛细支气管炎等疾病可同时伴有支气管扩张。一些不明原因的支气管扩张,其体液和细胞免疫功能有不同程度的异常,提示支气管扩张可能与机体免疫功能失调有关。

二、病理

发生支气管扩张的主要原因是炎症。支气管壁弹力组织、肌层及软骨均遭到破坏,由纤维组织取代,使管腔逐渐扩张。支气管扩张的形状可为柱状或囊状,也常混合存在呈囊柱状。典型的病理改变为支气管壁全层均有破坏,黏膜表面常有溃疡及急、慢性炎症,纤毛柱状上皮细胞鳞状化生、萎缩,杯状细胞和黏液腺增生,管腔变形、扭曲、扩张,腔内含有多量分泌物。常伴毛细血管扩张,或支气管动脉和肺动脉的终末支扩张与吻合,进而形成血管瘤,破裂可出现反复大量咯血。支气管扩张发生反复感染,病变范围扩大蔓延,逐渐发展影响肺通气功能及肺弥散功能,导致肺动脉高压,引起肺心病、右心衰竭。

三、临床表现

本病多起病于小儿或青年,呈慢性经过,多数患者在童年期有麻疹、百日咳或支气管肺炎迁延不愈的病史。早期常无症状，随病情发展可出现典型临床症状。

（一）症状

1.慢性咳嗽、大量脓痰

与体位改变有关，每天痰量可达 100～400 mL，支气管扩张分泌物积聚，体位变动时分泌物刺激支气管黏膜，引起咳嗽和排痰。痰液静置后分 3 层：上层为泡沫，中层为黏液或脓性黏液，底层为坏死组织沉淀物。合并厌氧菌混合感染时，则痰有臭味，常见病原体为铜绿假单胞菌、金黄色葡萄球菌、流感嗜血杆菌、肺炎链球菌和卡他莫拉菌。

2.反复咯血

50％～70％的患者有不同程度的咯血史，从痰中带血至大量咯血，咯血量与病情严重程度、病变范围不一定成比例。部分患者以反复咯血为唯一症状，平时无咳嗽、咳脓痰等症状，称为干性支气管扩张，病变多位于引流良好的上叶支气管。

3.反复肺部感染

特点为同一肺段反复发生肺炎并迁延不愈，此由于扩张的支气管清除分泌物的功能丧失，引流差，易于反复发生感染。

4.慢性感染中毒症状

反复感染可引起发热、乏力、头痛、食欲减退等，病程较长者可有消瘦、贫血，儿童可影响生长发育。

（二）体征

早期或干性支气管扩张可无异常肺部体征。典型者在下胸部、背部可闻及固定、持久的局限性粗湿啰音，有时可闻及哮鸣音。部分慢性患者伴有杵状指（趾），病程长者可有贫血和营养不良，出现肺炎、肺脓肿、肺气肿、肺心病等并发症时可有相应体征。

四、实验室检查及辅助检查

（一）实验室检查

白细胞总数与分类一般正常，急性感染时白细胞总数及中性粒细胞比例可增高，贫血患者血红蛋白含量下降，血沉可增快。

（二）X 线检查

早期轻症患者胸部平片可无特殊发现，典型 X 线表现为一侧或双侧下肺纹理增粗紊乱，其中有多个不规则的透亮阴影，或沿支气管分布的蜂窝状、卷发状阴影，急性感染时阴影内可出现小液平面。柱状支气管扩张的 X 线表现是“轨道征”，是增厚的支气管壁影。胸部 CT 显示支气管管壁增厚的柱状扩张，并延伸至肺周边，或成串、成簇的囊状改变，可含气液平面。支气管造影可确诊此病，并明确支气管扩张的部位、形态、范围和病变严重程度，为手术治疗提供资料。高分辨 CT 较常规 CT 具有更高的空间和密度分辨力，能够显示以次级肺小叶为基本单位的肺内细微结构，已基本取代支气管造影（图 3-1）。

（三）支气管镜检

可发现出血、扩张或阻塞部位及原因，可进行局部灌洗、清除阻塞，局部止血，取灌洗液行细菌学、细胞学检查，有助于诊断、鉴别诊断与治疗。

五、诊断

根据慢性咳嗽、咳大量脓痰、反复咯血和肺同一肺段反复感染等病史，查体于下胸部及背部可闻及固定而持久的粗湿啰音、结合童年期有诱发支气管扩张的呼吸道感染病史，X线显示局部肺纹理增粗、紊乱或呈蜂窝状、卷发状阴影，可做出初步临床诊断，支气管造影或高分辨CT可明确诊断。

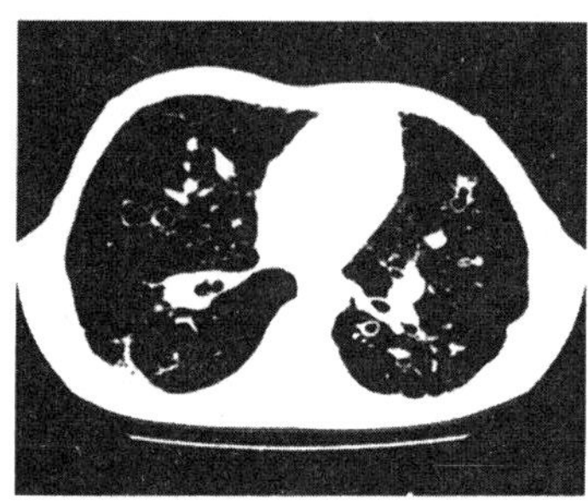
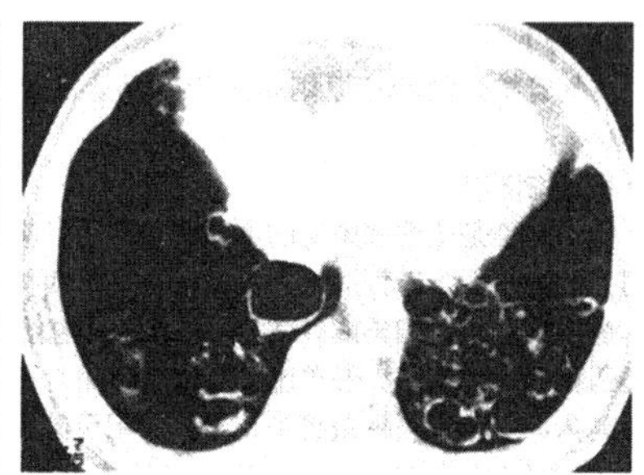

图3-1 胸部CT

六、鉴别诊断

(一)慢性支气管炎

慢性支气管炎多发生于中老年吸烟者，于气候多变的冬春季节咳嗽、咳痰明显，多为白色黏液痰，感染急性发作时出现脓性痰，反复咯血症状不多见，两肺底散在的干湿啰音，咳嗽后可消失。胸片肺纹理紊乱，或有肺气肿改变。

(二)肺脓肿

起病急，全身中毒症状重，有高热、咳嗽、大量脓臭痰，X线检查可见局部浓密炎症阴影，其中有空洞伴气液平面，有效抗生素治疗炎症可完全吸收。慢性肺脓肿则以往有急性肺脓肿的病史。支气管扩张和肺脓肿可以并存。

(三)肺结核

常有低热、盗汗、乏力等结核中毒症状，干、湿性啰音多位于上肺部，X线胸片和痰结核菌检查可做出诊断。结核可合并支气管扩张，部位多见于双肺上叶及下叶背段支气管。

(四)先天性肺囊肿

先天性肺囊肿是一种先天性疾病，无感染时可无症状，X线检查可见多个薄壁的圆形或椭圆形阴影，边界纤细，周围肺组织无炎症浸润，胸部CT检查和支气管造影有助于诊断。

(五)弥漫性泛细支气管炎

慢性咳嗽、咳痰，活动时呼吸困难，合并慢性鼻旁窦炎，胸片与胸CT有弥漫分布的边界不太清楚的小结节影。类风湿因子、抗核抗体、冷凝集试验可呈阳性，需病理学确诊。大环内酯类的抗生素治疗2个月以上有效。

七、治疗

支气管扩张的治疗原则是防治呼吸道反复感染，保持呼吸道引流通畅，必要时手术治疗。

(一)控制感染

控制感染是急性感染期的主要治疗措施。应根据病情参考细菌培养及药物敏感试验结果选用抗菌药物。轻者可选用氨苄西林或阿莫西林0.5 g，一天4次，或用第一、二代头孢菌素；也可用氟喹诺酮类或磺胺类药物。重症患者需静脉联合用药；如三代头孢菌素加氨基糖苷类药物有协同作用。假单胞菌属细菌感染者可选用头孢他啶、头孢吡肟和亚胺培南等。若痰有臭味，多伴有厌氧菌感染，则可加用甲硝唑0.5 g静脉滴注，一天 2～3 次；或替硝唑 0.4～0.8 g 静脉滴注，一天2 次。其他抗菌药物如大环内酯类、四环素类可酌情应用。经治疗后如体温正常，脓痰明显减少，则 1 周左右考虑停药。缓解期不必常规使用抗菌药物，应适当锻炼，增强体质。

（二）清除痰液

清除痰液是控制感染和减轻全身中毒症状的关键。

1.祛痰剂

口服氯化铵 0.3～0.6 g，或溴己新 8～16 mg，每天 3 次。

2.支气管舒张剂

由于支气管痉挛，部分患者痰液排出困难，在无咳血的情况下，可口服氨茶碱0.1～0.2 g，一天 3～4 次或其他缓解气道痉挛的药物，也可加用β_2 受体激动剂或异丙托溴铵吸入。

3.体位引流

体位引流是根据病变部位采取不同的体位，原则上使患处处于高位，引流支气管的开口朝下，以利于痰液排入大气道咳出，对于痰量多、不易咳出者更重要。每天 2～4 次，每次 15～30 分钟。引流前可行雾化吸入，体位引流时轻拍病变部位以提高引流效果。

4.纤维支气管镜吸痰

若体位引流痰液难以排出，可行纤维支气管镜吸痰，清除阻塞。可用生理盐水冲洗稀释痰液，并局部应用抗生素治疗，效果明显。

（三）咯血的处理

大咯血最重要的环节是防止窒息。若经内科治疗未能控制，可行支气管动脉造影，对出血的小动脉定位后注入明胶海绵或聚乙烯醇栓，或导入钢圈进行栓塞止血。

（四）手术治疗

适用于心肺功能良好，反复呼吸道感染或大咯血内科治疗无效，病变范围局限于一叶或一侧肺组织者。危及生命的大咯血，明确出血部位时部分病患需急诊手术。

八、预防及预后

积极防治婴幼儿麻疹、百日咳、支气管肺炎及肺结核等慢性呼吸道疾病，增强机体免疫及抗病能力，防止异物及尘埃误吸，预防呼吸道感染。

病变较轻者及病灶局限内科治疗无效手术切除者预后好；病灶广泛，后期并发肺心病者预后差。

（周佃新）

第四节　肺炎球菌肺炎

一、定义

肺炎球菌肺炎是由肺炎链球菌感染引起的急性肺部炎症，为社区获得性肺炎中最常见的细菌性肺炎。起病急骤，临床以高热、寒战、咳嗽、血痰及胸痛为特征，病理为肺叶或肺段的急性表现。近年来，因抗生素的广泛应用，典型临床和病理表现已不多见。

二、病因

致病菌为肺炎球菌，革兰阳性，有荚膜，复合多聚糖荚膜共有86个血清型。成人致病菌多为1型、5型。为口咽部定植菌，不产生毒素(除Ⅲ型)，主要靠荚膜对组织的侵袭作用而引起组织的炎性反应，通常在机体免疫功能低下时致病。冬春季因带菌率较高(40%～70%)为本病多发季节。青壮年男性或老幼多见。长期卧床、心力衰竭、昏迷和手术后等易发生肺炎球菌性肺炎。常间诱因有病毒性上呼吸道感染史或受寒、酗酒、疲劳等。

三、诊断

(一)临床表现

因患者年龄、基础疾病及有无并发症，就诊是否使用过抗生素等影响因素，临床表现差别较大。

(1)起病：多急骤，短时寒战继之出现高热，呈稽留热型，肌肉酸痛及全身不适，部分患者体温低于正常。

(2)呼吸道症状：起病数小时即可出现，初起为干咳，继之咳嗽，咳黏性痰，典型者痰呈铁锈色，累及胸膜可有针刺样胸痛，下叶肺炎累及膈胸膜时疼痛可放射至上腹部。

(3)其他系统症状：食欲缺乏、恶心、呕吐以及急腹症消化道状。老年人精神萎靡、头痛，意识朦胧等。部分严重感染的患者可发生周围循环衰竭，甚至早期出现休克。

(4)体检：急性病容，呼吸急促，体温达39～40 ℃，口唇单纯疱疹，可有发绀及巩膜黄染，肺部听诊为实变体征或可听到啰音，累及胸膜时可有胸膜摩擦音甚至胸腔积液体征。

(5)并发症及肺外感染表现：①脓胸(5%～10%)，治疗过程中又出现体温升高、白细胞计数增高时，要警惕并发脓胸和肺脓肿的可能。②脑膜炎，可出现神经症状或神志改变。③心肌炎或心内膜炎，心率快，出现各种心律失常或心脏杂音，脾大，心力衰竭。

(6)败血症或毒血症(15%～75%)：可出现皮肤、黏膜出血点，巩膜黄染。

(7)感染性休克：表现为周围循环衰竭，如血压降低、四肢厥冷、心动过速等，个别患者起病既表现为休克而呼吸道症状并不明显。

(8)麻痹性肠梗阻。

(9)罕见DIC、ARDS。

(二)实验室检查

1.血常规

白细胞数为$(10 \sim 30) \times 10^9/L$，中型粒细胞计数增多80%以上，分类核左移并可见中毒颗粒。酒精中毒、免疫力低下及年老体弱者白细胞总数可正常或减少，提示预后较差。

2.病原体检查

(1)痰涂片及荚膜染色镜检，可见革兰染色阳性双球菌，2～3次痰检为同一细菌有意义。

(2)痰培养加药敏可助确定菌属并指导有效抗生素的使用，干咳无痰者可做高渗盐水雾化吸入导痰。

(3)血培养致病菌阳性者可做药敏试验。

(4)脓胸者应做胸腔积液菌培养。

(5)对重症或疑难病例,有条件时可采用下呼吸道直接采样法做病原学诊断。如防污染毛刷采样(PSB)、防污染支气管-肺泡灌洗(PBAL)、经胸壁穿刺肺吸引(LA)、环甲膜穿刺经气管引(TTA)。

(三)胸部X线

(1)早期病变肺段纹理增粗、稍模糊。

(2)典型表现为大叶性、肺段或亚肺段分布的浸润、实变阴影,可见支气管气道征及肋膈角变钝。

(3)病变吸收较快时可出现浓淡不均假空洞征。

(4)吸收较慢时可出现机化性肺炎。

(5)老年人、婴儿多表现为支气管肺炎。

四、鉴别诊断

(1)干酪样肺炎:常有结核中毒症状,胸部X线表现肺实变、消散慢,病灶多在肺尖或锁骨下、下叶后段或下叶背段,新旧不一、有钙化点、易形成空洞并肺内播散。痰抗酸菌染色可发现结核菌,PPD试验常阳性,青霉素G治疗无效。

(2)其他病原体所致肺炎:①多为院内感染,金黄色葡萄球菌肺炎和克雷伯菌肺炎的病情通常较重。②多有基础疾病。③痰或血的细菌培养阳性可鉴别。

(3)急性肺脓肿:早期临床症状相似,病情进展可出现可大量脓臭痰,查痰菌多为金黄色葡萄球菌、克雷伯菌、革兰阴性杆菌、厌氧菌等。胸部X线可见空洞及液平。

(4)肺癌伴阻塞性肺炎:常有长期吸烟史、刺激性干咳和痰中带血史,无明显急性感染中毒症状;痰脱落细胞可阳性;症状反复出现;可发现肺肿块、肺不张或肿大的肺门淋巴结;胸部CT及支气管镜检查可帮助鉴别。

(5)其他:ARDS、肺梗死、放射性肺炎和胸膜炎等。

五、治疗

(一)抗菌药物治疗

首先应给予经验性抗生素治疗,然后根据细菌培养结果进行调整。经治疗不好转者,应再次复查病原学及药物敏感试验进一步调整治疗方案。

1.轻症患者

(1)首选青霉素:青霉素每天240万单位,分3次肌内注射。或普鲁卡因青霉素每天120万单位,分2次肌内注射,疗程5～7天。

(2)青霉素过敏者:可选用大环内酯类,如红霉素每天2 g,分4次口服,或红霉素每天1.5 g分次静脉滴注;或罗红霉素每天0.3 g,分2次口服或林可霉素每天2 g,肌内注射或静脉滴注;或克林霉素每天0.6～1.8 g,分2次肌内注射,或克林霉素每天1.8～2.4 g分次静脉滴注。

2.较重症患者

青霉素每天120万单位,分2次肌内注射,加用丁胺卡那每天0.4 g分次肌内注射;或红霉素每天1.0～2.0 g,分2～3次静脉滴注;或克林霉素每天0.6～1.8 g,分3～4次静脉滴注;或头孢塞吩钠每天2～4 g,分3次静脉注射。

疗程2周或体温下降3天后改口服。老人、有基础疾病者可适当延长。8%～15%青霉素过敏者对头孢菌素类有交叉过敏应慎用。如为青霉素速发性变态反应则禁用头孢菌素。如青霉素皮试阳性而头孢菌素皮试阴性者可用。

3.重症或有并发症患者(如胸膜炎)

青霉素每天1 000万～3 000万单位,分4次静脉滴注;头孢唑啉钠,每天2～4 g,分2次静脉滴注。

4.极重症者如并发脑膜炎

头孢曲松每天1～2 g分次静脉滴注;碳青霉素烯类如亚胺培南-西司他丁每天2 g,分次静脉滴注;或万古霉素每天1～2 g,分次静脉滴注并加用第3代头孢菌素;或亚胺培南加第3代头孢菌素。

5.耐青霉素肺炎链球菌感染者

近年来,耐青霉素肺炎链球菌感染不断增多,通常最小抑制浓度(MIC)≥1.0 mg/L为中度耐药,MIC≥2.0 mg/L为高度耐药。临床上可选用以下抗生素:克林霉素每天0.6～1.8 g分次静脉滴注;或万古霉素每天1～2 g分次静脉滴注;或头孢曲松每天1～2 g分次静脉滴注;或头孢噻肟每天2～6 g分次静脉滴注;或氨苄西林/舒巴坦、替卡西林/棒酸、阿莫西林/棒酸。

(二)支持疗法

支持疗法包括卧床休息、维持液体和电解质平衡等。应根据病情及检查结果决定补液种类。给予足够热量以及蛋白和维生素。

(三)对症治疗

胸痛者止痛;刺激性咳嗽可给予可卡因,止咳祛痰可用氯化铵或棕色合剂,痰多者禁用止咳剂;发热物理降温,不用解热药;呼吸困难者鼻导管吸氧。烦躁、谵妄者服用地西泮5 mg或水合氯醛1.0～1.5 g灌肠,慎用巴比妥类。鼓肠者给予缸管排气,胃扩张给予胃肠减压。

(四)并发症的处理

(1)呼吸衰竭:机械通气、支持治疗(面罩、气管插管、气管切开)。

(2)脓胸:穿刺抽液必要时肋间引流。

(五)感染性休克的治疗

(1)补充血容量:右旋糖酐-40和平衡盐液静脉滴注,以维持收缩压12.0～13.3 kPa(90～100 mmHg)。脉压>4.0 kPa(30 mmHg),尿量>30 mL/h,中心静脉压0.6～1.0 kPa(4.4～7.4 mmHg)。

(2)血管活性药物的应用:输液中加入血管活性药物以维持收缩压13.3 kPa(100 mmHg)以上。为升高血压的同时保证和调节组织血流灌注,近年来主张血管活性药物为主,配合收缩性药物,常用的有多巴胺、间羟胺、去甲肾上腺素和山莨菪碱等。

(3)控制感染:及时、有效地控制感染是治疗中的关键。要及时选择足量、有效的抗生素静脉并联合给药。

(4)糖皮质激素的应用:病情或中毒症状重及上述治疗血压不恢复者,在使用足量抗生素的基础上可给予氢化可的松100～200 mg或地塞米松5～10 mg静脉滴注,病情好转立即停药。

(5)纠正水、电解质和酸碱平衡紊乱:严密监测血压、心率、中心静脉压、血气、水电解质变化,及时纠正。

(6)纠正心力衰竭:严密监测血压、心率、中心静脉压、意识及末梢循环状态,及时给予利尿及强心药物,并改善冠状动脉供血。

(周佃新)

第五节　肺炎克雷伯菌肺炎

一、概述

肺炎克雷伯菌肺炎(旧称肺炎杆菌肺炎)是最早被认识的 G^- 杆菌肺炎,并且仍居当今社区获得性 G^- 杆菌肺炎的首位,医院获得性 G^- 杆菌肺炎的第二或第三位。肺炎克雷伯菌是克雷伯菌属最常见菌种,约占临床分离株的 95%。肺炎克雷伯菌又分肺炎、臭鼻和鼻硬结 3 个亚种,其中又以肺炎克雷伯菌肺炎亚种最常见。根据荚膜抗原成分的不同,肺炎克雷伯菌分78 个血清型,肺炎者以 1~6 型为多。由于抗生素的广泛应用,20 世纪 80 年代以来肺炎克雷伯菌耐药率明显增加,特别是它产生超广谱 β-内酰胺酶(ESBLs),能水解所有第 3 代头孢菌素和单酰胺类抗生素。目前不少报道肺炎克雷伯菌中产 ESBLs 比率高达 30%~40%,并可引起医院感染暴发流行,正受到密切关注。该病好发于原有慢性肺部疾病、糖尿病、手术后和酒精中毒者,以中老年为多见。

二、诊断

(一)临床表现

多数患者起病突然,部分患者可有上呼吸道感染的前驱症状,主要症状为寒战、高热、咳嗽、咳痰、胸痛、呼吸困难和全身衰弱。痰色如砖红色,被认为是该病的特征性表现,可惜临床上甚为少见;有的患者咳痰呈铁锈色,或痰带血丝,或伴明显咯血。体检患者呈急性病容,常有呼吸困难和发绀,严重者有全身衰竭、休克和黄疸。肺叶实变期可发生相应实变体征,并常闻及湿啰音。

(二)辅助检查

1.一般实验室检查

周围血白细胞总数和中性粒细胞比例增加,核型左移。若白细胞不高或反见减少,提示预后不良。

2.细菌学检查

经筛选的合格痰标本(鳞状上皮细胞<10 个/低倍视野或白细胞>25 个/低倍视野),或下呼吸道防污染标本培养分离到肺炎克雷伯菌,且达到规定浓度(痰培养菌量≥10^6 cfu/mL、防污染样本毛刷标本菌是≥10^3 cfu/mL),可以确诊。据报道 20%~60%病例血培养阳性,更具有诊断价值。

3.影像学检查

X 线征象,包括大叶实变、小叶浸润和脓肿形成。右上叶实变时重而黏稠的炎性渗出物,使叶间裂呈弧形下坠是肺炎克雷伯肺炎具有诊断价值的征象,但是并不常见。在慢性肺部疾病和免疫功能受损患者,患该病时大多表现为支气管肺炎。

三、鉴别诊断

该病应与各类肺炎包括肺结核相鉴别,主要依据病原体检查,并结合临床做出判别。

四、治疗

(一)一般治疗

与其他细菌性肺炎治疗相同。

(二)抗菌治疗

轻、中症患者最初经验性抗菌治疗,应选用β-内酰胺类联合氨基糖苷类抗生素,然后根据药敏试验结果进行调整。若属产ESBL菌株,或既往常应用第3代头孢菌素治疗或在ESBL流行率高的病区(包括ICU)或临床重症患者最初经验性治疗应选择碳青霉烯类抗生素(亚胺培南或美罗培南),因为目前仅有该类抗生素对ESBLs保持高度稳定,没有耐药。哌拉西林/三唑巴坦、头孢吡肟对部分ESBLs菌株体外有效,还有待积累更多经验。

(周佃新)

第六节　葡萄球菌肺炎

一、定义

葡萄球菌肺炎是致病性葡萄球菌引起的急性化脓性肺部炎症,主要为原发性(吸入性)金黄色葡萄球菌肺炎和继发性(血源性)金黄色葡萄球菌肺炎。临床上化脓坏死倾向明显,病情严重,细菌耐药率高,预后多较凶险。

二、易感人群和传播途径

本病多见于儿童和年老体弱者,尤其是长期应用皮质激素、抗肿瘤药物及其他免疫抑制剂者,慢性消耗性疾病患者,如糖尿病、恶性肿瘤、再生障碍性贫血、严重肝病、急性呼吸道感染和长期应用抗生素的患者。金黄色葡萄球菌肺炎的传染源主要有葡萄球菌感染病灶,特别是感染医院内耐药菌株的患者,其次为带菌者。主要通过接触和空气传播,医务人员的手、诊疗器械、患者的生物用品及铺床、换被褥都可能是院内交叉感染的主要途径。细菌可以通过呼吸道吸入或血源播散导致肺炎。目前因介入治疗的广泛开展和各种导管的应用,为表皮葡萄球菌的入侵提供了更多的机会,其在院内感染性肺炎中的比例也在提高。

三、病因

葡萄球菌为革兰阳性球菌,兼性厌氧,分为金黄色葡萄球菌、表皮葡萄球菌、腐生葡萄球菌,其中金黄色葡萄球菌致病性最强。血浆凝固酶可以使纤维蛋白原转变成纤维蛋白,后者包绕于菌体表面,从而逃避白细胞的吞噬,与细菌的致病性密切相关。凝固酶阳性的细菌,如金黄色葡萄球菌,凝固酶阴性的细菌,如表皮葡萄球菌、腐生葡萄球菌。但抗甲氧西林金黄色葡萄球菌(MRSA)和抗甲氧西林凝固酶阴性葡萄球菌(MRSCN)的感染日益增多,同时对多种抗生素耐药,包括喹诺酮类、大环内酯类、四环素类、氨基糖苷类等。近年来,国外还出现了耐万古霉素金黄色葡萄球菌(VRSA)的报道。目前MRSA分为两类,分别是医院获得性MRSA(HA-MRSA)

和社区获得性 MRSA(CA-MRSA)。

四、诊断

(一)临床表现

(1)多数急性起病,血行播散者常有皮肤疖痈史,皮肤黏膜烧伤、裂伤、破损,一些患者有金黄色葡萄球菌败血症病史,部分患者找不到原发灶。

(2)通常全身中毒症状突出,衰弱、乏力、大汗、全身关节肌肉酸痛、急起高热、寒战、咳嗽、由咳黄脓痰演变为脓血痰或粉红色乳样痰、无臭味儿、胸痛和呼吸困难进行性加重、发绀,重者甚至出现呼吸窘迫及血压下降、少尿等末梢循环衰竭的表现。少部分患者肺炎症状不典型,可亚急性起病。

(3)血行播散引起者早期以中毒性表现为主,呼吸道症状不明显。有时虽无严重的呼吸系统症状和高热,而患者已发生中毒性休克,出现少尿、血压下降。

(4)早期呼吸道体征轻微与其严重的全身中毒症状不相称是其特点之一,不同病情及病期体征不同,典型大片实变少见,如有则病侧呼吸运动减弱,局部叩诊浊音,可闻及管样呼吸音。有时可闻及湿啰音,双侧或单侧。合并脓胸、脓气胸时,视程度不同可有相应的体征。部分患者可有肺外感染灶、皮疹等。

(5)社区获得性肺炎中,若出现以下情况需要高度怀疑 CA-MRSA 的可能:流感样前驱症状;严重的呼吸道症状伴迅速进展的肺炎,并发展为 ARDS;体温超过 39 ℃;咯血;低血压;白细胞计数降低;X 线显示多叶浸润阴影伴空洞;近期接触 CA-MRSA 的患者;属于 CA-MRSA 寄殖群体;近 6 个月来家庭成员中有皮肤脓肿或疖肿的病史。

(二)实验室及辅助检查

外周血白细胞在 20×10^9/L 左右,可高达 50×10^9/L,重症者白细胞可低于正常。中性粒细胞数增高,有中毒颗粒、核左移现象。血行播散者血培养阳性率可达 50%。原发吸入者阳性率低。痰涂片革兰染色可见大量成堆的葡萄球菌和脓细胞,白细胞内见到球菌有诊断价值。普通痰培养阳性有助于诊断,但有假阳性,通过保护性毛刷采样定量培养,细菌数量$>10^3$ cfu/mL 时几乎没有假阳性。

血清胞壁酸抗体测定对早期诊断有帮助,血清滴度≥1∶4 为阳性,特异性较高。

(三)影像学检查

肺浸润、肺脓肿、肺气囊肿和脓胸、脓气胸是金黄色葡萄球菌感染的四大 X 线征象,在不同类型和不同病期以不同的组合表现。早期病变发展,金黄色葡萄球菌最常见的胸片异常是支气管肺炎伴或不伴脓肿形成或胸腔积液。原发性感染者早期胸部 X 线表现为大片絮状、密度不均的阴影,可呈节段或大叶分布,也呈小叶样浸润,病变短期内变化大,可出现空洞或蜂窝状透亮区,或在阴影周围出现大小不等的气肿大泡。血源性感染者的胸部 X 线表现呈两肺多发斑片状或团块状阴影或多发性小液平空洞。

五、鉴别诊断

(一)其他细菌性肺炎

如流感嗜血杆菌、克雷伯菌、肺炎链球菌引起的肺炎,典型者可通过发病年龄、起病急缓、痰的颜色、痰涂片、胸部 X 线等检查加以初步鉴别。各型不典型肺炎的临床鉴别较困难,最终的鉴别均需病原学检查。

(二)肺结核

上叶金黄色葡萄球菌肺炎易与肺结核混淆,尤其是干酪性肺炎,也有高热、畏寒、大汗、咳嗽、胸痛,胸部X线片也有相似之处,还应与发生在下叶的不典型肺结核鉴别,通过仔细询问病史及相关的实验室检查大多可以区别,还可以观察治疗反应帮助诊断。

六、治疗

(一)对症治疗

休息、祛痰、吸氧、物理或化学降温、合理饮食、防止脱水和电解质紊乱,保护重要脏器功能。

(二)抗菌治疗

1.经验性治疗

治疗的关键是尽早选用敏感有效的抗生素,防止并发症。可根据金黄色葡萄球菌感染的来源(社区还是医院)和本地区近期药敏资料选择抗生素。社区获得性感染考虑为金黄色葡萄球菌感染,不宜选用青霉素,应选用苯唑西林和头孢唑林等第一代头孢菌素,若效果欠佳,在进一步病原学检查时可换用糖肽类抗生素治疗。怀疑医院获得性金黄色葡萄球菌肺炎,则首选糖肽类抗生素。经验性治疗中,尽可能获得病原学结果,根据药敏结果修改治疗方案。

2.针对病原菌治疗

治疗应依据痰培养及药物敏感试验结果选择抗生素。对青霉素敏感株,首选大剂量青霉素治疗,过敏者,可选大环内酯类、克林霉素、半合成四环素类、SMZco或第一代头孢菌素。甲氧西林敏感的产青霉素酶菌仍以耐酶半合成青霉素治疗为主,如甲氧西林、苯唑西林、氯唑西林,也可选头孢菌素(第一代或第二代头孢菌素)。对MRSA和MRSCN首选糖肽类抗生素:①万古霉素,1～2 g/d,(或去甲万古霉素1.6 g/d),但要将其血药浓度控制在20 μg/mL以下,防止其耳、肾毒性的发生。②替考拉宁,0.4 g,首3剂每12小时1次,以后维持剂量为0.4 g/d,肾功能不全者应调整剂量。疗程不少于3周。MRSA、MRSCN还可选择利奈唑胺,(静脉注射或口服)一次600 mg,每12小时1次,疗程10～14天。

(三)治疗并发症

如并发脓胸或脓气胸时可行闭式引流,抗感染时间可延至8～12周。合并脑膜炎时,最好选用脂溶性强的抗生素,如头孢他啶、头孢哌酮、万古霉素及阿米卡星等,疗程要长。

(四)其他治疗

避免应用可导致白细胞计数减少的药物和糖皮质激素。

七、临床路径

(1)详细询问近期有无皮肤感染、中耳炎、进行介入性检查或治疗,有无慢性肝肾疾病、糖尿病病史,是否接受放化疗或免疫抑制剂治疗。了解起病急缓、痰的性状及演变,有无胸痛、呼吸困难、程度及全身中毒症状,尤应注意高热、全身中毒症状明显与呼吸系统症状不匹配者。

(2)体检要注意生命体征,皮肤黏膜有无感染灶和皮疹,肺部是否有实变体征,还要仔细检查心脏有无新的杂音。

(3)进行必要的辅助检查,包括血常规、血培养(发热时)、痰的涂片和培养(用抗生素之前)、

胸部X线检查,并动态观察胸部影像学变化,必要时可行纤维支气管镜检查及局部灌洗。

(4)处理:应用有效的抗感染治疗,加强对症支持,防止并积极治疗并发症。

(5)预防:增强体质,防止流感,可进行疫苗注射。彻底治疗皮肤及深部组织的感染,加强年老体弱者的营养支持,隔离患者和易感者,严格抗生素的使用规则,规范院内各项操作及消毒制度,减少交叉感染。

(周佃新)

第七节　肺炎支原体肺炎

一、定义

肺炎支原体肺炎是由肺炎支原体引起的急性呼吸道感染和肺部炎症,即"原发性非典型肺炎",占社区获得性肺炎的15%~30%。

二、病因

支原体是介于细菌与病毒之间能独立生活的最小微生物,无细胞壁,仅有3层膜组成细胞膜,共有30余种,部分可寄生于人体,但不致病,至目前为止,仅肯定肺炎支原体能引起呼吸道病变。当其进入下呼吸道后,一般并不侵入肺泡内,当存在超免疫反应时,可导致肺炎和神经系统、心脏损害。

三、诊断

(一)临床表现

1.病史

本病潜伏期2~3周,儿童、青年发病率高,以秋冬季为多发,以散发为主,多由患者急性期飞沫经呼吸道吸入而感染。

2.症状

起病较细菌性肺炎和病毒性肺炎缓慢,约半数患者并无症状。典型肺炎表现者仅占10%,还可以咽炎、支气管炎、大泡性耳鼓膜炎形式出现。开始表现为上呼喊道感染症状,咳嗽、头痛、咽痛、低热继之出现中度发热,顽固的刺激性咳嗽常为突出表现,也可有少量黏痰或少量脓性痰。

3.体征

胸部体检可无胸部体征或仅有少许湿啰音。其临床症状轻,体征轻于胸片X线表现是其特点之一。

4.肺外表现

极少数患者可伴发肺外其他系统的病变,出现胃肠炎、溶血性贫血、心肌炎、心包炎、肝炎。少数还伴发周围神经炎、脑膜炎以及小脑共济失调等神经系统症状。

本病的症状一般较轻,发热持续1~3周,咳嗽可延长至4周或更久始消失。极少数伴有肺外严重并发症时可能引起死亡。

(二)胸部X线表现

胸片表现多样化,但无特异性,肺部浸润多呈斑片状或均匀的模糊阴影,中、下肺野明显,有时呈网状、云雾状、粟粒状或间质浸润,严重者中、下肺结节影,少数病例可有胸腔积液。

(三)实验室检查

血常规显示白细胞总数正常或轻度增加,以淋巴细胞为主。血沉加快。痰、鼻分泌物和咽拭子培养可获肺炎支原体,但检出率较低。目前诊断主要靠血清学检查。可通过补体结合试验、免疫荧光试验、酶联免疫吸附试验测定血清中特异性抗体。补体结合抗体于起病10天后出现,在恢复期滴度高于1∶64,抗体滴度呈4倍增长对诊断有意义。应用免疫荧光技术、核酸探针及PCR技术直接检测抗原有更高的敏感性、特异性及快速性。

(四)诊断依据

肺炎支原体肺炎的诊断需结合临床症状、胸部影像学检查和实验室资料确诊。

四、鉴别诊断

(一)病毒性肺炎

发病以冬春季节多见。免疫力低下的儿童和老年人是易感人群。不同病毒可有其特征性表现。麻疹病毒所致口腔黏膜斑,从耳后开始逐渐波及全身的皮疹。疱疹病毒性肺炎可同时伴发有皮肤疱疹。巨细胞病毒所致伴有迁移性关节痛,肌肉痛的发热。本病肺实变体征少见,这种症状重而体征少胸部X线表现轻不对称性是病毒性肺炎的特点之一。用抗生素治疗无效。确诊有赖于病原学和血清学检查。

(二)肺炎球菌肺炎

肺炎球菌肺炎起病急骤,先有寒战,继之高热,体温可达39~41 ℃,多为稽留热,早期有干咳,渐有少量黏痰、脓性痰或典型的铁锈色痰。常有肺实变体征或胸部X线改变,痰中可查到肺炎链球菌。

(三)军团菌肺炎

本病多发生在夏秋季,中老年发病多,暴发性流行,持续性高热,发热约半数超过40 ℃,1/3有相对缓脉。呼吸系统症状相对较少,而精神神经系统症状较多,约1/3患者出现嗜睡、神志模糊、谵语、昏迷、痴呆、焦虑、惊厥、定向障碍、抑郁、幻觉、失眠、健忘、言语障碍、步态失常等。早期部分患者有早期消化道症状,尤其是水样腹泻。从痰、胸液、血液中可直接分离出军团菌,血清学检查有助于诊断。

(四)肺结核

起病缓慢,有结核接触史,病变位于上肺野,短期内不消失,痰中可查到结核杆菌,红霉素治疗无效。

五、治疗

(1)抗感染治疗:肺炎支原体肺炎主要应用大环内酯类抗生素,红霉素为首选,剂量为1.5~2.0 g/d,分3~4次服用,或用交沙霉素1.2~1.8 g/d,克拉霉素每次0.5 g,2次/天,疗程10~14天。新型大环内酯类抗生素,如克拉霉素和阿奇霉素对肺炎支原体感染效果良好。克拉霉素0.5 g,2次/天;阿奇霉素第1天0.5 g,后4天每次0.25 g,1次/天。也可应用氟喹诺酮类抗菌药

物，如氧氟沙星、环丙沙星或左氧氟沙星等；病情重者可静脉给药，但不宜用于 18 岁以下的患者和孕妇。

（2）对症和支持：如镇咳和雾化吸入治疗。

（3）出现严重肺外并发症，应给予相应处理。

（周佃新）

第八节　衣原体肺炎

衣原体是一组专性细胞内寄生物。目前已发现衣原体有 4 个种：沙眼衣原体、鹦鹉热衣原体、肺炎衣原体和牲畜衣原体。其中与肺部感染关系最大的是鹦鹉热衣原体和肺炎衣原体，下面分别介绍由这两种衣原体引起的肺炎。

一、鹦鹉热衣原体肺炎

鹦鹉热是由鹦鹉热衣原体引起的急性传染病。这种衣原体寄生于鹦鹉、鸽、鸡、野鸡、火鸡、鸭、鹅、孔雀等百余种鸟类体内。由于最先是在鹦鹉体内发现的，并且是最常见的宿主，故得此名。

病原体吸入后首先在呼吸道局部的单核、巨噬细胞系统中繁殖，之后经血液循环播散到肺内及其他器官。肺内病变常位于肺门，并向外周扩散引起小叶性和间质性肺炎，以下垂部位的肺叶、肺段为主。早期肺泡内充满中性粒细胞及渗出液，其后为单核细胞。病变部位可发生突变、小量出血，严重时发生肺组织坏死，或者黏稠的明胶样黏液分泌物阻塞支气管引起严重缺氧。此外本病也可累及肝、脾、心、肾、消化道和脑、脑膜。

（一）临床表现

本病潜伏期多为 7～15 天。起病多隐袭。少数无症状，起病轻者如流感样，中重度者急性起病，寒战、高热，第 1 周体温可高达 40 ℃。头痛、乏力、肌肉痛、关节痛、畏光、鼻出血。1 周之后咳嗽、少量黏痰，重症者出现精神症状，如嗜睡、谵妄、木僵、抽搐，并出现缺氧、呼吸窘迫。此外还可出现一些消化道症状，如食欲下降、恶心、呕吐、腹痛。主要体征：轻症者只有咽部充血；中、重度者出现类似伤寒的玫瑰疹，相对缓脉，肺部可闻及湿啰音；重症者可出现肺实变体征，此外还可出现黄疸、肝脾大、浅表淋巴结肿大。

（二）辅助检查

血白细胞多正常，血沉增快。将患者血及支气管分泌物接种到鸡胚、小白鼠或组织培养液中，可分离到衣原体。特异性补体结合试验或凝集试验呈阳性，急性期与恢复期（发病后 2～3 周）双份血清补体试验滴度增加 4 倍有诊断意义。X 线检查显示从肺门向外周放射状浸润病灶，下叶为多，呈弥漫性支气管肺炎或间质性肺炎表现，偶见粟粒样结节或实变影，偶有少量胸腔积液。

（三）诊断与鉴别诊断

参照禽类接触史、症状、体征、辅助检查结果进行诊断。由于本病临床表现、胸部 X 线检查无特异性，故应注意与各种病毒性肺炎、细菌性肺炎、真菌性肺炎以及伤寒、布氏杆菌病、传染性单核细胞增多症区别。

(四)治疗

四环素 2～3 g/d,分 4～6 次口服,连服 2 周,或退热后再继续服 10 天。必要时采取吸氧及其他对症处理,重症者可给予支持疗法。如发生急性呼吸窘迫综合征(ARDS),应迅速采取相应措施。

(五)预后

轻者可自愈。重症未经治疗者病死率可达 20%～40%,近年来应用抗生素治疗后病死率明显下降到 1%。

二、肺炎衣原体肺炎

肺炎衣原体目前已经成为社区获得性肺炎的第 3 或第 4 位最常见的致病菌,在社区获得性肺炎住院患者中由肺炎衣原体致病的占 6%～10%。研究发现肺炎衣原体感染流行未找到鸟类引起传播的证据,提示肺炎衣原体是一种人类病原体,属于人-人传播,可能主要是通过呼吸道的飞沫传染,无症状携带者和长期排菌状态者(有时可长达 1 年)可促进传播。该病潜伏期 10～65 天。年老体弱、营养不良、COPD、免疫功能低下者易被感染。据报道,近一半的人一生中感染过肺炎衣原体。肺炎衣原体易感性与年龄有关,儿童抗体检出率较低,5 岁者抗体检出率<5%,10 岁时<10%,而青少年时期迅速升高达30%～40%,中老年检出率仍高达 50%。有人报道肺炎衣原体感染分布呈双峰型,第 1 峰在 8～9 岁,第 2 峰从 70 岁开始。感染的性别差异在儿童时期不明显,但进入成年期则男性高于女性,到老年期更明显。肺炎衣原体感染一年四季均可发生,通常持续5～8 个月。感染在热带国家多见,既可散发也可呈暴发流行(社区或家庭内)。感染后免疫力很弱,易于复发,每隔 3～4 年可有一次流行高峰,持续 2 年左右。

(一)临床表现

肺炎衣原体主要引起急性呼吸道感染,包括肺炎、支气管炎、鼻旁窦炎、咽炎、喉炎、扁桃体炎,临床上以肺炎为主。起病多隐袭,早期表现为上呼吸道感染症状,与支原体肺炎颇为相似,通常症状较轻,发热、寒战、肌痛、咳嗽、肺部可听到湿啰音。发生咽喉炎者表现为咽喉痛、声音嘶哑,有些患者可表现为两阶段病程:开始表现为咽炎,经对症处理好转,1～3 周后又发生肺炎或支气管炎,此时咳嗽加重。少数患者可无症状。肺炎衣原体也可使患有其他疾病的老年住院患者、大手术后患者、严重外伤者罹患肺炎,往往为重症感染。原有 COPD、心力衰竭患者感染肺炎衣原体时症状较重、咳脓痰、呼吸困难,甚或引起死亡。肺炎衣原体感染时也可伴有肺外表现,如中耳炎、结节性红斑、心内膜炎、急性心肌梗死、关节炎、甲状腺炎、脑炎、吉兰-巴雷综合征等。

(二)辅助检查

血白细胞正常或稍高,血沉加快,由于本病临床表现缺乏特异性,所以其诊断主要依据是有关病因的特殊实验室检查,包括病原体分离和血清学检测。

1.病原体分离培养

可从痰、咽拭子、扁桃体隐窝拭子、咽喉分泌物、支气管肺泡灌洗液中直接分离肺炎衣原体。采集标本后立即置于转运保存液中,在 4 ℃下送到实验室进行分离培养。肺炎衣原体培养较困难,培养基包括鸡胚卵黄囊、HeLa229 细胞、HL 细胞等。最近认为 HEP-2 细胞株可以促进肺炎衣原体生长,使临床标本容易分离。

2.酶联免疫吸附法(ELISA)

测定痰标本中肺炎衣原体抗原。其原理是用属特异性脂多糖单克隆抗体对衣原体抗原进行特异性检测,然后用沙眼衣原体种特异性主要外膜蛋白(MOMP)的单克隆抗体对沙眼衣原体进行直接衣原体显像。如果特异性衣原体抗原检测阳性，而沙眼衣原体种特异性检测阴性，则该微生物为肺炎衣原体或鹦鹉热衣原体；如标本对所有检测均呈阳性，则为沙眼衣原体。

3.应用PCR技术检测肺炎衣原体

按照MOMP基因保守区序列设计的引物可检测各种衣原体，按可变区肺炎衣原体种特异性的核酸序列设计的引物可以特异性地检测肺炎衣原体。PCR检测需要注意质量控制，避免出现较多假阳性。

4.血清学实验

有两种，即TWAR株原体抗原的微量免疫荧光(MIF)抗体试验和补体结合(CF)抗体试验。前者是一种特异性检查方法，可用于鉴别3种衣原体；后一种试验属于非特异性，对所有衣原体均可发生反应。MIF抗体包括特异性IgG和IgM，可以鉴别新近感染或既往感染，初次感染或再感染。IgG抗体阳性但效价不高，提示为既往感染。因为IgM和CF抗体通常在感染后2～6个月逐渐消失，而IgG抗体可持续存在。所以IgG抗体可用来普查肺炎衣原体感染。急性感染的抗体反应有两种形式：①初次感染或原发感染后免疫反应，多见于年轻人，早期衣原体CF抗体迅速升高，而MIF抗体出现较慢。其中IgM发病后3周才出现，IgG发病后6～8周才出现；②再次感染或重复感染后免疫反应，多见于年龄较大的成年人，IgG抗体常在1～2周出现，效价可以很高，往往没有衣原体CF抗体及IgM抗体出现，或其效价很低。目前制定的血清学阳性反应诊断标准是：MIF抗体急性感染期双份血清效价升高4倍以上，或单次血清标本IgM≥1∶16，和/或单次血清标本IgG≥1∶512。既往感染史时IgG<1∶512，但是≥1∶16，衣原体CF抗体效价升高4倍以上，或≥1∶64。重复感染者多有CF抗体和IgM抗体。大多数老年人多为再次感染，常无CF抗体反应。如果CF抗体效价升高，常提示为肺炎支原体感染。

5.X线胸片

X线胸片多显示肺叶或肺部浸润病灶，可见于双肺任何部位，但多见于下叶。

(三)诊断和鉴别诊断

当肺炎患者应用β-内酰胺类抗生素治疗无效，患者仍旧干咳时应警惕肺炎衣原体感染。由于目前临床上缺乏特异性诊断肺炎衣原体感染的方法，所以确诊主要依靠实验室检查。应注意与肺炎支原体肺炎相鉴别。

(四)治疗

对于肺炎衣原体有效的抗生素有米诺环素、多西环素、红霉素。另外，利福平、罗比霉素、罗红霉素、克拉霉素等效果也很好。喹诺酮类如氧氟沙星、妥舒沙星也有效。通常成人首选四环素，孕妇和儿童首选红霉素。剂量稍大，疗程应充分，如四环素或红霉素2 g/d，10～14天，或1 g/d连用21天。

(周佃新)

第九节 肺 脓 肿

肺脓肿是由化脓性病原体引起肺组织坏死和化脓，导致肺实质局部区域破坏的化脓性感染。通常早期呈肺实质炎症。后期出现坏死和化脓。如病变区和支气管交通则有空洞形成(通常直径>2 cm),内含由微生物感染引致的坏死碎片或液体,其外周环绕炎症肺组织。和一般肺炎相比,其特点是引致的微生物负荷量多(如急性吸入),局部清除微生物能力下降(如气道阻塞),以及受肺部邻近器官感染的侵及。如肺内形成多发的较小脓肿(直径<2 cm)则称为坏死性肺炎。肺脓肿和坏死性肺炎病理机制相同,其分界是人为的。

肺脓肿通常由厌氧、需氧和兼性厌氧菌引起,也可由非细菌性病原体,如真菌、寄生虫等所致。应注意类似的影像学表现也可由其他病理改变产生,如肺肿瘤坏死后空洞形成或肺囊肿内感染等。

在抗生素出现前,肺脓肿自然病程常表现为进行性恶化,病死率曾达50%,患者存活后也往往遗留明显的临床症状,需要手术治疗,预后不理想。自有效抗生素应用后,肺脓肿的疾病过程得到显著改善。但近年来随着肾上腺皮质激素、免疫抑制剂以及化疗药物的应用增加,造成口咽部内环境的改变,条件致病的肺脓肿发病率又有增多的趋势。

一、病因和发病机制

化脓性病原体进入肺内可有几种途径,最主要的途径是口咽部内容物的误吸。

(一)呼吸道误吸

口腔、鼻腔、口咽和鼻咽部隐匿着复杂的菌群,形成口咽微生态环境。健康人唾液中的细菌含量约10^8/mL,半数为厌氧菌。在患有牙病或牙周病的人群中厌氧菌可增加1 000倍,易感个体中还可有多种需氧菌株定植。采用放射活性物质技术显示,45%健康人睡眠时可有少量唾液吸入气道。在各种因素引起的不同程度神智改变的人群中,约75%在睡眠时会有唾液吸入。

临床上特别易于吸入口咽分泌物的因素有全身麻醉、过度饮酒或使用镇静药物、头部损伤、脑血管意外、癫痫、咽部神经功能障碍、糖尿病昏迷或其他重症疾病,包括使用机械通气者。呼吸机治疗时,虽然人工气道上有气囊保护,但在气囊上方的积液库内容物常有机会吸入到下呼吸道。当患者神智状态进一步受到影响时,胃内容物也可吸入,酸性液体可引起化学性肺炎,促进细菌性感染。

牙周脓肿和牙龈炎时,因有高浓度的厌氧菌进入唾液可增加吸入性肺炎和肺脓肿的发病。相反,仅10%~15%厌氧菌肺脓肿可无明显的牙周疾病或其他促使吸入的因素。没有吸入因素者常需排除肺部肿瘤的可能性。

误吸后肺脓肿形成的可能性取决于吸入量、细菌数量、吸入物的pH和患者的防御机制。院内吸入将涉及G菌,特别是在医院获得的抗生素耐药菌株。

(二)血液循环途径

通常由在体内其他部位的感染灶,经血液循环播散到肺内,如腹腔或盆腔以及牙周脓肿的厌氧菌感染可通过血液循环播散到肺。

感染栓子也可起自于下肢和盆腔的深静脉的血栓性静脉炎或表皮蜂窝织炎,或感染的静脉内导管,吸毒者静脉用药也可引起。感染性栓子可含金黄色葡萄球菌、化脓性链球菌或厌氧菌。

(三)其他途径

比较少见。

(1)慢性肺部疾病者,可在下呼吸道有化脓性病原菌定植,如支气管扩张症、囊性纤维化,而并发症肺脓肿。

(2)在肺内原有空洞基础上(肿胀或陈旧性结核空洞)合并感染,不需要有组织的坏死,空洞壁可由再生上皮覆盖。局部阻塞可在周围肺组织产生支扩或肺脓肿。

(3)邻近器官播散,如胃肠道。

(4)污染的呼吸道装置,如雾化器有可能携带化脓性病原体进入易感染着肺内。

(5)先天性肺异常的继发感染,如肺隔离症、支气管囊肿。

二、病原学

肺脓肿可由多种病原菌引起,多为混合感染,厌氧菌和需氧菌混合感染占90%。社区获得性感染和院内获得性感染的细菌出现频率不同。社区获得性感染中,厌氧菌为70%,而在院内获得性感染中,厌氧菌和铜绿假单胞菌起重要作用。

(一)厌氧菌

厌氧菌是正常菌群的主要组成部分,但可引起身体任何器官和组织感染。近年来由于厌氧菌培养技术的改进,可以及时得到分离和鉴定。在肺脓肿感染时,厌氧菌是常见的病原体。

引起肺脓肿感染的致病性厌氧菌主要指专性厌氧菌。专性厌氧菌只能在无氧或低于正常大气氧分压条件下才能生存或生长。厌氧菌分为G^+厌氧球菌、G^-厌氧球菌、G^+厌氧杆菌、G^-厌氧杆菌。其中G^-厌氧杆菌包括类杆菌属和梭杆菌属,类杆菌属是最主要的病原菌,以脆弱类杆菌和产黑素类杆菌最常见。G^+厌氧球菌主要为消化球菌属和消化链球菌属。G^-厌氧球菌主要为产碱韦荣球菌。G^+厌氧杆菌中产芽孢的有梭状芽孢杆菌属和产气荚膜杆菌;不产芽孢的为放线菌属、真杆菌属、短棒菌苗属、乳酸杆菌属和双歧杆菌属。外源性厌氧菌肺炎较少见。

(二)需氧菌

需氧菌常形成坏死性肺炎,部分区域发展成肺脓肿,因而其在影像学上比典型的厌氧菌引起的肺脓肿病变分布弥散。

金黄色葡萄球菌是引起肺脓肿的主要G^+需氧菌,是社区获得的呼吸道病原菌之一。通常健康人在流感后可引起严重的金黄色葡萄球菌肺炎,导致肺脓肿形成,并伴薄壁囊性气腔和肺大疱,后者多见于儿童。金黄色葡萄球菌是儿童肺脓肿的主要原因,也是老年人在基础疾病上并发院内获得性感染的主要病原菌。金黄色葡萄球菌也可由体内其他部位的感染灶经血液循环播散,在肺内引起多个病灶,形成血源性肺脓肿,有时很像是肿瘤转移。其他可引起肺脓肿的G^+菌是化脓性链球菌(甲型链球菌,乙型B溶血性链球菌)。

最常引起坏死性肺炎伴肺脓肿的G^-需氧菌为肺炎克雷伯菌,这种肺炎形成一到多个脓肿者占25%,同时常伴菌血症。但需注意有时痰培养结果可能是口咽定植菌,该病病死率高,多见于老年人和化疗患者,肾上腺皮质激素应用者,糖尿病患者也多见。铜绿假单胞菌也影响类似的人群,如免疫功能低下患者、有严重并发症者。铜绿假单胞菌在坏死性过程中形成多发小脓肿。

其他由流感嗜血杆菌、大肠埃希菌、鲍曼不动杆菌、变形杆菌、军团菌等所致坏死性肺炎引起脓肿则少见。

三、病理

肺脓肿时,细支气管受感染物阻塞,病原菌在相应区域形成肺组织化脓性炎症,局部小血管炎性血栓形成、血供障碍,在实变肺中出现小区域散在坏死,中心逐渐液化,坏死的白细胞及死亡细菌积聚,形成脓液,并融合形成1个或多个脓肿。当液化坏死物质通过支气管排出,形成空洞、形成有液平的脓腔,空洞壁表面残留坏死组织。当脓肿腔直径达到2 cm,则称为肺脓肿。炎症累及胸膜可发生局限性胸膜炎。如果在早期及时给予适当抗生素治疗,空洞可完全愈合,胸X线检查可不留下破坏残余或纤维条索影。但如治疗不恰当,引流不畅,炎症进展,则进入慢性阶段。脓肿腔有肉芽组织和纤维组织形成,空洞壁可有血管瘤。脓肿外周细支气管变形和扩张。

四、分类

肺脓肿可按病程分为急性和慢性,或按发生途径分为原发性和继发性。急性肺脓肿通常少于4～6周,病程迁延3个月以上则为慢性肺脓肿。大多数肺脓肿是原发性,通常有促使误吸的因素,或由正常宿主肺炎感染后在肺实质炎症的坏死过程演变而来。而继发性肺脓肿则为原有局部病灶基础上出现的并发症,如支气管内肿瘤、异物或全身性疾病引起免疫功能低下所致。细菌性栓子通过血液循环引致的肺脓肿也为继发性。膈下感染经横膈直接通过淋巴管或膈缺陷进入胸腔或肺实质,也可引起肺脓肿。

五、临床表现

肺脓肿患者的临床表现差异较大。由需氧菌(金黄色葡萄球菌或肺炎克雷伯菌)所致的坏死性肺炎形成的肺脓肿病情急骤、严重,患者有寒战、高热、咳嗽、胸痛等症状。儿童在金黄色葡萄球菌肺炎后发生的肺脓肿也多呈急性过程。一般原发性肺脓肿患者首先表现吸入性肺炎症状,有间歇发热、畏寒、咳嗽、咳痰、胸痛、体重减轻、全身乏力、夜间盗汗等,和一般细菌性肺炎相似,但病程相对慢性化,症状较轻,可能和其吸入物质所含病原体致病力较弱有关。甚至有的起病隐匿,到病程后期多发性肺坏死、脓肿形成,与支气管相交通,则可出现大量脓性痰,如为厌氧菌感染则伴有臭味。但痰无臭味并不能完全排除厌氧菌感染的可能性,因为有些厌氧菌并不产生导致臭味的代谢终端产物,也可能是病灶尚未和气管支气管交通。咯血常见,偶尔可为致死性的。

继发性肺脓肿先有肺外感染症状(如菌血症、心内膜炎、感染性血栓静脉炎、膈下感染),然后出现肺部症状。在原有慢性气道疾病和支气管扩张的患者则可见痰量显著改变。

体格检查无特异性,阳性体征出现与脓肿大小和部位有关。如脓肿较大或接近肺的表面,则可有叩诊浊音,呼吸音降低等实变体征,如涉及胸膜则可闻胸膜摩擦音或胸腔积液体征。

六、诊断

肺脓肿诊断的确立有赖于特征性临床表现及影像学和细菌学检查结果。

(一)病史

原发性肺脓肿有促使误吸因素或口咽部炎症和鼻窦炎的相关病史。继发性肺脓肿则有肺内原发病变或其他部位感染病史。

(二)症状与体征

由需氧菌等引起的原发性肺脓肿呈急性起病,如以厌氧菌感染为主者则呈亚急性或慢性化过程,脓肿破溃与支气管相交通后则痰量增多,出现脓痰或脓性痰,可有臭味,此时临床诊断可成立。体征则无特异性。

(三)实验室检查

1.血常规检查

血白细胞和中性粒细胞计数升高,慢性肺脓肿可有血红蛋白和红细胞计数减少。

2.胸部影像学检查

影像学异常开始表现为肺大片密度增深、边界模糊的浸润影，随后产生1个或多个比较均匀低密度阴影的圆形区。当与支气管交通时，出现空腔，并有气液交界面（液平），形成典型的肺脓肿。有时仅在肺炎症渗出区出现多个小的低密度区，表现为坏死性肺炎。需氧菌引起的肺脓肿周围常有较多的浓密炎性浸润影，而以厌氧菌为主的肺脓肿外周肺组织则较少见浸润影。

病变多位于肺的低垂部位和发病时的体位有关，侧位胸X线片可帮助定位。在平卧位时吸入者75%病变见于下中位背段及后基底段，侧卧位时则位于上叶后外段（由上叶前段和后段分支形成，又称腋段）。右肺多于左肺，这是受重力影响吸入物最易进入的部位。在涉及的肺叶中，病变多分布于近肺胸膜处，室间隔鼓出常是肺炎克雷伯菌感染的特征。病变也可引起胸膜反应、脓胸或气胸。

当肺脓肿愈合时，肺炎性渗出影开始吸收，同时脓腔壁变薄，脓腔逐渐缩小，最后消失。在71例肺脓肿系列观察中，经适当抗生素治疗，13%脓腔在2周消失，44%为4周，59%为6周，3个月内脓腔消失可达70%，当有广泛纤维化发生时，可遗留纤维条索影。慢性肺脓肿脓腔周围有纤维组织增生，脓腔壁增厚，周围细支气管受累，继发变形或扩张。

血源性肺脓肿则见两肺多发炎性阴影，边缘较清晰，有时类似转移性肿瘤，其中可见透亮区和空洞形成。

胸部CT检查对病变定位，坏死性肺炎时肺实质的坏死、液化的判断，特别是对引起继发性肺脓肿的病因诊断均有很大的帮助。

3.微生物学监测

微生物学监测的标本包括痰液、气管吸引物、经皮肺穿刺吸引物和血液等。

(1)痰液及气管分泌物培养：在肺脓肿感染中，需氧菌所占比例正在逐渐增加，特别是在院内感染中。虽然有口咽菌污染的机会，但重复培养对确认致病菌还是有意义的。由于口咽部厌氧菌内环境，痰液培养厌氧菌无意义，但脓肿性痰标本培养阳性，而革兰染色却见到大量细菌，且形态较一致，则可能提示厌氧菌感染。

(2)应用防污染技术对下呼吸道分泌物标本采集是推荐的方法，必要时可采用。厌氧菌培养标本不能接触空气，接种后应放入厌氧培养装置和仪器以维持厌氧环境。气相色谱法检查厌氧菌的挥发脂肪酸，迅速简便，可用于临床用药选择的初步参考。

(3)血液标本培养：因为在血源性肺脓肿时常可有阳性结果，需要进行血培养，但厌氧菌血培养阳性率仅5%。

4.其他

(1)CT引导下经胸壁脓肿穿刺吸引物厌氧菌及需氧菌培养，以及其他无菌体腔标本采集及培养。

(2)纤维支气管镜检查，除通过支气管镜进行下呼吸道标本采集外，也可用于鉴别诊断，排除支气管肺癌、异物等。

七、鉴别诊断

(一)细菌性肺炎

肺脓肿早期表现和细菌性肺炎相似，但除由一些需氧菌所致的肺脓肿外，症状相对较轻，病程相对慢性化。后期脓肿破溃与支气管相交通后则痰量增多，出现脓痰或脓性痰，可有臭味，此时临床诊断则可成立。胸部影像学检查,特别是 CT 检查,容易发现在肺炎症渗出区出现多个小的低密度区。当与支气管交通时,出现空腔,肝有气液交界面(液平),形成典型的肺脓肿。

(二)支气管肺癌

在 50 岁以上男性出现肺空洞性病变时,肺癌(通常为鳞癌)和肺脓肿的鉴别常需考虑。由支气管肺癌引起的空洞性病变(癌性空洞),无吸入病史,其病灶也不一定发生在肺的低垂部位。而肺脓肿则常伴有发热、全身不适、脓性痰、血白细胞和中性粒细胞计数升高,对抗生素治疗反应好。影像学上显示偏心空洞,空洞壁厚,内壁不规则,则常提示恶性病变。痰液或支气管吸引物的细胞学检查以及微生物学涂片和培养对鉴别诊断也有帮助。如对于病灶的诊断持续存在疑问,情况允许时,也可考虑手术切除病灶及相应肺叶。其他肺内恶性病变.包括转移性肺癌和淋巴瘤也可形成空洞病变。

需注意的是肺癌和肺脓肿可能共存,特别在老年人中。因为支气管肿瘤可使其远端引流不畅,分泌物潴留。引起阻塞性肺炎和肺脓肿。一般病程较长,有反复感染史,脓痰量较少。纤维支气管镜检查对确定诊断很有帮助。

(三)肺结核

空洞继发感染肺结核常伴空洞形成,胸部 X 线检查空洞壁较厚,病灶周围有密度不等的散在结节病灶。合并感染时空洞内可有少量液平,临床出现黄痰,但整个病程长,起病缓慢,常有午后低热、乏力、盗汗、慢性咳嗽、食欲缺乏等慢性症状,经治疗后痰中常可找到结核杆菌。

(四)局限性脓胸

局限性脓胸常伴支气管胸膜漏和肺脓肿有时在影像学上不易区别。典型的脓胸在侧位胸片呈“D”字阴影,从后胸壁向前方鼓出。CT 对疑难病例有帮助,可显示脓肿壁有不同厚度,内壁边缘和外表面不规则;而脓胸腔壁则非常光滑,液性密度将增厚的壁层胸膜和受压肺组织下的脏层胸膜分开。

(五)大疱内感染

患者全身症状较胸 X 线片显示状态要轻。在平片和 CT 上常可见细而光滑的大疱边缘,和肺脓肿相比其周围肺组织清晰。以往胸片将有助于诊断。大疱内感染后有时可引起大疱消失,但很少见。

(六)先天性肺病变继发感染

支气管脓肿及其他先天性肺囊肿可能无法和肺脓肿鉴别,除非有以往胸 X 线片进行比较。支气管囊肿未感染时,也不和气管支气管交通,但囊肿最后会出现感染,形成和气管支气管的交通,气体进入囊肿,形成含气囊肿,可呈单发或多发含气空腔,壁薄而均一;合并感染时,其中可见气液平面。如果患者一开始就表现为感染性支气管囊肿,通常清晰的边界就会被周围肺实质炎症和实变所遮掩。囊肿的真正本质只有在周围炎症或渗血消散吸收后才能显示出来。

先天性肺隔离症感染也会同样出现鉴别诊断困难,可通过其所在部位(多位于下叶)及胸部 CT 扫描和磁共振成像(MRI)及造影剂增强帮助诊断,并可确定异常血管供应来源,对手术治疗有帮助。

(七)肺挫伤血肿和肺撕裂

胸部刺伤或挤压伤后,影像学可出现空洞样改变,临床无典型肺脓肿表现,有类似的创伤病史常提示此诊断。

(八)膈疝

通常在后前位胸X线片可显示“双重心影”,在侧位上在心影后可见典型的胃泡,并常有液平。如有疑问可进行钡剂及胃镜检查。

(九)包囊肿和其他肺寄生虫病

包囊肿可穿破,引起复合感染,曾在羊群牧羊分布的区域居住者需考虑此诊断。乳胶凝聚试验,补体结合和酶联免疫吸附试验,也可检测血清抗体,帮助诊断。寄生虫中如肺吸虫也可有类似症状。

(十)真菌和放线菌感染

肺脓肿并不全由厌氧菌和需氧菌所致,真菌、放线菌也可引起肺脓肿。临床鉴别诊断时也需考虑。

(十一)其他

易和肺脓肿混淆的还有空洞型肺栓塞、Wegener 肉芽肿、结节病等,偶尔也会形成空洞。

八、治疗

肺脓肿的治疗应根据感染的微生物种类以及促使产生感染的有关基础或伴随疾病而确定。

(一)抗感染治疗

抗生素应用已有半个世纪,肺脓肿在有效抗生素合理应用下,加上脓液通过和支气管交通向体外排出,因而大多数对抗感染治疗有效。

近年来,某些厌氧菌已产生β-内酰胺酶,在体外或临床上对青霉素耐药,故应结合细菌培养及药敏结果,及时合理选择药物。但由于肺脓肿患者很难及时得到微生物学的阳性结果,故可根据临床表现,感染部位和涂片染色结果分析可能性最大的致病菌种类,进行经验治疗。由于大多数和误吸相关,厌氧菌感染起重要作用,因而青霉素仍是主要治疗药物,但近年来情况已有改变,特别是院内获得感染的肺脓肿。常为多种病原菌的混合感染,故应联合应用对需氧菌有效的药物。

1.青霉素G

该药为首选药物,对厌氧菌和G^+球菌等需氧菌有效。

用法:240万单位/天肌内注射或静脉滴注;严重病例可加量至1 000万单位/天静脉滴注,分次使用。

2.克林霉素

克林霉素是林可霉素的半合成衍生物,但优于林可霉素,对大多数厌氧菌有效,如消化球菌、消化链球菌、类杆菌梭形杆菌、放线菌等。目前有10%~20%脆弱类杆菌及某些梭形杆菌对克林霉素耐药。主要不良反应是假膜性肠炎。

用法:0.6~1.8/d,分2~3次静脉滴注,然后序贯改口服。

3.甲硝唑

该药是杀菌药,对G厌氧菌,如脆弱类杆菌有作用。多为联合应用,不单独使用。通常和青霉素、克林霉素联合用于厌氧菌感染。对微需氧菌及部分链球菌如密勒链球菌效果不佳。

用法:根据病情,一般6~12 g/d,可加量到24 g/d。

4.β-内酰胺类抗生素

某些厌氧菌如脆弱类杆菌可产生β-内酰胺酶,故青霉素、羧苄西林、三代头孢中的头孢噻肟、头孢哌酮效果不佳。对其活性强的药物有碳青霉烯类,替卡西林克拉维酸、头孢西丁等,加酶联合制剂作用也强，如阿莫西林克拉维酸或联合舒巴坦等。

院内获得性感染形成的肺脓肿，多数为需氧菌，并行耐药菌株出现，故需选用β-内酰胺抗生素的第二代、第三代头孢菌素，必要时联合氨基糖苷类。

血源性肺脓肿致病菌多为金黄色葡萄球菌，且多数对青霉素耐药，应选用耐青霉素酶的半合成青霉素的药物，对耐甲氧西林的金黄色葡萄球菌（MRSA），则应选用糖肽类及利奈唑胺等。

给药途径及疗程尚未有大规模的循证医学证据，但一般先以静脉途径给药。

和非化脓性肺炎相比，其发热呈逐渐下降，7 天达到正常。如 1 周未能控制体温，则需再新评估。影像学改变时间长，有时达数周，并有残余纤维化改变。

治疗成功率与治疗开始时症状、存在的时间以及空洞大小有关。对治疗反应不好者，还需注意有无恶性病变存在。总的疗程要 4～6 周，可能需要 3 个月，以防止反复。

（二）引流

（1）痰液引流对于治疗肺脓肿非常重要，体位，引流有助于痰液排出。纤维支气管镜除作为诊断手段，确定继发性脓肿原因外，还可用来经气道内吸引及冲洗，促进引流，利于愈合。有时脓肿大、脓液量多时，需要硬质支气管镜进行引流，以便于保证气道通畅。

（2）合并脓胸时，除全身使用抗生素外，应局部胸腔抽脓或肋间置入导管水封并引流。

（三）外科手术处理

内科治疗无效，或疑及有肿瘤者为外科手术适应证，包括治疗 4～6 周后脓肿不关闭、大出血、合并气胸、支气管胸膜瘘。在免疫功能低下、脓肿进行性扩大时也需考虑手术处理。有效抗生素应用后，目前需外科处理病例已减少（＜15％），手术时要防止脓液进入对侧，麻醉时要置入双腔导管，否则可引起对侧肺脓肿和 ARDS。

九、预后

预后取决于基础病变或继发的病理改变，治疗及时、恰当者，预后良好。厌氧菌和革兰杆菌引起的坏死性肺炎，多表现为脓腔大（直径＞6 cm），多发性脓肿，临床多发于有免疫功能缺陷，年龄大的患者。并发症主要为脓胸、脑脓肿、大咯血等。

十、预防

应注意加强个人卫生，保持口咽内环境稳定，预防各种促使误吸的因素。

（周佃新）

第十节　肺　水　肿

肺内正常的解剖和生理机制保持肺间质水分恒定和肺泡处于理想的湿润状态，以利于完成肺的各种功能。如果某些原因引起肺血管外液体量过度增多甚至渗入肺泡，引起生理功能紊乱，则称之为肺水肿。临床表现主要为呼吸困难、发绀、咳嗽、咳白色或血性泡沫痰，两肺散在湿啰音，影像学呈现为以肺门为中心的蝶状或片状模糊阴影。理解肺液体和溶质转运的基本原理是合理有效治疗肺水肿的基础。

一、肺内液体交换的形态学基础

肺泡表面为上皮细胞，肺泡表面约有90%被扁平Ⅰ型肺泡细胞覆盖，其余为Ⅱ型肺泡细胞(图3-2)。细胞间连接紧密，正常情况下液体不能透过。Ⅱ型肺泡细胞含有丰富的磷脂类物质，主要成分是二软脂酰卵磷脂，其分泌物进入肺泡，在肺泡表面形成一薄层减低肺泡表面张力的肺泡表面活性物质，维持肺泡开放，并有防止肺泡周围间质液向肺泡腔渗漏的功能。Ⅱ型肺泡细胞除了分泌表面活性物质外，还参与钠运输。钠先通过肺泡腔侧的阿米洛利敏感性钠通道进入细胞内，再由位于基膜侧的Na，K-ATP酶将钠泵入肺间质。肺毛细血管内衬着薄而扁平的内皮细胞，内皮细胞间的连接较为疏松，允许少量液体和某些蛋白质颗粒通过。近年来的研究还发现，支气管肺泡上皮还表达4种特异性水转运蛋白或称为水通道蛋白(AQP)1、3、4、5，可加速水的转运，参与肺泡液体的交换。

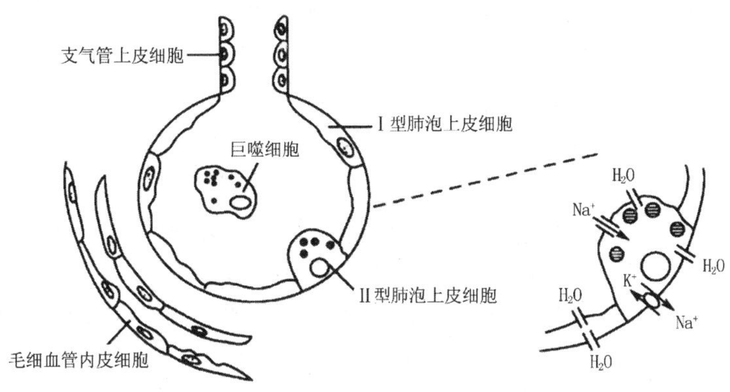

图3-2 肺泡液体交换形态学基础示意图

电镜观察可见肺泡的上皮与血管的基膜之间不是完全融合，与毛细血管相关的肺泡壁存在一侧较薄和一侧较厚的边(图3-3)。薄侧上皮与内皮的基膜相融合，即由肺泡上皮、基膜和毛细血管内皮三层所组成，有利于血与肺泡的气体交换。厚侧由肺毛细血管内皮层、基膜、胶原纤维和弹力纤维交织网、肺泡上皮、极薄的液体层和表面活性物质层组成。上皮与内皮基膜之间被间隙(肺间质)分离，该间隙与支气管血管束周围间隙、小叶间隔和脏层胸膜下的间隙相连通，以利液体交换。进入肺间质的液体主要通过淋巴系统回收。在厚侧肺泡隔中，电镜下可看到神经和点状胶原物质组成的感受器。当间质水分增加，胶原纤维肿胀刺激"J"感受器，传至中枢，反射性使呼吸加深加快，引起胸腔负压增加，淋巴管液体引流量增多。

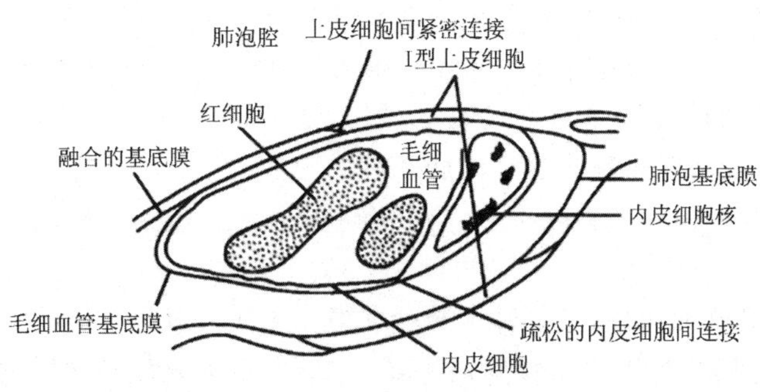

图3-3 肺泡毛细血管结构示意图

二、发病机制

无肺泡液体清除时，控制水分通过生物半透膜的各种因素可用 Starling 公式概括，若同时考虑到滤过面积和回收液体至血管内的机制，可改写为下面公式：

$$EVLW=\{(SA\times Lp)[(P_{mv}-P_{pmv})-\sigma(\pi_{mv}-\pi_{pmv})]\}-Flymph$$

式中 EVLW 为肺血管外液体含量；SA 为滤过面积；Lp 为水流体静力传导率；P_{mv} 和 P_{pmv} 分别为微血管内和微血管周围静水压；σ 为蛋白反射系数；π_{mv} 和 π_{pmv}。分别为微血管内和微血管周围胶体渗透压；Flymph 为淋巴流量，概括了所有将液体回收到血管内的机制。

这里之所以使用微血管而不是毛细血管这一术语，是因为液体滤出还可发生在小动脉和小静脉处。此外，$SA\times Lp=K_f$，是水过系数。虽然很难测定 SA 和 Lp，但其中强调了 SA 对肺内液体全面平衡的重要性。反射系数表示血管对蛋白的通透性。如果半透膜完全阻止可产生渗透压的蛋白通过，σ 值为 1.0，相反，如其对蛋白的滤过没有阻力，σ 值为 0。因此，σ 值可反映血管通透性变化影响渗透压梯度，进而涉及肺血管内外液体流动的作用。肺血管内皮的 σ 值为 0.9，肺泡上皮的 σ 值为 1.0。因此，在某种程度上内皮较肺泡上皮容易滤出液体，导致肺间质水肿发生在肺泡水肿前。

从公式可看出，如果 SA、Lp、P_{mv} 和 π_{pmv} 部分或全部增加，其他因素不变，EVLW 即增多。P_{pmv}、σ、π_{mv} 和 Flymph 的减少也产生同样效应。由于重力和肺机械特性的影响，肺内各部位的 P_{mv} 和 P_{pmv} 并不是均匀一致的。在低于右心房水平的肺区域中，虽然 P_{mv} 和 P_{pmv} 均可升高，但前者的升高程度大于后者，这有助于解释为什么肺水肿易首先发生在重力影响最明显的部位。

正常时，尽管肺微血管和间质静水压力受姿势、重力、肺容量乃至循环液体量变化的影响，但肺间质和肺泡均能保持理想的湿润状态。这是由于淋巴系统、肺间质蛋白和顺应性的特征有助于对抗液体潴留并连续不断地清除肺内多余的水分。肺血管静水压力和通透性增加时，淋巴流量可增加 10 倍以上对抗肺水肿的产生。起次要作用的是肺间质内蛋白的稀释效应，它由微血管内静水压力升高后致使液体滤过增多引起，效应是降低 π_{pmv}，反过来减少净滤过量，但对血管通透性增加引起的肺水肿不起作用。预防肺水肿的另一因素是顺应性变化效应。肺间质中紧密连接的凝胶结构不易变形，顺应性差，肺间质轻度积液后压力即迅速升高，阻止进一步滤过。但同时由于间质腔扩张范围小，当移除肺间质内水分的速度赶不上微血管滤出的速度时，易发生肺泡水肿。

近年来的研究又发现，肺水肿的形成还受肺泡上皮液体清除功能的影响。肺泡Ⅱ型细胞在儿茶酚胺依赖性和非依赖性机制的调节下，可主动清除肺泡内的水分，改善肺水肿。据此，可以推论，肺水肿的发病机制除了 Starling 公式中概括的因素外，还受肺泡上皮主动液体转运功能的左右。只有液体漏出的作用强于回收的作用，并超过了肺泡液体的主动转运能力后才发生肺水肿。而且，肺泡液体转运功能完整也有利于肺水肿的消散。

三、分类

为便于指导临床诊断和治疗，可将肺水肿分为微血管压升高性（高压性肺水肿）、微血管压正常性（常压性肺水肿）和高微血管压合并高肺毛细血管膜通透性肺水肿（混合性肺水肿）3 类（表 3-1）。

表 3-1 肺水肿分类

Ⅰ	高压性肺水肿 心源性：左心衰竭、二尖瓣病、左房黏液瘤 肺静脉受累：原发性静脉闭塞性疾病、纵隔纤维化或肉芽肿病变 神经源性：颅脑外伤、颅内压升高、癫痫发作后
Ⅱ	常压性肺水肿 吸入有毒烟雾和可溶性气溶胶：二氧化氮、二氧化硫、一氧化碳、高浓度氧、臭氧、烟雾烧伤、氨气、氯气、光气、有机磷酸酯 吸入有毒液体：液体性胃内容物、淹溺、高张性造影剂、乙醇 高原肺水肿 新生儿暂时性呼吸急促 胸穿后肺复张胜肺水肿 血浆胶体渗透压减少 淋巴回流障碍 其他：外伤性脂肪栓塞、肺挫伤急性放射性反应、循环毒素（四氧嘧啶、蛇毒）、循环的血管活性物质（组胺、激肽、前列腺素、5-羟色胺）
Ⅲ	混合性肺水肿 吸毒或注射毒品过量 急性呼吸窘迫综合征（ARDS）

四、病理和病理生理

肺表面苍白，含水量增多，切面有大量液体渗出。显微镜下观察，可将其分为间质期、肺泡壁期和肺泡期。

间质期是肺水肿的最早表现，液体局限在肺泡外血管和传导气道周围的疏松结缔组织中，支气管、血管周围腔隙和叶间隔增宽，淋巴管扩张。液体进一步潴留时，进入肺泡壁期。液体蓄积在厚的肺泡毛细血管膜一侧，肺泡壁进行性增厚。发展到肺泡期时，充满液体的肺泡壁会丧失其环形结构，出现褶皱。无论是微血管内压力增高还是通透性增加引起的肺水肿，肺泡腔内液体中蛋白与肺间质内相同时，提示表面活性物质破坏，而且上皮丧失了滤网能力。

肺水肿可影响肺顺应性、弥散功能、通气/血流比值和呼吸类型。其程度与病理改变有关，间质期最轻，肺泡期最重。肺含水量增加和肺表面活性物质破坏，可降低肺顺应性，增加呼吸功。间质和肺泡壁液体潴留可加宽弥散距离。肺泡内部分或全部充满液体可引起弥散面积减少和通气/血流比值降低，产生肺泡动脉血氧分压差增加和低氧血症。区域性肺顺应性差异易使吸入气体进入顺应性好的肺泡，加重通气/血流比值失调。同时由于肺间质积液刺激 J 感受器，呼吸浅速，进一步增加每分钟无效腔通气量，减少呼吸效率、增加呼吸功耗。当呼吸肌疲劳不能代偿性增加通气和保证肺泡通气量后，即出现 CO_2 潴留和呼吸性酸中毒。

此外，肺水肿间质期即可表现出对血流动力学的影响。间质静水压升高可压迫附近微血管，增加肺循环阻力，升高肺动脉压力。低氧和酸中毒还可直接收缩肺血管，进一步恶化血流动力学，加重右心负荷，引起心功能不全。

五、临床表现

高压性肺水肿体检时可发现心脏病体征，临床表现依病程而变化。在肺水肿间质期，患者可主诉咳嗽、胸闷、呼吸困难，但因为增加的水肿液体大多局限在间质腔内，只表现轻度呼吸浅速，听不到啰音。因弥散功能受影响或通气/血流比值失调而出现动脉血氧分压降低。待肺水肿液体渗入到肺泡后，患者可主诉咳白色或血性泡沫痰，出现严重的呼吸困难和端坐呼吸，体检时可听到两肺满布湿啰音。血气分析指示低氧血症加重，甚至出现 CO_2 潴留和混合性酸中毒。

常压性和混合性肺水肿的临床表现可因病因而异，而且同一病因引起肺水肿的临床表现也可依不同的患者而变化。吸入有毒气体后患者可表现为咳嗽、胸闷、气急，听诊可发现肺内干啰音或哮鸣音。吸入胃内容物后主要表现为气短、咳嗽。通常为干咳，如果经抢救患者得以存活，度过急性肺水肿期，可咳出脓性黏痰，痰培养可鉴定出不同种类的需氧菌和厌氧菌。淹溺后，由于肺泡内的水分吸收需要一定时间，可表现咳嗽、肺内湿啰音，血气分析提示严重的持续性低氧血症，部分病例表现为代谢性酸中毒，呼吸性酸中毒少见。高原肺水肿的症状发生在到达高原的12 小时至 3 天，主要为咳嗽、呼吸困难、乏力和咯血，常合并胸骨后不适。体检可发现发绀和心动过速，吸氧或回到海平面后迅速改善。对于吸毒或注射毒品患者来讲，最严重的并发症之一即是肺水肿。过量应用海洛因后，肺水肿的发生率为 48%～75%，也有报道应用美沙酮、右丙氧芬、氯氮䓬和乙氯维诺可诱发肺水肿。患者送到医院时通常已昏迷，鼻腔和口腔喷出粉红色泡沫状水肿液，发生严重的低氧血症、高碳酸血症、呼吸性合并代谢性酸中毒、ARDS(见急性呼吸窘迫综合征)。

六、影像学改变

典型间质期肺水肿的 X 线表现主要为肺血管纹理模糊、增多，肺门阴影不清，肺透光度降低，肺小叶间隔增宽。两下肺肋膈角区可见 Kerley B 线，偶见 Kerley A 线。肺泡水肿主要为腺泡状致密阴影，弥漫分布或局限于一侧或一叶的不规则相互融合的模糊阴影，或呈肺门向外扩展逐渐变淡的蝴蝶状阴影。有时可伴少量胸腔积液。但肺含量增加 30%以上才可出现上述表现。CT 和磁共振成像术可定量甚至区分肺充血和肺间质水肿，尤其是体位变化前后的对比检查更有意义。

七、诊断和鉴别诊断

根据病史、症状、体检和 X 线表现常可对肺水肿做出明确诊断，但需要肺含水量增多超过30%时才可出现明显的 X 线变化，必要时可应用 CT 和磁共振成像术帮助早期诊断和鉴别诊断。热传导稀释法和血浆胶体渗透压-肺毛细血管楔压梯度测定可计算肺血管外含水量及判断有无肺水肿，但均需留置肺动脉导管，为创伤性检查。用 ^{99m}Tc-人血球蛋白微囊或 ^{113}In-运铁蛋白进行肺灌注扫描时，如果通透性增加可聚集在肺间质中，通透性增加性肺水肿尤其明显。此外，高压性肺水肿与常压性肺水肿在处理上有所不同，两者应加以鉴别(表 3-2)。

表 3-2　高压性肺水肿与常压性肺水肿鉴别

项目	高血压肺水肿	常压性肺水肿
病史	有心脏病史	无心脏病史，但有其他基础疾病病史
体征	有心脏病体征	无心脏异常体征
发热和白细胞计数升高	较少	相对较多

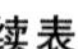

续表

项目	高血压肺水肿	常压性肺水肿
X线表现	自肺门向周围蝴蝶状浸润,肺上野血管影增深	肺门不大,两肺周围弥漫性小斑片阴影
水肿液性质	蛋白含量低	蛋白含量高
水肿液胶体渗透压/血浆胶体渗透压	<0.6	>0.7
肺毛细血管楔压	出现充血性心力衰竭静脉注射时PCWP>2.4 kPa	≤1.6 kPa
肺动脉舒张压-肺毛细血管楔压差	<0.6 kPa	>0.6 kPa
利尿剂治疗效果	心影迅速缩小	心影无变化,且肺部阴影不能在1～2天内消散

八、高压性肺水肿治疗

(一)病因治疗

输液速度过快者应立即停止或减慢速度。尿毒症患者可用透析治疗。感染诱发者应立即应用恰当抗生素。毒气吸入者应立即脱离现场,给予解毒剂。麻醉剂过量摄入者应立即洗胃及给予对抗药。

(二)氧疗

肺水肿患者通常需要吸入较高浓度氧气才能改善低氧血症,最好用面罩给氧。湿化器内置75%～95%乙醇或10%硅酮有助于消除泡沫。

(三)吗啡

每剂5～10 mg皮下或静脉注射可减轻焦虑,并通过中枢性交感神经抑制作用降低周围血管阻力,使血液从肺循环转移到体循环,并可舒张呼吸道平滑肌,改善通气。对心源性肺水肿效果最好,但禁用于休克、呼吸抑制和慢性阻塞性肺疾病合并肺水肿者。

(四)利尿

静脉注射呋塞米40～100 mg或布美他尼1 mg,可迅速利尿、减少循环血量和升高血浆胶体渗透压,减少微血管滤过液体量。此外静脉注射呋塞米还可扩张静脉,减少静脉回流,在利尿作用发挥前即可产生减轻肺水肿的作用。但不宜用于血容量不足者。

(五)血管舒张剂

血管舒张剂是治疗急性高压性肺水肿的有效药物,通过扩张静脉,促进血液向外周再分配,进而降低肺内促进液体滤出的驱动压。此外,还可扩张动脉、降低系统阻力(心脏后负荷),增加心排血量,其效果可在几分钟内出现。对肺水肿有效的血管舒张剂分别是静脉舒张剂、动脉舒张剂和混合性舒张剂。静脉舒张剂代表为硝酸甘油,以10～15 μg/min的速度静脉给药,每3～5分钟增加5～10 μg的剂量直到平均动脉压下降、肺血管压力达到一定的标准、头痛难以忍受或心绞痛减轻。混合性舒张剂代表为硝普钠,通常以10 μg/min的速度静脉给药,每3～5分钟增加5～10 μg的剂量直到达到理想效果。动脉舒张压不应<8.0 kPa(60 mmHg),收缩压峰值应该

高于 12.0 kPa(90 mmHg),多数患者在50～100 μg/min剂量时可以获得理想的效果。

(六)强心剂

强心剂主要适用于快速心房颤动或扑动诱发的肺水肿。2周内未用过洋地黄类药物者,可用毒毛花苷K 0.25 mg或毛花苷C 0.4～0.8 mg溶于葡萄糖内缓慢静脉注射,也可选用氨力农静脉滴注。

(七)β_2受体激动剂

已有研究表明雾化吸入长效、短效β_2受体激动剂,如特布他林或沙美特罗可能有助于预防肺水肿或加速肺水肿的吸收和消散,但其疗效还有待于进一步验证。

(八)肾上腺糖皮质激素

对肺水肿的治疗价值存在分歧。一些研究表明,它能减轻炎症反应和微血管通透性,促进表面活性物质合成,增强心肌收缩力,降低外周血管阻力和稳定溶酶体膜。可应用于高原肺水肿、中毒性肺水肿和心肌炎合并肺水肿。通常用地塞米松 20～40 mg/d 或氢化可的松 400～800 mg/d静脉注射,连续2～3天,但不适合长期应用。

(九)减少肺循环血量

患者坐位,双腿下垂或四肢轮流扎缚静脉止血带,每20分钟轮番放松一肢体5分钟,可减少静脉回心血量。适用于输液超负荷或心源性肺水肿,禁用于休克和贫血患者。

(十)机械通气

出现低氧血症和/或CO_2潴留时,可经面罩或人工气道机械通气,辅以2.9～9.8 kPa(3～10 cmH_2O)呼气末正压。可迅速改善气体交换和通气功能,但无法用于低血压和休克患者。

(周佃新)

第四章

消化内科疾病

第一节　胃食管反流病

一、概说

胃食管反流病(GERD)是指胃内容物反流入食管,引起不适症状和/或并发症的一种疾病。如酸(碱)反流导致的食管黏膜破损称为反流性食管炎(RE)。常见症状有胸骨后疼痛或烧灼感、反酸、胃灼热、恶心、呕吐、咽下困难,甚至吐血等。

本病经常和慢性胃炎,消化性溃疡或食管裂孔疝等病并存,但也可单独存在。广义上讲,凡能引起胃食管反流的情况,如进行性系统性硬化症、妊娠呕吐,以及任何原因引起的呕吐,或长期放置胃管、三腔管等,均可导致胃食管反流,引起继发性反流性食管炎。长期反复不愈的食管炎可致食管瘢痕形成、食管狭窄,或裂孔疝、慢性局限性穿透性溃疡,甚至发生癌变。

2006 年中国胃食管反流病共识意见中提出 GERD 可分为非糜烂性反流病(NERD)、糜烂性食管炎(EE)和 Barrett 食管(BE)三种类型,也可称为 GERD 相关疾病。有人认为 GERD 的三种类型相对独立,相互之间不转化或很少转化,但有些学者则认为这三者之间可能有一定相关性。①NERD 是指存在反流相关的不适症状,但内镜下未见 BE 和食管黏膜破损。②EE 是指内镜下可见食管远段黏膜破损。③BE 是指食管远段的鳞状上皮被柱状上皮所取代。

在 GERD 的三种疾病形式中,NERD 最为常见,EE 可合并食管狭窄、溃疡和消化道出血,BE 有可能发展为食管腺癌。这三种疾病形式之间相互关联和进展的关系需作进一步研究。

蒙特利尔共识意见对 GERD 进行了分类,将 GERD 的表现分为食管综合征和食管外综合征,食管外综合征再分为明确相关和可能相关。

食管综合征包括以下两种。①症状综合征:典型反流综合征,反流性胸痛综合征。②伴食管破损的综合征:反流性食管炎,反流性食管狭窄,Barrett 食管,食管腺癌。

食管外综合征包括以下两种。①明确相关的:反流性咳嗽综合征,反流性喉炎综合征,反流性哮喘综合征,反流性牙侵蚀综合征。②可能相关的:咽炎,鼻窦炎,特发性肺纤维化,复发性中耳炎。

广泛使用 GERD 蒙特利尔定义中公认的名词将会使 GERD 的研究更加全球化。

在正常情况下,食管下端与胃交界线上 3～5 cm 范围内,有一高压带(LES)构成一个压力屏障，能防止胃内容物反流入食管。当食管下端括约肌关闭不全时，或食管黏膜防御功能破坏时，不能防止胃十二指肠内容物反流到食管，以致胃酸、胃蛋白酶、胆盐和胰酶等损伤食管黏膜，均可促使发生胃食管反流病。其中尤以LES功能失调引起的反流性食管炎为主要机制。

二、诊断

（一）临床表现

本病初起，可不出现症状，但有胃食管明显反流者，常出现下列自觉症状。

1.胸骨后烧灼感或疼痛

此为最早最常见的症状，表现为在胸骨后感到烧灼样不适，并向胸骨上切迹、肩胛部或颈部放射，在餐后1小时躺卧或增高腹内压时出现，严重者可使患者于夜间醒来，口服抗酸剂后迅速缓解，但一部分长期有反流症状的患者，亦可伴有挤压性疼痛，与体位或进食无关，抗酸剂不能使之缓解，进酸性或热性液体时，则反使疼痛加重。

但胃灼热亦可在食管运动障碍或心、胆囊及胃十二指肠疾病中出现，确诊仍有赖于其他客观检查。

2.胃、食管反流

胃、食管反流表现为酸性或苦味液体反流到口腔，偶尔有食物从胃反流到口内，若严重者夜间出现反酸，可将液体或食物吸入肺内，引起阵发性咳嗽、呼吸困难及非季节性哮喘等。

3.咽下困难

初期多因炎症而有咽下轻度疼痛和阻塞不顺之感觉，进而食管痉挛，多有间歇性咽下梗阻，后期食管狭窄则咽下困难，甚至有进食后不能咽下的间断反吐现象，严重病例可呈间歇性咽下困难，伴有咽下疼痛，此时，不一定有食管狭窄，可能为食管远端的运动功能障碍，继发食管痉挛所致。慢性患者由于持续的咽下困难，饮食减少，摄取营养不足，体重明显下降。

4.出血

严重的活动性炎症，由于黏膜糜烂出血，可出现大便潜血阳性，或吐出物带血，或引起轻度缺铁性贫血，饮酒后，出血更重。

5.消化道外症状

Delahuntg综合征即发生慢性咽炎，慢性声带炎和气管炎等综合征。这是由于胃食管的经常性反流，对咽部和声带产生损伤性炎症，引起咽部灼酸苦辣感觉；还可以并发Zenker憩室和“唇烧灼”综合征，即发生口腔黏膜糜烂和舌、唇、口腔的烧灼感；反流性食管炎还可导致反复发作的咳嗽、哮喘、夜间呼吸暂停、心绞痛样胸痛。

反流性食管炎出现症状的轻重，与反流量，伴发裂孔疝的大小及内镜所见的组织病变程度均无明显的正相关，而与反流物质和食管黏膜接触时间有密切关系。症状严重者，反流时食管pH在4.0以下，而且酸清除时间明显延长。

（二）辅助检查

1.上消化道内镜检查

上消化道内镜检查有助于确定有无反流性食管炎以及有无并发症，如食管裂孔疝、食管炎性狭窄、食管癌等，结合病理活检有利于明确病变性质。但内镜下的食管炎不一定均有反流所致，还有其他病因如吞服药物、真菌感染、腐蚀剂等，需除外。一般来说，远端食管炎常常由反流引起。

2.钡餐检查

反流性食管炎患者的食管钡餐检查可显示下段食管黏膜皱襞增粗、不光滑,可见浅龛影或伴有狭窄等,食管蠕动可减弱。有时可显示食管裂孔疝,表现为贲门增宽,胃黏膜疝入食管内,尤其在头低位时,钡剂可向食管反流。卧位时如吞咽小剂量的硫酸钡,则显示多数 GERD 患者的食管体部和 LES 排钡延缓。一般来说,此项检查阳性率不高,有时难以判断病变性质。

3.食管 pH 监测

24 小时食管 pH 监测能详细显示酸反流、昼夜酸反流规律、酸反流与症状的关系以及患者对治疗的反应,使治疗个体化。其对 EE 的阳性率>80%,对 NERD 的阳性率为 50%~75%。此项检查虽能显示过多的酸反流,也是迄今为止公认的金标准,但也有假阴性。

4.食管测压

食管测压能显示 LESP 低下,一过性 LES 松弛情况。尤其是松弛后蠕动压低以及食管蠕动收缩波幅低下或消失,这些正是胃食管反流的运动病理基础。在 GERD 的诊断中,食管测压除帮助食管 pH 电极定位、术前评估食管功能和预测手术外,还能预测抗反流治疗的疗效和是否需长期维持治疗。

5.食管胆汁反流监测

其方法是将光纤导管的探头放置 LES 上缘之上 5 cm 处,以分光光度法监测食管反流物内的胆红素含量,并将结果输回光电子系统。胆汁是十二指肠内容物的重要成分。其中含有的胆红素是胆汁中的主要的色素成分,在 453 nm 处有特殊的吸收高峰,可间接表明食管暴露于十二指肠内容物的情况。此项检查虽能间接反映十二指肠胃食管的反流情况,但有其局限性,一是胆红素不是唯一的有害物质,二是反流物中的黏液、食物颗粒、血红蛋白等的影响可出现假阳性的结果。

6.其他

对食管黏膜超微结构的研究可了解反流存在的病理生理学基础;无线食管 pH 测定可提供更长时间的酸反流检测;腔内阻抗技术的应用可监测所有反流事件,明确反流物的性质(气体、液体或气体液体混合物),与食管 pH 监测联合应用可明确反流物为酸性或非酸性以及反流物与反流症状的关系。

三、临床诊断

(一)GERD 诊断

1.临床诊断

(1)有典型的胃灼热和反流症状,且无幽门梗阻或消化道梗阻的证据,临床上可考虑为 GERD。

(2)有食管外症状,又有反流症状,可考虑是反流相关或可能相关的食管外症状,如反流相关的咳嗽、哮喘。

(3)如仅有食管外症状,但无典型的胃灼热和反流症状,尚不能诊断为 GERD。宜进一步了解食管外症状发生的时间、与进餐和体位的关系以及其他诱因。需注意有无重叠症状(如同时有 GERD 和肠易激综合征或功能性消化不良)、焦虑、抑郁状态、睡眠障碍等。

2.上消化道内镜检查

由于我国是胃癌、食管癌的高发国家,内镜检查已广泛开展,因此,对于拟诊患者一般先进行内镜检查,特别是症状发生频繁、程度严重,伴有报警征象,或有肿瘤家族史,或患者很希望内镜检查时。上消化道内镜检查有助于确定有无反流性食管炎及有无并发症,如食管裂孔疝、食管炎性狭窄以及食管癌等;有助于 NERD 的诊断;先行内镜检查比先行诊断性治疗,能够有效地缩短诊断时间。对食管黏膜破损者,可按 1994 年洛杉矶会议提出的分级标准,将内镜下食管病变严重程度分为 A～D 级。A 级:食管黏膜有一个或几个<5 mm 的黏膜损伤。B 级:同 A 级外,连续病变黏膜损伤>5 mm。C 级:非环形的超过两个皱襞以上的黏膜融合性损伤(范围<75%食管周径)。D 级:广泛黏膜损伤,病灶融合,损伤范围>75%食管周径或全周性损伤。

3.诊断性治疗

对拟诊患者或疑有反流相关食管外症状的患者,尤其是上消化道内镜检查阴性时,可采用诊断性治疗。

质子泵抑制剂(PPI)诊断性治疗(PPI 试验)已被证实是行之有效的方法。建议服用标准剂量 PPI 一天 2 次,疗程 1～2 周。服药后如症状明显改善,则支持酸相关 GERD 的诊断;如症状改善不明显,则可能有酸以外的因素参与或不支持诊断。

PPI 试验不仅有助于诊断 GERD,同时还启动了治疗。其本质在于 PPI 阳性与否充分强调了症状与酸之间的关系,是反流相关的检查。PPI 阴性有以下几种可能:①抑酸不充分;②存在酸以外因素诱发的症状;③症状不是反流引起的。

PPI 试验具有方便、可行、无创和敏感性高的优点,缺点是特异性较低。

(二)NERD 诊断

1.临床诊断

NERD 主要依赖症状学特点进行诊断,典型的症状为胃灼热和反流。患者以胃灼热症状为主诉时,如能排除可能引起胃灼热症状的其他疾病,且内镜检查未见食管黏膜破损,可做出 NERD 的诊断。

2.相关检查

内镜检查对 NERD 的诊断价值在于可排除 EE 或 BE 以及其他上消化道疾病,如溃疡或胃癌。

3.诊断性治疗

PPI 试验是目前临床诊断 NERD 最为实用的方法。PPI 治疗后,胃灼热等典型反流症状消失或明显缓解提示症状与酸反流相关,如内镜检查无食管黏膜破损的证据,临床可诊断为 NERD。

(三)BE 诊断

1.临床诊断

BE 本身通常不引起症状,临床主要表现为 GERD 的症状,如胃灼热、反流、胸骨后疼痛、吞咽困难等。但约 25%的患者无 GERD 症状,因此在筛选 BE 时不应仅局限于有反流相关症状的人群,行常规胃镜检查时,对无反流症状的患者也应注意有无 BE 存在。

2.内镜诊断

BE 的诊断主要根据内镜检查和食管黏膜活检结果。如内镜检查发现食管远端有明显的柱状上皮化生并得到病理学检查证实时,即可诊断为 BE。按内镜下表现分型如下。①全周型:红色黏膜向食管延伸,累及全周,与胃黏膜无明显界限,游离缘距 LES 在 3 cm 以上。②岛型:齿状线 1 cm 以上出现斑片状红色黏膜。舌型:与齿状线相连,伸向食管呈火舌状。

按柱状上皮化生长度分为以下 2 种。①长段 BE：上皮化生累及食管全周，且长度≥3 cm。②短段 BE：柱状上皮化生未累及食管全周，或虽累及全周，但长度＜3 cm。

内镜表现如下。①SCJ 内镜标志：食管鳞状上皮表现为淡粉色光滑上皮，胃柱状上皮表现为橘红色，鳞、柱状上皮交界处构成的齿状 Z 线，即为 SCJ。②EGJ内镜标志：为管状食管与囊状胃的交界处，其内镜下定位的标志为最小充气状态下胃黏膜皱襞的近侧缘和/或食管下端纵行栅栏样血管末梢。③明确区分 SCJ 及 EGJ：这对于识别 BE 十分重要，因为在解剖学上 EGJ 与内镜观察到的 SCJ 并不一致，且反流性食管炎黏膜在外观上可与 BE 混淆，所以确诊 BE 需病理活检证实。④BE 内镜下典型表现：EGJ 近端出现橘红色柱状上皮，即 SCJ 与 EGJ 分离。BE 的长度测量应从 EGJ 开始向上至 SCJ。内镜下亚甲蓝染色有助于对灶状肠化生的定位，并能指导活检。

3.病理学诊断

(1)活检取材：推荐使用四象限活检法，即常规从 EGJ 开始向上以 2 cm 的间隔分别在 4 个象限取活检；对疑有 BE 癌变者应向上每隔 1 cm 在 4 个象限取活检对有溃疡、糜烂、斑块、小结节狭窄和其他腔内异常者，均应取活检行病理学检查。

(2)组织分型。①贲门腺型：与贲门上皮相似，有胃小凹和黏液腺，但无主细胞和壁细胞。②胃底腺型：与胃底上皮相似，可见主细胞和壁细胞，但 BE 上皮萎缩较明显，腺体较少且短小，此型多分布于 BE 远端近贲门处。③特殊肠化生型：又称Ⅲ型肠化生或不完全小肠化生型，分布于鳞状细胞和柱状细胞交界处，化生的柱状上皮中可见杯状细胞为其特征性改变。

(3)BE 的异型增生。①低度异型增生(LGD)：由较多小而圆的腺管组成，腺上皮细胞拉长，细胞核染色质浓染，核呈假复层排列，黏液分泌很少或不分泌，增生的细胞可扩展至黏膜表面。②高度异型增生(HGD)：腺管形态不规则，呈分支或折叠状，有些区域失去极性。与 LGD 相比，HGD 细胞核更大、形态不规则且呈簇状排列，核膜增厚，核仁呈明显双嗜性，间质无浸润。

四、鉴别诊断

(一)反流性食管炎

两病可合并存在，在临床上，两者均可出现反流性症状，如胃灼热感、反酸、咽下困难及出血等。也可因腹内压或胃内压增高而加重症状。但反流性食管炎症状仅限于胃食管反流现象。而食管裂孔疝不但影响食管，也侵及附近神经，甚至影响心肺功能，故其反流症状较重，胸骨后可出现明显疼痛，也可出现咽部异物感和阵发性心律不齐。而在诊断上，食管裂孔疝主要依靠 X 线钡餐，而反流性食管炎主要依靠内镜。

(二)食管贲门黏膜撕裂综合征

前者最典型的病史是先有干呕或呕吐正常胃内容物一次或多次，随后呕吐新鲜血液，诊断主要靠内镜。由于浅表的撕裂病损，在出血后 48～72 小时内多数已愈合，因此应及时做内镜检查。

(三)食管贲门失弛缓症

这是一种食管的神经肌肉功能障碍性疾病，也可出现如反流性食管炎样的食物反流、吞咽困难及胸骨后疼痛等症状。但本症多见于 20～40 岁的年轻患者，发病常与情绪波动及冷饮有关。X 线钡餐检查，可见鸟嘴状及钡液平面等特征性改变。食管压力测定可观察到食管下端 2/3 无蠕动，吞咽时 LES 压力比静止压升高 1.3 kPa(10 mmHg)，并松弛不完全，必要时可做内镜检查，以排除其他疾病。

(四)弥漫性食管痉挛

弥漫性食管痉挛也可伴有吞咽困难和胸骨后疼痛,是一种食管下端 2/3 无蠕动而又强烈收缩的疾病,一般不常见,可发生在任何年龄。食管钡餐检查可见"螺旋状食管",即食管收缩时食管外观呈锯齿状。食管测压试验可观察到反复非蠕动性高幅度持久的食管收缩。

(五)食管癌

食管癌以进行性咽下困难为典型症状,出现胃灼热和反酸的症状较少,但若由于癌瘤的糜烂及溃疡形成或伴有食管炎症,亦可见到胸骨后烧灼痛,一般进行食管 X 线钡餐检查,或食管镜检查,不难与反流性食管炎做出鉴别。

五、并发症

(一)食管并发症

1.反流性食管炎

反流性食管炎是内镜下可见远段食管黏膜的破损,甚至出现溃疡,是胃食管反流病食管损伤的最常见后果和表现。

2.Barrett 食管

Barrett 食管多发生于鳞状上皮与柱状上皮交界处。蒙特利尔定义认为,当内镜疑似食管化生活检发现柱状上皮时,应诊断为 Barrett 食管,并具体说明是否存在肠型化生。

3.食管狭窄和出血

反流性食管狭窄是严重反流性疾病的结果。长期食管炎症由于瘢痕形成而致食管狭窄,表现为吞咽困难,反胃和胸骨后疼痛,狭窄多发生于食管下段。GERD 引起的出血罕见,主要见于食管溃疡者。

4.食管腺癌

蒙特利尔共识意见明确指出食管腺癌是 GERD 的并发症,食管腺癌的危险性与胃灼热的频率和时间成正比,慢性 GERD 症状增加食管腺癌的危险性。长节段 Barrett 食管伴化生是食管腺癌最重要的、明确的危险因素。

(二)食管外并发症

反流性食管炎由于反流的胃液侵袭咽部、声带和气管,引起慢性咽炎、声带炎和气管炎,甚至吸入性肺炎。

六、治疗

(一)改变生活方式

抬高床头、睡前 3 小时不再进食、避免高脂肪食物、戒烟酒、减少摄入可以降低食管下段括约肌(LES)压力的食物(如巧克力、薄荷、咖啡、洋葱、大蒜等)。减轻体质量可减少 GERD 患者反流症状。

(二)抑制胃酸分泌

抑制胃酸的药物包括 H_2 受体阻滞剂(H_2-RA)和质子泵抑制剂(PPI)等。

1.初始治疗的目的是尽快缓解症状,治愈食管炎

(1)H_2-RA 仅适用于轻至中度 GERD 治疗。H_2-RA(西咪替丁、雷尼替丁、法莫替丁等)治疗反流性 GERD 的食管炎愈合率为 50%～60%,胃灼热症状缓解率为 50%。

(2)PPI 是 GERD 治疗中最常用的药物,伴有食管炎的 GERD 治疗首选。临床奥美拉唑、兰索拉唑、泮托拉唑、雷贝拉唑和埃索美拉唑可供选用。在标准剂量下,新一代 PPI 具有更强的抑酸作用。

PPI 治疗糜烂性食管炎的内镜下 4 周、8 周愈合率分别为 80%和 90%左右,PPI 推荐采用标准剂量,疗程 8 周。部分患者症状控制不满意时可加大剂量或换一种 PPI。

(3)非糜烂性反流病(NERD)治疗的主要药物是 PPI。由于 NERD 发病机制复杂,PPI 对其症状疗效不如糜烂性食管炎,但 PPI 是治疗 NERD 的主要药物,治疗的疗程应不少于 8 周。

2.维持治疗是巩固疗效、预防复发的重要措施

GERD 是一种慢性疾病,停药后半年的食管炎与症状复发率分别为 80%和 90%,故经初始治疗后,为控制症状、预防并发症,通常需采取维持治疗。

目前维持治疗的方法有 3 种:维持原剂量或减量、间歇用药、按需治疗。采取哪一种维持治疗方法,主要根据患者症状及食管炎分级来选择药物与剂量,通常严重的糜烂性食管炎(LAC-D 级)需足量维持治疗,NERD 可采用按需治疗。H_2-RA 长期使用会产生耐受性,一般不适合作为长期维持治疗的药物。

(1)原剂量或减量维持:维持原剂量或减量使用 PPI,每天 1 次,长期使用以维持症状持久缓解,预防食管炎复发。

(2)间歇治疗:PPI 剂量不变,但延长用药周期,最常用的是隔天疗法。3 天 1 次或周末疗法因间隔太长,不符合 PPI 的药代动力学,抑酸效果较差,不提倡使用。在维持治疗过程中,若症状出现反复,应增至足量 PPI 维持。

(3)按需治疗:按需治疗仅在出现症状时用药,症状缓解后即停药。按需治疗建议在医师指导下,由患者自己控制用药,没有固定的治疗时间,治疗费用低于维持治疗。

3.Barrett 食管(BE)治疗

虽有文献报道 PPI 能延缓 BE 的进程,尚无足够的循证依据证实其能逆转 BE。BE 伴有糜烂性食管炎及反流症状者,采用大剂量 PPI 治疗,并长期维持治疗。

4.控制夜间酸突破(NAB)

NAB 指在每天早、晚餐前服用 PPI 治疗的情况下,夜间胃内 pH<4 持续时间>1 小时。控制 NAB 是治疗 GERD 的措施之一。治疗方法包括调整 PPI 用量、睡前加用 H_2-RA、应用血浆半衰期更长的 PPI 等。

(三)对 GERD 可选择性使用促动力药物

在 GERD 的治疗中,抑酸药物治疗效果不佳时,考虑联合应用促动力药物,特别是对于伴有胃排空延迟的患者。

(四)手术与内镜治疗应综合考虑,慎重决定

GERD 手术与内镜治疗的目的是增强 LES 抗反流作用,缓解症状,减少抑酸剂的使用,提高患者的生活质量。

BE 伴高度不典型增生、食管严重狭窄等并发症,可考虑内镜或手术治疗。

(张余坤)

第二节 消化性溃疡

消化性溃疡主要指发生在胃和十二指肠的慢性溃疡，即胃溃疡(GU)和十二指肠溃疡(DU)，因溃疡形成与胃酸/胃蛋白酶的消化作用有关而得名。溃疡的黏膜缺损超过黏膜肌层，不同于糜烂。

一、流行病学

消化性溃疡是全球性常见病。西方国家资料显示，自20世纪50年代以后，消化性溃疡发病率呈下降趋势。我国临床统计资料提示，消化性溃疡患病率在近十多年来亦开始呈下降趋势。本病可发生于任何年龄，但中年最为常见，DU多见于青壮年，而GU多见于中老年，后者发病高峰比前者约迟10年。男性患病比女性较多。临床上，DU比GU为多见，两者之比为(2～3)∶1，但有地区差异，在胃癌高发区GU所占的比例有所增加。

二、病因和发病机制

在正常生理情况下，胃十二指肠黏膜经常接触有强侵蚀力的胃酸和在酸性环境下被激活、能水解蛋白质的胃蛋白酶。此外，还经常受摄入的各种有害物质的侵袭，但却能抵御这些侵袭因素的损害，维持黏膜的完整性，这是因为胃十二指肠黏膜具有一系列防御和修复机制。目前认为，胃十二指肠黏膜的这一完善而有效的防御和修复机制，足以抵抗胃酸/胃蛋白酶的侵蚀。一般而言，只有当某些因素损害了这一机制才可能发生胃酸/胃蛋白酶侵蚀黏膜而导致溃疡形成。近年的研究已经明确，幽门螺杆菌和非甾体抗炎药是损害胃十二指肠黏膜屏障从而导致消化性溃疡发病的最常见病因。少见的特殊情况，当过度胃酸分泌远远超过黏膜的防御和修复作用也可能导致消化性溃疡发生。现将这些病因及其导致溃疡发生的机制分述如下。

(一)幽门螺杆菌

确认幽门螺杆菌为消化性溃疡的重要病因主要基于两方面的证据：①消化性溃疡患者的幽门螺杆菌检出率显著高于对照组的普通人群，在DU的检出率约为90%、GU为70%～80%(幽门螺杆菌阴性的消化性溃疡患者往往能找到NSAIDs服用史等其他原因)；②大量临床研究肯定，成功根除幽门螺杆菌后溃疡复发率明显下降，用常规抑酸治疗后愈合的溃疡年复发率为50%～70%，而根除幽门螺杆菌可使溃疡复发率降至5%以下，这就表明去除病因后消化性溃疡可获治愈。至于何以在感染幽门螺杆菌的人群中仅有少部分人(约15%)发生消化性溃疡，一般认为，这是幽门螺杆菌、宿主和环境因素三者相互作用的不同结果。

幽门螺杆菌感染导致消化性溃疡发病的确切机制尚未阐明。目前比较普遍接受的一种假说试图将幽门螺杆菌、宿主和环境3个因素在DU发病中的作用统一起来。该假说认为，胆酸对幽门螺杆菌生长具有强烈的抑制作用，因此正常情况下幽门螺杆菌无法在十二指肠生存，十二指肠球部酸负荷增加是DU发病的重要环节，因为酸可使结合胆酸沉淀，从而有利于幽门螺杆菌在十二指肠球部生长。幽门螺杆菌只能在胃上皮组织定植，因此在十二指肠球部存活的幽门螺杆菌只有当十二指肠球部发生胃上皮化生才能定植下来，而据认为十二指肠球部的胃上皮化生是十二指肠对酸负荷的一种代偿反应。十二指肠球部酸负荷增加的原因，一方面与幽门螺杆菌感染引起慢性胃窦炎有关，幽门螺杆菌感染直接或间接作用于胃窦D、G细胞，削弱了胃酸分泌的负反馈调节，从而导致餐后胃酸分泌增加；另一方面，吸烟、应激和遗传等因素均与胃酸分泌增加有关。定植在十二指肠球部的幽门螺杆菌引起十二指肠炎症，炎症削弱了十二指肠黏膜的防御和修复功能，在胃酸/胃蛋白酶的侵蚀下最终导致DU发生。十二指肠炎症同时导致十二指肠黏膜分泌碳酸氢盐减少，间接增加十二指肠的酸负荷，进一步促进DU的发生和发展过程。

对幽门螺杆菌引起GU的发病机制研究较少，一般认为是幽门螺杆菌感染引起的胃黏膜炎症削弱了胃黏膜的屏障功能，胃溃疡好发于非泌酸区与泌酸区交界处的非泌酸区侧，反映了胃酸对屏障受损的胃黏膜的侵蚀作用。

（二）非甾体抗炎药（NSAIDs）

NSAIDs是引起消化性溃疡的另一个常见病因。大量研究资料显示，服用NSAIDs患者发生消化性溃疡及其并发症的危险性显著高于普通人群。临床研究报道，在长期服用NSAIDs患者中10%～25%可发现胃或十二指肠溃疡，有1%～4%的患者发生出血、穿孔等溃疡并发症。NSAIDs引起的溃疡以GU较DU多见。溃疡形成及其并发症发生的危险性除与服用NSAIDs种类、剂量、疗程有关外，尚与高龄、同时服用抗凝血药、糖皮质激素等因素有关。

NSAIDs通过削弱黏膜的防御和修复功能而导致消化性溃疡发病，损害作用包括局部作用和系统作用两方面，系统作用是主要致溃疡机制，主要是通过抑制环加氧酶（COX）而起作用。COX是花生四烯酸合成前列腺素的关键限速酶，COX有两种异构体，即结构型COX-1和诱生型COX-2。COX-1在组织细胞中恒量表达，催化生理性前列腺素合成而参与机体生理功能调节；COX-2主要在病理情况下由炎症刺激诱导产生，促进炎症部位前列腺素的合成。传统的NSAIDs如阿司匹林、吲哚美辛等旨在抑制COX-2而减轻炎症反应，但特异性差，同时抑制了COX-1，导致胃肠黏膜生理性前列腺素E合成不足。后者通过增加黏液和碳酸氢盐分泌、促进黏膜血流增加、细胞保护等作用在维持黏膜防御和修复功能中起重要作用。

NSAIDs和幽门螺杆菌是引起消化性溃疡发病的两个独立因素，至于两者是否有协同作用则尚无定论。

（三）胃酸/胃蛋白酶

消化性溃疡的最终形成是由于胃酸/胃蛋白酶对黏膜自身消化所致。因胃蛋白酶活性是pH依赖性的，在pH＞4时便失去活性，因此，在探讨消化性溃疡发病机制和治疗措施时主要考虑胃酸。无酸情况下罕有溃疡发生及抑制胃酸分泌药物能促进溃疡愈合的事实均确证胃酸在溃疡形成过程中的决定性作用，是溃疡形成的直接原因。胃酸的这一损害作用一般只有在正常黏膜防御和修复功能遭受破坏时才能发生。

DU患者中约有1/3存在五肽胃泌素刺激的最大酸排量（MAO）增高，其余患者MAO多在正常高值，DU患者胃酸分泌增高的可能因素及其在DU发病中的间接及直接作用已如前述。GU患者基础酸排量（BAO）及MAO多属正常或偏低。对此，可能解释为GU患者多伴多灶萎缩性胃炎，因而胃体壁细胞泌酸功能已受影响，而DU患者多为慢性胃窦炎，胃体黏膜未受损或受损轻微因而仍能保持旺盛的泌酸能力。少见的特殊情况如胃泌素瘤患者，极度增加的胃酸分泌的攻击作用远远超过黏膜的防御作用，而成为溃疡形成的起始因素。近年来，非幽门螺杆菌、非NSAIDs（也非胃泌素瘤）相关的消化性溃疡报道有所增加，这类患者病因未明，是否与高酸分泌有关尚有待研究。

(四)其他因素

下列因素与消化性溃疡发病有不同程度的关系。

(1)吸烟:吸烟者消化性溃疡发生率比不吸烟者高,吸烟影响溃疡愈合和促进溃疡复发。吸烟影响溃疡形成和愈合的确切机制未明,可能与吸烟增加胃酸分泌、减少十二指肠及胰腺碳酸氢盐分泌、影响胃十二指肠协调运动、黏膜损害性氧自由基增加等因素有关。

(2)遗传:遗传因素曾一度被认为是消化性溃疡发病的重要因素,但随着幽门螺杆菌在消化性溃疡发病中的重要作用得到认识,遗传因素的重要性受到挑战。例如,消化性溃疡的家族史可能是幽门螺杆菌感染的“家庭聚集”现象;O 型血胃上皮细胞表面表达更多黏附受体而有利于幽门螺杆菌定植。因此,遗传因素的作用尚有待进一步研究。

(3)急性应激可引起应激性溃疡已是共识。但在慢性溃疡患者,情绪应激和心理障碍的致病作用却无定论。临床观察发现长期精神紧张、过劳,确实易使溃疡发作或加重,但这多在慢性溃疡已经存在时发生,因此情绪应激可能主要起诱因作用,可能通过神经内分泌途径影响胃十二指肠分泌、运动和黏膜血流的调节。

(4)胃十二指肠运动异常:研究发现部分 DU 患者胃排空增快,这可使十二指肠球部酸负荷增大;部分 GU 患者有胃排空延迟,这可增加十二指肠液反流入胃,加重胃黏膜屏障损害。但目前认为,胃肠运动障碍不大可能是原发病因,但可加重幽门螺杆菌或 NSAIDs 对黏膜的损害。

概言之,消化性溃疡是一种多因素疾病,其中幽门螺杆菌感染和服用 NSAIDs 是已知的主要病因,溃疡发生是黏膜侵袭因素和防御因素失平衡的结果,胃酸在溃疡形成中起关键作用。

三、病理

DU 发生在球部,前壁比较常见;GU 多在胃角和胃窦小弯。组织学上,GU 大多发生在幽门腺区(胃窦)与泌酸腺区(胃体)交界处的幽门腺区一侧。幽门腺区黏膜可随年龄增长而扩大(假幽门腺化生和/或肠化生),使其与泌酸腺区之交界线上移,故老年患者 GU 的部位多较高。溃疡一般为单个,也可多个,呈圆形或椭圆形。DU 直径多$<$10 mm,GU 要比 DU 稍大。亦可见到直径$>$2 cm的巨大溃疡。溃疡边缘光整、底部洁净,由肉芽组织构成,上面覆盖有灰白色或灰黄色纤维渗出物。活动性溃疡周围黏膜常有炎症水肿。溃疡浅者累及黏膜肌层,深者达肌层甚至浆膜层,溃破血管时引起出血,穿破浆膜层时引起穿孔。溃疡愈合时周围黏膜炎症、水肿消退,边缘上皮细胞增生覆盖溃疡面,其下的肉芽组织纤维转化,变为瘢痕,瘢痕收缩使周围黏膜皱襞向其集中。

四、临床表现

上腹痛是消化性溃疡的主要症状,但部分患者可无症状或症状较轻以致不为患者所注意,而以出血、穿孔等并发症为首发症状。典型的消化性溃疡有如下临床特点:①慢性过程,病史可达数年至数十年。②周期性发作,发作与自发缓解相交替,发作期可为数周或数月,缓解期亦长短不一,短者数周、长者数年;发作常有季节性,多在秋冬或冬春之交发病,可因精神情绪不良或过劳而诱发。③发作时上腹痛呈节律性,表现为空腹痛即餐后 2～4 小时和/或午夜痛,腹痛多为进食或服用抗酸药所缓解,典型节律性表现在 DU 多见。

(一)症状

上腹痛为主要症状,性质多为灼痛,亦可为钝痛、胀痛、剧痛或饥饿样不适感。多位于中上

腹,可偏右或偏左。一般为轻至中度持续性痛。疼痛常有典型的节律性如上述。腹痛多在进食或服用抗酸药后缓解。

部分患者无上述典型表现的疼痛,而仅表现为无规律性的上腹隐痛或不适。具或不具典型疼痛者均可伴有反酸、嗳气、上腹胀等症状。

(二)体征

溃疡活动时上腹部可有局限性轻压痛,缓解期无明显体征。

五、特殊类型的消化性溃疡

(一)复合溃疡

复合溃疡指胃和十二指肠同时发生的溃疡。DU 往往先于 GU 出现。幽门梗阻发生率较高。

(二)幽门管溃疡

幽门管位于胃远端,与十二指肠交界,长约 2 cm。幽门管溃疡与 DU 相似,胃酸分泌一般较高。幽门管溃疡上腹痛的节律性不明显,对药物治疗反应较差,呕吐较多见,较易发生幽门梗阻、出血和穿孔等并发症。

(三)球后溃疡

DU 大多发生在十二指肠球部,发生在球部远段十二指肠的溃疡称球后溃疡。多发生在十二指肠乳头的近端。具 DU 的临床特点,但午夜痛及背部放射痛多见,对药物治疗反应较差,较易并发出血。

(四)巨大溃疡

巨大溃疡指直径>2 cm 的溃疡。对药物治疗反应较差、愈合时间较慢,易发生慢性穿透或穿孔。胃的巨大溃疡注意与恶性溃疡鉴别。

(五)老年人消化性溃疡

近年,老年人发生消化性溃疡的报道增多。临床表现多不典型,GU 多位于胃体上部甚至胃底部,溃疡常较大,易误诊为胃癌。

(六)无症状性溃疡

约 15%消化性溃疡患者可无症状,而以出血、穿孔等并发症为首发症状。可见于任何年龄,以老年人较多见;NSAIDs 引起的溃疡近半数无症状。

六、实验室和其他检查

(一)胃镜检查

胃镜检查是确诊消化性溃疡首选的检查方法。胃镜检查不仅可对胃十二指肠黏膜直接观察、摄像,还可在直视下取活组织作病理学检查及幽门螺杆菌检测,因此胃镜检查对消化性溃疡的诊断及胃良、恶性溃疡鉴别诊断的准确性高于 X 线钡餐检查。例如,在溃疡较小或较浅时钡餐检查有可能漏诊;钡餐检查发现十二指肠球部畸形可有多种解释;活动性上消化道出血是钡餐检查的禁忌证;胃的良、恶性溃疡鉴别必须由活组织检查来确定。

内镜下消化性溃疡多呈圆形或椭圆形,也有呈线形,边缘光整,底部覆有灰黄色或灰白色渗出物,周围黏膜可有充血、水肿,可见皱襞向溃疡集中。内镜下溃疡可分为活动期(A)、愈合期(H)和瘢痕期(S)3 个病期,其中每个病期又可分为 1 和 2 两个阶段。

(二)X 线钡餐检查

X 线钡餐检查适用于对胃镜检查有禁忌或不愿接受胃镜检查者。溃疡的 X 线征象有直接和间接两种：龛影是直接征象，对溃疡有确诊价值；局部压痛、十二指肠球部激惹和球部畸形、胃大弯侧痉挛性切迹均为间接征象，仅提示可能有溃疡。

(三)幽门螺杆菌检测

幽门螺杆菌检测应列为消化性溃疡诊断的常规检查项目，因为有无幽门螺杆菌感染决定治疗方案的选择。检测方法分为侵入性和非侵入性两大类。前者需通过胃镜检查取胃黏膜活组织进行检测，主要包括快呋塞米素酶试验、组织学检查和幽门螺杆菌培养；后者主要有^{13}C或^{14}C尿素呼气试验、粪便幽门螺杆菌抗原检测及血清学检查(定性检测血清抗幽门螺杆菌 IgG 抗体)。

快呋塞米素酶试验是侵入性检查的首选方法，操作简便、费用低。组织学检查可直接观察幽门螺杆菌，与快呋塞米素酶试验结合，可提高诊断准确率。幽门螺杆菌培养技术要求高，主要用于科研。^{13}C或^{14}C尿素呼气试验检测幽门螺杆菌敏感性及特异性高而无须胃镜检查，可作为根除治疗后复查的首选方法。

应注意，近期应用抗生素、质子泵抑制剂、铋剂等药物，因有暂时抑制幽门螺杆菌作用，会使上述检查(血清学检查除外)呈假阴性。

(四)胃液分析和血清胃泌素测定

胃液分析和血清胃泌素测定一般仅在疑有胃泌素瘤时做鉴别诊断之用。

七、诊断和鉴别诊断

慢性病程、周期性发作的节律性上腹疼痛，且上腹痛可为进食或抗酸药所缓解的临床表现是诊断消化性溃疡的重要临床线索。但应注意，一方面有典型溃疡样上腹痛症状者不一定是消化性溃疡，另一方面部分消化性溃疡患者症状可不典型甚至无症状。因此，单纯依靠病史难以做出可靠诊断。确诊有赖胃镜检查。X 线钡餐检查发现龛影亦有确诊价值。

鉴别诊断本病主要临床表现为慢性上腹痛，当仅有病史和体检资料时，需与其他有上腹痛症状的疾病如肝、胆、胰、肠疾病和胃的其他疾病相鉴别。功能性消化不良临床常见且临床表现与消化性溃疡相似，应注意鉴别。如做胃镜检查，可确定有无胃十二指肠溃疡存在。

胃镜检查如见胃十二指肠溃疡，应注意与引起胃十二指肠溃疡的少见特殊病因或以溃疡为主要表现的胃十二指肠肿瘤鉴别。其中，与胃癌、胃泌素瘤的鉴别要点如下。

(一)胃癌

内镜或 X 线检查见到胃的溃疡，必须进行良性溃疡(胃溃疡)与恶性溃疡(胃癌)的鉴别。Ⅲ型(溃疡型)早期胃癌单凭内镜所见与良性溃疡鉴别有困难，放大内镜和染色内镜对鉴别有帮助，但最终必须依靠直视下取活组织检查鉴别。恶性溃疡的内镜特点：①溃疡形状不规则，一般较大；②底凹凸不平、苔污秽；③边缘呈结节状隆起；④周围皱襞中断；⑤胃壁僵硬、蠕动减弱(X 线钡餐检查亦可见上述相应的 X 线征)。活组织检查可以确诊，但必须强调，对于怀疑胃癌而一次活检阴性者，必须在短期内复查胃镜进行再次活检；即使内镜下诊断为良性溃疡且活检阴性，仍有漏诊胃癌的可能，因此对初诊为胃溃疡者，必须在完成正规治疗的疗程后进行胃镜复查，胃镜复查溃疡缩小或愈合不是鉴别良、恶性溃疡的最终依据，必须重复活检加以证实。

(二)胃泌素瘤

胃泌素瘤亦称 Zollinger-Ellison 综合征，是胰腺非 β 细胞瘤分泌大量胃泌素所致。肿瘤往往很小(直径<1 cm),生长缓慢,半数为恶性。大量胃泌素可刺激壁细胞增生,分泌大量胃酸,使上消化道经常处于高酸环境,导致胃十二指肠球部和不典型部位(十二指肠降段、横段、甚或空肠近端)发生多发性溃疡。胃泌素瘤与普通消化性溃疡的鉴别要点是该病溃疡发生于不典型部位,具难治性特点,有过高胃酸分泌(BAO 和 MAO 均明显升高,且 BAO/MAO>60%)及高空腹血清胃泌素(>200 pg/mL,常>500 pg/mL)。

八、并发症

(一)出血

溃疡侵蚀周围血管可引起出血。出血是消化性溃疡最常见的并发症,也是上消化道大出血最常见的病因(约占所有病因的 50%)。

(二)穿孔

溃疡病灶向深部发展穿透浆膜层则并发穿孔。溃疡穿孔临床上可分为急性、亚急性和慢性 3 种类型,以第一种常见。急性穿孔的溃疡常位于十二指肠前壁或胃前壁,发生穿孔后胃肠的内容物漏入腹腔而引起急性腹膜炎。十二指肠或胃后壁的溃疡深至浆膜层时已与邻近的组织或器官发生粘连,穿孔时胃肠内容物不流入腹腔,称为慢性穿孔,又称为穿透性溃疡。这种穿透性溃疡改变了腹痛规律,变得顽固而持续,疼痛常放射至背部。邻近后壁的穿孔或游离穿孔较小,只引起局限性腹膜炎时称亚急性穿孔,症状较急性穿孔轻而体征较局限,且易漏诊。

(三)幽门梗阻

幽门梗阻主要是由 DU 或幽门管溃疡引起。溃疡急性发作时可因炎症水肿和幽门部痉挛而引起暂时性梗阻,可随炎症的好转而缓解;慢性梗阻主要由于瘢痕收缩而呈持久性。幽门梗阻临床表现为餐后上腹饱胀、上腹疼痛加重,伴有恶心、呕吐,大量呕吐后症状可以改善,呕吐物含发酵酸性宿食。严重呕吐可致失水和低氯低钾性碱中毒。可发生营养不良和体重减轻。体检可见胃型和胃蠕动波,清晨空腹时检查胃内有振水声。进一步做胃镜或 X 线钡剂检查可确诊。

(四)癌变

少数 GU 可发生癌变,DU 则否。GU 癌变发生于溃疡边缘,据报道癌变率在 1%左右。长期慢性GU 病史、年龄在 45 岁以上、溃疡顽固不愈者应提高警惕。对可疑癌变者,在胃镜下取多点活检做病理检查;在积极治疗后复查胃镜,直到溃疡完全愈合;必要时定期随访复查。

九、治疗

治疗的目的是消除病因、缓解症状、愈合溃疡、防止复发和防治并发症。针对病因的治疗如根除幽门螺杆菌,有可能彻底治愈溃疡病,是近年消化性溃疡治疗的一大进展。

(一)一般治疗

生活要有规律,避免过度劳累和精神紧张。注意饮食规律,戒烟、酒。服用 NSAIDs 者尽可能停用,即使未用亦要告诫患者今后慎用。

(二)治疗消化性溃疡的药物及其应用

治疗消化性溃疡的药物可分为抑制胃酸分泌的药物和保护胃黏膜的药物两大类,主要起缓解症状和促进溃疡愈合的作用,常与根除幽门螺杆菌治疗配合使用。现就这些药物的作用机制及临床应用分别简述如下。

1.抑制胃酸药物

溃疡的愈合与抑酸治疗的强度和时间成正比。抗酸药具中和胃酸作用，可迅速缓解疼痛症状，但一般剂量难以促进溃疡愈合，故目前多作为加强止痛的辅助治疗。H_2 受体阻滞剂(H_2RA)可抑制基础及刺激的胃酸分泌，以前一作用为主，而后一作用不如 PPI 充分。使用推荐剂量各种 H_2RA 溃疡愈合率相近，不良反应发生率均低。西咪替丁可通过血-脑屏障，偶有精神异常不良反应；与雄激素受体结合而影响性功能；经肝细胞色素 P450 代谢而延长华法林、苯妥英钠、茶碱等药物的肝内代谢。雷尼替丁、法莫替丁和尼扎替丁上述不良反应较少。已证明 H_2RA 全天剂量于睡前顿服的疗效与 1 天 2 次分服相仿。由于该类药物价格较 PPI 便宜，临床上特别适用于根除幽门螺杆菌疗程完成后的后续治疗，及某些情况下预防溃疡复发的长程维持治疗。质子泵抑制剂(PPI)作用于壁细胞胃酸分泌终末步骤中的关键酶 H^+/K^+-ATP酶，使其不可逆失活，因此抑酸作用比 H_2RA 更强且作用持久。与 H_2RA 相比，PPI 促进溃疡愈合的速度较快、溃疡愈合率较高，因此特别适用于难治性溃疡或 NSAIDs 溃疡患者不能停用 NSAIDs 时的治疗。对根除幽门螺杆菌治疗，PPI 与抗生素的协同作用较 H_2RA 好，因此是根除幽门螺杆菌治疗方案中最常用的基础药物。使用推荐剂量的各种 PPI，对消化性溃疡的疗效相仿，不良反应均少。

2.保护胃黏膜药物

硫糖铝和胶体铋目前已少用作治疗消化性溃疡的一线药物。枸橼酸铋钾因兼有较强抑制幽门螺杆菌作用，可作为根除幽门螺杆菌联合治疗方案的组分，但要注意此药不能长期服用，因会过量蓄积而引起神经毒性。米索前列醇具有抑制胃酸分泌、增加胃十二指肠黏膜的黏液及碳酸氢盐分泌和增加黏膜血流等作用，主要用于 NSAIDs 溃疡的预防，腹泻是常见不良反应，因会引起子宫收缩，故孕妇忌服。

(三)根除幽门螺杆菌治疗

对幽门螺杆菌感染引起的消化性溃疡，根除幽门螺杆菌不但可促进溃疡愈合，而且可预防溃疡复发，从而彻底治愈溃疡。因此，凡有幽门螺杆菌感染的消化性溃疡，无论初发或复发、活动或静止、有无并发症，均应予以根除幽门螺杆菌治疗。

1.根除幽门螺杆菌的治疗方案

已证明在体内具有杀灭幽门螺杆菌作用的抗生素有克拉霉素、阿莫西林、甲硝唑(或替硝唑)、四环素、呋喃唑酮、某些喹诺酮类如左氧氟沙星等。PPI 及胶体铋体内能抑制幽门螺杆菌，与上述抗生素有协同杀菌作用。目前尚无单一药物可有效根除幽门螺杆菌，因此必须联合用药。应选择幽门螺杆菌根除率高的治疗方案力求一次根除成功。研究证明以 PPI 或胶体铋为基础加上两种抗生素的三联治疗方案有较高根除率。这些方案中，以 PPI 为基础的方案所含 PPI 能通过抑制胃酸分泌提高口服抗生素的抗菌活性从而提高根除率，再者 PPI 本身具有快速缓解症状和促进溃疡愈合作用，因此是临床中最常用的方案。而其中，又以 PPI 加克拉霉素再加阿莫西林或甲硝唑的方案根除率最高。幽门螺杆菌根除失败的主要原因是患者的服药依从性问题和幽门螺杆菌对治疗方案中抗生素的耐药性。因此，在选择治疗方案时要了解所在地区的耐药情况，近年世界不少国家和我国一些地区幽门螺杆菌对甲硝唑和克拉霉素的耐药率在增加，应引起注意。呋喃唑酮(200 mg/d，分 2 次)耐药性少见、价廉，国内报道用呋喃唑酮代替克拉霉素或甲硝唑的三联疗法亦可取得较高的根除率，但要注意呋喃唑酮引起的周围神经炎和溶血性贫血等不良反应。治疗失败后地再治疗比较困难，可换用另外两种抗生素(阿莫西林原发和继发耐药均极少见，可以不换）如PPI加左氧氟沙星（500 mg/d，每天1次）和阿莫西林，或采用PPI和胶体铋合用再加四环素（1 500 mg/d，每天2次）和甲硝唑的四联疗法。

2.根除幽门螺杆菌治疗结束后的抗溃疡治疗

在根除幽门螺杆菌疗程结束后，继续给予一个常规疗程的抗溃疡治疗（如DU患者予PPI常规剂量，每天1次，总疗程2～4周，或H_2RA常规剂量、疗程4～6周；GU患者PPI常规剂量、每天1次、总疗程4～6周，或H_2RA常规剂量、疗程6～8周）是最理想的。这在有并发症或溃疡面积大的患者尤为必要，但对无并发症且根除治疗结束时症状已得到完全缓解者，也可考虑停药以节省药物费用。

3.根除幽门螺杆菌治疗后复查

治疗后应常规复查幽门螺杆菌是否已被根除，复查应在根除幽门螺杆菌治疗结束至少4周后进行，且在检查前停用PPI或铋剂2周，否则会出现假阴性。可采用非侵入性的^{13}C或^{14}C尿素呼气试验，也可通过胃镜在检查溃疡是否愈合的同时取活检做尿素酶和/或组织学检查。对未排除胃恶性溃疡或有并发症的消化性溃疡应常规进行胃镜复查。

（四）NSAIDs溃疡的治疗、复发预防及初始预防

对服用NSAIDs后出现的溃疡，如情况允许应立即停用NSAIDs，如病情不允许可换用对黏膜损伤少的NSAIDs如特异性COX-2抑制剂（如塞来昔布）。对停用NSAIDs者，可予常规剂量常规疗程的H_2RA或PPI治疗；对不能停用NSAIDs者，应选用PPI治疗（H_2RA疗效差）。因幽门螺杆菌和NSAIDs是引起溃疡的两个独立因素，因此应同时检测幽门螺杆菌，如有幽门螺杆菌感染应同时根除幽门螺杆菌。溃疡愈合后，如不能停用NSAIDs，无论幽门螺杆菌阳性还是阴性都必须继续PPI或米索前列醇长程维持治疗以预防溃疡复发。对初始使用NSAIDs的患者是否应常规给药预防溃疡的发生仍有争论。已明确的是，对于发生NSAIDs溃疡并发症的高危患者，如既往有溃疡病史、高龄、同时应用抗凝血药（包括低剂量的阿司匹林）或糖皮质激素者，应常规予抗溃疡药物预防，目前认为PPI或米索前列醇预防效果较好。

（五）溃疡复发的预防

有效根除幽门螺杆菌及彻底停服NSAIDs，可消除消化性溃疡的两大常见病因，因而能大大减少溃疡复发。对溃疡复发同时伴有幽门螺杆菌感染复发（再感染或复燃）者，可予根除幽门螺杆菌再治疗。下列情况则需用长程维持治疗来预防溃疡复发：①不能停用NSAIDs的溃疡患者，无论幽门螺杆菌阳性还是阴性（如前述）；②幽门螺杆菌相关溃疡，幽门螺杆菌感染未能被根除；③幽门螺杆菌阴性的溃疡（非幽门螺杆菌、非NSAIDs溃疡）；④幽门螺杆菌相关溃疡，幽门螺杆菌虽已被根除，但曾有严重并发症的高龄或有严重伴随病患者。长程维持治疗一般以H_2RA或PPI常规剂量的半量维持，而NSAIDs溃疡复发的预防多用PPI或米索前列醇，已如前述。

（六）外科手术指征

由于内科治疗的进展，目前外科手术主要限于少数有并发症者，包括：①大量出血经内科治疗无效；②急性穿孔；③瘢痕性幽门梗阻；④胃溃疡癌变；⑤严格内科治疗无效的顽固性溃疡。

十、预后

由于内科有效治疗的发展，预后远较过去为佳，病死率显著下降。死亡主要见于高龄患者，死亡的主要原因是并发症，特别是大出血和急性穿孔。

（周佃新）

第三节 胰 腺 炎

一、急性胰腺炎

以酶解性坏死为特征的急性胰腺炎症。

(一)病因

各种原因所致的胰腺导管阻塞均可引发急性胰腺炎,包括结石、十二指肠乳头水肿、Oddi 氏括约肌痉挛、肿瘤等。相当一部分病例与大量酒精摄入或暴饮暴食有关。其他病因包括外伤、感染、药物、血管障碍、甲状旁腺功能亢进和高钙血症等。

(二)临床表现

多表现为急腹症,白细胞计数增高、血清淀粉酶和脂肪酶增高,严重者可出现休克和 DIC。X 线可显示胰腺体积增大。

(三)大体

胰腺水肿或出血/坏死,可见脂肪坏死(黄色结节状病灶),病变可扩展至肠系膜、腹膜和结肠。

(四)光镜

间质弥漫性水肿,脂肪坏死,大量中性粒细胞浸润,毛细血管和小静脉内血栓形成,导管扩张,后期中性粒细胞减少,巨噬细胞和淋巴细胞浸润,广泛的钙化在病变早期即可形成,严重者腺泡和血管结构破坏,间质出血。根据病变特征及病因可分为以下几种类型。

1.急性间质性胰腺炎

病变程度相对较轻,以水肿和脂肪坏死为主。

2.急性坏死性胰腺炎

病变较严重,可出现胰腺实质的坏死甚至出血。

3.胆汁性胰腺炎

由胆汁反流所致。

4.感染性胰腺坏死

由坏死灶继发感染所致。

5.术后胰腺炎

因胆总管探查、胃切除、括约肌切开术等手术引发的损伤所致。

(五)预后

5%的患者于发病第一周死于休克,出现急性呼吸窘迫综合征或急性肾衰竭者预后较差,一般胰腺炎的病死率为 20%左右,如伴有出血或坏死,病死率高达 50%。

二、慢性胰腺炎

胰腺炎症反复复发,导致胰腺实质破坏、间质纤维化和胰腺功能不全等表现。

(一)发病率

男性多见,发病高峰年龄为 40 岁左右。

(二)病因

嗜酒、饮食过度、药物及毒品、感染、高钙血症、甲状旁腺功能亢进、高脂蛋白血症、胰腺分裂,以及一些未知原因。

(三)临床表现

发作时淀粉酶升高,CT 可见钙化,此外尚可出现体重减轻、难治性腹痛、低清蛋白血症以及胰腺功能障碍所致的水肿。可并发假性囊肿形成、假动脉瘤、多关节病、骨缺血性坏死等。

(四)大体

胰腺质地变硬,导管扩张,其内可见钙化的凝集物,常常可以见到假性囊肿。

(五)光镜

腺泡减少或消失,可见残存的胰岛,间质广泛纤维化,同时可见胰腺导管有不同程度的阻塞,小叶和导管周围慢性炎细胞浸润,导管扩张,上皮部分萎缩,部分增生或发生鳞状上皮化生。

(六)预后

导管引流可以缓解症状,对于症状严重且持续存在的患者,可行 Whipple 切除术,大约可缓解 50%患者的疼痛症状。

三、嗜酸细胞性胰腺炎

以大量嗜酸性粒细胞浸润为特点的胰腺炎症。

(一)发病率

十分少见,仅有不足 20 例的报道。

(二)临床表现

通常伴有外周血嗜酸性粒细胞增高和多器官累及,血清 IgE 水平亦可升高。有时表现为胰腺包块或胆道梗阻,易误认为恶性病变。

(三)光镜

胰腺组织中大量嗜酸性粒细胞浸润,可累及到血管,间质纤维化,亦可有假性囊肿形成。

四、单纯疱疹病毒性胰腺炎

(一)病因

单纯疱疹病毒感染。

(二)大体

散在分布的小灶性出血性坏死。

(三)光镜

胰腺实质坏死、出血,轻度脂肪坏死,中度中性粒细胞浸润,腺泡细胞萎缩,并可见嗜酸性核内包涵体和透明空晕,间质大量多核巨细胞,核深染且不规则,胞质嗜酸性,部分核呈嗜碱性毛玻璃样外观。

五、淋巴浆细胞性硬化性胰腺炎

缺乏一般慢性胰腺炎表现的以淋巴浆细胞浸润为主的胰腺炎症,病因不明。

(一)发病率

男性多见,平均年龄57岁。

(二)病因

病因不明,可有过敏史或其他自身免疫性疾病。

(三)临床表现

可形成包块,并导致胆管缩窄及管壁周围致密的炎细胞浸润,易误认为恶性病变。实验室检查可见血清IgG4水平升高。

(四)大体

表现为胰腺包块并伴有局部淋巴结肿胀,胰总管狭窄。

(五)光镜

导管和腺泡周围大量的淋巴浆细胞浸润,腺泡萎缩,间质纤维化,并可见静脉炎的表现。有时在胆囊和胆管可见到类似的改变,没有钙化、坏死和囊肿形成。

(六)预后

采用激素治疗后预后良好。

(周佃新)

第五章 内分泌科疾病

第一节 糖 尿 病

一、糖尿病几个主要类型的特点

(一)1 型糖尿病

其特征:①起病较急;②典型病例见于小儿及青少年,但任何年龄均可发病;③血浆胰岛素及C肽水平低,服糖刺激后分泌仍呈低平曲线;④必须依赖胰岛素治疗,一旦骤停胰岛素则易发生酮症酸中毒,甚而威胁生命;⑤遗传为重要诱因,表现为第6对染色体上HLA某些抗原的阳性率增减;⑥胰岛β细胞自身抗体常呈阳性反应,包括胰岛细胞自身抗体(ICA),胰岛素自身抗体(IAA),谷氨酸脱羧酶(GAD)自身抗体和酪氨酸磷酸酶自身抗体(IA2和IA2β),其中以GAD抗体最具特征。85%～90%的1型患者空腹血糖开始升高时,可检测到一种或多种上述自身抗体。

胰岛素分泌极少,体形消瘦,必须注射外源胰岛素才能防治酮症酸中毒时,通过血清GAD抗体测定,始被发现是1型糖尿病。这类患者称为成人缓慢进展自身免疫性糖尿病(latent autoimmune diabetes in adults,LADA)。近年国内大样本LADA研究显示其患病率大约为6%,与2型糖尿病相比,LADA者年龄和体重均较低,且随增年或体重增加患病率下降。LADA患者C肽水平及并有高脂血症、高血压、肥胖的比例均较2型糖尿病低。LADA应尽早明确诊断,并尽早给予胰岛素治疗。

特发性1型糖尿病原因未明,为1型中的少数,多属非洲或亚洲人种,虽有永久胰岛素分泌缺乏和酮症酸中毒,但无自身免疫证据,也无HLA特点。

晚近日本学者提出了暴发性1型糖尿病的概念,目前国际上多采用日本学者Imagawa等提出的诊断指标:①出现高血糖症状1周内发生酮症或酮症酸中毒;②血清空腹C肽<0.1 nmol/L,而餐后2小时(胰高糖素释放试验)C肽<0.17 nmol/L;③初诊时血糖>16 mmol/L而糖化血红蛋白(HbA1c)<8.5%。按照WHO的糖尿病分类标准,暴发性1型糖尿病属于特发性1型糖尿病的一种亚型。该病来势凶猛,进展迅速,预后极差,表现为起病更加急骤、病情更加凶险的一类糖尿病。如果在临床上见到患者血糖极高、进展迅速、病情危重,伴有胰酶升高,要考虑暴发性1型糖尿病。

(二)2 型糖尿病

其特征:①起病较慢;②典型病例见于中老年人,偶见于幼儿;③血浆胰岛素水平仅相对性不足，且在糖刺激后呈延迟释放，有时肥胖患者空腹血浆胰岛素基值可偏高，糖刺激后胰岛素亦高于正常人，但比相同体重的非糖尿病肥胖者为低；④遗传因素甚为重要，但HLA属阴性；⑤胰岛素细胞抗体（ICA）常呈阴性；⑥胰岛素效应往往甚差；⑦早期时单用口服抗糖尿病药物，一般可以控制血糖。

2型糖尿病患者主要是胰岛素抵抗合并有相对性胰岛素分泌不足所致。这类患者并不依赖外源胰岛素而生存，但有些需用胰岛素以控制高血糖症。在这类患者中可能有一些是特殊类型的糖尿病，明确后这类型比例可能会下降。该型大部分的患者伴肥胖，肥胖症本身可引起胰岛素抵抗。即使以传统体重指标鉴定并不肥胖的患者，仍可在内脏有体脂的积聚。由于高血糖症发展甚慢，早期症状很轻微而不典型或无症状，故常经过许多年始被确诊，然而，患者很容易发生大血管和微血管并发症。面对胰岛素抵抗和高血糖症，尽管β细胞分泌更多的胰岛素，血胰岛素水平常高于正常，仍不能使血糖正常化，说明β细胞分泌功能有一定缺陷，不足以代偿胰岛素抵抗。已观察到糖尿病患者胰腺组织中炎症因子高表达，但无β细胞自身免疫破坏，推测2型糖尿病是与多基因突变或多态性变化有关的疾病，确切的机制尚未阐明。

（三）妊娠期糖尿病

妊娠期糖尿病指在妊娠期发现糖尿病患者，在妊娠前已有糖尿病的患者不属于妊娠糖尿病而属于糖尿病伴妊娠。

二、临床表现

糖尿病是一慢性进行性疾病，除1型起病较急外，2型一般起病徐缓，难于估计时日。后者早期轻症常无症状，但重症及有并发症者则症状明显且较典型。病程漫长，无症状期因难于估计，至症状出现或临床上确诊后常历时数年至数十年不等。有时可始终无症状，直至脑血管或心脏等严重并发症在临终前不久才被发现有糖尿病基础。兹将2型糖尿病各期临床表现分述如下。

（一）无症状期

约90%是中年以上2型糖尿病患者，食欲良好，体态肥胖，精神体力一如常人，往往因体检或检查其他疾病或妊娠检查时偶然发现食后有少量糖尿。当测定空腹尿糖时常阴性，空腹血糖正常或稍高，但饭后2小时血糖高峰超过正常，糖耐量试验往往显示糖尿病。不少病者可先发现常见的兼有病或并发症如高血压、动脉硬化、肥胖症及心血管病、高脂血症或高脂蛋白血症，或屡发化脓性皮肤感染及尿路感染等。1型患者有时因生长迟缓、体力虚弱、消瘦或有酮症等明显症状而易被发现。

在2型糖尿病无症状期或仅处于葡萄糖耐量异常（IGT）状态时，患者常常已有高胰岛素血症，而在1型糖尿病出现症状前往往已有ICA和GAD阳性。

无症状期之前实际上尚有一般试验包括糖耐量试验均阴性的阶段，但这些对象可能有糖尿病家族史、巨婴史，或伴有代谢综合征，如胰岛素抵抗，高胰岛素血症，高血压，高低密度脂蛋白（LDL）血症和肥胖等，均属于糖尿病的高危对象。

无症状期糖尿病经饮食和/或运动等治疗，可使病情较易得到控制，防止和减少慢性并发症。

（二）症状期

此期患者常有轻重不等的症状，且常伴有某些并发症、伴随症或兼有病。有时本病症状非常轻微，但兼有病或并发症的症状可非常严重，且有时先于糖尿病症状出现，或以主要症状的形式出现而将糖尿病本身症状掩蔽。如老年病者常先有冠心病症群（心绞痛、心肌梗死、心律不齐和心力衰竭等),或脑血管意外症候群,但糖尿病症群非常轻微,故临床上常被忽视或漏诊。中年病者可先有尿路感染、肺结核、皮肤疖痈或某些外科情况如胆囊炎、胰腺炎等症状出现。幼年病者有时可以酮症酸中毒为首发症状。如空腹及餐后血糖均明显升高者,一般有下列典型症状。

1.多尿、烦渴、多饮

由于糖尿,尿渗透压升高而肾小管回吸收水减少,尿量常增多。病者尿意频频,多者一日夜可二十余次,夜间多次起床,影响睡眠。不仅每次尿多与尿频,一日尿总量常在 2 L 以上,偶可达十余升。由于多尿失水,病者烦渴,喝水量及次数乃增多,可与血糖浓度及尿量和失糖量成正比;当胰岛素缺乏及酮症酸中毒时,钠离子、钾离子回吸收更困难,多尿加重;常使血浆浓缩,影响渗透压,可酿成高渗性昏迷等严重后果。

2.善饥多食

由于失糖,糖分未能充分利用,伴以高血糖刺激胰岛素分泌,食欲常亢进,易有饥饿感,主食有时达1～2 斤,菜肴比正常人多一倍以上,尚不能满足。但有时病者食欲忽然降低,则应注意有否感染、发热、酸中毒或已诱发酮症酸中毒等并发症。多尿、多饮及多食临床上常称“三多症”。

3.疲乏、体重减轻、虚弱

由于代谢失常,能量利用减少,负氮平衡,失水和电解质,酮症时更严重,患者感疲乏、虚弱无力。尤其是幼年(1 型)及重症(2 型)患者消瘦明显,体重下降可达数十斤,劳动力常减弱。久病幼儿生长发育受抑制,身材矮小、脸色萎黄、毛发少光泽、体力多虚弱。但中年以上 2 型轻症患者常因多食而肥胖。

4.皮肤瘙痒

皮肤瘙痒多见于女性阴部,是尿糖刺激局部所致。有时并发白念珠菌等真菌性阴道炎,瘙痒更严重,常伴以白带等分泌。失水后皮肤干燥亦可发生全身瘙痒,但较少见。

5.其他症状

患者可有四肢酸痛、麻木、腰痛、性欲减退、阳痿不育、月经失调、便秘、视力障碍等。有时有顽固性腹泻,每天大便 2～3 次至 5～6 次不等,呈稀糊状,一般属非炎症性而为功能性腹泻,可能与自主神经功能紊乱有关。有时有直立性低血压、大汗淋漓、大小便失禁等亦属严重神经系统表现,许多症状为并发症与兼有病所致。

早期轻症,大多无体征。久病者常可因失水、营养障碍、继发感染,心血管、神经、肾、眼部、肌肉、关节等并发症而出现各种体征。可肝大,尤多见于 1 型病者,适当治疗后可恢复。国内病例中呈皮肤黄色瘤及胡萝卜素血症者罕见。

1 型糖尿病虽各个年龄组均可发病,但多发生于儿童及青少年时期,“三多一少”症状往往比 2 型糖尿病明显。发病初期往往有较明显的体重下降,且起病迅速,常有酮症倾向,以至出现酮症酸中毒,临床表现为食欲减退、恶心、呕吐、头痛、烦躁、呼吸深快及尿量减少等症状,甚至出现昏迷。具有特征性的临床表现是呼气中有烂苹果味(丙酮气味)。据上述临床特点,尚可鉴别 1 型和 2 型糖尿病,若有困难时则需检测胰岛素和相关抗体。

三、实验室检查

(一)尿

1.尿糖测定

尿糖阳性是诊断糖尿病的重要线索,但是尿糖阴性不能排除糖尿病,尤其是在 2 型患者。决定有无糖尿及尿糖量的因素有三:①血糖浓度;②肾小球滤过率;③肾小管回吸收葡萄糖率。正常人肾糖阈为1 600～1 800 mg/L;如菊糖清除率为 125 mL/min,肾小管能回吸收肾小球滤液中葡萄糖250～300 mg/min,故血糖正常时尿中无糖。但不少晚期病者由于肾小动脉硬化、肾小球硬化症等病变,肾血流量减少,肾小球滤过率减低而肾小管回吸收糖的功能相对尚好时,则血糖浓度虽高而无糖尿,临床上称为肾糖阈增高。反之如肾小管再吸收糖的功能降至 120 mg/min 以下,则血糖浓度虽在1 000 mg/L左右仍可有糖尿,临床上称为肾糖阈降低,见于肾性糖尿,为本病重要鉴别诊断之一。

2.蛋白尿

一般无并发症病者阴性或偶有白蛋白尿,低于 30 mg/d 或 20 μg/min,白蛋白尿排泄率在 30～300 mg/d时称微量白蛋白尿,表明患者已有早期糖尿病肾病;白蛋白尿排泄率＞300 mg/d 时,称临床或大量白蛋白尿,常规尿检可出现蛋白尿,此时病变已非早期,随病变发展尿蛋白量较多,可达 0.5 g%(相当于 4+),每天丢失蛋白质可在 3 g 以上(正常人＜30 mg/d),常引起严重低蛋白血症和肾病综合征。高血压、肾小动脉硬化症、心力衰竭者亦常有少量蛋白尿,有时于酮症酸中毒、高渗昏迷伴循环衰竭者或休克失水严重影响肾循环时亦可出现蛋白尿。

3.酮尿

酮尿见于重症或饮食失调伴酮症酸中毒时,也可因感染、高热或进食很少(饥饿性酮症)导致。

4.管型尿

管型尿往往与大量蛋白尿同时发现,多见于弥漫型肾小球硬化症,大都属透明管型及颗粒管型。

5.镜下血尿及其他

镜下血尿偶见于伴高血压、肾小球硬化症、肾小动脉硬化症、肾盂肾炎、肾乳头炎伴坏死或心力衰竭等病例中。有大量白细胞者常提示有尿路感染或肾盂肾炎,往往比非糖尿病患者为多见。有肾乳头坏死者有时可排出肾乳头坏死组织,为诊断该病的有力佐证。

(二)血

无并发症者血常规大多正常,但有下列生化改变。

1.血糖

本病 2 型中轻症病例空腹血糖可正常,餐后常超过 11.1 mmol/L,重症及 1 型病例则显著增高,常在 11.1～22.0 mmol/L 范围内,有时可高达 33.0 mmol/L 以上。华山医院 1 例 2 型患者高达 66.0 mmol/L。但此类病者常伴高渗昏迷及糖尿病酮症而失水严重,经治疗后可迅速下降。

2.血脂

未经妥善控制者或未治患者常伴以高脂血症和高脂蛋白血症。典型的表现主要是甘油三酯(TG)升高、低密度脂蛋白(LDL)升高、高密度脂蛋白(HDL)降低。尤以 2 型肥胖患者为多,但有时消瘦的患者亦可发生。血浆可呈乳白色混浊液,其中脂肪成分均增高,特别是甘油三酯、胆固醇及游离脂肪酸。有时有乳白色奶油盖,其最上层为乳糜微粒。大都属高脂蛋白血症第Ⅴ型。甘油三酯可自正常浓度上升 4～6 倍,游离脂肪酸自正常浓度上升 2 倍余,总胆固醇、磷脂、低密度脂蛋白(LDL)均明显增高。尤其是有动脉硬化性心血管病及肾病变的糖尿病患者,脂质上升更明显,而单纯性糖尿病患者则升高较少。游离脂肪酸上升更提示脂肪分解加速,反映糖尿病控制较差,与血糖升高有密切关系,较甘油三酯升高更敏感。高密度脂蛋白尤其是亚型 2(HDL2Ch)降低,ApoA1、

ApoA2 亦降低。

3.抗体

抗体检查使用较多的有胰岛细胞抗体(ICA)、胰岛素抗体(IAA)、谷氨酸脱羧酶自身抗体(GADAb),其中以 GADAb 的价值最大,这些抗体对于鉴别糖尿病类型有很大帮助。

4.HbA1c 测定

其对空腹血糖正常而血糖波动较大者可反映近 2～3 个月中血糖情况,对糖代谢控制状况和与糖尿病慢性并发症的相关性优于血糖测定结果。HbA1c 正常值为 3.2%～6.4%,糖尿病患者常高于正常。

5.果糖胺和糖化血清蛋白测定

果糖胺和糖化血清蛋白测定可反映近 2～3 周中血糖情况,与 HbA1c 相平行,糖尿病患者不论 1 型、2 型均增高,尤以 1 型为高。注意测定结果受清蛋白浓度的影响。

6.其他

对部分患者需估计其胰岛素抵抗、β 细胞功能或血糖控制情况时,尚可以做下列测定。

(1)空腹血浆胰岛素测定。华山医院放射免疫法测定空腹血浆胰岛素正常范围为 5～20 μU/mL,1 型患者往往在 5 μU/mL 以下,甚至不能测出。2 型患者血浆胰岛素浓度一般正常,少数患者偏低,肥胖患者常高于正常,增高明显者呈高胰岛素血症,提示有胰岛素抵抗。后者为代谢综合征中的一个组成,可认为是冠心病的危险因素之一,近年来备受关注。胰岛素和胰岛素原有免疫交叉性,因此均能为一般放免测定法测出,而对心血管的不良影响,胰岛素原可能更甚于胰岛素。已有研究胰岛素原的测定应用于临床。

(2)胰岛素释放试验。进行口服葡萄糖耐量试验时可同时测定血浆胰岛素浓度,以反映胰岛β 细胞储备功能。1 型病者除空腹水平很低外,糖刺激后胰岛素水平仍很低,呈低扁平曲线,尤其是计算同时的葡萄糖(G)与胰岛素(IRI)的比值(IRI/G),提示胰岛素分泌偏低(正常值为 25 μU/mL)。2 型病者空腹水平可正常或偏高,刺激后呈延迟释放。葡萄糖刺激后如胰岛素水平无明显上升或低平,提示 β 细胞功能低下。

(3)C 肽测定。从胰岛 β 细胞释放的胰岛素经肝、肾后受胰岛素酶等灭能,周围血中每次循环将有 80%被破坏,且其半衰期仅 4.8 分钟,故血浓度仅能代表其分泌总量的极小部分。C 肽是从胰岛素原分裂而成的与胰岛素等分子肽类物,不受肝酶的灭能,仅受肾作用而排泄,且其半衰期为 10～11 分钟,故血中浓度可更好地反映胰岛 β 细胞储备功能。测定 C 肽时不受胰岛素抗体所干扰,与测定胰岛素无交叉免疫反应,也不受外来胰岛素注射的影响,故近年来仍用测定 C 肽血浓度或 24 小时尿中排泄量以反映 β 细胞分泌功能。

血清 C 肽浓度测定:用放射免疫法测定空腹时正常人血清 C 肽为(1.0±0.23)ng/mL,当口服葡萄糖后峰值见于 60 分钟时,浓度为 3.1 ng/mL。据 Block 等测定,正常人口服 100 g 葡萄糖后血清 C 肽从(1.3±0.3)ng/mL 于 60 分钟后上升至(4.4±0.8)ng/mL,2 型糖尿病患者 2 小时后仅上升 2.3 ng/mL。另 5 例 1 型病者曾治以胰岛素 5 年以上者 C 肽水平很低,无论空腹时及刺激后均未能测出。

24 小时尿 C 肽测定:正常人 24 小时尿 C 肽为(36±4)μg,1 型病者仅(1.1±0.5)μg,2 型病者为(24±7)μg,每天 C 肽的排出量约相当于胰岛素分泌量的 5%,而胰岛素排出量仅占 0.1%。但是临床应用较少。

(4)按患者临床征象估计胰岛素敏感性。高血压或心肌梗死、2 型糖尿病家族史各为 2 分,腰围/臀围(WHR)>0.85、高血压[>18.7/12.0 kPa(140/90 mmHg)]、高甘油三酯血症(>1.9 mmol/L)、高尿酸血症(>386.8 mmol/L)和脂肪肝(γ-GT>25 U/L 或 B 超密度异常)各判为 1 分。若总分≥3 时疑为有胰岛素抵抗可做 OGTT,如证实为 IGT 或 DM 即可考虑胰岛素抵抗。如血糖正常可测定血胰岛素水平,如≥15 μU/mL则也可认为胰岛素抵抗。如总分<3 时胰岛素抵抗的可能性不大。

(5)稳态模型的胰岛素抵抗指数(Homa-IR)及胰岛素作用指数。胰岛素抵抗的"金标准"是正常血糖高胰岛素钳夹试验,但体质指数(BMI)、腰围(W)、腰臀比(WHR)、空腹胰岛素(FINS)、空腹血糖/空腹胰岛素(FPG/FINS)、胰岛素作用指数(IAI)和 Homa-IR 因操作简单、价格便宜对患者几乎无损伤而受广泛欢迎。其中 Homa-IR 是基于血糖和胰岛素在不同器官的相互影响而建立的数学模型,该模型仅用空腹血糖和胰岛素值来评估机体的胰岛素抵抗(Homa-IR)和 β 细胞功能(胰岛素分泌指数 Homa-IS):Homa-IR=(FINS×FPG)/22.5,并对结果行对数转换或 Homa-IR=FINS/22.5e-lnFPG,Homa-IS=20×FINS/(FPG-3.5),其中胰岛素单位为 μU/mL,葡萄糖为 mmol/L。Homa-IR、Homa-IS 仅涉及空腹状态下血糖和胰岛素值。普遍认为 Homa-IR 评价胰岛素抵抗适用于:对人群进行大规模流行病学的研究,描述 IR 的情况;纵向观察个体或者某个群体 IR 的变化情况,以便了解糖尿病的自然病程以及药物对 IR 的作用和影响;不同种族和不同糖耐量人群间 IR 的比较。罗格列酮治疗后能明显降低 Homa-IR。但在糖耐量异常和糖尿病患者运用 Homa-IR 时,应同时了解患者的病程、治疗情况,作综合分析。计算空腹血糖与胰岛素乘积的倒数[1/(FPG×FINS)],并取其自然对数即为胰岛素作用指数。计算公式:IAI=ln[1/(FINS×FPG)]。研究结果显示在糖耐量正常、糖耐量减低和 2 型糖尿病患者群 IAI 与 Clamp 测定的胰岛素敏感性的相关系数高度显著相关,分别为-0.78(n=150)、-0.71(n=62)和-0.71(n=29)。

四、诊断和鉴别诊断

美国糖尿病学会(ADA)于 1997 年发表了新的糖尿病诊断标准与分型。专家委员会将 FPG ≥6.1 mmol/L但<7.0 mmol/L 称为空腹血糖受损(impaired fasting glucose,IFG)。将 OGTT 中 2 小时静脉血浆葡萄糖≥7.8 mmol/L 但<11.1 mmol/L 称为糖耐量异常(impaired glucose tolerance,IGT)。

目前标准与原有标准的主要不同:①空腹血糖诊断标准自原来的 FPG≥7.8 mmol/L 降至 FPG ≥7.0 mmol/L;②提出空腹血糖受损这一类别。

WHO 广泛征求了世界各地糖尿病分型及诊断意见后,1999 年公布 WHO 糖尿病诊断及分型文件,文件中诊断标准与 1997 年 ADA 诊断标准相同,也就是目前使用的糖尿病诊断标准。

糖尿病诊断尚需查明有无各种并发症和伴随症,并估计其病情轻重、类型、发展阶段和主要脏器功能状态等,对本病的治疗和预后非常重要。

鉴别诊断方面需除外下列几种情况。

(一)非葡萄糖尿

如乳糖尿见于哺乳或孕妇及幼婴。果糖及戊糖尿偶见于进食大量水果后,为非常罕见的先天性疾病。发现尿糖阳性后,应联系临床情况分析判断,不宜立即肯定为糖尿病。鉴别方法有生化及发酵试验等。

(二)非糖尿病性葡萄糖尿

1.饥饿性糖尿

当饥饿相当时日后,忽进食大量糖类食物,胰岛素分泌一时不能适应,可产生糖尿及葡萄糖耐量异常,鉴别时注意分析病情,注意饮食史、进食总量,空腹血糖常正常甚可偏低,必要时可给糖类每天 250 g 以上,3 天后重复糖耐量试验。

2.食后糖尿

糖尿发生于摄食大量糖类食物后,或因吸收太快,血糖浓度升高暂时超过肾糖阈而发生糖尿,但空腹血糖及糖耐量试验正常。

3.肾性糖尿

由于肾小管再吸收糖的能力减低,肾糖阈低下,血糖虽正常而有糖尿,见于少数妊娠妇女有暂时性肾糖阈降低时,必须进行产后随访,以资鉴别。肾炎等肾病也可因肾小管再吸收功能损伤而发生肾性糖尿,应与糖尿病性肾小球硬化症鉴别。真正的肾性糖尿如范克尼综合征为肾小管酶系缺乏,颇为罕见。空腹血糖及糖耐量试验完全正常,还可进行肾糖阈测定,肾小管最大葡萄糖吸收率测定等以资鉴别。

4.应激性糖尿

应激性糖尿见于脑出血、大量消化道出血、脑瘤、颅骨骨折、窒息、麻醉时,有时血糖呈暂时性过高伴糖尿,可于病情随访中加以鉴别。

五、糖尿病治疗

(一)饮食治疗

饮食治疗是糖尿病的基本治疗方法,各种类型的糖尿病患者都应该坚持科学合理的饮食,使之配合运动和药物的作用,良好控制血糖、血脂。

1.饮食治疗的原则

(1)调控每天摄入的总热量。

(2)均衡饮食,合理安排各种营养成分。

(3)规律、定量饮食,少食多餐。与运动、药物治疗密切配合。

(4)戒烟、限酒。

(5)饮食治疗个体化,满足生长发育,妊娠、哺乳妇女的特殊需要。

(6)严格遵守,长期坚持。

2.每天总热量的估计

以成人为例:控制每天热量摄入,以维持成人理想体重,保证儿童正常的生长发育,对妊娠和哺乳的妇女要保证充足的营养,对合并其他慢性消耗性疾病的患者应有利于其康复。

(1)对每天总热量的限制以维持标准体重为原则,可按下列公式粗略计算。

桂法:[身高(cm)－100]×0.9

Broca 法:身高(cm)－110(身高在 165 cm 以上)

身高(cm)－105(身高在 165 cm 以下)

其中用桂法计算的结果比较接近我国承认的标准体重表。

(2)营养状况的评价:实际体重在标准体重上下 10%范围内为正常体重,超过标准体重 20%为肥胖,超过 10%～20%为超重,低于标准体重 10%～20%为体重不足,低于 20%为消瘦。

也可以用体质指数 BMI=[体重(kg)/身高^2(m^2)]评价。按中国标准,正常范围是 18.5～22.6,<18.5 为体重过低,大于 23 为超重,大于 25 为肥胖。

3.各种营养物质的分配和摄入量

(1)碳水化合物:占总膳食热量的 50%～55%,多用米面和一定杂粮,女性以 200～250 g/d 大米,男性以 300～350 g/d 大米为宜。

(2)蛋白质:占 15%～20%。推荐每天摄入 0.8～1.2 g/kg 标准体重.处于生长发育阶段的儿童或糖尿病合并感染,妊娠、哺乳、营养不良以及慢性消耗性疾病患者可按体重每天 1.2～1.5 g/kg计算;儿童每天 2 g/kg;糖尿病肾病患者减至 0.6～0.8 g/kg。其中动物蛋白占到1/3 以上。

(3)脂类:脂类<30%。按体重每天 0.6～1.0 g/kg。单不饱和脂肪酸占 10%～15%,多不饱和脂肪酸<10%,避免反式不饱和脂肪酸,胆固醇<300 mg/d;若血清 LDL≥100 mmol/dL,则饱和脂肪酸<7%,胆固醇<200 mg/d。

(4)维生素、无机盐与微量元素:维生素和矿物质充足,尤其是 B 族维生素和钙。食盐<3～6 g/d。水不限量。

(5)膳食纤维:20～35 g/d。

(6)戒烟、限酒:红酒每天少于 150 mL,白酒每天不超过 30 mL。酒精可增加低血糖的危险性,应与食物同时摄入。

4.膳食设计

每克碳水化合物、蛋白质均产热 16.7 kJ(4 kcal),每克脂肪产热 37.7 kJ(9 kcal)。按照每天所需总热量和各营养素的比例,将热量换算为食物重量。膳食设计时先计算碳水化合物,然后计算蛋白质量,再计算脂肪需要量,最后用炒菜油补足脂肪的需要量。三餐能量一般按 1/5、2/5、2/5 或 1/7、2/7、2/7、2/7 或 1/3、1/3、1/3 分配。可根据个人饮食习惯,病情和配合药物治疗的需要适当调整。

2007 年国际糖尿病联盟(IDF)颁布的餐后血糖管理指南,详细阐述了血糖指数(glucose index,GI)和血糖负荷(glucoseload,GL)的概念及其在饮食治疗中的应用。GI 是指食入含 50 g 碳水化合物的食物后在一定时间(一般为 2 小时)体内血糖反应水平,与食入相当量的葡萄糖后血糖反应水平的百分比值,反映食物与葡萄糖相比升高血糖的速度和能力。通常将葡萄糖的 GI 值定为 100。一般 GI<55 为低 GI 食物,56～69 为中 GI 食物,>70 为高 GI 食物。食物摄入后血糖水平还与食物中碳水化合物的含量有关。将摄入碳水化合物的质量和含量结合起来,就产生了一个新的概念,即血糖负荷(GL)。GL 值的大小为食物 GI 值与其碳水化合物含量乘积的百分比。GL 值<10 为低 GL 食物,11～19 为中 GL 食物,GL>20 为高 GL 食物。

例如,西瓜有相对高的葡萄糖指数(72),但每个单位西瓜中含有相对低的碳水化合物(6),所以糖负荷相对较低,72×6/100=4.3,对血糖的影响也相应较低。而烤土豆的葡萄糖指数是 85,每个单位中包含30 g碳水化合物,对血糖的影响就高得多,85×30/100=25.5。GL 已是心肌梗死的一个独立危险因素。研究结果显示综合考虑血糖指数和血糖负荷有助于餐后血糖波动的控制,并能减少心血管病的危险因素。

(二)运动疗法

1.糖尿病运动疗法的作用和意义

(1)可增强组织对胰岛素的敏感性。

(2)调节糖代谢、降低血脂。

(3)有利于血糖的控制,加速脂肪分解,降低体脂和控制肥胖。

(4)改善心肺功能,降低血压。

(5)改善凝血功能,降低心血管危险。

(6)促进心理健康、改善睡眠,提高机体的适应性。

2.适应证和禁忌证

运动疗法主要适用于轻中度 2 型糖尿病患者,尤其是肥胖者,1 型糖尿病患者接受胰岛素治疗病情稳定者亦可。

合并各种急性感染,伴有心功能不全或心律失常,患有严重糖尿病慢性并发症,新近发生的血管栓塞,空腹血糖大于 16.7 mmol/L,直立性低血压,糖尿病急性并发症等情况下不宜进行运动疗法。

3.实施

(1)运动项目:有氧代谢运动特点是强度低、有节奏、不中断和持续时间较长,简单易坚持,此类运动包括步行、慢跑、骑车、游泳、太极拳、徒手体操、羽毛球、扭秧歌、做健身操等。

(2)运动量:运动量=运动强度×运动时间,运动强度可以用运动后心率来衡量,如实际运动后心率(靶心率)=170-年龄(岁),则这样的运动量属于中等。一般以达到靶心率后持续 20~30 分钟为好。运动后精力充沛、不易疲劳,心率常在运动后十分钟内恢复至安静时心率数说明运动量比较适合。每周运动 3~5 次,累计时间 150 分钟。

(3)运动时间的选择:推荐餐后 30 分钟~1 小时后运动为宜。

(4)几种常用的运动方法如下。①步行:走平路速度在 80~100 m/min 比较适宜,每天走 3 000 m,如果体力不能耐受或时间不允许,可以走 10 分钟,休息 5 分钟再走,或者稍放慢速度,不急于求成,循序渐进。②慢跑:可自 10 分钟开始,逐步延长至 30~40 分钟,慢跑速度 100 m/min比较合适,可以跑步和走路交替进行,也可穿插必要的间歇时间。运动时间和运动强度共同决定了运动量,两者可协调配合。③骑自行车:可用功率自行车在室内锻炼,运动强度为 450~700 kg/(m·min)。也可在室外,但应注意安全,最好在晨间或运动场内进行,速度以 8~15 km/h为宜。

(三)口服抗糖尿病药

1.磺酰脲类

(1)作用机制:磺酰脲类药物是通过与胰岛 β 细胞膜上的磺酰脲受体结合,关闭 β 细胞 ATP-K^+ 通道,导致 β 细胞去极化,促进钙离子内流增加,促进胰岛素释放,发挥降糖作用。其降糖作用有赖于尚存的相当数量(30%以上)有功能的胰岛 β 细胞组织。此外,目前认为磺酰脲类药物不是单纯的胰岛素促分泌剂,有很强的胰外降糖作用,包括增强靶组织对胰岛素的敏感性,改善胰岛素受体和/或受体后缺陷等作用。

(2)磺酰脲类适用于:①饮食治疗和体育锻炼不能获得良好控制的非肥胖 2 型糖尿病患者;②肥胖2 型糖尿病患者应用双胍类降糖药血糖控制仍不满意,或因胃肠道反应不能耐受,可加用或改用磺酰脲类降糖药;③磺酰脲类继发性失效后可与胰岛素联合;④每天胰岛素需要量在每千克 0.3 单位体重以下者。

(3)下述情况禁用磺酰脲类药物而应予胰岛素治疗:①1 型糖尿病患者;②糖尿病急性并发症者;③2 型糖尿病合并严重慢性并发症;④急性严重感染、手术、创伤等应激情况;⑤严重肝、肾功能不全。

(4)磺酰脲类失效:糖尿病患者初用磺酰脲类药物,应用足量[如每天格列齐特(达美康)240 mg],1 个月后未见明显的降糖效应(>14 mmol/L),称为原发性失效。其发生率为 20%～30%,可能与缺乏饮食控制,严重的胰岛 β 细胞功能损害等有关,此时应加用或改用 α-葡萄糖苷酶抑制剂或胰岛素等治疗。使用磺酰脲类药物已取得良好疗效,但在使用过程(1 个月以上,多数在 1 年以上)中突然或逐渐疗效消失,虽使用至足量(次足量)仍不能达到良好的血糖控制(空腹血糖仍然高于 11.1 mmol/L,餐后 2 小时血糖高于 14 mmol/L),称继发性失效,发生率为 20%～30%,其发生率随使用时间的延长而增多。继发性失效与胰岛素 β 细胞功能下降和外周组织的胰岛素抵抗等密切相关,应重新审查适应证及可能存在的可消除性诱因。继发性失效者宜联合应用其他类型的抗糖尿病药物或改用胰岛素治疗。

(5)不良反应:主要的不良反应有低血糖反应、体重增加、高胰岛素血症,其中低血糖反应常在夜间、空腹或餐后 4～6 小时发生,通常与过量服用、饮食不配合、体力活动增加、酒精摄入或肾功能不全等有关,尤其在老年患者多见。体重增加是胰岛素水平增加及血糖控制好转所致。其他少见的不良反应有胃肠道反应、皮肤反应(皮肤瘙痒、红斑、剥脱性皮炎等)、血液系统反应(白细胞计数减少、粒细胞缺乏、贫血、血小板减少等)、中毒性肝炎等,一旦出现,应立即停药,并给予相应处理。

(6)注意事项:要酌情调整磺酰脲类药物用量,应从低剂量开始,每 4～7 天增减剂量一次,根据自我监测血糖结果调整药量。餐前半小时服用疗效最佳,因为服后 1.5 小时药效最强,而餐后 1 小时是血糖最高,故两个高峰重叠就可以取得更好疗效。但由于磺酰脲类药效时间较长,餐后服用药效相对温和,尤其对高龄患者,餐后服药可避免遗忘,故对预防发生低血糖更有意义。磺酰脲类药都在肝内代谢,建议定期评估肝功能。应用时还要注意与其他药物的相互作用,如水杨酸制剂、磺胺类药物、保泰松、氯霉素、胍乙啶、利血平、β-肾上腺素与拮抗剂、单胺氧化酶抑制剂等药可减弱糖异生或降低磺酰脲类与血浆蛋白结合,或降低磺酰脲类(SU)在肝的代谢和肾的排泄等机制,增强 SU 的降糖效应;噻嗪类利尿药、呋塞米、依他尼酸、糖皮质激素、雌激素、钙通道阻滞剂、苯妥英钠、苯巴比妥等药物因抑制胰岛素,或拮抗胰岛素作用,或促进磺酰脲类药在肝降解等,可减低磺酰脲类药的降糖作用。

(7)选择:最大剂量时,第一代磺酰脲类药物的疗效与第二代磺酰脲类药物基本相似,但两者相比较而言前者半衰期较长、低血糖发生率较高、药物交互作用较常见,因此,一般情况下,不推荐使用第一代磺胺类药物,除非患者有良好的服药史。而且第二代磺酰脲类药物不良反应较小,可提供更佳的预期疗效。其次应根据患者的一般情况如年龄、并发症、患者的依从性、肝功能、肾功能及药物的临床特点等选用不同的药物。如对老年、合并糖尿病并发症尤其是肾并发症或肝肾功能较差的患者,应选用短半衰期的速效药物,防止低血糖的发生;而依从性差的患者,则可选用使用方便的作用时间较长的药物,以达到良好的血糖控制;肾功能较差的患者可选用格列喹酮,以防止药物蓄积引起的低血糖反应。再次选择时还要考虑到药物的缺血预适应,对有心、脑等缺血性疾病的 2 型糖尿病患者,应选用对 β 细胞膜 ATP-K^+ 有高亲和力和高选择性的磺酰脲类。临床研究证实格列齐特、格列吡嗪缓释片等在治疗浓度下不阻断心、脑 ATP-K^+ 开放所激发的舒血管效应。

(8)常用药物:磺酰脲类第一代与第二代的不同在于其作用的强度、起效时间和作用时间方面的差异。第一代磺酰脲类有甲苯磺丁脲(D860)、氯磺丙脲和甲磺氮䓬脲。甲苯磺丁脲在肝、肾功能不全者禁用，在老年糖尿病患者中有引起持续性低血糖的危险，故应慎用。氯磺丙脲其作用时间长达60小时，处理不当，易引发甚为持久而危重的低血糖症，目前临床已很少选用。第二代磺酰脲类有格列本脲、格列吡嗪、格列齐特、格列波脲、格列喹酮及格列苯脲等药。格列本脲的降糖作用在口服降糖药中最强，最大不良反应是较容易引起低血糖，甚至导致严重或顽固性低血糖及低血糖昏迷。故老年糖尿病，肝、肾功能不全和有心脑血管并发症的患者，应慎用或禁用。格列吡嗪24小时内经肾排泄达97%。一般不易发生体内蓄积，不会发生持续的低血糖。在肾功能减退者优先选用，剂量大于15 mg时，应分次服用。格列齐特60%～70%从肾排泄，10%～20%自胃肠道排出，比较适用于老年糖尿病患者。大多数患者对此药耐受性好，偶有腹痛、恶心、头晕及皮疹，剂量过大者也可引起低血糖反应。Advance研究证实以格列齐特为基础的降糖治疗可使2型糖尿病患者糖化血红蛋白长期稳定在6.5%以下，且显著降低新发和恶化肾病发生率及大量蛋白尿的发生率。格列波脲主要从肾排泄。格列喹酮95%从胆道经肠随粪便排泄，仅5%由肾排出。适用于老年糖尿病、糖尿病伴轻、中度肾功能减退及服用其他磺酰脲类药物反复发生低血糖的患者。格列苯脲具有胰岛磺酰脲类受体结合特异性，更快的起效时间，更短的作用时间，临床研究发现其对心血管作用及低血糖反应较少。适合与胰岛素联合治疗，显示有一定的胰岛素增敏作用。

2.格列奈类

(1)作用机制：格列奈类药物是一种非磺酰脲类的促胰岛素分泌剂，是苯甲酸或苯丙氨酸的衍生物，与胰岛β细胞膜ATP敏感钾离子通道上的受体结合后，关闭β细胞膜上的ATP依赖性钾通道，使细胞膜去极化，造成钙离子内流，细胞内钙离子浓度增加而引起胰岛素的释放，降低餐后血糖。但与磺酰脲类药物的结合位点完全不同，格列奈类药物结合于ATP依赖性钾通道36 kD的磺酰脲类受体，不影响β细胞的胞吐作用。此类药物可有效增强胰岛素基础分泌、第一相分泌，增强胰岛素脉冲分泌的振幅，对胰岛素第二相分泌无影响或影响很小。因其起效快，作用时间较短，通常应在进餐当时服用。格列奈类刺激胰岛β细胞释放胰岛素的作用是依赖于一定的血浆葡萄糖水平，在葡萄糖浓度较低的情况下，其对基础胰岛素分泌的刺激作用也微弱。此外，格列奈类还能保护β细胞数量，不诱导β细胞凋亡。

(2)临床应用：目前应用于临床的有瑞格列奈和那格列奈。适用于饮食控制、降低体重及运动治疗尚不能有效控制的2型糖尿病患者，其中新诊断的非肥胖者可作为首选，对餐后血糖增高者更适合。可单独使用，也可与双胍类、噻唑烷二酮类联合用药。瑞格列奈在新诊断的或HbA1c＜8%的2型糖尿病时，剂量每餐0.5 mg，HbA1c＞8%时每餐1～2 mg。瑞格列奈92%经大小便、胆汁途径排出，不加重肾负担，无因肾功能不全引起的药物蓄积，是2型糖尿病并发肾功能不全患者的首选用药。那格列奈引起餐后胰岛素快速、短期分泌，起效比瑞格列奈快，持续作用时间为2小时，每次60～120 mg，餐前即时服用。在妊娠期及哺乳期妇女、1型糖尿病患者、糖尿病酮症酸中毒、严重肝功能不全及对本品产生变态反应者禁用。

(3)不良反应及注意事项：瑞格列奈的不良反应有低血糖反应、体重增加和高胰岛素血症，肝、肾功能减退者慎用。那格列奈发生低血糖的可能性小，无明显禁忌证，但中重度肝疾病应慎用，需定期评估肝功能。此外有轻度的胃肠道反应，暂时性视觉异常、皮肤变态反应等。格列奈类起效快(口服30分钟内起效)、达峰时间早(1小时达峰)，为减少餐后血糖漂移，峰群居高不降，也可在餐前15～30分钟给药。根据进餐时间灵活掌握，即进餐、服药，不进餐、不服药。

3.双胍类

双胍类主要改善胰岛素敏感性，减少肝葡萄糖的生成，抑制葡萄糖在肠道的吸收，轻度改善外周组织对葡萄糖的利用等多种作用，降低空腹和餐后血糖，减轻胰岛素抵抗，改善血脂谱及适当地减轻体重，但对胰岛素分泌并无刺激作用，故不引起高胰岛素血症，被公认为胰岛素增敏剂之一。如单用本剂，对正常人或患者不致引出低血糖症。现知双胍类改善胰岛素敏感性的机制主要通过抑制在2型糖尿病患者中过度表达的浆细胞膜糖蛋白1(PC-1)，后者活性的增高，可引起胰岛素抵抗。

本类药临床应用的有苯乙双胍和二甲双胍，前者因严重的不良反应而被弃用。二甲双胍餐时服用，从小剂量开始，初始剂量为500 mg/d，每天1次或2次，每1～3周增加500 mg，2～3次/天，最有效的剂量是2 000 mg/d，最大剂量是2 550 mg/d。目前已有此类药物的缓释型及与格列本脲、格列吡嗪的复合制剂。

二甲双胍适用于经单纯饮食治疗和体育锻炼不能满意控制的2型糖尿病，尤其是肥胖患者疗效更佳；用磺酰脲类药物，效果不理想者，可联合此药物；胰岛素治疗的1、2型糖尿病患者，加服双胍类药物可减少胰岛素用量。研究提示，对2型糖尿病的高危人群应用二甲双胍可推迟或防止其发展成2型糖尿病。荟萃分析及UKPDS研究均显示，二甲双胍能更有效地改善大血管病变所致危险。二甲双胍是目前唯一一个既兼顾疗效，又兼顾费用及安全的降糖药物，几乎各个糖尿病指南均将二甲双胍推荐为2型糖尿病治疗的一线用药。

二甲双胍单药治疗不会导致低血糖的发生，但长期的剧烈运动后可发生低血糖。二甲双胍可增加乳酸酸中毒的危险，但非常罕见，其发生率低于1/100 000，故不应在肾功能不全、任何形式的酸中毒、充血性心力衰竭、肝病和严重缺氧患者中使用，男性血肌酐＞15 mg/L或女性＞14 mg/L者禁用，如肌酐清除率不正常亦禁用，定期检查肾功能。其最常见的胃肠道不良反应是腹泻、厌食、恶心、金属味等，通过调节剂量可以有效避免。危重、不能进食、接受放射显影造影剂的患者应停用，并使用胰岛素一直到再次服用二甲双胍。由于该类药在肝代谢，故不应在肝疾病或重度酒精摄入的患者中使用。

4.α-葡萄糖苷酶抑制剂

α-葡萄糖苷酶抑制剂抑制小肠绒毛中分解寡糖为单糖的葡萄糖苷酶活性，延缓复杂碳水化合物和双糖的分解和消化，延迟并减少肠腔对葡萄糖的吸收，主要有降低餐后血糖的作用，而不影响葡萄糖利用和胰岛素分泌。阿卡波糖主要抑制α-淀粉酶活性，伏格列波糖主要抑制麦芽糖酶和蔗糖酶活性。但长期应用可以降低空腹血糖，这是由于持续抑制餐后高血糖而减少了胰岛素的需要量和消除了高葡萄糖毒性，因此减轻了胰腺β细胞的负荷。该药还可以增加外周组织对胰岛素的敏感性、减轻对胰岛素抵抗的作用。

本类药物常用有阿卡波糖、伏格列波糖、米格列醇等。适用于单纯饮食治疗和体育锻炼不能满意控制的2型糖尿病，尤其是肥胖者更优，可单独使用，也可与双胍类、磺酰脲类、胰岛素联合用药；1型糖尿病患者的餐后高血糖，不能单独用α-葡萄糖苷酶抑制剂，应与胰岛素联合应用。该类药要和第一口糖类食物同时服用，饮食成分中有一定碳水化合物时才能发挥效果。因此，特别适合于传统中国饮食结构的人群。

单用此药一般不会引起低血糖，但若与磺酰脲类或胰岛素联合应用时，可能出现低血糖。此时应使用葡萄糖来纠正，而不能给蔗糖口服，因为复合糖的降解和吸收迟缓，且该类药可抑制蔗糖吸收。主要的不良反应有肠胃胀气、腹胀、腹泻，可能与寡糖排至大肠增加有关。采用小剂量

开始，逐渐加量法，可减轻胃肠道反应，如需要，可以阿卡波糖 25 mg，每天两次开始，每隔 1～2 周，每天增加 25 mg 至预定每天用量。如果同时存在胃肠道疾病，不宜应用本药，并且应避免与消化酶制剂、抗酸剂同时治疗。此类药物部分从肾排泄，故血肌酐大于 20 mg/L 应避免使用。阿卡波糖可引起肝损伤，因此服药第 1 年每 3 个月检查血清转氨酶。

(三)胰岛素的治疗方案及选择

胰岛素治疗方法可因所应用的制剂不同、每天注射的次数不同而产生显著的差异，最终的效果也有明显的区别。

1.1 型糖尿病的胰岛素治疗

1 型糖尿病患者需要胰岛素以控制血糖及维持生存。以往单剂注射方案使用较多，即早餐前每天1 次皮下注射低精蛋白胰岛素(中效胰岛素)或中效加短效胰岛素，但难获得满意控制，现已极少采用。目前常采用以下胰岛素治疗方案：

(1)分剂混合方案：即 R＋N-R＋N，早、晚餐前皮下注射短效加中效胰岛素。通常以普通胰岛素(RI)与低精蛋白锌胰岛素(NPH)或慢胰岛素锌悬液混合后注射。近年来，常直接使用预混的人胰岛素制剂，其中 RI 占 30%～50%，NPH 占 50%～70%。在国内亦常使用动物 RI 与长效制剂(精蛋白锌胰岛素，PZI)混合后注射，其中 RI 与 PZI 比例为(2～3)：1。分剂方案比强化胰岛素治疗时所采用的方案简便易行，在部分患者可获得较好控制。但尚有如下缺点：①血糖较难达到严格控制目标；②晚餐前中效胰岛素作用常不能维持至次日凌晨，致黎明现象突出，增加中效剂量则常于夜间达高峰作用时引起低血糖；③早餐前人中效胰岛素常不能有效控制晚餐前的血糖，换用高峰作用时间出现较晚的动物 NPH，则往往不能提供中餐时所需的胰岛素高峰浓度。

(2)改进的分剂混合方案：为防止出现夜间低血糖，克服早晨空腹高血糖，本方案推迟晚餐前中效胰岛素至夜晚睡前注射，在许多患者可收到满意效果。如晚餐前血糖控制不佳，可于中餐前增加注射 1 次 RI。该两种改进方案的缺点是均需将胰岛素注射增至每天 3 次，并要求进餐时间和进餐量的相对恒定。如患者不愿注射 3 次，为克服黎明现象，可将传统分剂混合方案中的晚餐前中效换成长效制剂，如超慢胰岛素锌悬液；而对晚餐前血糖控制不佳者，可在早餐前 RI 加 NPH(或 Lente)基础上加入适量的超慢胰岛素锌悬液。这样均可使 2 次注射的效果接近于 3 次注射。

(3)多剂注射方案：亦称 1 天多次胰岛素方案(MDI)，即三餐前皮下注射 RI，睡前注射中效胰岛素(NPH 或 lente)。餐前注射的 RI 可提供随进餐所需的胰岛素高峰浓度，睡前注射中效胰岛素旨在提供夜间及次晨基础状态下胰岛素血浓度，本方案在强化胰岛素治疗时较常采用。主要优点：①较易使血糖达到严格控制的目标；②可允许进食量的变化，即可根据即将进餐的食量事先调整一下餐前 RI 的剂量。其缺点是仍需保持进餐时间的相对恒定，每天注射多达 4 次。

(4)改进的多剂注射方案：每天餐前仍注射 RI，但以长效制剂取代中效制剂进行注射而获基础状态下所需胰岛素浓度，长效胰岛素于睡前注射或晚餐前给予，亦可分早晚 2 次餐前注射。虽然 PZI 一次皮下注射后作用可持续 24～36 小时，但其高峰出现时机并不符合机体生理需求，且其过长的作用有可能导致清晨胰岛素需要量最少时出现低血糖症，故在北美等地已不再使用，而首选人超慢胰岛素锌悬液。优点：①血糖较易达到严格控制的目标，而很少引起夜间或清晨低血糖；②早晚 2 次餐前与 RI 同时注射，这样每天仅需注射 3 次，比传统的 MDI 方案减少 1 次，但效果更优；③对生活方式影响小，允许进餐量和进餐时间的变动，即使省去 1 餐(同时省去餐前 RI)也不会出现低血糖。其缺点是：皮下始终保留较多量的胰岛素积存，吸收可能会有变动，存积胰岛素动员时有导致长时间低血糖的可能。

另一改进方案是用Lispro胰岛素取代RI，其中早晚餐前与超慢胰岛素锌悬液(或NPH)混合，中餐前单独注射lispro。由于lispro吸收比RI更快，降糖高峰出现于60～90分钟，故较注射RI更符合生理需要，且可于餐前5～10分钟注射，更为方便，但目前价格较高。

(5)胰岛素泵治疗，目前投入临床使用的主要有两种。

持续性皮下胰岛素输注(CSII)：该泵可模拟体内胰岛素基础分泌，持续向皮下输注微量RI或lispro，使肝糖产生与外周组织的利用相适应，并于进餐时显著增加胰岛素释放量，模拟进餐相关的胰岛素分泌。优点是可允许进餐量和进餐时间的变化，可避免皮下大量胰岛素存积。但有如下缺点：①胰岛素补充途径与生理性分泌不同，可产生外周高胰岛素血症和体重增加；②因缺乏皮下胰岛素存积，在泵发生故障且未及时发现，有可能引起糖尿病性酮症酸中毒；③价格昂贵，有能力并愿意接受CSII治疗的患者较少。

腹腔内植入型胰岛素输注泵：此泵经手术植入于腹壁皮下脂肪与腹直肌鞘之间，泵的导管穿过肌鞘悬在腹腔中。与CSII比较，此型泵释放的胰岛素吸收与生理途径相似，进入腹腔的胰岛素大部分被吸收入门静脉，进入肝发挥效应，并约有50%被降解，可避免外周高胰岛素血症，也使血糖更易控制而低血糖发生较少。但该泵需手术植入，增加了患者痛苦和发生感染的机会。此外，治疗费用较高也是其难推广的一个原因。

强化胰岛素治疗：加强胰岛素治疗，使血糖严格控制可显著减少1型糖尿病慢性并发症发生率。强化治疗多采用MDI方案，改进的多剂注射方案或CSII治疗。但主要缺点是低血糖发生率显著增高和体重增加。故强化治疗主要用于新诊断的1型患者且无严重并发症、青少年、妊娠糖尿病或糖尿病合并妊娠，以及胰岛素泵治疗者。其他患者是否采用强化治疗，需根据患者各方面情况和条件全盘考虑后确定。

2.2型糖尿病的胰岛素治疗

(1)胰岛素联合口服药治疗方案。多个临床研究显示，2型糖尿病患者口服降糖药物失效后与胰岛素联合治疗是首选方案。因为只要患者仍有部分内生胰岛功能，内源胰岛素的作用方式更符合生理状况，而且口服降糖药联合胰岛素比单纯胰岛素治疗在长期血糖控制中效果更好，体重上升少，且低血糖发生也较少。在除外饮食不节制及生活不规律的基础上，糖尿病患者的FPG持续升高往往与内源胰岛素缺乏呈线性相关，即FPG越高，胰岛素缺乏越严重。FPG升高的原因有3种情况：药物在夜间作用不足(无论是胰岛素缺乏或肝对胰岛素抵抗严重)；黎明现象；somogyi现象(低血糖后的高血糖反应)。如果能排除Somogyi现象，均应加强夜间药物作用的强度。因此，建议当FPG>7 mmol/L，应在原治疗基础上联合治疗，FPG>10 mmol/L，应使用胰岛素进行强化治疗。

睡前联合NPH或长效胰岛素方案。优点：①无须住院；②使用NPH剂量相对偏小，由于NPH睡前注射6～8 U后达峰时恰在黎明时分，降低FPG作用最强，前半夜很少发生低血糖；③血浆INS水平升高轻微；④体重增加少；⑤FPG下降后，白天口服降糖药物作用加强。

使用方法：①睡前22:00左右使用NPH或长效胰岛素；起始剂量为0.2 U/(kg·d)，每3～5天调整1次胰岛素用量；监测FPG，达标<6 mmol/L。若连续3次>8 mmol/L，上调2～4 U；若连续3次在7～8 mmol/L，上调2 U；②若晚餐后2小时血糖>10 mmol/L，则可使用预混胰岛素，在晚餐前皮下注射，其中普通胰岛素帮助晚餐后血糖控制，NPH在夜间到清晨控制FPG。使用剂量估计：睡前NPH起始剂量一般为4～6 U，肥胖者因IR明显或FPG很高时血糖毒性严

重，起步量可酌情增加，一般使用剂量肥胖者 10～15 U，非肥胖者 5～10 U。

早餐前和睡前 2 次 NPH 注射方案：在睡前 NPH 方案治疗后，如果 FPG 达标，早餐后和午餐后血糖下降明显但晚餐后血糖仍高，可在早餐前加用 NPH 注射，改成 NPH 2 次注射方案，如果患者需要 2 次胰岛素注射才能满意控制血糖，表明患者内生胰岛功能较差，可停用磺酰脲类或其他胰岛素促分泌剂。

(2)替代治疗：2 型糖尿病在口服药物联合胰岛素治疗后，随病程延长，如果联合外源胰岛素的日剂量接近生理剂量时，口服促胰岛素分泌剂作用很差，可停用，是否继续使用加强胰岛素作用的药物（如双胍类、噻唑烷二酮类）可视患者使用的胰岛素日剂量和肥胖程度而定，如果胰岛素日剂量＞40 U，肥胖者可联合上述药物。

2 次预混胰岛素治疗方案：将胰岛素日剂量大约分为 3 份，2/3 用在早餐前，1/3 用在晚餐前，注射预混胰岛素，并因人而异地调整剂量。优点是简单，患者依从性好。缺点：①如果患者内生胰岛功能较差，此方案不符合生理要求；②10：00～11：00 易出现低血糖，尤其是早餐后2 小时血糖＜9 mmol/L 时；③午餐后血糖很难控制满意，一般需口服 α-糖苷酶抑制剂或双胍类药物帮助改善餐后血糖。此方案一般不适用于内生胰岛功能很差的患者。

3 次胰岛素注射方案：即 R-R-R＋N，3 餐前注射。此方案较 2 次给予预混胰岛素注射更趋近生理需求，但须注意若晚餐前 NPH 用量大时，前半夜容易发生低血糖。

4 次胰岛素注射方案：即 R-R-R-NPH，3 餐前和睡前注射。此方案为目前推荐的强化治疗方案之一，在 2 型糖尿病或老年糖尿病需替代胰岛素治疗者使用普遍。优点：①3 餐后血糖及 FPG 均能控制满意，剂量调整易行；②使用得当，不容易发生低血糖。缺点：胰岛素极度缺乏者需全天基础胰岛素补充时，睡前 NPH 不能覆盖 24 小时，故注射后 16 小时基础胰岛素浓度较低，需补充另一剂量 NPH 以便满足全天基础胰岛素需求。

5 次胰岛素注射方案：即 R＋NPH-R-R-NPH，早餐前和睡前 NPH 和 3 餐前 R 注射方案。2 次（早8：00 左右，睡前 22：00 左右）NPH 注射覆盖 24 小时补充基础胰岛素，3 餐前 R 补充餐后胰岛素，是目前强化治疗模拟生理性胰岛素分泌模式的最理想方案。优点是：与生理性胰岛素分泌模式最接近，2 次 NPH 注射，24 小时内基础胰岛素控制餐前及过夜 FPG，3 餐前 R 控制进餐后血糖峰值。缺点为：注射次数较多。具体方法：①2 次 NPH 量作为全天基础量的补充，一般占全日胰岛素用量的 30％～50％；②其余胰岛素用量分配到 3 餐前，根据用餐及餐后血糖值适当调整。

（周佃新）

第二节 痛　风

痛风是一组由于遗传性或获得性嘌呤代谢紊乱和/或尿酸排泄障碍所致的异质性疾病。其临床特点有高尿酸血症、以尿酸盐结晶和沉积所致的特征性急性关节炎、痛风石、严重者有关节畸形及功能障碍。累及肾脏者可有间质性肾炎，常伴尿酸性尿路结石。高尿酸血症引起急性关节炎发作、痛风石形成及关节、肾脏改变时，称为痛风。仅有高尿酸血症，或高尿酸血症伴随尿酸性。肾结石不能诊断为痛风。患者常伴发肥胖、2 型糖尿病、高脂血症、高血压病、冠心病等。高尿酸血症和痛风常是代谢综合征的一部分。随着经济发展，生活方式改变，以及人均寿命的延长，其患病率逐年上升。

一、发病机制和分类

本病是多原因的，分原发性和继发性两大类。原发性的基本属遗传性，遗传方式多数未明，仅1%～2%因酶缺陷引起，如磷酸核糖焦磷酸合成酶(PRS)亢进症、次黄嘌呤-鸟嘌呤磷酸核糖转移酶(HGPRT)缺乏症、腺嘌呤磷酸核糖转移酶(AP-RT)缺乏症等。原发性痛风与肥胖、原发性高血压、血脂异常、糖尿病、胰岛素抵抗关系密切。继发性主要因肾脏病或酸中毒引起的滤过/排泌障碍、血液病或肿瘤的细胞过度增殖和放化疗后的大量破坏、高嘌呤饮食等引起的。

体内80%的尿酸来源于体内嘌呤生物合成(内源性)；20%的尿酸来源于富含嘌呤食物的摄取(外源性)。目前尚无证据说明溶解状态的尿酸有毒性。痛风的发生应取决于血尿酸的浓度和在体液中的溶解度。

引起高尿酸血症的病因主要包括：高嘌呤饮食、ATP降解增加、尿酸生成增多、细胞破坏所致的DNA分解增多、尿酸排泄减少等。尿酸是嘌呤代谢的最终产物，参与尿酸代谢的嘌呤核苷酸有次黄嘌呤核苷酸、腺嘌呤核苷酸和鸟嘌呤核苷酸。核苷酸的生成有两个途径：主要是从氨基酸、磷酸核糖及其他小分子的非嘌呤基的前体，从头合成而来；另一途径是从核酸分解而来，核苷酸再一步步生成尿酸。在嘌呤代谢过程中，一旦酶的调控发生异常，即可发生血尿酸量的变化。

肾小球滤出的尿酸减少、肾小管排泌尿酸减少或重吸收增加，均可导致尿酸的排出减少，引起高尿酸血症。其中大部分是由于肾小管排泌尿酸的能力下降，少数为肾小球滤过减少或肾小管重吸收增加。肾脏对尿酸的排泄减少与肾内缺血和乳酸生成增多、离子交换转运系统对尿酸排泄的抑制，以及肾内的钼、硫与铜结合增多等因素有关。另外，噻嗪类利尿剂、呋塞米、乙胺丁醇、吡嗪酰胺、小剂量阿司匹林、烟酸、乙醇等，均可竞争性抑制肾小管排泌尿酸而引起高尿酸血症。

二、病理生理和临床表现

(一)急性关节炎

急性关节炎常是痛风的首发症状，是尿酸盐结晶、沉积引起的炎症反应。当环境温度为37℃，血pH为7.4时，尿酸钠的饱和浓度为380 μmol/L(6.4 mg/dL)。当尿酸浓度超过此水平时，则容易形成针状结晶而析出，引起痛风性关节炎、痛风石。血尿酸过高与血浆清蛋白、α_1球蛋白、α_2球蛋白结合减少，关节局部pH、温度降低等有关。关节滑膜上的痛风微小结晶析出并脱落，析出的结晶激活了Hageman因子、5-羟色胺、血管紧张素、缓激肽、花生四烯酸及补体系统，又可趋化白细胞，使之释放白三烯B_4(LTB_4)和糖蛋白化学趋化因子，单核细胞也可在刺激后释放白介素1(IL-1)等引发关节炎发作。

下肢关节尤其是跖趾关节，承受的压力大，容易损伤，局部温度较低，故为痛风性关节炎的好发部位。关节软骨容易发生尿酸盐沉积，发生软骨退行性改变，导致滑囊增厚、软骨下骨质破坏及周围组织纤维化，晚期可发展为关节强硬和关节畸形。

(二)痛风石

长期高尿酸血症可引起一种特征性改变叫痛风石。血尿酸水平持续高于饱和浓度，导致尿酸盐结晶沉积在关节、骨和软骨、滑囊膜、肌腱和皮下结缔组织等，引起慢性炎症反应，形成上皮肉芽肿。其周围有大量单核细胞、巨核细胞，有时还有分叶核细胞的浸润。随着沉积的尿酸盐不断增多，在局部逐渐形成黄白色赘生物，为芝麻至鸡蛋或更大不等。早期质地较软，后期由于痛风石内纤维组织的增多，质地逐渐变硬。痛风石可溃破，排出白色尿酸盐结晶，形成不易愈合的皮肤溃疡。

(三)痛风的肾脏病变

90%～100%痛风患者有肾损害，由于患者的肾小管功能障碍，导致尿液的 pH 降低；而尿 pH 为 7.4 时，99%以上的尿酸呈离子状态；尿液 pH 为 7.0 时，尿酸在尿液中的溶解度增加 10 倍；而 pH 为5.0 时，85%的尿酸为非离子状态。因此，尿酸盐在酸性环境下更容易形成结晶。形成恶性循环。尿酸在远曲小管和集合管形成结晶而析出，引起肾小管与肾间质的化学性炎症。痛风主要可引起 3 种类型的肾脏病变。

1.痛风性肾病

痛风性肾病呈慢性进展经过。其特征性组织学表现是肾髓质或乳头处有尿酸盐结晶，其周围有圆形细胞和巨大细胞反应，呈间质性炎症，导致肾小管变形、上皮细胞坏死、萎缩、纤维化、硬化、管腔闭塞，进而累及肾小球血管床。临床可有蛋白尿、血尿、等渗尿，进而发生高血压、氮质血症等肾功能不全表现。尽管痛风患者 17%～25%死于尿毒症，但很少是痛风单独引起，常与老化、高血压、动脉粥样硬化、肾结石或感染等综合因素有关。

2.急性梗阻性肾病

急性梗阻性肾病也称为高尿酸血症肾病，主要见于放疗、化疗等致急剧明显的血尿尿酸增高的患者，导致肾小管急性、大量、广泛的尿酸结晶阻塞——急性肾衰竭。

3.尿酸性尿路结石

结石在高尿酸血症期即可出现。其发生率在高尿酸血症中占 40%，占痛风患者的 1/4，比一般人群高 200 倍，在一切结石中占 10%。其发生率与血尿酸水平及尿酸排出量呈正相关，约 84%的尿酸性结石由单纯的尿酸构成，4%为尿酸与草酸钙的混合性结石，其余为草酸或磷酸钙结石。

三、实验室检查

(一)血尿酸测定

临床上多采用血清标本、尿酸氧化酶法，正常值男性 150～380 μmol/L(2.4～6.4 mg/dL)，女性100～300 μmol/L(1.6～3.2 mg/dL)。一般男性大于 420 μmol/L(7.0 mg/dL)，女性大于 350 μmol/L(6 mg/dL)可确定高尿酸血症。由于存在波动性，应反复监测。

(二)尿尿酸测定

高尿酸血症可分为产生过多型、排泄减少型、混合型、正常型四型。限制嘌呤饮食 5 天后，每天尿酸排出量仍超过 3.57 mmol(600 mg)，可认为尿酸生成增多。

(三)滑囊液检查

急性关节炎期行关节腔穿刺，抽取滑囊液检查，在旋光显微镜下，见白细胞内有双折光现象的针形尿酸盐结晶。同时发现白细胞，特别是分中性粒细胞增多。

(四)痛风结节内容检查

标本取自结节自行破溃物或穿刺结节内容物，判定方法有两种。

1.紫脲酸胺反应

取硝酸 1 滴，滴在标本上，加热使硝酸蒸发掉，然后再滴氨水 1 滴，若是尿酸标本是暗紫红色，特异性很高，氧嘌呤则阴性。

2.旋光显微镜检查

结节内容呈黏土状，镜下可见双折光的针状结晶，呈黄色。

(五)X线检查

急性关节炎期可见非特征性软组织肿胀；慢性期或反复发作后，可见软骨缘破坏，关节面不规则，软骨面、骨内、腔内可见痛风石沉积，骨质边缘可见增生反应等非特异表现；典型者由于尿酸盐侵蚀骨质，使之呈圆形或不整齐的穿凿样透亮缺损，为痛风的X线特征。

(六)关节镜检查

在痛风发作时，常在滑膜上见到微小结节，冲洗关节腔时，可见部分结晶脱落到关节腔内。

(七)X线双能骨密度检查

在X线检查尚无变化时，可早期发现受伤害的关节骨密度下降。

(八)超声显像

尿酸性尿路结石X线检查不显影，但超声显像可显影。混合型结石X线、超声显像均可显影。

(九)CT与MRI检查

沉积在关节内的痛风石，根据其灰化程度的不同在CT扫描中表现为灰度不等的斑点状影像。痛风石在MRI检查的 T_1 和 T_2 影像中均呈低到中等密度的块状阴影。两项联合检查可对多数关节内痛风石作出准确诊断。

四、诊断和鉴别诊断

本症可发生于任何年龄，但发病的高峰年龄为40岁左右，患病率随年龄的增长有逐渐增高的趋势。临床上以男性患者多见，只有5%的患者为女性，且多为绝经后妇女。肥胖及体力活动较少者易患本病。常有家族史及代谢综合征表现，在诱因基础上，突然半夜关节炎发作或尿酸结石发作，大致可考虑痛风，查血尿酸增高可确诊。有条件作关节腔穿刺、痛风石活检X线检查、关节腔镜检查等可协助确诊。有困难者用秋水仙碱诊断性治疗迅速显效，具有特征性诊断价值。需注意的是痛风导致的急性关节炎的多呈自限性。轻微发作一般数小时至数天可缓解，严重者可持续1～2周或更久。通常痛风的急性关节炎发作缓解后，患者症状全部消失，关节活动完全恢复正常，此阶段称为间隙期，可持续数月至数年。多数患者于1年内症状复发，其后每年发作数次或数年发作1次。有些病例表现不典型，需与类似疾病做鉴别。

(一)急性关节炎

需与其他原因关节炎相鉴别。

1.风湿性关节炎

风湿性关节炎多见于青少年女性，以膝关节炎为主，常伴环形红斑等。

2.类风湿关节炎

类风湿关节炎多见中青年女性，好发小关节，呈梭形肿胀，类风湿因子效价高。

3.创伤性关节炎

因痛风常在创伤后发作故易误诊，重要的是痛风病情和创伤程度呈不平行关系。

4.化脓性关节炎

全身中毒症状重，而滑囊液无尿酸盐结晶。

5.假性关节炎

老年膝关节炎,滑囊液中可见焦磷酸钙结晶,本病罕见。

(二)慢性关节炎

1.类风湿关节炎

关节呈慢性僵直畸形,多见于中青年女性,血尿酸不增高,X 线缺乏穿凿作特征性缺损。

2.银屑病(牛皮癣)关节炎

20%左右的患者可伴有血尿酸增高,有时难以与痛风相区别。常累及远端的指(趾)间关节、掌指关节、跖趾关节,少数可累及脊柱和股髂关节,表现为非对称性关节炎,可有晨僵现象。X 线照片可见关节间隙增宽,骨质增生与破坏可同时存在,末节指(趾)远端呈铅笔尖或帽状。

3.骨肿瘤

多处穿凿样破坏以致骨折、畸形而误诊为骨肿瘤。但无急性关节炎及高尿酸血症病史,鉴别有困难者活组织检查。

4.假性痛风

假性痛风多见于用甲状腺素进行替代治疗的老年人,系关节软骨钙化所致。一般女性较多见,膝关节最常受累。关节炎发作常无明显的季节性。血尿酸水平正常。关节滑囊液检查可发现有焦磷酸钙结晶或磷灰石,X 线照片可见软骨呈线状钙化,尚可有关节旁钙化。部分患者可同时合并有痛风,则可有血尿酸浓度升高,关节滑囊液检查可见尿酸盐和焦磷酸钙两种结晶。

(三)尿路结石

尿路结石需与其他成分的结石鉴别。草酸钙、磷酸钙、碳酸钙结石 X 线显影,易与混合型尿酸结石混淆,但后者有高尿酸血症及相关痛风表现。胱氨酸结石 X 线也不显影,但血尿酸不高。

五、预防和治疗

对原发性痛风目前尚无根治的方法,但通过控制高尿酸血症通常可有效地减少发作,使病情逆转。本病的治疗目标:①迅速终止急性关节炎发作;②控制尿酸性肾病与肾石病,保护肾功能。不同病情阶段的治疗措施各不相同。

(一)一般处理

对疑诊患者及家属进行检查,早期发现高尿酸血症。控制体重、控制血脂、避免过量饮酒等有助于预防血尿酸水平升高。每天蛋白质的摄入量应限制在 1 g/kg 体重左右。由于果糖摄入过多可导致体内嘌呤核苷酸产生增多,进而促进尿酸的生成,故应少食富含果糖的食物。动物内脏(心、肝、肾、脑)及海产品、菌菇酵母类等均为高嘌呤食物,应限制食用。肉类、鱼虾类、豌豆、菠菜等亦含一定量的嘌呤,食用要适量。还应该戒烟、避免劳累,多饮水促进尿酸的排泄。不宜使用抑制尿酸排泄药、利尿剂、小剂量阿司匹林等。生活方式的调整很重要。需定期进行血尿酸浓度监测,以确保血尿酸水平经常控制在正常范围之内。对经饮食控制等非药物治疗后血尿酸浓度仍超过 475 μmol/L(8 mg/dL)、24 小时尿尿酸排泄量大于6.54 mmol,或有明显家族史者,即使未出现关节炎、痛风石、肾石病等临床表现,也应使用降低尿酸的药物。

(二)急性发作期的处理

首先应绝对卧床休息,抬高患肢,避免受累关节负重,持续至关节疼痛缓解后 72 小时左右方可逐渐恢复活动。并迅速投用抗炎药物。

1.秋水仙碱

对控制痛风急性发作具有非常显著的疗效,为痛风急性关节炎期的首选用药。可减少或终止因白细胞和滑膜内皮细胞吞噬尿酸盐所分泌的化学趋化因子,对于制止炎症有特效。通常用药后 6～12 小时内可使症状减轻,约 90%患者在 24～48 小时内可完全缓解。用法如下:①口服法:0.5 mg/h或 1 mg/2 h,一日总量 4.8 mg,持续 24～48 小时,或在出现胃肠道症状前停止使用;②静脉法:可减少胃肠反应、一般1.2 mg溶于生理盐水 20 mL 中,5～10 分钟缓慢注射,4～5 小时可再次注射,总剂量不超过 4 mg。一旦外漏会造成组织坏死。秋水仙碱毒性很大,可能导致恶心、呕吐、腹泻、肝细胞伤害、骨髓抑制、脱发、呼吸抑制等,故有骨髓抑制、肝肾功能不全、白细胞减少者禁用、治疗无效者,不可再用,应改用非甾体抗炎药。极少数患者使用秋水仙碱后,可发生急性心功能衰竭和严重的室性心律失常。

2.非甾体抗炎药(NSAIDs)

效果不如秋水仙碱,但较温和,发作超过 48 小时也可应用,无并发症的急性病风湿性关节炎发作可首选非甾体抗炎药。非甾体抗炎药与秋水仙碱合用,可增强镇痛的效果。此类药物宜在餐后服用,以减轻胃肠道刺激。常用的是吲哚美辛每次 50 mg,1 天3 次;或保泰松每次 0.1 g,1 天3 次。其他还有双氯芬酸、布洛芬、酮洛芬、阿明洛芬、阿西美辛、尼美舒利、舒林酸、萘普生、美洛昔康、吡罗昔康等。症状消退后减量。

3.ACTH 或糖皮质激素

仅上述两类药无效或禁忌时用,且易反跳。一般每天以 ACTH 40 U 加入静脉滴注或 40～80 U肌内注射;泼尼松 10 mg,1 天 3 次等。曲安西龙5～20 mg关节腔注射,常可使症状得到缓解。

4.关节剧烈疼痛者

可口服可待因 30～60 mg,或肌内注射哌替啶 50～100 mg。降低血尿酸的药物在用药早期可使进入血液中的尿酸一过性增多,有加重急性关节炎的可能,故在痛风的急性期不宜使用。

(三)间隙用及慢性期治疗

降低血尿酸药物为本期治疗的主要用药,以控制高尿酸血症,治疗目标为血尿酸水平维持在 360 μmol/L(6 mg/dL)以下。应用降低血尿酸药物的适应证:①经饮食控制后血尿酸仍超过 416 μmol/L(7 mg/dL)者;②每年急性发作在两次以上者;③有痛风石或尿酸盐沉积的 X 线证据者;④有肾石病或肾功能损害者。造成功能障碍者,需适当关节理疗和锻炼,痛风石较大或已破溃形成瘘管者,应行手术治疗减轻局部不适合活动障碍。有关节畸形者可通过手术进行矫形。

1.抑制尿酸合成药

本药主要机制是抑制黄嘌呤氧化酶,阻止黄嘌呤转化为尿酸。适用于尿酸生成过多者和不适合使用促进尿酸排泄药者。用法为别嘌呤醇每次 0.1 g,1 天 3 次,逐渐增至每次 0.2 g。由于别嘌呤醇的生物半衰期为 18～30 小时,亦可每天单次用药,顿服 0.3 g。可与促进尿酸排泄药合用,作用更强;也可单独使用。不良反应有胃肠道刺激、皮疹、发热、肝损害、骨髓抑制等。不良反应多见于有肾功能不全者,故肾功能不全者宜减半量应用。

2.促进尿酸排泄药

本药主要抑制肾小管的再吸收,适用于高尿酸血症期及发作间歇期、慢性期。当内生肌酐清除率小于 30 mL/min 时无效。有尿路结石或每天尿酸排出量大于 3.57 mmol(600 mg)以上时不宜使用。为避免用药后因尿中的尿酸排泄急剧增多而引起肾脏损害及尿路结石,用药时应从

小剂量开始。用药期间需多饮水，同时服用碱性药，如碳酸氢钠每天3～6 g。促排泄药可持续用药12～18个月，直至尿酸平稳。常用药有：①丙磺舒：开始剂量每次0.25 g，1天2次，两周内增至每次0.5 g，1天3次，1天最大量2 g；②磺吡酮：作用比丙磺舒强，开始每次50 mg，1天2次，渐增至每次100 mg，1天3次；③苯溴马隆：作用更强，1天1次，25～100 mg。偶有出疹、发热、胃肠道刺激、促使急性发作等不良反应。

(四)急性肾衰竭

发生急性肾衰竭者，先用乙酰唑胺0.5 mg，以后1天3次，每次0.25 g，并大量经静脉补液和补给1.25%碳酸氢钠溶液，可同时静脉注射呋塞米60～100 mg，使水分迅速排出，增加尿流量，冲开结晶的堵塞。同时减量使用抑制尿酸合成药别嘌呤醇。处理后如仍不能解除肾衰竭者可行血液透析。肾功能损害严重者，预后较差。

(张余坤)

第三节　单纯性甲状腺肿

单纯性甲状腺肿又称非毒性甲状腺肿，是指非炎症或肿瘤原因导致的甲状腺代偿性肿大，可呈弥漫性或结节性肿大。本病因缺碘、致甲状腺肿物质或相关酶缺陷等原因所致，甲状腺功能一般在正常范围。可呈地方性分布，缺碘为其主要病因；当人群患病率>10%时称之为地方性甲状腺肿。也可呈散发分布，一般发病率在5%以下。

一、流行病学

地方性甲状腺肿广泛分布于世界各地，主要见于离海较远，海拔较高的山区。在我国主要见于西南、西北、华北等地区。1960年WHO首先提出地方性甲状腺肿是全球性疾病。1990年联合国儿童基金会报道全球15.72亿人口生活在碘缺乏地区，由于开展了全国范围地方性甲状腺肿的普查和防治，目前我国本病发病率已经有显著下降。

本病多见于女性，散发性甲状腺肿多发生于青春期、妊娠、哺乳期和绝经期。

二、病因和发病机制

传统的观念曾认为甲状腺肿病因是甲状腺素合成过程中因任何单个或多个因素受损时，甲状腺素合成和分泌的能力下降，导致促甲状腺激素(TSH)升高，诱导甲状腺组织代偿性增生，腺体肿大，属于机体的适应性反应。但近年来发现，单纯性甲状腺肿患者TSH多正常，甲状腺的代偿作用可能是通过增加对TSH的敏感性(TSH依赖)或其他途径(非TSH依赖)，后者主要是指受到来自外周血液或者甲状腺局部自分泌和旁分泌的各种生长因子和血管活性物质的作用促进了甲状腺的增生和分化。因此目前不再将TSH作为单纯性甲状腺肿的主要病理介质。事实上，本病的发病可能还是遗传因素和环境因素共同作用的结果。例如，即使在严重缺碘地区也仍然有部分人发病，遗传因素的证据如本病有时可见家族聚集现象，单卵双胎发病率明显升高等。

(一)缺碘

缺碘是引起地方性甲状腺肿的主要原因,多见于内地和山区,这些地区土壤、水源、食物含碘量少。而碘是合成甲状腺素的重要原料之一。人体每天对碘的基础需要量为 60 μg/d,每天摄入量应不低于150 μg。在生长发育期和怀孕、哺乳、寒冷、感染、创伤及精神刺激时,由于机体对甲状腺激素的需要量增多,会引起相对性碘不足,可加重或诱发甲状腺肿。

(二)致甲状腺肿物质

某些物质可致甲状腺肿:常见的食物如卷心菜、木薯可释放硫氰酸根能抑制甲状腺过氧化物酶而致甲状腺肿,尤其是碘缺乏时更易发生;土壤、饮水中钙、镁、锌等矿物质的含量,对甲状腺肿的发生也有关系,有的流行地区除碘外,也缺少上述各元素;另外工业废水中的化合物如酚、酞酸盐、吡啶和多芳香烃也有弱致甲状腺肿作用。蔬菜和污染物中致甲状腺肿的机制尚未完全明确。药物如硫氰化钾、过氯酸钾、对氨基水杨酸、硫脲嘧啶类、磺胺类、保泰松、秋水仙碱、锂盐、钴盐等,可抑制碘离子的浓缩或有机化,大量碘化物可抑制甲状腺激素合成和释放,从而引起甲状腺肿。

(三)高碘

虽较低碘少见,但也不能忽视高碘。可呈地方性或散在分布,长期饮用含高碘的水可导致甲状腺肿,1979—1997 年,我国已先后有河北、新疆、山东、山西、河南、内蒙古及江苏 7 个省和自治区发现了水源性高碘地方性甲状腺肿;长期使用含碘药物,碘油椎管造影,也可能引起甲状腺肿。其发生机制是碘摄入过多,占用了过多甲状腺过氧化物酶的功能,使酪氨酸碘化受损,碘的有机化过程受阻,甲状腺代偿性肿大。

(四)激素合成障碍

甲状腺素合成过程中的任何一个步骤异常,均可引起激素合成障碍。家族性甲状腺肿为隐性遗传病,病因是甲状腺素合成过程中酶功能的缺陷。如缺乏过氧化酶、脱碘酶,影响甲状腺激素合成;或缺乏水解酶,使甲状腺激素从甲状腺球蛋白分离和释放入血发生困难,均可导致甲状腺肿。

(五)基因突变

通过研究甲状腺肿的家族,已经发现有涉及甲状腺激素合成有关的蛋白质的基因异常,如甲状腺球蛋白(TG),钠/碘协同转运体(NIS),甲状腺过氧化物酶(TPO),pendrin 蛋白和 TSH 受体(TSHR)基因突变。此外,基因位点已经确定,为 14qXp22 和 3q26。虽然已在几个家族表现为常染色体显性遗传,但易感基因在大多数非毒性甲状腺肿患者中仍然不明确。

三、病理

病理改变取决于疾病的严重程度和病程的长短。在早期,甲状腺呈弥漫性轻度或中度增生肿大、血管增多、腺细胞肥大。当病程延长时,甲状腺因不规则增生或再生,逐渐出现结节,结节还可以进一步扩大融合。后期,部分腺体可发生坏死、出血、囊性变、纤维化或钙化和淋巴细胞浸润,甲状腺体积进一步增大,并呈多结节样改变。针对病因治疗,弥漫性甲状腺肿有可能逆转,而当结节形成之后,则不易逆转。

有的增生结节可以演变成腺瘤,个别的腺瘤样增生结节有可能进展为甲状腺癌。还有的结节由于反复增生,最终失去了对促甲状腺激素的依赖性而形成自主功能性结节,但一般无甲亢症状,极少数结节发展为毒性甲状腺结节而伴发甲亢症状。

四、临床表现

如在早期，肿大尚不严重，甲状腺功能正常，一般无症状，弥漫性甲状腺肿时质地较软，有柔韧感；久病且严重者可腺体肿大显著，如婴儿头，下垂于胸骨前，目前我国经普及碘盐后，如此严重的病例已明显减少。

肿大腺体可引起压迫症群：如气管受压，可有喉部紧缩感、慢性刺激性干咳、憋气、呼吸不畅；食管受压，可造成吞咽困难；喉返神经受压，早期可以出现声音嘶哑、痉挛性咳嗽，晚期可失声；颈交感神经受压，可出现同侧瞳孔扩大，严重者出现 Horner 综合征（眼球下限，瞳孔缩小，眼睑下垂）；如甲状腺肿位于胸骨后或胸腔内，可引起上腔静脉压迫综合征，使单侧头面部或上肢水肿等。

散发性甲状腺肿常在青春期、妊娠期、哺乳期及绝经期发生。腺体通常轻度肿大，呈弥漫性，质较软，晚期可有结节。

五、诊断

所有存在甲状腺肿的患者均应进行甲状腺功能的评估，以便排除甲状腺功能亢进（甲亢）或甲状腺功能减退（甲减）。本病的特点是甲状腺肿大和甲状腺功能基本正常，甲状腺^{131}I 摄取率常高于正常，但高峰时间很少提前出现。当 TSH 偏低，尤其是在既往已诊断的患者，提示有甲状腺功能自主性改变或存在未被诊断的 Graves 病，引起了亚临床甲状腺毒症的可能。Tg 抗体和 TPO 抗体可用于鉴别是否存在自身免疫性甲状腺疾病。甲状腺超声检查可提供甲状腺的形态、大小及结构，是否有结节、液化和钙化的信息。必要时，采用核素扫描，以评价甲状腺结节或组织是否有自主功能，胸骨后甲状腺肿可用 CT 或 MRI 明确其与邻近组织的关系及颈部甲状腺的延续情况。

尿碘的排泄与碘摄入量密切相关，是反映碘摄入量的最佳指标，测定尿碘可作为人体是否缺碘的指标，WHO 推荐的成年人每天碘摄入量为 150 μg。尿碘中位数（MUI）100～200 μg/L 是最适当的碘营养状态。

六、预防

对于碘缺乏引起的地方性甲状腺肿，补充碘剂是预防和治疗本病的主要措施，理想的成人碘摄入量 150 μg/d。一般来说，弥漫性甲状腺肿经持续补碘后 6～12 个月，甲状腺肿可回缩至正常，少数需数年时间；妊娠期的碘摄入量务必保证在 250 μg/d 左右。妊娠期碘需求量的增加源于尿碘排泄量的增加和胎儿甲状腺对碘原料的需求。

七、治疗

青春期甲状腺肿大多可自行消退。轻度无症状的甲状腺肿可以暂时不予处理，密切观察临床症状和定期随访评估病情即可。事实上，有部分患者的肿大可能稳定多年不变。既往常用外源性甲状腺激素，补充内生甲状腺激素的不足，以抑制过多的内源性 TSH 分泌或对 TSH 的敏感性，达到缓解甲状腺增生的目的。但目前认为，这种治疗方法仅能使少数患者的甲状腺肿有所缩小，而长期服用甲状腺素可能带来甲状腺毒症的危害，如心房颤动、骨量丢失等。故已不建议用于本病的治疗。

(一)碘补充及病因治疗

对单纯缺碘者补碘是合理的,既是预防,也有治疗作用。补充后甲状腺即可见不同程度的回缩。食用碘盐是有效且相对安全的方法。一般来说,弥漫性甲状腺肿经持续补碘后6~12个月,甲状腺肿可回缩至正常,少数需数年时间,但结节一般不会因补碘而消失。

有可确认的致甲状腺肿因素者应尽量予以纠正。

(二)同位素治疗

部分腺体过大,内科治疗无效且不能耐受手术治疗的患者及术后复发患者可考虑^{131}I治疗。^{131}I治疗在缩小甲状腺体积方面疗效可靠,治疗后甲状腺体积逐渐缩小,绝大多数患者在6~12个月后可缩小50%左右。^{131}I治疗后有可能出现甲减、一过性甲状腺毒症等,故需密切随访甲状腺功能,必要时及时加用甲状腺素并根据随访的TSH水平逐步调整至合适剂量。

(三)手术治疗

指征:腺体过大,妨碍工作和生活;引起压迫症状,内科治疗无效;腺体内有结节,疑有发展为癌肿或甲状腺功能亢进症可能者。术后为防止再形成甲状腺肿及术后甲状腺功能偏低,宜长期服用甲状腺片制剂或LT_4。

(张余坤)

第四节 甲状腺功能亢进症

甲状腺功能亢进症简称甲亢,指甲状腺呈现高功能状态,持续产生和释放过多的甲状腺激素所致的一组疾病,其共同特征为甲状腺激素分泌增加而导致的高代谢和交感神经系统的兴奋性增加,病因不同者各有其不同的临床表现。在概念上与甲状腺毒症有区别,甲状腺毒症指组织暴露于过量的甲状腺激素而引起的特殊的代谢变化和组织功能的病理生理改变。甲亢则指甲状腺组织产生和释放激素过多,而甲状腺毒症更强调其产生的后果。摄入过量的外源性甲状腺激素可以导致甲状腺毒症,但甲状腺功能无亢进。用甲状腺毒症来描述这种疾病状态比甲状腺功能亢进这种描述更恰当。

一、毒性弥漫性甲状腺肿

毒性弥漫性甲状腺肿又称Graves病,或称为Basedow病或Parry病,是一种自身免疫性疾病,由于多数患者同时有甲状腺毒症和甲状腺弥漫性肿大,故称为"毒性弥漫性甲状腺肿",可同时伴浸润性突眼和浸润性皮肤病变。

(一)病因和发病机制

本病为一自身免疫疾病,患者的B淋巴细胞产生抗体,其中一些可以与甲状腺滤泡细胞上的促甲状腺激素(TSH)受体结合并使受体活化,刺激甲状腺的增长并产生过多的甲状腺激素。此时,甲状腺滤泡细胞的TSH受体为抗体结合的位点,抗体与其结合后,能模拟TSH的功能,刺激甲状腺产生过多的甲状腺激素。

产生促甲状腺素受体抗体(TRAb)的机制尚未完全阐明。目前认为有易感基因(特异HLA Ⅱ类抗原基因)人群(尤其是女性)的甲状腺组织,在受到一些触发因子(如碘摄入过量、病毒或耶尔辛肠菌等感染、糖皮质激素治疗的撤药或应激、分娩、精神压力、辐射和干扰素 γ 应用等)的刺激下,甲状腺细胞表面特异的 HLAⅡ类分子递呈 TSH 受体片段给 T 淋巴细胞,促使 B 淋巴细胞在免疫耐受缺陷时形成 TRAb。

(二)病理学

1.甲状腺

弥漫性肿大,血管丰富、扩张,腺滤泡上皮细胞增生,呈柱状,滤泡细胞壁皱褶增加呈乳头状突起伸向滤泡腔,高尔基体肥大,附近有许多囊泡,内质网增大增粗,核糖体丰富,线粒体数目增多。甲状腺组织中有弥漫性淋巴细胞浸润,甚至出现淋巴组织生发中心。

2.眼球后组织

组织增生,常有脂肪浸润、眼外肌水肿增粗,肌纤维变性,纤维组织增多,黏多糖沉积与透明质酸增多沉积,淋巴细胞及浆细胞浸润。

3.皮肤

黏液性水肿病变皮肤光镜下可见黏蛋白样透明质酸沉积,伴多数带有颗粒的肥大细胞、吞噬细胞和成纤维细胞浸润;电镜下见大量微管形成伴糖蛋白及酸性糖胺聚糖沉积。

4.其他

骨骼肌、心肌可有类似上述眼肌的改变,但较轻。久病者肝内可有脂肪浸润、灶状或弥漫性坏死、萎缩,门脉周围纤维化,乃至全肝硬化。少数病例可有骨质疏松。颈部、支气管及纵隔淋巴结增大较常见,尚有脾脏肿大等。

(三)临床表现

本病多见于女性,男女之比数为 1∶4～1∶6,各年龄组均可发病,以 20～40 岁最多见。多起病缓慢。患者有甲状腺毒症的症状和体征,同时又有其独特的临床表现。在表现典型时,甲状腺毒症、弥漫性甲状腺肿和浸润性突眼三方面的表现均较明显,偶伴有浸润性皮肤病变。如病情较轻可与神经症相混淆。有的患者可以某种(些)特殊症状如突眼、恶病质或肌病等为主要表现。老年和儿童患者的表现常不典型。由于诊断水平的提高,轻症和不典型患者的发现已日渐增多。

1.甲状腺肿

多数患者以甲状腺肿大为主诉。呈弥漫性对称性肿大、质软,吞咽时上下移动。少数患者的甲状腺肿大不对称或肿大不明显。由于甲状腺的血流量增多,故在上下叶外侧可闻及血管杂音和触及震颤,尤以甲状腺上极较明显。甲状腺弥漫对称性肿大伴杂音和震颤为本病一种特殊体征,在诊断上有重要意义。

2.浸润性突眼

浸润性突眼又称“内分泌性突眼”“眼肌麻痹性突眼症”或“恶性突眼”,较少见,病情较严重。也可见于甲状腺功能亢进症状不明显或无高代谢症的患者。

小部分患者有典型对称性黏液性水肿,与皮肤的自身免疫性损害有关。多见于小腿胫前下段,有时也可见于足背和膝部、面部、上肢,胸部甚而头部。初起时呈暗紫红色皮损。皮肤粗厚,以后呈片状或结节状叠起,最后呈树皮状,可伴继发感染和色素沉着。少数患者尚可见到指端软组织肿胀,呈杵状,掌指骨骨膜下新骨形成,以及指或趾甲的邻近游离边缘部分和甲床分离现象,称为指端粗厚。

(四)诊断和鉴别诊断

1.诊断

典型病例的诊断一般并不困难。轻症患者或年老和儿童病例的临床表现常不典型,常须借实验室检查以明确诊断。

(1)高代谢症群:交感神经系统兴奋性增高,特征性眼征与特征性甲状腺肿大具有诊断价值。

(2)甲状腺功能试验:表现不典型的疑似患者,可按下列次序选作各种检测,以助诊断。

甲状腺激素水平:患者血清中血清总甲状腺素(TT_4)、总三碘甲腺原氨酸(TT_3)、游离 T_4(FT_4)和游离 T_3(FT_3)均增高,FT_3、FT_4 增高比 TT_3 和 TT_4 增高更为明显。在伴有严重疾病时,T_4 向 T_3 转化受损,FT_3 正常而 FT_4 增高(T_4 型甲状腺毒症)。偶尔有患者 T_4 和 T_3 不一致显著,T_4 水平正常而 T_3 水平单独增高(T_3 型甲状腺毒症)。

血清反 T_3(rT_3)的测定:甲亢时明显增高。

血清超敏促甲状腺激素(S-TSH)TSH 是由腺垂体分泌的调节甲状腺的激素,以超敏法可测出 Graves 病患者的 TSH 水平低于正常。甲状腺激素水平正常,而 FT_3 和 FT_4 在正常水平者称为亚临床甲状腺毒症。

甲状腺摄^{131}I 率:本病近距离法常 3 小时>25%,或 24 小时>45%。如峰值前移为 3 小时,测定值不仅高于正常,也高于 24 小时值更符合本病,但增高不显著或无高峰前移则宜做 T_3 抑制试验,以区别单纯性甲状腺肿。

T_3 抑制试验:试验前用三碘甲腺原氨酸片 20 μg 每 8 小时 1 次,1 周后,测甲状腺的摄^{131}I 率。正常及单纯甲状腺肿时第二次摄^{131}I 率明显下降 50%以上。本病患者 TSH 在服用 T_3 后第二次摄^{131}I 率不被抑制或下降率<50%。此法对老年有冠心病者不宜采用,以免引起心律失常或心绞痛。

促甲状腺激素释放激素(TRH)兴奋试验:正常者滴注 TRH 后血清 TSH 水平增高。如 TSH 降低,且不受 TRH 兴奋,提示甲亢(包括 T_3 型甲亢)。

甲状腺刺激球蛋白(TSI):又称为促甲状腺素受体抗体(TSHRAb 或 TRAb),本病患者阳性率80%~90%,经治疗病情缓解后其血清水平明显下降或转正常,有助于疗效随访和判断停药后复发可能,选择停药时间。

抗甲状腺球蛋白抗体(TGAb)和抗甲状腺过氧化酶抗体(TPOAb):在本病中 TGAb 和 TPOAb 均可阳性。

超声检查:采用彩色多普勒超声检查,可见患者甲状腺腺体呈弥漫性或局灶性回声减低,在回声减低处,血流信号明显增加,彩色多普勒血流显像(CDFI)呈"火海征"。甲状腺上动脉和腺体内动脉流速明显加快、阻力减低。

对于可闻及血管杂音的甲状腺对称性增大、新发或新近加重的突眼合并中到重度甲状腺功能亢进症的患者,Graves 病诊断依据充分。临床表现为甲状腺功能亢进症而诊断为 Graves 病依据不足时应进行^{131}I 摄取检查,出现甲状腺结节时应行甲状腺发射型计算机断层成像(ECT)检查。如患者有放射碘检查的禁忌如妊娠或哺乳时,应做甲状腺超声检查。

2.鉴别诊断

(1)单纯性甲状腺肿,除甲状腺肿大外,并无上述症状和体征。虽然有时^{131}I 摄取率增高,T_3 抑制试验大多显示可抑制性。血清 T_3、rT_3 均正常。

(2)神经症。

(3)自主性高功能性甲状腺结节，扫描时放射性集中于结节处，而结节外放射性降低。经TSH刺激后重复扫描，可见结节外放射性较前增高。

(4)其他：结核病和风湿病常有低热、多汗、心动过速等。以腹泻为主要表现者常被误诊为慢性结肠炎。老年甲亢的表现多不典型，常有淡漠、厌食、明显消瘦，容易被误诊为癌症。

单侧浸润性突眼症即使伴有甲状腺毒症，仍需与眶内和颅底肿瘤鉴别，如眶内肿瘤、颈动脉-海绵窦瘘、海绵窦血栓形成、眶内浸润性病变和眶内肿瘤等。

甲亢伴有肌病者，需与家族性周期瘫痪和重症肌无力鉴别。

(五)治疗

常用的治疗方法有三种：抗甲状腺药物、放射性核素碘和手术治疗。对治疗方法的选择取决于患病的不同时期和严重程度、患者所处的特殊时期和医师的经验。应该对患者进行全面评估，提供的治疗建议需充分考虑患者的意愿。

在治疗的初期，应注意休息和营养物质的补充。在代谢水平恢复正常以及之后的一段时间内，患者都需要较多的热量、蛋白质及多种维生素，应予以适当补足。

下面对甲亢的各种治疗方法进行分述。

1.药物治疗

(1)抗甲状腺药物治疗：对于症状严重的患者，首先应该应用抗甲状腺药物抑制甲状腺激素的合成和释放，缓解症状。常用的抗甲状腺药物有硫脲类药物丙硫氧嘧啶(PTU)、甲巯咪唑和卡比马唑。

抗甲状腺药物的主要作用是抑制甲状腺的过氧化酶活性，抑制碘有机化和碘-酪氨酸耦联，从而抑制甲状腺激素的合成。两类药物对甲亢患者有一定的自身免疫抑制作用，包括降低甲状腺滤泡细胞HLAⅡ类抗原的表达，并且可以减少其前列腺素和细胞因子与氧自由基的释放继而减轻自身免疫反应；还对激活的T细胞有短暂的升高作用。但也有人认为这种轻度的自身免疫抑制作用主要是由于甲状腺激素合成减少而产生的。

丙硫氧嘧啶还有抑制周围组织1型脱碘酶(D1)活性，有抑制 T_4 转为 T_3 的作用，在体内可以使 T_3 下降10%～20%。因此常用于 T_3 增高为主的严重甲亢或甲亢危象的患者。甲巯咪唑的作用较丙硫氧嘧啶强10倍并可以长时间存在于甲状腺中，前者可以单次给药，后者宜分次间隔给药，但是这两个药物都高度地聚集在甲状腺部位。丙硫氧嘧啶和甲巯咪唑虽都可以通过胎盘，但丙硫氧嘧啶有更好的水溶性，故较少进入胎儿体内。

适应证：①症状较轻，甲状腺轻、中度肿大的患者；②20岁以下的青少年以及儿童患者；③妊娠妇女(选用PTU)；④甲状腺次全切除后复发又不适合放射性治疗的患者；⑤手术前准备；⑥放射性 ^{131}I 治疗前后的辅助治疗。抗甲状腺药物不适合用于周围血白细胞持续 $<3\times10^9/L$ 或对该类药物有变态反应及其他毒副作用的患者。

剂量和疗程：由于有丙硫氧嘧啶的肝细胞损害的原因致肝移植的报道，除了在妊娠前3个月、甲状腺危象、对甲巯咪唑治疗反应小且拒绝行放射碘或手术治疗的患者应考虑使用丙硫氧嘧啶外，对Graves病患者的药物治疗应选用甲巯咪唑。常用的丙硫氧嘧啶的初始剂量为每天300～400 mg，常分3次使用；甲巯咪唑则为30～40 mg，可以单次或分2～3次服用。这样的剂量对绝大部分的患者而言是有效的，但是在某些特别严重、疗效较差、甲状腺增大明显的患者中，药物可能降解较快，可以增加剂量。

由于抗甲状腺药物主要是抑制甲状腺激素的合成而不是抑制其释放，因此只有在甲状腺储存的激素消耗完以后才能见到明显的临床效果。一般在服药2～3周后患者的心悸、烦躁、乏力等症状可以有所缓解，4～6周后代谢状态可以恢复正常，此为用药的“初始阶段”。有些因素会影响治疗效果，如不规则的服药、服用碘剂或进食含碘较多的食物、精神压力或感染等应激状态等，应及时地帮助患者排除这些干扰因素对治疗的影响。

当患者症状显著减轻，高代谢症状消失，体重增加，T_4 和 T_3 尤其是 TSH 接近正常时可以根据病情逐渐减少药物用量(减量阶段)。在减量过程中，每2～4周随访一次，每次减少甲巯咪唑 5 mg 或者丙硫氧嘧啶 50 mg，不宜减量过快。每次随访时要监测患者的代谢状况以及检测 s-TSH和 T_3、T_4 水平，尽量维持甲状腺功能的正常和稳定。剂量的递减应根据症状体征以及实验室检查的结果及时做出相应的调整，需2～3个月。如果减量后症状和 T_3、T_4 有所反跳，则需要重新增加剂量并维持一段时间。很多患者只需要治疗剂量的1/3或更少就能维持正常的甲状腺功能。也可以在使用抗甲状腺药物的同时使用甲状腺素来维持正常的甲状腺功能(维持阶段)，为期1～2年，个别患者需要延长维持治疗疗程。

抗甲状腺药物治疗的疗程尚无定论，有效缓解所需的时间有明显的个体差异。文献报道显示，长程疗法(2～3年)患者甲亢的复发率明显低于短程疗法(6个月)的患者。长程治疗的患者有1/3到半数的患者可以在治疗后获得长期缓解。大部分患者的复发出现在停止应用抗甲状腺药物后3个月至1年。提示复发的主要指标为需要较大剂量才可以控制的甲状腺激素水平、T_3 水平较 T_4 明显增高、甲状腺明显增大和升高的 TSH 水平。有认为大剂量的抗甲状腺药物结合甲状腺激素替代治疗(阻断-替代治疗方法)可以减少复发率，但未得到更多的临床研究支持。

药物不良反应：①粒细胞减少，这是最主要的毒性反应，相对于丙硫氧嘧啶而言，甲巯咪唑更多见，尤其在治疗剂量较大时。见于0.2%～0.4%的用药者。由于 Graves 病本身也可能引起白细胞计数减少，因此在治疗的开始前应该进行白细胞以及白细胞分类的仔细检测。如果在用药后白细胞出现逐步下降的趋势，一般在$<3.0\times10^9/L$应考虑停用抗甲状腺药物。但是更为重要的是，必须再三告知每位患者有关粒细胞减少的临床症状。粒细胞减少的发生常常很突然，国外的指南并不推荐常规的白细胞检测。许多国内医师一般还是进行常规的白细胞检测。一旦有发热与咽喉疼痛等症状出现，必须立即停药与就医，并做粒细胞检测。对此高度警惕性与及时的检测和处理比定期检测白细胞更为重要。一旦证实发生粒细胞缺乏症，应立即停用抗甲状腺药物，视病情应用广谱的抗生素，粒细胞集落刺激因子有助于白细胞的恢复。由于两种抗甲状腺药物之间有交叉反应，出现粒细胞减少后不要换用另一种药物治疗。应改用其他治疗方法，如放射性^{131}I治疗。②药疹：多为轻型，仅见于2%～3%的用药者，极少出现严重的剥脱性皮炎。一般的药疹可以加用抗组胺药物，或改用其他类型的抗甲状腺药物，并密切观察。药疹严重时应立即停药并积极抗过敏治疗。③药物性肝炎：部分患者在服用抗甲状腺药物后可以出现血清肝酶升高或胆汁淤积性黄疸，丙硫氧嘧啶有致肝坏死需移植的报道，而甲巯咪唑引起胆汁淤积更常见。轻者可以加用保肝药物，严密观察下减量用药；也可以换用其他抗甲状腺药物。肝酶升高趋势明显或出现黄疸时即应停药，以免导致肝功能衰竭。用药前与用药期间的肝功能检查以及密切临床随访是及早防治不良反应的重要手段。④其他：非常少见的不良反应有关节疼痛、肌肉疼痛、神经炎、血小板减少、再生不良性贫血、脱发或头发色素改变、味觉丧失、淋巴结和涎腺肿大、抗中性粒细胞胞质抗体(ANCA)阳性血管炎的狼疮样综合征等。某些反应可以在停药后消失。

(2)其他辅助治疗药物：小部分 Graves 病患者可因为无法耐受抗甲状腺药物的毒性反应而不适合用此类药物，或因为妊娠或先期摄碘过多而不适用^{131}I治疗，或者由于合并其他疾病而有手术高风险时，可以考虑用下列药物。

锂盐：碳酸锂可以阻抑 TRAbs 与配体的作用，从而抑制甲状腺激素的分泌，并不干扰放射性碘的聚集。对抗甲状腺药物和碘制剂过敏的患者可以每 8 小时 1 次用 300～400 mg 碳酸锂来暂时地控制甲亢症状。但因其不良反应较明显，可以导致肾性尿崩症、精神抑制等，故临床较少应用。

碘及含碘物：极少用于单独治疗，此类药物可以抑制过氧化物酶的活性，减少了酪氨酸的有机化，抑制甲状腺内激素的合成；超生理剂量的碘能抑制甲状腺滤泡内溶酶体的释放，抑制了甲状腺从甲状腺球蛋白上的水解和滤泡中甲状腺激素的释放，从而减低血液循环中甲状腺激素的水平（急性 Wolff-Chaikoff 效应）。这种短暂的减少甲状腺激素的作用对于长期的甲状腺毒症治疗并无裨益，只用于甲亢危象或危象前期、严重的甲亢性心脏病或外科的紧急需要时，与硫脲类药物联用。

（3）β 受体阻滞药：β 受体阻滞药可以迅速阻断儿茶酚胺的作用，改善甲亢患者的心悸、烦躁、多汗、手抖等交感系统兴奋的症状，普萘洛尔还能减少 T_4 向 T_3 转换。因此常常作为辅助治疗的药物或应用于术前准备，尤其是应用在较严重的甲亢或心悸等症状较重的患者中。常用普萘洛尔，每天 30～60 mg（分3～4 次），但哮喘或严重心力衰竭以及有低血糖倾向者禁用。

2.手术

甲亢的药物治疗保留了患者的甲状腺，而甲状腺次全手术是切除患者的部分甲状腺，因此其优缺点恰与药物治疗相反。甲状腺次全切除术治疗 Graves 病可以减少本病的复发。由于甲状腺次全切除术后仍然有 2%左右的复发率，国外有行甲状腺全切除术的趋势。

（1）适应证和禁忌证。

手术治疗的适应证：①药物治疗疗效反应不好，或者有明显毒性反应，或者药物治疗后复发的，甲状腺较大且不适合放射性 ^{131}I 治疗的患者；②甲状腺显著肿大，对邻近器官有压迫症状者；③结节性甲状腺肿伴功能亢进者；④胸骨后甲状腺肿伴亢进；⑤伴有甲状腺结节不能除外恶性病变者。

手术禁忌证：①曾进行过甲状腺手术者；②伴有严重的心、肺等重要器官疾病不能耐受手术者；③妊娠期妇女尤其是妊娠中晚期的妇女，因麻醉和手术本身可能导致早产。

（2）术前准备：术前应先用抗甲状腺药物控制患者的代谢状态，手术前甲状腺功能应接近正常，静息心率控制在 90 次/分以下，这样可以显著地降低手术的死亡率。应用复方碘制剂可以减少甲状腺的过度充血状态，抑制滤泡细胞膨胀，减少术中和术后的出血。加用复方碘溶液，每天 3 次，每次 3～5 滴，4～5 天增至每次 10 滴，每天 3 次，连续 2 周。复方碘溶液必须在应用抗甲状腺药物、甲状腺功能正常的基础上使用，否则可能加重病情。与此同时，可以视具体情况使用普萘洛尔 2～3 周，以进一步消除甲状腺激素的效应以及降低 T_3 水平，保证手术的安全性。

（3）手术并发症。手术并发症的发生率与术前准备是否得当以及手术的熟练程度有关，常见的并发症：①术后出血；②喉返神经受损；③甲状旁腺的损伤或切除；④甲状腺功能减退。

3.放射性碘治疗

放射性 ^{131}I 治疗在不少国家已作为 Graves 病的首选治疗，与甲亢的手术治疗一样，放射性 ^{131}I治疗也破坏了部分的甲状腺。

（1）原理：甲状腺是唯一的具有高选择性聚 ^{131}I 功能的器官。^{131}I 衰变时产生的射线中，99%为 β 射线。β 射线在组织内的射程仅约 2 mm，故其辐射效应仅限于局部而不影响邻近组织。^{131}I

在甲状腺组织内的半衰期平均为 3～4 天，因而其辐射可使大部分甲状腺滤泡上皮细胞遭受破坏，甲状腺激素因此而减少，甲状腺高功能得到控制。

(2)适应证和禁忌证：有关适应证和禁忌证尚有争议。在近半个世纪的国内外放射性^{131}I 治疗经验已经证实^{131}I 治疗不会增加甲状腺肿瘤、白血病等恶性肿瘤的发生率。在接受过放射性^{131}I 治疗的患者的后代中，也没有发现基因缺陷的发生率增加。目前我国比较认同的适应证：①成人 Graves 甲亢伴甲状腺肿大Ⅱ度以上；②ATD 治疗失败或过敏；③甲亢手术后复发；④甲亢性心脏病或甲亢伴其他病因的心脏病；⑤甲亢合并白细胞和/或血小板减少或全血细胞减少；⑥老年甲亢；⑦甲亢并糖尿病；⑧毒性多结节性甲状腺肿；⑨自主功能性甲状腺结节合并甲亢。相对适应证：在某些特殊情况下^{131}I 可应用于青少年和儿童甲亢，用 ATD 治疗失败、拒绝手术或有手术禁忌证。^{131}I 治疗在很小的儿童(＜5 岁)中应避免。^{131}I 剂量经计算所得＜10 mCi 是可应用于 5～10 岁儿童。在＞10 岁儿童，若每克甲状腺接受的放射活度＞150 μCi，可接受^{131}I 治疗。甲亢合并肝、肾等脏器功能损害。禁忌证：妊娠和哺乳期妇女。由于担心儿童甲状腺癌的潜在风险，对于儿童，还是尽可能避免^{131}I 治疗。

(3)治疗方法和剂量：可以根据甲状腺的大小、临床估测及其摄^{131}I 率等来计算放射性^{131}I 的剂量，但是由于个体差异，此种计算的方法并没有减少治疗后甲减或甲亢的发生率。因此，现在临床较多是根据触诊法以及甲状腺显像或超声测定来进行估测，给予 5～15 mCi 的固定剂量，称为适度剂量法。该法疗效确切，迟发性甲减易于处理，我国多数医院使用该方法，缺点是甲减的发生和进展隐匿，需长期随访。

(4)^{131}I 治疗前后的用药：对轻中度的甲亢患者，足够长的抗甲状腺药物的停用期是必要的，必须在治疗前 3～5 天停药，停用碘剂和含碘药物及食物需达到 7 天。对于重度的甲亢患者，如静息心率达到120 次/分，伴有 T_3、T_4 水平的显著升高，在放射性^{131}I 治疗前，应以抗甲状腺药物及普萘洛尔治疗 4～8 周，待临床症状好转后再予以治疗，从而减少放射性^{131}I 治疗后可能发生的甲亢危象。因服^{131}I 后有一过性的甲状腺激素升高，故视情况可在用^{131}I 治疗后一周继续予抗甲状腺药物治疗。

(5)疗效和并发症：^{131}I 治疗甲亢的疗效可达 90%以上。在服^{131}I 后 3～4 周奏效，随后症状逐渐减轻。部分患者见效较缓慢，甚至在治疗后 6 个月症状才趋于好转。少数患者需要第二次治疗，其中又有极少患者需要多次治疗。重复治疗至少要间隔 6 个月以上。治疗后症状未完全消失者，需要延长观察期以确定其最终疗效。治疗后仅有轻度甲亢症状的患者，可辅以小剂量的抗甲状腺药物治疗，常有满意的疗效。

^{131}I 治疗后的短期不良反应轻微，甲状腺部位可以有肿胀感。由于放射性甲状腺炎，血液循环中释放的甲状腺激素水平可以增加，因此在治疗的第一周可能出现甲亢症状加重的表现。远期并发症中最常见的是甲状腺功能减退。

女性患者应在治疗 4～6 个月明确甲状腺功能正常、平稳后才开始受孕(在甲状腺成功消融并充分地用甲状腺激素替代治疗后)，对于男性患者则 3～4 个月后经过精子产生的循环后才考虑生育。然而在患者(不分性别)甲状腺功能正常后，生育能力和其后代的先天异常与正常人群无明显差异。

上述三种治疗方法在不同的情况下均能有效地控制甲亢，在临床工作中，应根据患者的具体情况进行综合分析，选择个体化的最合适的治疗方案。

(六)毒性弥漫性甲状腺肿的几个特殊问题

1.甲状腺危象

甲状腺危象又称甲亢危象,多发生于毒性弥漫性甲状腺肿(Graves 病),偶见于毒性多结节性甲状腺肿,为甲状腺毒症患者可危及生命的严重表现,通常见于严重的甲状腺功能亢进者在合并其他疾病时,如感染、创伤、精神应激和重大手术时。严重的甲亢同时合并其他疾病与甲状腺危象之间很难截然区分,因此严重甲亢同时合并感染、败血症等其他疾病的患者如不能区分是否为甲状腺危象,应按甲状腺危象处理。

危象前期时患者原有的症状加剧、伴中等发热、体重锐减、恶心、呕吐,危象期以与疾病程度不相称的高热或超高热为特征,体温常于 40 ℃或更高,为区别重症甲亢和甲亢危象的重要鉴别点;同时伴显著的心动过速常在 160 次/分以上,大汗,患者常极度不安、兴奋和颤抖,甚而出现精神症状、谵妄甚至昏迷,患者还可以伴腹痛、腹泻,也可出现伴血压下降的充血性心力衰竭;此外,患者还可合并严重的电解质紊乱、白细胞增高、肝肾功能异常。患者多死于高热虚脱,心力衰竭,肺水肿,水、电解质代谢紊乱。

大量甲状腺激素释放至循环血中,患者血中的甲状腺激素骤然升高,是引起甲亢危象的重要机制。实验室检查并不都伴有甲状腺激素水平显著增加,因此不能依据实验室检查判断是否为甲状腺危象,甲状腺危象的发生可能是全身疾病引起甲状腺结合球蛋白减少,使与蛋白质结合的激素过多转化为游离激素的缘故,另外可能同时合并的疾病引起细胞因子如肿瘤坏死因子 α、IL-2 增高有关。此外,还与肾上腺素能活力增加,机体对甲状腺激素的适应能力降低所致的失代偿有关。

(1)预防:防治方面,包括去除诱因和防治基础疾病是预防危象发生的关键,其中积极防治感染及术前充分准备极为重要。应强调预防措施:①避免精神刺激。②预防和尽快控制感染。③不任意停药。④手术或放射性核素碘治疗前,做好准备工作。

(2)治疗:包括尽快减轻甲状腺毒症并予支持疗法等。

迅速减少甲状腺激素释放和合成:①大剂量抗甲状腺药物,丙硫氧嘧啶(PTU)在周围组织中可减少 T_4 转化至 T_3,故为首选药物,口服或胃管内注入 200～400 mg,每 6 小时 1 次。甲巯咪唑或卡比马唑的剂量则为 20～30 mg,每 6 小时 1 次。服药后 1 小时开始作用。②无机碘溶液:于抗甲状腺药物治疗 1 小时后开始使用,静脉或口服大量碘溶液,以阻断激素分泌。可在 24 小时内以碘化钠溶液 1.0 g 静脉滴注。也可口服复方碘溶液每天 30 滴左右,危象控制后即停用。理论上由于含碘药物会增加甲状腺激素合成,应在应用该类药物之前给予丙硫氧嘧啶。但该药物是唯一阻断甲状腺激素释放的药物,在甲状腺危象时,如果不能立即获得硫脲类药物,仍应立即给予,不应被推迟。③降低周围组织对甲状腺激素的反应:抗交感神经药物可减轻周围组织对儿茶酚胺的作用,常用的有 β 肾上腺素能阻断剂,最常用的为普萘洛尔。用药剂量须根据具体情况决定,在无心力衰竭情况下普萘洛尔 10～40 mg,每 4～6 小时口服1 次或静脉滴注2 mg。但对有心脏储备功能不全、心脏传导阻滞、心房扑动、支气管哮喘等患者,应慎用或禁用。如果有 β 肾上腺素能阻断剂使用禁忌,可用钙通道阻滞剂减慢心率。甲亢患者糖皮质激素代谢加速,肾上腺存在潜在的储备功能不足。甲亢危象时糖皮质激素的需要量增加,对有高热或休克者应加用糖皮质激素,糖皮质激素还有抑制甲状腺激素的释放,抑制 T_4 转换为 T_3。氢化可的松 200～300 mg/d 静脉滴注或静脉注射地塞米松 2 mg,每 6 小时 1 次,以后逐渐减少。

去除诱因:有感染者用抗生素,有诱发危象的其他疾病应同时给予治疗。

其他:①降温,可采用物理降温,严重者可用人工冬眠(哌替啶 100 mg,氯丙嗪及异丙嗪各 50 mg 混合后静脉持续泵入);②支持和对症处理:如给氧、补充能量及大量维生素尤其是 B 族、纠正水和电解质的紊乱及心力衰竭等。联合使用抗甲状腺制剂、碘和地塞米松,血清 T_3 浓度一般可于 24～48 小时内恢复至正常水平,并应注意在达到正常代谢状态之前必须继续使用。危象解除后逐渐减停用碘剂和糖皮质激素。

经上述治疗疗效不显著者,血清 T_3、T_4 仍呈显著高浓度,可考虑应用血浆置换及腹膜透析,以有效清除血中过多的甲状腺激素。

2.内分泌突眼症

内分泌突眼症又称甲状腺相关性眼病或 Graves 眼病,根据病情的轻重又分为非浸润性突眼和浸润性突眼。为弥漫性甲状腺肿伴甲状腺功能亢进症中的特殊表现之一。

本病起病可急可缓,可为双侧也可为单侧。起病时与甲状腺功能并无一定的相关关系,症状出现可先于高代谢症群,也可在其之后,还可出现在甲亢的治疗过程中。在甲亢的治疗过程中,抗甲状腺药物的用量过大,甲状腺激素水平下降过低,同时又未及时加用甲状腺激素制剂常是突眼加重的原因。同样手术行甲状腺次全切除合并甲减,也会加重突眼。在放射性碘治疗后部分患者出现突眼不同程度的加重,严重突眼患者应该避免选择该治疗方法。

根据临床表现分为非浸润性突眼和浸润性突眼。非浸润性突眼占本病的大多数,一般为双眼突出,有时为单侧突眼,患者无自觉症状。浸润性突眼相对少见,患者突眼度多在 19 mm 以上,伴有眼球胀痛、畏光、流泪、视力减退、眼肌麻痹、眼球转动受限,出现斜视、复视。严重时球结膜膨出、红肿而易感染;由于眼睑收缩、眼球突出,眼裂不能关闭,角膜暴露,引起角膜干燥,发生炎症,继之溃疡,并可继发感染,甚至角膜穿孔而失明。少数患者由于眶内压力增高,影响了视神经的血流供应,而引起一侧或双侧视盘水肿、视神经炎或球后视神经炎,甚至视神经萎缩,视力丧失。

(1)非浸润性突眼的治疗:一般不需特殊处理,随着甲亢的控制突眼会有所缓解。对浸润性突眼的甲亢治疗的过程中采用小剂量抗甲状腺药物缓慢控制甲亢症状,同时及时适量地加用甲状腺制剂(每天甲状腺片 20～40 mg,或甲状腺素片 25～50 μg)有助于改善突眼的症状。突眼严重者采用放射性^{131}I 治疗须慎重。突眼者还应注意避免吸烟,吸烟可导致突眼加重。

(2)浸润性突眼的治疗。

局部治疗:注意眼睛休息,戴深色眼镜避免强光及各种外来刺激。复视者用单侧眼罩减轻复视。眼裂不能闭合者睡眠时用抗菌眼膏并戴眼罩,严重者行眼睑缝合术,以免角膜暴露部分受刺激而发生炎症。突眼严重及视力受到威胁经局部和全身治疗无效时可采用眶内减压手术。

全身治疗。①甲状腺激素:propylthiouracil,用于甲亢治疗过程中及伴有明显突眼者,也有人认为甲状腺激素对于不合并甲减的患者不能改善眼病。②免疫抑制剂:如糖皮质激素、环磷酰胺、环孢素等的应用。糖皮质激素在突眼早期应用疗效较好,传统的方法为长期大剂量口服醋酸泼尼松,初始剂量 120～140 mg/d,显效后减量,疗程 6～12 个月;病情严重病例口服泼尼松最大剂量 120～140 mg/d。因不良反应大,后改进为隔天大剂量顿服(泼尼松 60 mg、80 mg 或 100 mg),显效后(通常 2～3 个月)减量(每次5 mg),最小有效维持量为隔天一次顿服 20～40 mg。一般服用后 1～2 个月开始出现疗效,3～6 个月达最大疗效,病情严重者服用 6～10 个月后才出现最大疗效。视病情许可停药。文献报道总有效率 66%～90.63%不等。欧洲 Graves 眼病研究组(EUGOGO)共识推荐使用总剂量 4.5 g 泼尼松龙静脉滴注的疗法,即前 6 周每周

1 次500 mg 甲泼尼龙静脉滴注，后 6 周每周 1 次 250 mg 甲泼尼龙静脉滴注治疗，认为该法较口服方法有效率更高而不良反应更少。糖皮质激素治疗的主要不良反应有类库欣综合征、骨质疏松、电解质紊乱、肾上腺皮质功能抑制以及上消化道出血、上腹不适等消化道反应。其他免疫抑制剂如环磷酰胺、环孢素、硫唑嘌呤、甲氨蝶呤等也用于浸润性突眼的治疗。环磷酰胺每天或隔天 200 mg 静脉注射和泼尼松每天或隔天 30～60 mg 口服隔周交替使用疗效较好，且可减少药物用量及不良反应。疗程3～4 周，见效后泼尼松递减至撤除，环磷酰胺改每天口服 50～100 mg 维持较长时期，用药期间应随访血常规。有人认为环孢素与激素合并使用，疗效可提高，且又可减少激素用量，易被患者接受。但单用环孢素疗效不如糖皮质激素，与泼尼松联用疗效显著。环孢素剂量以＜7.5 mg/(kg・d)为宜，初始剂量 5.0～7.5 mg/(kg・d)，后逐渐减量。有报道剂量为 50 mg，每天 3 次，口服，2 个月后减量，3～6 个月后停用。对突眼、软组织炎症、眼肌病变、视力减退、复视、视神经损害疗效均可。硫唑嘌呤可 30～50 mg/d 或甲氨蝶呤 15～20 mg/d 与糖皮质激素联合用于浸润性突眼的治疗。③利妥昔单抗：有报道单次利妥昔单抗 500 mg 治疗活动性突眼有较好疗效。④球后放射治疗：球后照射对大剂量糖皮质激素治疗无效或因有禁忌证不能用糖皮质激素时有疗效。⑤血浆置换法：可迅速去除血浆中自身抗体，特别对病程较短，眼球突出急剧，有软组织、角膜病变及视力障碍者尤为有效。但此法的疗效为一过性，一般应继以糖皮质激素治疗。血浆置换量每次 2 L，计 3～4 次。

外科手术：严重突眼且视力受明显威胁者，可行眶内减压手术治疗。在突眼的急性过程稳定以后，由于肌肉的纤维化或挛缩，常遗留下复视或跟随的异常，可用手术进行矫正。

3.局限性黏液性水肿

局限性黏液性水肿是自身免疫性甲状腺疾病的甲状腺外症状之一，多见于 Graves 病患者。皮肤损害常和浸润性突眼并存或先后发生，可伴或不伴甲状腺功能亢进症。皮损好发于胫前，也可见于手足背及头面部，患处常呈对称性，大小不等，稍高出皮面，增厚、变粗，和正常皮肤分界清晰。一般无自觉症状，偶有瘙痒、微痛和色素沉着，时间较长者可因摩擦皮损处有毛发生长。

轻微的皮损一般不需特殊治疗。如皮损有加重的趋势可局部涂以糖皮质激素霜，病情严重者可给予糖皮质激素和免疫抑制剂治疗；如有继发感染应按软组织炎症给予局部湿敷和全身抗生素。有报道采用较大剂量的免疫球蛋白静脉注射可取得较好疗效。

4.亚临床甲状腺功能亢进症

其简称亚临床甲亢，是指血清 TSH 水平低于正常值下限，而血清游离三碘甲腺原氨酸(FT_3)、血清游离甲状腺素(FT_4)在正常范围，不伴或伴有轻微的甲亢症状。持续性亚临床甲亢的原因包括外源性甲状腺激素替代、甲状腺自主功能腺瘤、结节性甲状腺肿、Graves 病等。某些健康的老年人可能会出现血清 TSH、游离 T_4 和 T_3 的水平正常低值的情况，排除了甲状腺或垂体疾病，考虑是由垂体-甲状腺轴的“调定点”发生改变所致。其他能引起 TSH 降低而游离 T_4 和 T_3 的水平正常的情况包括糖皮质激素治疗、中枢性甲减和非甲状腺疾病。

亚临床甲亢是甲状腺功能亢进症病情轻微的一种类型，在某些患者可出现心血管系统疾病和骨代谢异常，轻微的甲状腺功能亢进症状或认知改变。亚临床甲亢对死亡率的影响仍有争议。

根据 TSH 减低的程度，本症又分为 TSH 部分抑制，血清 TSH 0.1～0.5 mU/L；TSH 完全抑制，血清 TSH＜0.1 mU/L。

患者检测 TSH 低于正常范围下限，三碘甲状腺原氨酸(TT_3)、血清总甲状腺素(TT_4)正常者，应考虑本病可能。但应首先要排除上述的引起 TSH 降低的因素。并且在 3～6 个月内再次复查，以确定 TSH 降低为持续性而非一过性。

5.妊娠及产后期 Graves 病

妊娠时伴甲状腺毒症并不少见，伴发的甲亢以 Graves 病最常见。妊娠时滋养层激素人绒毛膜促性腺激素（HCG）增高也可作用于 TSH 受体，使甲状腺激素合成增加，其他如毒性结节性甲状腺肿、功能自主性甲状腺腺瘤也可伴发。

妊娠本身对 Graves 病也有影响，由于母体在妊娠时免疫系统受抑制，一些 Graves 病患者在妊娠期，甲亢可能自然减轻或好转，而在产后，受抑制的免疫系统得以恢复，可有产后甲状腺炎而发生甲状腺毒症，或已经缓解的 Graves 病病情又会出现或加重。Graves 病患者血中的 TRAb 容易通过胎盘引起新生儿甲亢，还可发生早产及娩出低出生体重儿。行 ^{131}I 治疗后或手术后甲状腺功能替代正常的孕妇，其体内的 TRAb 并不总是减少，因此这类孕妇仍然有发生新生儿甲亢的风险。

妊娠时雌激素水平增高引起血中甲状腺激素结合球蛋白（TBG）也增高，故血清 T_3、T_4 也较正常增高，应测定不受 TBG 影响的游离 T_4 或 T_3 才能真实反映甲状腺功能状态，血清 TSH 在甲亢时也降低。

甲亢和妊娠可相互影响，对妊娠的不利影响为早产、流产、妊娠高血压综合征及死胎等，而妊娠时可加重甲亢患者心血管负担。

由于怀孕 12～14 周后胎儿甲状腺具有吸碘和合成激素的功能，也能对 TSH 起反应，故放射性核素碘治疗或诊断均属严禁之例。妊娠伴本病时一般不需人工流产，而治以抗甲状腺药物，若需外科治疗可在妊娠中期进行。因硫脲类药物较易通过胎盘，而甲状腺激素通过胎盘较少，因此应避免大剂量的硫脲类药物治疗，以免发生胎儿甲减。妊娠前 3 个月以丙硫氧嘧啶治疗，每天用量应＜200 mg。妊娠 3 个月后可改为甲巯咪唑口服，剂量一般不超过 15 mg。放射碘治疗后 6 个月内应当避免怀孕。

产后接受硫脲类抗甲状腺药物治疗的哺乳期妇女，乳汁中可排出甲巯咪唑，对服抗甲状腺药物的妇女是否可以母乳喂养婴儿有疑虑。但临床研究发现在母亲服用抗甲状腺药物的婴儿中，并没有甲状腺功能或形态异常及智力受损的报道，但是在这些婴儿中定期检测甲状腺功能非常必要。

6.儿童甲状腺功能亢进症

（1）新生儿甲亢。有两种类型：第一型较为常见，患儿的母亲于妊娠时有 Graves 病，母体内的 TRAb 通过胎盘到达胎儿使之发生甲亢，故出生时已有甲亢表现，生后 1～3 个月内自行缓解，血中 TRAb 也随之消失。一般采用抗甲状腺药物辅以普萘洛尔治疗。第二型较少见，症状可在婴儿早期出现，母亲在妊娠时未必一定有 Graves 病，但常有阳性家族史，此型患儿甲亢表现不能自行缓解，患者常有颅骨缝早期融合，智力障碍等后遗症。治疗同上。

（2）儿童期甲亢：临床表现与成人相似。在后期均伴有发育障碍。一般 18 岁前采用较为安全的抗甲状腺药物治疗。如有复发，还可给予第二次药物治疗，然后再考虑手术治疗。因 ^{131}I 治疗在儿童有造成甲状腺癌的可能，应慎重选用。如果必须选择 ^{131}I 治疗，应选择较大剂量而不是小剂量多次的治疗，直接去除甲状腺，以减少甲状腺癌的发生。

7.老年性甲状腺功能亢进症

老年性甲亢症状常不典型，易被漏诊、误诊。

（1）临床表现。其特点：①发病较隐袭；②临床表现不典型，常突出某一系统的症状，尤其是心血管和胃肠道症状。由于年迈，伴有其他心脏病，但心动过速表现较少，不少患者合并心绞痛，有的甚而发生心肌梗死，发生心律失常和心力衰竭者较为常见，占半数以上。老年甲亢患者中食欲减退的发生率较多，且多腹泻，致消瘦更为突出，呈恶病质，常被误诊为癌症。③眼病和高代谢症群表现较少，甲状腺常不肿大，但甲状腺结节的发生率较高，尤其是女性患者。④血清总 T_4 测定可在正常范围内，但^{131}I 摄取率增高，T_3 抑制试验呈不抑制反应。测定 FT_3、FT_4 常见上升，血清 TSH 可为低值和测不出。⑤全身症状较重，羸弱，明显消瘦，全身衰竭，抑郁淡漠，有时神志迷糊，甚而昏迷。

(2)治疗：多采用抗甲状腺药物，也可用放射性碘治疗，此外，辅以利血平，并予以各种支持对症疗法。

8.甲状腺功能亢进性心脏病

甲亢性心脏病是甲亢最常见的并发症之一。甲状腺激素直接作用于心肌，并加强儿茶酚胺等作用，从而使心率增快、脉压增大、心脏收缩功能增强等。如果甲状腺功能亢进长期未能控制，增加的心房负荷引起心房增大，进一步出现房性心律失常；增加的心室前后负荷则引起心室肥大，同时长期的心动过速从而导致了心力衰竭的发生。部分甲亢患者由于过多的甲状腺激素可直接作用于窦房结改变其节律，亦可由于心房、心室肥大，心肌缺血从而导致心脏传导系统的异常，从而发生各种心律失常；心脏收缩功能的增加，氧耗增加，使冠脉供血相对不足，特别在合并其他器质性心脏病的患者，可引起心肌缺血，以心绞痛为表现。

(1)临床表现。①心律失常：甲亢患者不论原来有无心脏病，常可发生心律失常，以房性期前收缩和心房颤动多见，呈发作性或为持续性。也可表现为阵发性心动过速或心房扑动或心律失常，大多属可逆性。②心脏扩大：在病程较长而严重的甲亢患者中，由于甲状腺激素的作用和可能原先存在心脏病可引起心脏扩大，如单纯由甲亢所致者，待甲亢控制后，心脏多可恢复正常，但也有少数患者可以遗留永久性心脏扩大。由于左心室扩大，引起相对性二尖瓣关闭不全，此时需与风湿性心脏病鉴别。③心力衰竭：在原先有器质性心脏病的甲亢患者中，心力衰竭是常见的并发症。在老年性甲亢患者中，心脏症状更为突出，常掩盖甲亢的症状，故在顽固性心力衰竭的患者中，应排除本病的可能性。在原先没有器质性心脏病的甲亢患者中，也可发生心力衰竭，甲亢控制后，这种改变多数可恢复正常。

(2)诊断：甲亢患者同时有下述心脏异常至少一项者，可诊断为甲亢性心脏病。①心脏增大；②心律失常；③充血性心力衰竭；④心绞痛或心肌梗死。诊断时需排除同时存在其他原因引起的心脏改变，甲亢控制后上述心脏情况好转或明显改善。

(3)治疗：治疗的基本原则是控制增高的甲状腺激素水平和对心脏病的对症处理。控制甲亢可采用抗甲状腺药物治疗或放射性碘治疗。在行放射性碘治疗时应先以抗甲状腺药物治疗，耗竭腺体内贮存激素，可减少心脏病的恶化。病情控制后也可选择手术治疗。在严重病例需立即控制病情者，可采用放射性碘，也可抗甲状腺药物和碘剂联合治疗。甲亢性心脏病的处理和其他心脏病的处理并无不同，唯在前者更为困难。必须同时控制甲亢，抗心力衰竭措施方能奏效。

9.Graves 病伴肌病变

(1)临床表现：①急性甲亢性肌病或甲亢伴急性延髓麻痹，罕见，发病机制不清，发病迅速，表现为进行性严重肌无力，患者在数周内可见说话、吞咽困难，发声障碍，复视及四肢无力，表情淡漠，抑郁，也可合并甲亢危象，发生呼吸肌麻痹时可见呼吸困难，甚或呼吸衰竭，病势凶险。②慢性甲亢性肌病：较多见，可发生于 80% 的 Graves 病患者，起病慢。近端肌肉群在本病中受累最早最重。患者诉进行性肌无力，登楼、蹲位起立困难，常有肌肉萎缩。③甲亢伴周期性瘫痪：以亚洲地区患者为多，且年轻男性占显著优势，发作时常伴血钾过低，葡萄糖和胰岛素静脉滴注可诱发本症，症状和家族性周期性瘫痪相似，主要为双上、下肢及躯干发作性软瘫，以下肢瘫痪更为常见，严重时可有呼吸肌麻痹，伴有腱反射的消失，发作可持续数小时至数天，发作频数个体差异很大，过多活动、糖类食物以及胰岛素及肾上腺素均能诱发瘫痪的发生。④甲亢伴重症肌无力：主要累及眼部肌群，可有眼睑下垂、眼球运动障碍和复视，朝轻暮重。对新斯的明有良好效应。甲亢和重症肌无力为自身免疫疾病，可检出抗乙酰胆碱受体自身抗体，但甲亢并不直接引起重症肌无力，可能两者先后或同时见于对自身免疫有遗传缺陷的同一患者中。⑤眼肌麻痹性突眼症：即浸润性突眼，见前述。

(2)治疗：①急性甲亢性肌病时病势急骤，需进行监护抢救。一般于甲亢控制后，肌病可以好转。②甲亢伴重症肌无力应分别进行甲亢和重症肌无力的治疗，对后者可应用溴吡斯的明，溴化新斯的明等乙酰胆碱酯酶抑制剂为主的治疗。③其他三种肌病变的治疗主要为迅速控制甲亢，则肌病可于 2～3 个月内得到良好的恢复，在甲亢伴周期性瘫痪的治疗中尚需补充钾盐可以减轻、终止或预防瘫痪的发生。

二、毒性甲状腺腺瘤和毒性多结节性甲状腺肿

毒性甲状腺腺瘤又称自主性功能亢进性甲状腺腺瘤和毒性多结节性甲状腺肿，是甲状腺激素水平增高的较少见原因。

与普通所见弥漫性甲状腺肿伴功能亢进症者不同，毒性甲状腺腺瘤并非促甲状腺素受体抗体的刺激引起，在 60%的腺瘤患者有 TSH 受体基因的产生“功能获得”性突变，还有少数患者有 G 蛋白基因的“功能获得”性突变，其他患者的病因不明。毒性多结节性甲状腺肿常见于 50 岁以上的长期合并非毒性多结节性甲状腺肿的老年患者，非毒性甲状腺结节由于未知原因变得功能自主，其产生甲状腺激素的功能不受 TSH 调控。

结节可单个或多个，单个结节可有 2～3 cm 大小，质地较韧，有时可有压迫气管及喉返神经的症状及体征。显微镜下结节可呈腺瘤改变。结节周围的甲状腺组织由于 TSH 受反馈抑制而呈萎缩性改变，对侧甲状腺组织常萎缩。毒性多结节甲状腺肿患者甲状腺组织大小不等，严重肿大者可延伸至胸骨后。

实验室检查可见 TSH 被抑制，T_3 及 FT_3 水平显著升高，而 T_4 及 FT_4 水平升高程度较低，TRAb 及 TPOAb 阴性，与 Graves 病相鉴别。放射性碘甲状腺显像对这两种病因造成的甲状腺功能亢进最具鉴别诊断意义，一些患者表现为不规则的放射性碘浓聚，而另一些患者表现为一个或多个显著的碘浓聚的热结节，结节间的甲状腺组织几乎没有碘的摄入。此时宜慎与先天性一叶甲状腺的扫描图像相鉴别，给予基因重组人 TSH 10 U 刺激后重复扫描，周围萎缩的甲状腺组织能重新显示，对确定本病诊断最具意义。

放射性碘治疗是毒性甲状腺腺瘤和毒性多结节甲状腺肿的治疗选择，适合大多数患者。患者若甲亢症状明显，治疗前应以抗甲状腺药物治疗数周，以防甲亢症状加重引起甲亢危象，或原有心脏病者引起心律失常。^{131}I 治疗剂量应较大，一般在每克甲状腺组织 150 μCi 左右疗效满意。治疗后周围萎缩的正常甲状腺组织逐渐重新恢复功能，故较少发生甲减。如果患者为年轻患者并为孤立的甲状腺腺瘤，可以行手术治疗。

三、碘致甲状腺功能亢进

碘源性甲状腺功能亢进症(简称"碘甲亢")与长期大量摄碘或含碘药物有关(Job-Basedow效应)。最常出现于伴毒性甲状腺结节的患者在摄入过量的碘之后,也见于合并 Graves 病的报道。患者常在碘摄入增加以前即有甲状腺激素合成碘调节异常,也有报道在纠正碘的摄入之后甲状腺功能完全恢复正常。碘甲亢最常出现于碘缺乏地区在给予碘补充时。

此外医疗中使用含碘的造影剂和含碘的药物(如应用含碘量达 37%的胺碘酮)也是引起碘甲亢的重要原因。特别是服用胺碘酮后引起的甲亢临床最为多见。

胺碘酮所致的甲状腺毒症(amiodarone-induced thyrotoxicosis,AIT)分为两型,即Ⅰ型和Ⅱ型。Ⅰ型由甲状腺细胞增生、功能亢进引起,Ⅱ型由甲状腺细胞破坏导致激素释放过多所致。两者之间因为除缺碘地区以外均甲状腺摄碘率降低难以鉴别。多普勒超声检查显示合并甲状腺增大和血流增多者有利于Ⅰ型的诊断,而甲状腺大小正常,血流正常或减少的倾向于Ⅱ型的诊断。但多普勒形态检查仍有模糊之处。临床鉴别困难。

碘所致的甲状腺毒症的治疗有一定困难。因甲状腺摄碘率低,不能选择^{131}I 治疗。由于碘水平增加所致及甲状腺毒症,对硫脲类抗甲状腺药效果也较差。发生碘甲亢后,轻中度甲亢患者可以抗甲状腺药物治疗。给予过氯酸钠 200 mg,一天四次可以阻止碘的摄入,抑制甲状腺激素的合成。胺碘酮所致的甲状腺毒症,可以联合使用硫脲类抗甲状腺药物(甲巯咪唑 20~40 mg/d)和泼尼松 20~40 mg/d 治疗,4~6 周后逐渐减量泼尼松。

四、少见原因的甲状腺功能亢进症

垂体产生 TSH 的肿瘤,葡萄胎和绒毛膜癌时产生的 HCG 都可以刺激甲状腺产生过多的甲状腺激素,从而引起甲亢。垂体瘤和葡萄胎均可以用手术的方法治疗,绒毛膜癌可以通过化疗进行治疗,如患者伴持续的甲亢可以应用抗甲状腺药物治疗。卵巢畸胎瘤所致的异位甲状腺激素产生过多常可造成轻度的甲亢,做放射性碘全身显像可见碘在卵巢部位有浓聚,手术切除可以治愈。甲状腺功能性滤泡样癌也很少会引起甲亢,对其治疗见甲状腺肿瘤的章节。

甲状腺激素抵抗是因为甲状腺激素受体的β亚基基因突变,下丘脑-垂体甲状腺激素抵抗较外周明显时,可有甲状腺毒症的症状,与垂体瘤的鉴别主要在于患者的家族史。对这类患者的治疗以甲状腺激素或甲状腺激素类似物和β肾上腺素能受体阻断剂治疗,不可用抗甲状腺药物。

亚急性甲状腺炎可以在数周至数月引起甲状腺毒症,主要是由于炎症时甲状腺滤泡被破坏,滤泡内储存的甲状腺激素释放入血造成甲状腺激素水平增高。还有一些外源性的甲状腺毒症,患者常因无意或有意摄入过多的甲状腺激素制剂,或动物的甲状腺组织也可引起甲状腺毒症,此时患者有典型的高代谢症候群,T_3、T_4 水平升高,TSH 被抑制,甲状腺球蛋白的水平通常也是降低的。外源性甲状腺毒症的治疗通常在停止摄入后即明显好转,很少需要使用β受体阻滞药对症处理或胺碘苯丙酸抑制 T_4 向 T_3 的转化。

(张余坤)

第五节　甲状腺功能减退症

甲状腺功能减退症简称甲减，是组织的甲状腺激素作用不足或缺如的一种病理状态，即甲状腺激素合成、分泌或生物效应不足所致的一组内分泌疾病。甲减的发病率有地区及种族的差异。碘缺乏地区的发病率明显较碘供给充分地区高。女性甲减较男性多见，且随年龄增加，其患病率上升。新生儿甲减发生率约为1/4 000，青春期甲减发病率降低，其患病率随着年龄上升，在年龄>65岁的人群中，显性甲减的患病率为2%～5%。甲减为较常见的内分泌疾病，且常首先求治于非专科医师。

一、病因

99%以上的甲减为原发性甲减，仅不足1%的病例为TSH缺乏引起。原发性甲减绝大多数系由自身免疫性（桥本）甲状腺炎、甲状腺放射性碘治疗或甲状腺手术导致。

二、分类

临床上，按甲减起病时年龄分类可分下列三型。

(1)功能减退始于胎儿期或出生不久的新生儿者，称呆小病（又称克汀病）。

(2)功能减退始于发育前儿童期者，称幼年甲状腺功能减退症，严重时称幼年黏液性水肿。

(3)功能减退始于成人期者，称甲状腺功能减退症，严重者称黏液性水肿。

三、发病机制

（一）呆小病（克汀病）

本病有地方性及散发性两种。

1.地方性呆小病

地方性呆小病多见于地方性甲状腺肿流行区，因母体缺碘，供应胎儿的碘不足，以致甲状腺发育不全和激素合成不足。此型甲减对迅速生长中胎儿的神经系统特别是大脑发育危害极大，造成不可逆性的神经系统损害。

2.散发性呆小病

散发性呆小病见于各地，病因不明。母亲既无缺碘又无甲状腺肿等异常，推测其原因有以下几方面。

(1)甲状腺发育不全或缺如：①患儿甲状腺本身生长发育缺陷；②母体在妊娠期患某种自身免疫性甲状腺病，血清中存在抗甲状腺抗体，经血行通过胎盘而入胎儿破坏胎儿部分或全部甲状腺；③母体妊娠期服用抗甲状腺药物或其他致甲状腺肿物质，阻碍了胎儿甲状腺发育和激素合成。

(2)甲状腺激素合成障碍：常有家族史，激素合成障碍主要有五型。①甲状腺摄碘功能障碍：可能由于参与碘进入细胞的“碘泵”发生障碍影响碘的浓集。②碘的有机化过程障碍，又可包括过氧化物酶缺陷，此型甲状腺摄碘力强，但碘化物不能被氧化为活性碘，致不能碘化酪氨酸和碘化酶缺陷。③碘化的酪氨酸不能形成单碘及双碘酪氨酸。碘化酪氨酸耦联缺陷：甲状腺已生成的单碘及双碘酪氨酸发生耦联障碍，以致 T_4 及 T_3 合成减少。④碘化酪氨酸脱碘缺陷：由于脱碘酶缺乏，游离的单碘及双碘酪氨酸不能脱碘而大量存在于血中不能再被腺体利用，并从尿中大量排出，间接引起碘的丢失过多。甲状腺球蛋白合成与分解异常：酪氨酸残基的碘化及由碘化酪氨酸残基形成 T_3、T_4 的过程，都是在完整的甲状腺球蛋白分子中进行。⑤甲状腺球蛋白异常，可致 T_3、T_4 合成减少，并可产生不溶于丁醇的球蛋白，影响 T_3、T_4 的生物效能。甲状腺球蛋白的分解异常可使周围血液中无活性的碘蛋白含量增高。

未经治疗的呆小病造成儿童期和青春期的生长迟滞、智力受损和代谢异常，显然，早期诊断和治疗是极为重要的。

（二）幼年甲状腺功能减退症

病因与成人患者相同。

（三）成年甲状腺功能减退症

病因可分为甲状腺激素缺乏、促甲状腺激素缺乏和末梢组织对甲状腺激素不应症三大类。

1.由于甲状腺本身病变致甲状腺激素缺乏

其即原发性甲减。其中部分病例病因不明，又称“特发性”，较多发生甲状腺萎缩，约为甲减发病率的5%。大部分病例有以下比较明确的原因：①甲状腺的手术切除，或放射性碘或放射线治疗后。②甲状腺炎：与自身免疫有关的慢性淋巴细胞性甲状腺炎后期为多，亚急性甲状腺炎引起者罕见。③伴甲状腺肿或结节的功能减退：慢性淋巴细胞性甲状腺炎多见，偶见于侵袭性纤维性(Reidel)甲状腺炎，可伴有缺碘所致的结节性地方性甲状腺肿和散在性甲状腺肿。④腺内广泛病变：多见于晚期甲状腺癌和转移性肿瘤，较少见于甲状腺结核、淀粉样变、甲状腺淋巴瘤等。⑤药物：抗甲状腺药物治疗过量；摄入碘化物（有机碘或无机碘）过多；使用阻碍碘化物进入甲状腺的药物如过氯酸钾、硫氰酸盐、间苯二酚、对氨基水杨酸钠（PAS）、保泰松、碘胺类药物、硝酸钴、碳酸锂等，甲亢患者经外科手术或 ^{131}I 治疗后对碘化物的抑制甲状腺激素合成及释放作用常较敏感，故再服用含碘药物则易发生甲减。

2.由于促甲状腺激素不足

分为垂体性与下丘脑性两种。

(1)腺垂体功能减退使促甲状腺激素（TSH）分泌不足所致，又称为垂体性（或继发性）甲减。

(2)下丘脑疾病使促甲状腺激素释放激素（TRH）分泌不足所致，又称为下丘脑性（或三发性）甲减。

3.周围性甲状腺功能减退

周围性甲状腺功能减退系指末梢组织甲状腺激素不应症，即甲状腺激素抵抗。临床上常可见一些有明显的甲减的症状，但甲状腺功能检查结果则与之相矛盾。病因有二：①血中存在甲状腺激素结合抗体，从而导致甲状腺激素不能发挥正常的生物效应。②周围组织中的甲状腺激素受体数目减少、受体对甲状腺激素的敏感性减退导致周围组织对甲状腺激素的效应减少。

甲状腺激素抵抗的主要原因是外周组织对甲状腺激素的敏感性降低。正常情况下，T_3 和 T_4 可抑制性地反馈作用于垂体，具有活性的 T_3 抵达外周组织与甲状腺激素受体结合产生生物效应。甲状腺激素抵抗时由于垂体对甲状腺激素的敏感性降低，其负反馈受抑，导致 TSH 升高，结果甲状腺激素分泌增加，作用于外周不敏感的组织出现甲减症状，而抵抗不明显的组织则出现甲亢表现。

四、病理

(一)呆小病

散发性者除激素合成障碍一类甲状腺呈增生肿大外,多数在甲状腺部位或舌根仅有少许滤泡组织,甚至完全缺如。地方性甲状腺肿呈萎缩或肿大,腺体内呈局限性上皮增生及退行性变。腺垂体常较大,部分病例示蝶鞍扩大,切片中 TSH 细胞肥大,此外,可有大脑发育不全,脑萎缩,骨成熟障碍等。

(二)黏液性水肿

原发性者甲状腺呈显著萎缩,腺泡大部分被纤维组织所替代,兼有淋巴细胞浸润,残余腺泡上皮细胞矮小,泡内胶质含量极少。放射线治疗后甲状腺的改变与原发性者相似。慢性甲状腺炎者腺体大多有淋巴细胞、浆细胞浸润且增大,后期可纤维化而萎缩,服硫脲类药物者腺体增生肥大,胶质减少而充血。继发于垂体功能减退者垂体有囊性变或纤维化,甲状腺腺体缩小,腺泡上皮扁平,腔内充满胶质。

甲状腺外组织的病理变化包括皮肤角化,真皮层有黏液性水肿,细胞间液中积聚多量透明质酸、黏多糖、硫酸软骨素和水分,引起非凹陷性水肿。内脏细胞间液中有相似情况,称内脏黏液性水肿。浆膜腔内有黏液性积液。全身肌肉不论骨骼肌、平滑肌或心肌都可有肌细胞肿大、苍白,肌浆纤维断裂且有空泡变性和退行性病灶,心脏常扩大,间质水泡伴心包积液。肾脏可有基底膜增厚从而出现蛋白尿。

五、临床表现

甲减可影响全身各系统,其临床表现并不取决于甲减的病因而是与甲状腺激素缺乏的程度有关。

(一)呆小病

病因繁多,于出生时常无特异表现,出生后数周内出现症状。共同的表现:皮肤苍白,增厚,多皱褶,多鳞屑。口唇厚,舌大且常外伸,口常张开多流涎,外貌丑陋,面色苍白或呈蜡黄,鼻短且上翘,鼻梁塌陷,前额多皱纹,身材矮小,四肢粗短,手常呈铲形,脐疝多见,心率缓慢,体温偏低,其生长发育均低于同年龄者,当成年后常身材矮小。各型呆小病可有的特殊表现如下。

1.先天性甲状腺发育不全

腺体发育异常的程度决定其症状出现的早晚及轻重。腺体完全缺如者,症状可出现于出生后 1～3 个月且较重,无甲状腺肿。如尚有残留或异位腺体时,多数在 6 个月至 2 岁出现典型症状,且可伴代偿性甲状腺肿大。

2.先天性甲状腺激素合成障碍

病情因各种酶缺乏的程度而异。一般在新生儿期症状不显,后逐渐出现代偿性甲状腺肿,且多为显著肿大。典型的甲状腺功能低下可出现较晚,可称为甲状腺肿性呆小病,可能为常染色体隐性遗传。在碘有机化障碍过程中除有甲状腺肿和甲状腺功能低下症状外,常伴有先天性神经性聋哑,称 Pendred 综合征。这两型多见于散发性呆小病者,其母体不缺碘且甲状腺功能正常,胎儿自身虽不能合成甲状腺激素但能从母体得到补偿。故不致造成神经系统严重损害,出生后 3 个月以上,母体赋予的甲状腺激素已耗竭殆尽,由于本身甲状腺发育不全或缺如或由于激素合成障碍,使体内甲状腺激素缺乏处于很低水平,出现显著的甲状腺功能低下症状,但智力影响却较轻。

3.先天性缺碘

先天性缺碘多见于地方性呆小病。母体患地方性甲状腺肿,造成胎儿期缺碘,在胎儿及母体

的甲状腺激素合成均不足的情况下，胎儿神经系统发育所必需的酶[如尿嘧啶核苷二磷酸(UDP)等]生成受阻或活性降低，造成胎儿神经系统严重且不可逆的损害和出生后永久性的智力缺陷和听力、语言障碍，但出生后患者的甲状腺在供碘好转的情况下，能加强甲状腺激素合成，故甲状腺功能低下症状不明显，这种类型又称为"神经型"呆小病。

4.母体怀孕期服用致甲状腺肿制剂或食物

如卷心菜、大豆、对氨基水杨酸、硫脲类、间苯二酚、保泰松及碘等，这些食物中致甲状腺肿物质或药物能通过胎盘，影响甲状腺功能，出生后引起一过性甲状腺肿大，甚至伴有甲状腺功能低下，此型临床表现轻微，短暂，常不被发现，如妊娠期口服大量碘剂且历时较长，碘化物通过胎盘可导致新生儿甲状腺肿，巨大者可产生初生儿窒息死亡，故妊娠妇女不可用大剂量碘化物。哺乳期中碘亦可通过乳汁进入婴儿体内引起甲状腺肿伴甲减。

(二)幼年黏液性水肿

临床表现随起病年龄而异，幼儿发病者除体格发育迟缓和面容改变不如呆小病显著外，其余均和呆小病相似。较大儿童及青春期发病者，大多似成人黏液性水肿，但伴有不同程度的生长阻滞，青春期延迟。

(三)成人甲状腺功能减退及黏液性水肿

临床表现取决于起病的缓急、激素缺乏的速度及程度，且与个体对甲状腺激素减少的反应差异性有一定关系，故严重的甲状腺激素缺乏有时临床症状也可轻微。轻型者症状较轻或不典型；重型者累及的系统广泛，称黏液性水肿。现今严重甲减患者较以往少见，该术语常用以描述甲减表现的皮肤和皮下组织黏液性水肿这一体征。临床型甲减的诊断标准应具备不同程度的临床表现及血清 T_3、T_4 的降低，尤其是血清 T_4 和 FT_4 的降低为临床型甲减的一项客观实验室指标。临床上无或仅有少许甲减症状，血清 FT_3 及 FT_4 正常而 TSH 水平升高，此种情况称为"亚临床甲减"，需根据 TSH 测定或/和促甲状腺激素(TRH)兴奋试验确诊，可进展至临床型甲减，伴有甲状腺抗体阳性或/和甲状腺肿者进展机会较大。

成人甲状腺功能减退最早症状是出汗减少、怕冷、动作缓慢、精神萎靡、疲乏、嗜睡、智力减退、胃口欠佳、体重增加、大便秘结等。当典型症状出现时有下列表现。

1.低基础代谢率症群

疲乏、行动迟缓、嗜睡、记忆力明显减退且注意力不集中，因周围血液循环差和能量产生降低以致异常怕冷、无汗及体温低于正常。

2.黏液性水肿面容

面部表情可描写为"淡漠""愚蠢""假面具样""呆板"，甚至"白痴"。面颊及眼睑虚肿，垂体性黏液性水肿有时颜面胖圆，犹如满月。面色苍白，贫血或带黄色或陈旧性象牙色。有时可有颜面皮肤发绀。由于交感神经张力下降对 Müller 肌的作用减弱，故眼睑常下垂形或眼裂狭窄。部分患者有轻度突眼，可能与眼眶内球后组织有黏液性水肿有关，但对视力无威胁。鼻、唇增厚，舌大而发声不清，言语缓慢，音调低，头发干燥、稀疏、脆弱，睫毛和眉毛脱落(尤以眉梢为甚)，男性胡须生长缓慢。

3.皮肤

皮肤苍白或因轻度贫血及甲状腺激素缺乏使皮下胡萝卜素变为维生素 A 及维生素 A 生成视黄醛的功能减弱，以致高胡萝卜素血症，加以贫血肤色苍白，因而常使皮肤呈现特殊的蜡黄色，且粗糙少光泽，干而厚、冷、多鳞屑和角化，尤以手、臂、大腿为明显，且可有角化过度的皮肤表现。有非凹陷性黏液性水肿，有时下肢可出现凹陷性水肿。皮下脂肪因水分的积聚而增厚，致体重增加，指甲生长缓慢、厚脆，表面常有裂纹。腋毛和阴毛脱落。

4.精神神经系统

精神迟钝，嗜睡，理解力和记忆力减退。视力、听觉、触觉、嗅觉均迟钝，伴有耳鸣，头晕。有时可呈神经质或可发生妄想、幻觉、抑郁或偏狂。严重者可有精神失常，呈木僵、痴呆，昏睡状。偶有小脑性共济失调。还可有手足麻木，痛觉异常，腱反射异常。脑电图可异常。脑脊液中蛋白质可增加。

5.肌肉和骨骼

肌肉松弛无力，主要累及肩、背部肌肉，也可有肌肉暂时性强直、痉挛、疼痛或出现齿轮样动作，腹背肌及腓肠肌可因痉挛而疼痛，关节也常疼痛，骨密度可增高。少数病例可有肌肉肥大。发育期间骨龄常延迟。

6.心血管系统

心率降低，心音低弱，心排血量减低，由于组织耗氧量和心排血量的减低相平行，故心肌耗氧量减少，很少发生心绞痛和心力衰竭。一旦发生心力衰竭，因洋地黄在体内的半衰期延长，且由于心肌纤维延长伴有黏液性水肿故疗效常不佳且易中毒。心电图可见 ST-T 改变等表现。严重甲减者全心扩大，常伴有心包积液。久病者易并发动脉粥样硬化及冠心病，发生心绞痛和心律不齐。如没有合并器质性心脏病，甲减本身的心脏表现可以在甲状腺激素治疗后得到纠正。

7.消化系统

厌食、腹胀、便秘、鼓肠，甚至发生巨结肠症及麻痹性肠梗阻。因有抗胃泌素抗体存在，患者可伴胃酸缺乏。

8.呼吸系统

肥胖、黏液性水肿、胸腔积液、贫血及循环系统功能差等综合因素可导致肺泡通气量不足及二氧化碳麻醉现象。阻塞性睡眠呼吸暂停常见，可以在甲状腺激素治疗后得到纠正。

9.内分泌系统

血皮质醇常正常、尿皮质醇可降低，促肾上腺皮质激素（ACTH）分泌正常或降低，ACTH 兴奋反应延迟，但无肾上腺皮质功能减退的临床表现。长期患本病且病情严重者，可能发生垂体和肾上腺功能降低，在应激或快速甲状腺激素替代治疗时加速产生。长期患原发性甲减者垂体常常增大，可同时出现泌乳素增高及溢乳。交感神经的活性降低，可能与血浆环腺苷酸对肾上腺素反应降低有关，肾上腺素的分泌率及血浆浓度正常，而去甲肾上腺素的相应功能增加，β-肾上腺素能的受体在甲减时可能会减少。胰岛素降解率下降且患者对胰岛素敏感性增强。LH 分泌量及频率峰值均可下降，血浆睾酮和雌二醇水平下降。严重时可致性欲减退和无排卵。

10.泌尿系统及水、电解质代谢

肾血流量降低，肾小球基底膜增厚可出现少量蛋白尿，水利尿试验差，水利尿作用不能被可的松而能被甲状腺激素所纠正。肾脏排水功能受损，导致组织水潴留。Na^+ 交换增加，可出现低血钠，但 K^+ 的交换常属正常。血清 Mg^{2+} 可增高，但交换的 Mg^{2+} 和尿 Mg^{2+} 的排出率降低。血清钙、磷正常，尿钙排泄下降，粪钙排泄正常，粪尿磷排泄正常。

11.血液系统

甲状腺激素缺乏使造血功能遭到抑制，红细胞生成素减少，胃酸缺乏使铁及维生素 B_{12} 吸收障碍，加之月经过多以致 2/3 患者可有轻、中度正常色素或低色素小红细胞型贫血，少数有恶性贫血（大红细胞型）。血沉可增快。Ⅷ和Ⅸ因子的缺乏导致机体凝血机制减弱，故易有出血倾向。

12.昏迷

昏迷为黏液性水肿最严重的表现,多见于年老长期未获治疗者。大多在冬季寒冷时发病,受寒及感染是最常见的诱因,其他如创伤、手术、麻醉、使用镇静剂等均可促发。昏迷前常有嗜睡病史,昏迷时四肢松弛,反射消失,体温很低(可在 33 ℃以下),呼吸浅慢,心动过缓,心音微弱,血压降低,休克,并可伴发心、肾衰竭,常威胁生命。

六、辅助检查

(一)间接依据

1.基础代谢率降低

基础代谢率常在 45%~35%,有时可达 70%。

2.血脂

患者常伴高胆固醇血症和高低密度脂蛋白血症。甘油三酯也可增高。

3.心电图检查

心电图检查示低电压、窦性心动过缓、T 波低平或倒置,偶有 P-R 间期延长及 QRS 波时限增加。

4.X 线检查

骨龄的检查有助于呆小病的早期诊断。X 线片上骨骼的特征有:成骨中心出现和成长迟缓(骨龄延迟);骨骺与骨干的愈合延迟;成骨中心骨化不均匀呈斑点状(多发性骨化灶)。95%呆小病患者蝶鞍的形态异常。7 岁以上患儿蝶鞍常呈圆形增大,经治疗后蝶鞍可缩小;7 岁以下患儿蝶鞍表现为成熟延迟,呈半圆形,后床突变尖,鞍结节扁平。心影于胸片上常弥漫性为双侧增大,超声波检查示心包积液,治疗后可完全恢复。

5.脑电图检查

某些呆小病者脑电图有弥漫性异常,频率偏低,节律不齐,有阵发性双侧 Q 波,无 α 波,表现为脑中枢功能障碍。

(二)直接依据

1.血清 TSH 和 T_3、T_4

血清 TSH 和 T_3、T_4 是最有用的检测项目,测定 TSH 对甲减有极重要意义,较 T_4、T_3 为大。甲状腺性甲减,TSH 可升高;而垂体性或下丘脑性甲减常偏低,也可在正常范围或轻度升高,可伴有其他腺垂体激素分泌低下。除消耗性甲减及甲状腺激素抵抗外,不管何种类型甲减,血清总 T_4 和 FT_4 均低下。轻症患者血清 T_3 可在正常范围,重症患者可以降低。部分患者血清 T_3 正常而 T_4 降低,这可能是甲状腺在 TSH 刺激下或碘不足情况下合成生物活性较强的 T_3 相对增多,或周围组织中的 T_4 较多地转化为 T_3 的缘故。因此 T_4 降低而 T_3 正常可视为较早期诊断甲减的指标之一。亚临床型甲减患者血清 T_3、T_4 可均正常。此外,在患严重疾病且甲状腺功能正常的患者及老年正常人中,血清 T_3 可降低,故 T_4 浓度在诊断上比 T_3 浓度更为重要。由于总 T_3、T_4 可受 TBG 的影响,故可测定 FT_3、FT_4 协助诊断。

2.甲状腺吸 ^{131}I 率

明显低于正常,常为低平曲线,而尿中 ^{131}I 排泄量增加。

3.反 T_3(rT_3)

在甲状腺性及中枢性甲减中降低,在周围性甲减中可能增高。

4.促甲状腺激素(TSH)兴奋试验

此试验可了解甲状腺对 TSH 刺激的反应。如用 TSH 后摄碘率不升高,提示病变原发于甲状腺,故对 TSH 刺激不发生反应。

5.促甲状腺激素释放激素试验(TRH 兴奋试验)

如 TSH 原来正常或偏低者,在 TRH 刺激后引起升高,并呈延迟反应,表明病变在下丘脑。如 TSH 为正常低值至降低,正常或略高而 TRH 刺激后血中 TSH 不升高或呈低(弱)反应,表明病变在垂体或为垂体 TSH 贮备功能降低。如 TSH 原属偏高,TSH 刺激后更明显,表示病变在甲状腺。

6.抗体测定

怀疑甲减由自身免疫性甲状腺炎所引起时,可测定甲状腺球蛋白抗体(TGA)、甲状腺微粒体抗体(MCA)和甲状腺过氧化酶抗体(TPOAb),其中,以 TPOAb 的敏感性和特异性较高。

七、诊断

甲减的诊断包括确定功能减退、病变定位及查明病因 3 个步骤。

呆小病的早期诊断和治疗可避免或尽可能减轻永久性智力发育缺陷。婴儿期诊断本病较困难,应细微观察其生长、发育、面貌、皮肤、饮食、睡眠、大便等各方面情况,及时做有关实验室检查。尽可能行新生儿甲状腺功能筛查。黏液性水肿典型病例诊断不难,但早期轻症及不典型者常与贫血、肥胖、水肿、肾病综合征、月经紊乱等混淆,需做测定甲状腺功能以鉴别。一般来说,TSH 增高伴 FT_4 低于正常即可诊断原发性甲减,T_3 价值不大。下丘脑性和垂体性甲减则靠 FT_4 降低诊断。TRH 兴奋试验有助于定位病变在下丘脑还是垂体。中枢性甲减的患者常可合并垂体其他激素分泌缺乏,如促性腺激素及促肾上腺皮质激素缺乏。明确 ACTH 缺乏继发的肾上腺皮质功能低下症尤其重要,甲状腺激素替代治疗不可先于可的松替代治疗。

对于末梢性甲减的诊断有时不易,患者有临床甲减征象而血清 T_4 浓度增高为主要实验室特点,甲状腺摄 ^{131}I 率可增高,用 T_4、T_3 治疗疗效不显著,提示受体不敏感。部分患者可伴有特征性面容、聋哑、点彩样骨骺,不伴有甲状腺肿大。

八、治疗

(一)呆小病

及时诊断,治疗愈早,疗效愈好。初生期呆小病最初口服三碘甲状腺原氨酸 5 μg 每 8 小时 1 次及左甲状腺素钠(LT_4)25 μg/d,3 天后,LT_4 增加至 37.5 μg/d,6 天后 T_3 改至 2.5 μg,每 8 小时1 次。在治疗进程中 LT_4 逐渐增至每天 50 μg,而 T_3 逐渐减量至停用。或单用 LT_4 治疗,首量 25 μg/d 以后每周增加 25 μg/d,3～4 周后至 100 μg/d,以后进增缓慢,使血清 T_4 保持 9～12 μg/dL,如临床疗效不满意,可剂量略加大。年龄为 9 个月至 2 岁的婴幼儿每天需要50～150 μg LT_4,如果其骨骼生长和成熟没有加快,甲状腺激素应增加。TSH 值有助于了解治疗是否适当,从临床症状改善来了解甲减治疗的情况比测定血清 T_4 更为有效。治疗应持续终身。儿童甲减完全替代 LT_4 剂量可达 4 μg/(kg · d)。

(二)幼年黏液性水肿

治疗与较大的呆小病患儿相同。

(三)成人黏液性水肿

用甲状腺激素替代治疗效果显著,并需终身服用。使用的药物制剂有合成甲状腺激素及从

动物甲状腺中获得的含甲状腺激素的粗制剂。

1.左甲状腺素钠(LT_4)

LT_4 替代治疗的起始剂量及随访间期可因患者的年龄、体重、心脏情况以及甲减的病程及程度而不同。一般应从小剂量开始，常用的起始剂量为 LT_4 每天 1～2 次，每次口服 25 μg，之后逐步增加，每次剂量调整后一般应在 6～8 周后检查甲状腺功能以评价剂量是否适当，原发性甲减患者在 TSH 降至正常范围后 6 个月复查一次，之后随访间期可延长至每年一次。一般每天维持量为 100～150 μg，成人甲减完全替代 LT_4 剂量为 1.6～1.8 μg/(kg·d)。甲状腺激素替补尽可能应用 LT_4，LT_4 在外周脱碘持续产生 T_3，更接近生理状态。

2.甲状腺片

从每天 20～40 mg 开始，根据症状缓解情况和甲状腺功能检查结果逐渐增加。因其起效较 LT_4 快，调整剂量的间隔时间可为数天。已用至 240 mg 而不见效者，应考虑诊断是否正确或为周围型甲减。甲状腺片由于含量不甚稳定，故一般不首先推荐。

3.三碘甲状腺原氨酸(T_3)

T_3 20～25 μg 相当于甲状腺片 60 mg。T_3 每天剂量为 60～100 μg。T_3 的作用比 LT_4 和甲状腺片制剂快而强，但作用时间较短。不宜作为甲减的长期治疗，且易发生医源性甲亢，老年患者对 T_3 的有害作用较为敏感。

4.T_4 和 T_3 的混合制剂

T_4 和 T_3 按 4∶1 的比例配成合剂或片剂，其优点是有近似内生性甲状腺激素的作用。年龄较轻不伴有心脏疾病患者，初次剂量可略偏大，剂量递增也可较快。

由于血清 T_3、T_4 浓度的正常范围较大，甲减患者病情轻重不一，对甲状腺激素的需求及敏感性也不一致，故治疗应个体化。甲状腺激素替补疗法的原则要强调“早”“适量起始”“正确维持”及“注意调整”等。

甲减应早期使用甲状腺激素治疗，包括绝大多数的亚临床期患者。甲状腺功能的纠正有助于改善血脂。对甲减伴有甲状腺肿大者还有助于抑制其肿大。甲状腺激素替补要力求做到“正确”维持剂量。轻度不足不利于症状完全消除和生化指标的改善；轻度过量可致心、肝、肾、骨骼等靶器官的功能改变。随着甲减病程的延长，甲状腺激素的替补量会有所变化，应及时评估，酌情调整剂量。

腺垂体功能减退且病情较重者，为防止发生肾上腺皮质功能不全，甲状腺激素的治疗应在皮质激素替代治疗后开始。

老年患者剂量应酌情减少。伴有冠心病或其他心脏病史以及有精神症状者，甲状腺激素更应从小剂量开始，并应更缓慢递增。如导致心绞痛发作，心律不齐或精神症状，应及时减量。周围型甲减治疗较困难可试用较大剂量 T_3。

甲减导致心脏症状者除非有充血性心力衰竭一般不必使用洋地黄，在应用甲状腺制剂后心脏体征及心电图改变等均可逐渐消失。

黏液性水肿患者对胰岛素、镇静剂、麻醉剂甚敏感，可诱发昏迷，故使用宜慎。

对于治疗效果不佳的患者以及 18 岁以下、妊娠、伴其他内分泌疾病、伴心血管疾病、伴甲状腺肿大或结节等情况的患者建议转至内分泌专科治疗。

(四)黏液性水肿昏迷的治疗

(1)甲状腺制剂：由于甲状腺片及 T_4 作用太慢，故必须选用作用快速的 T_3。开始阶段，最好用静脉注射制剂(D,L-三碘甲状腺原氨酸)，首次 40～120 μg，T_3 每 6 小时静脉注射 5～15 μg，直至患者清醒改为口服。如无此剂型，可将三碘甲状腺原氨酸片剂研细加水鼻饲，每4～6小时1次，每次20～30 μg。无快作用制剂时可采用T_4，首次剂量200～500 μg静脉注射，以后静脉注射25 μg，每6小时1次或每天口服100 μg。也有人主张首次剂量T_4 200 μg及T_3 50 μg静脉注射，以后每天静脉注射T_4 100 μg及$T_3$25 μg。也可采用甲状腺片，每4～6小时1次，每次40～60 mg，初生儿剂量可稍大，以后视病情好转递减，有心脏病者，起始宜用较小量，为一般用量的1/5～1/4。

(2)给氧保持气道通畅：必要时可气管切开或插管，保证充分的气体交换。

(3)保暖：用增加被褥及提高室温等办法保暖，室内气温调节要逐渐递增，以免耗氧骤增对患者不利。

(4)肾上腺皮质激素：每4～6小时给氢化可的松50～100 mg，清醒后递减或撤去。

(5)积极控制感染。

(6)升压药：经上述处理血压不升者，可用少量升压药，但升压药和甲状腺激素合用易发生心律失常。

(7)补给葡萄糖液及复合B族维生素：但补液量不能过多，以免诱发心力衰竭。

经以上治疗，24小时左右病情有好转，则1周后可逐渐恢复。如24小时后不能逆转，多数不能挽救。

(五)特殊情况处理

1.老年患者

老年甲减患者可无特异性的症状和体征，且症状极轻微或不典型，包括声音嘶哑、耳聋、精神错乱、痴呆、运动失调、抑郁、皮肤干燥或脱发等。60岁以上女性甲减发生率甚高，建议对可疑者常规测定TSH。

2.妊娠

多数甲减患者在妊娠期需增加LT_4剂量。孕期应密切监测以确保TSH浓度适当，并根据TSH浓度调整LT_4用量。分娩后LT_4即应恢复妊娠前水平，并应对其血清TSH浓度进行随访。

3.亚临床甲减

对于TSH＞10 μU/mL的患者宜使用小剂量LT_4使TSH控制在0.3～3.0 μU/mL，TSH升高但不超过10 μU/mL患者的替代治疗尚存在不同意见，但一般认为对甲状腺自身抗体阳性或/和甲状腺肿大者也应当治疗。若不应用LT_4，则应定期随访。

九、预防

预防极其重要。地方性甲状腺肿流行区，孕妇应供应足够碘化物。妊娠合并Graves病用硫脲类药物治疗者，应尽量避免剂量过大。妊娠合并甲亢禁用放射性^{131}I治疗，诊断用的示踪剂避免口服，但可做体外试验。目前在国内地方性甲状腺肿流行区，由于大力开展了碘化食盐及碘油等防治工作，呆小病已非常少见。

(徐明付)

第六章

血液内科疾病

第一节　巨幼细胞贫血

巨幼细胞贫血(megaloblastic anemia,简称巨幼贫)是由于细胞DNA合成障碍引起的骨髓和外周血细胞异常的贫血。其特征为细胞核发育障碍,细胞分裂减慢,与胞质发育不同步,即细胞的生长和分裂不平衡。受累细胞可波及红细胞、粒细胞及巨核细胞,使细胞体积变大,细胞形态和功能不正常,细胞未发育到成熟就可以在骨髓内破坏,导致无效生成,神经系统的细胞和髓质也因发生改变而产生神经系统症状。这些变化是由于维生素 B_{12} 和/或叶酸一种或两种缺乏引致DNA异常合成的直接结果,也可发生于接受各种抗肿瘤药物者。

一、发病情况

在我国,巨幼细胞贫血以叶酸缺乏为主,在山西、陕西、河南及山东等北方地区较为多见,维生素 B_{12} 缺乏者较少见,以营养不良为主要原因,对造血系统影响明显,同时累及消化、神经、循环、免疫和内分泌系统。恶性贫血在我国罕见。在过去,恶性贫血主要发生在北欧老年人群,现在发现恶性贫血可以发生在20多岁的年轻人,也可发生于黑人和西班牙人。在美国约有1%的人口患恶性贫血,70岁以上的美国人约有10%有维生素 B_{12} 缺乏。

二、叶酸和维生素 B_{12} 代谢

(一)叶酸代谢

叶酸又称喋酰谷氨酸,是由喋啶、对氨基苯甲酸和谷氨酸组成的一种水溶性B族维生素。其性质不稳定,易被光和热分解,叶酸结合的谷氨酸越多越不容易溶解。正常人每天需要叶酸200 μg(孕妇和哺乳者为300～400 μg)。体内叶酸总量为5～20 mg,可供人体4个月应用,如补充不足易导致缺乏。叶酸广泛存在于植物制品中,绿叶蔬菜中含量丰富,可达1 mg/100 g干重。水果中的柠檬、香蕉和瓜类、动物内脏、香菇均大量存在叶酸,过度烹煮常使其破坏。

由于人体不能合成叶酸,必须依靠食物中供给,某些肠道细菌也能产生叶酸,但量很少。天然食物中的叶酸以多谷氨酸(含3个以上谷氨酸)形式存在,由于溶解度低必须在小肠内被γ-谷氨酰胺羧基肽酶分解为单谷氨酸盐后,才能在空肠近端被吸收。多数叶酸是以单谷氨酸形式的5-甲基四氢叶酸(5-MTHF)存在于血浆中,并与清蛋白松散地结合。叶酸在肠道吸收迅速,容易

与细胞上的叶酸受体结合。5-MTHF 在细胞内由甲硫氨酸合成酶催化生成四氢叶酸(THF),再转变成多谷氨酸盐形式储存于肝细胞,参加体内各种生化反应。

叶酸的吸收、转运和储存与叶酸结合蛋白(FBP)有关。FBP 可分为可溶性叶酸结合蛋白(sFBP)和膜叶酸结合蛋白(mFBP)两种类型。sFBP 存在于血清、乳汁、脑脊液、尿液和唾液中。sFBP 的功能有:①转运叶酸至靶细胞。②储存叶酸。③与叶酸的清除有关。人乳中的 sFBP 还有防止还原叶酸氧化和促进叶酸吸收的作用。mFBP 又分为与叶酸有高度亲和力的叶酸受体(FR)和与还原叶酸有高度亲和力的还原叶酸载体(RFC)。RFC 仅在肿瘤细胞、白血病细胞和胎盘细胞中见到,与叶酸的亲和力较小,与 5-MTHF 及甲氨喋呤(MTX)有较高亲和力。目前对叶酸结合蛋白的基因组成及其调控机制尚不清楚。叶酸通过一碳基团的转运参与体内氨基酸、嘧啶和嘌呤的代谢,并发挥辅酶的作用。一碳基团包括甲酰基(—CHO)、甲基($-CH_3$)、羟甲基($-CH_2OH$)、亚甲基(—CH—)、次甲基(—CH=)和亚胺甲基(—CHNH)等。在叶酸参与的各种生化反应中,以胸腺核苷合成和组氨酸分解为主。

1.胸腺核苷合成

脱氧尿苷酸(dUMP)需在叶酸(N^5,N^{10}-亚甲 THF)的参与下提供 1 个亚甲基和 2 个氢原子,才能转变为脱氧胸腺核苷(dTMP)。如果叶酸缺乏,使胸腺核苷合成受阻,DNA 的合成会受到影响,导致细胞巨幼样改变。

2.组氨酸分解

组氨酸转变成谷氨酸的反应中需要 THF 参加,叶酸缺乏导致亚胺甲基谷氨酸(FIGLU)增多,尿中排泄量增多,临床上常用组氨酸负荷实验作为叶酸缺乏的诊断。

叶酸及其代谢产物主要由肾排泄,排除量与口服剂量的多少有关。大部分叶酸约 3 分钟内可从血浆中被清除。当每天口服量小于 0.2 mg 时,尿中几乎不排泄。每天小于 1 mg 时,排泄量约为 6%,以还原型叶酸(N^{10}-甲酰 THF 及 MTHF)排出。每天口服 15 mg 以上,大部分叶酸以原形随尿排出。胆汁、粪便有少量叶酸排出,胆汁中的叶酸大部分由空肠再吸收。

(二)维生素 B_{12} 的代谢

维生素 B_{12} 又名钴胺(cobalamin,Cbl),由卟啉环、钴原子和一个核苷酸组成,为一种水溶性 B 族维生素。治疗性的维生素 B_{12} 为氰钴胺和羟钴胺,作为辅酶参与人体内各种的生化反应的为腺苷钴胺及甲基钴胺。钴胺仅由某些微生物合成,如丙酸菌、灰色链霉菌和金霉菌等,人体内储存钴胺有 4~5 mg,可供3~5 年用。人体可以从肝、肾、肉类、蛋类、牛奶以及海洋生物中获得丰富的钴胺,一般情况下维生素 B_{12} 常不会缺乏,除非长期素食者。成人每天的需要量为 2~5 μg,在生长发育期、高代谢状态和妊娠时钴胺的需要量增加。婴儿时期每天需要量为 1~2 μg。食物中的维生素 B_{12} 在胃内通过盐酸和胃蛋白酶作用分离出来后,先与胃内来自唾液的 R-蛋白在 pH 呈酸性环境时结合,进入到十二指肠后,在胰蛋白酶的参与下与胃壁分泌的内因子(IF)结合成维生素 B_{12}-IF 复合体。此种复合体对肠道消化酶有抵抗作用,不易被肠道细菌利用,也不被寄生虫所摄取。pH 为 5.0 时在钙离子、镁离子的参与下该复合体在回肠末端与肠黏膜绒毛上的特殊受体相结合,然后经胞饮作用使维生素 B_{12} 进入肠上皮细胞。在线粒体和细胞器内与转钴蛋白Ⅱ(TCⅡ)结合,进入门静脉,TCⅡ在组织中,其中一半储存于肝细胞内。血液中存有 3 种钴胺结合蛋白:转钴蛋白Ⅰ(TCⅠ)、转钴蛋白Ⅱ(TCⅡ)和转钴蛋白Ⅲ(TCⅢ)。TCⅠ来源于中性粒细胞,属于 α_1 球蛋白,在血浆中含量约为 60 μg/L,循环中的维生素 B_{12} 约 70%与 TCⅠ结合,因而 TCⅠ可能是维生素 B_{12} 的储存蛋白。TCⅡ来源于巨噬细胞,是最主要的转钴蛋白,属

β球蛋白，电泳位于α_2与β球蛋白之间。TCⅡ血浆中含量少，仅20 μg/L，它能很快清除钴胺并将之运至全身各个细胞。在回肠末端，TCⅡ-钴胺结合体通过胞饮作用被细胞摄取，然后大部分TCⅡ被降解，钴胺转变成甲基钴胺、腺苷钴胺的形式留在细胞内。TCⅢ属于β_2球蛋白，也来源于粒细胞，可能是TCⅠ的异构体，其作用机制不明。

影响维生素B_{12}吸收的因素有以下几点。

1.胃酸及胃蛋白酶的影响

食物中的维生素B_{12}需要在胃酸及胃蛋白酶的作用下释放并吸收，若其分泌减少，即会影响维生素B_{12}的吸收。

2.IF影响

IF由胃底黏膜壁细胞分泌，属于一种耐碱不耐热的糖蛋白，IF与维生素B_{12}结合后不易被蛋白酶水解。当胃酸和胃蛋白酶分泌减少而IF尚可足够与重吸收胆汁中的维生素B_{12}结合时，体内仍可有少量维生素B_{12}被吸收。在全胃切除患者或恶性贫血患者中lF完全缺乏时，这类患者胆汁中的维生素B_{12}不能吸收，则对维生素B_{12}的吸收影响较大。

3.IF抗体

两种IF抗体分别为：①阻断抗体（Ⅰ型抗体），阻断IF与维生素B_{12}的结合，影响维生素B_{12}的吸收。②结合抗体（Ⅱ型抗体），能与IF-维生素B_{12}复合体结合，影响维生素B_{12}在回肠末端的吸收。某些免疫性疾病因同时存在IF抗体，使维生素B_{12}吸收受影响，如甲状腺功能减退症、萎缩性胃炎、糖尿病等。

4.维生素B_{12}的肠肝循环

每天有5～10 μg的钴胺随胆汁排入肠腔，这些胆汁中的维生素B_{12}有90%可被重新再吸收。正常人每天仅需从食物中吸收0.5～1.0 μg的维生素B_{12}，即可维持体内维生素B_{12}的平衡。因而，严格食素者可能需在10~15年后才能发生维生素B_{12}缺乏。

5.胰蛋白酶的影响

缺乏胰腺外分泌中的胰蛋白酶，可影响R-蛋白钴胺复合物的降解，从而影响维生素B_{12}的吸收。

维生素B_{12}每天从尿中排出0～0.25 μg。肌内注射的剂量与尿中排出的量成正比。在唾液、泪液及乳汁中排出少量，胆汁中的维生素B_{12}排入肠腔后90%被再吸收。

三、病因

（一）叶酸缺乏的病因

1.摄入不足、吸收障碍

由于人体内的叶酸储存量仅为4个月，如食物中缺少新鲜蔬菜、过度烹煮或腌制食品均可使叶酸丢失。乙醇可干扰叶酸的吸收，酗酒者叶酸缺乏发生的速度可能增快。各类空肠病变，如炎症、肿瘤、小肠短路形成或切除术后、热带性口炎性腹泻均可导致吸收障碍使叶酸缺乏。

2.需要量增加

孕妇、生长发育期的青少年、白血病、肿瘤、甲状腺功能亢进、反复溶血及血液透析等患者补充不足可发生叶酸缺乏。

3.叶酸利用障碍

叶酸拮抗物如甲氨蝶呤、氨苯蝶啶、乙胺嘧啶以及乙醇抑制二氢叶酸还原酶作用，影响四氢叶酸的合成和利用。

(二)维生素 B_{12} 缺乏的病因

1.摄入减少

体内维生素储存丰富,少有发生维生素 B_{12} 缺乏。食素者发生维生素 B_{12} 缺乏需 10～15 年。由于老年人和胃切除的患者胃酸和胃蛋白酶减少,不易将食物中与蛋白质结合的维生素 B_{12} 释放,可发生维生素 B_{12} 缺乏。

2.吸收障碍

(1)IF 缺乏:主要见于萎缩性胃炎、全胃切除术后和恶性贫血患者。由于 IF 缺乏,使食物中的维生素 B_{12} 和胆汁中的维生素 B_{12} 均不能形成 IF-B_{12} 复合物,使维生素 B_{12} 的肠肝循环中断致重吸收障碍,仅需3～5 年即出现维生素缺乏。IF 抗体的存在,可使患者发生特发性的胃黏膜萎缩,导致恶性贫血发生。

(2)不易吸收:由于胃酸缺乏,且胃蛋白酶分泌减少时(胃大部切除时、70 岁以上老年人),维生素 B_{12} 难以从与食物蛋白结合状态释放出来。

(3)肠道疾病:回肠是维生素 B_{12} 吸收部位,其病变包括回肠切除、节段性回肠炎、口炎性腹泻、乳糜性腹泻、淋巴瘤和系统性硬皮症等。切除回肠末端 60～100 cm 后将严重影响维生素 B_{12} 的吸收。

(4)药物性因素:新霉素、二甲双胍、苯乙双胍、氨基水杨酸、秋水仙碱等药物可致维生素 B_{12} 吸收不良。羟基脲、阿糖胞苷、硫唑嘌呤、甲氨蝶呤等药物可影响核苷酸或 DNA 的合成致巨幼细胞贫血。

3.严重胰蛋白酶缺乏

由于胰蛋白酶分泌不足,使空肠内维生素 B_{12}-R 蛋白复合体不能降解,维生素 B_{12} 释放受影响,不能与 IF 结合。

4.利用障碍

接触麻醉药氧化亚氮(N_2O)可抑制甲硫氨酸合成酶(甲基转移酶)的作用,形成维生素 B_{12} 缺乏状态,导致急性巨幼细胞贫血。

5.细菌和寄生虫感染

小肠内异常高浓度的细菌和寄生虫、小肠手术后的盲端伴细菌生长可以大量摄取维生素 B_{12},感染鱼绦虫也可与人竞争维生素 B_{12} 等,导致维生素 B_{12} 的缺乏。

6.先天性转钴蛋白Ⅱ(TCⅡ)缺乏

影响维生素 B_{12} 的血浆转运和细胞内的转变与利用。

7.破坏增多

大剂量的维生素 C 具有抗氧化物的作用,可破坏维生素 B_{12}。

巨幼细胞贫血的病因分类见表 6-1。

四、发病机制

叶酸和维生素 B_{12} 都是 DNA 合成过程中的重要辅酶,如果缺乏会导致 DNA 合成障碍。在脱氧尿嘧啶核苷(dUMP)转变成脱氧胸腺嘧啶核苷(dTMP)时,需要亚甲基四氢叶酸提供 1 个亚甲基和 2 个氢原子。如果叶酸缺乏,会影响上述反应的进行,影响 DNA 的合成。

表 6-1 巨幼细胞贫血的病因分类

病因	疾病
维生素 B_{12} 缺乏	
摄入不足	素食者
吸收不良	内因子(IF)产量不足:如恶性贫血,胃切除,先天性 IF 缺乏或功能异常(罕见)末端回肠病:热带性脂痢,非热带性脂痢,局限性回肠炎,小肠切除,肿瘤和肉芽肿病,选择性钴胺素吸收不良(Imersland 综合征),对钴胺素竞争:鱼绦虫细菌,盲襻综合征
药物	对氨基水杨酸,新霉素,秋水仙碱
其他	转钴胺素Ⅱ缺乏(罕见)
叶酸缺乏	
摄入不足	食物不平衡(酒精中毒、青少年、婴幼儿)
需要量增加	妊娠,婴儿,肿瘤,造血增加(慢性溶贫),慢性剥脱性皮肤病,血液透析
吸收不良	热带性脂痢,非热带性脂痢,药物性(苯妥英钠、巴比妥类、乙醇)
代谢紊乱	甲氨蝶呤,乙胺嘧啶,氨苯蝶呤,乙醇,二氢叶酸还原酶抑制剂,二氢叶酸还原酶(罕见)
其他病因	
损害 DNA 代谢的药物	嘌呤拮抗剂(6-硫基嘌呤、硫唑嘌呤等),嘧啶拮抗剂(5-氟尿嘧啶、阿糖胞苷等)
其他	丙卡巴肼,羟基脲,无环鸟苷(阿昔洛韦)
代谢性病(罕见)	遗传性乳清酸尿症,其他病因未明的巨幼贫,难治性巨幼贫,红血病,先天性造血不良性贫血

维生素 B_{12} 在使高半胱氨酸转变成甲硫氨酸的过程中,促使甲基四氢叶酸去甲基,转变成四氢叶酸和亚甲基四氢叶酸,并促使四氢叶酸进入细胞内。四氢叶酸是叶酸参与体内各种生化活动的主要形式,亚甲基四氢叶酸是 DNA 合成过程中的重要辅酶。因而,凡是维生素 B_{12} 缺乏可直接影响叶酸进入细胞内和各种生化反应。

维生素 B_{12} 的第二个作用是腺苷钴胺能使甲基丙二酰辅酶 A 转变成琥珀酰辅酶 A。当维生素 B_{12} 缺乏时,大量的甲基丙二酰辅酶 A 堆积,影响神经鞘的形成,导致神经系统的症状出现。

因此,当叶酸和维生素 B_{12} 缺乏时,细胞核的 DNA 合成速度减慢,胞质内的 RNA 仍继续成熟,RNA 与 DNA 的比例失调,造成细胞质发育不平衡,细胞体积大而发育较幼稚。同时,叶酸和维生素 B_{12} 的缺乏,也可导致粒细胞和血小板减少,与骨髓内粒细胞及巨核系也有类似的 DNA 合成障碍和成熟障碍有关,表现无效生成。叶酸和维生素 B_{12} 缺乏对非造血组织细胞的合成是会受到影响,尤其对更新较快的各种上皮细胞影响明显,如胃肠黏膜、口腔和阴道黏膜细胞,临床上会出现症状。

五、临床表现

(一)贫血

起病大多缓慢,特别是维生素 B_{12} 缺乏者。由于叶酸在体内的储存量少,贫血发生较快。当有胃肠道疾病者、孕妇、某些接触氧化亚氮者、ICU 室患者、长期胃肠道外营养者和血液透析的患者,也会急性发作。临床表现为中度至重度贫血。除一般慢性贫血的症状外,可有乏力、头晕、活动后气短、心悸,部分患者伴有轻度黄疸。同时有白细胞计数和血小板计数减少,偶有感染和出血倾向。

（二）胃肠道反应

表现为反复发作的舌炎，舌面光滑，舌质红，舌乳头萎缩呈表面光滑（牛肉样舌），味觉消失。伴食欲缺失、腹胀、腹泻和便秘等。

（三）神经系统

维生素 B_{12} 缺乏者神经系统症状明显，特别是恶性贫血的患者。有时神经系统症状早于贫血之前出现，主要是由于周围神经和脊髓后束、侧束受损。表现为手足对称性麻木、深感觉障碍、共济失调、部分腱反射消失、锥体束征阳性和下肢步态不稳与行走困难。小儿及老人常表现脑神经受损的精神异常、抑郁、嗜睡或精神错乱。甚至人格变态、精神失常以及企图自杀。

巨幼细胞贫血患者以上 3 种症状可同时出现，也可单独发生，同时存在时其症状严重程度也可不一致。

六、临床类型

（一）营养性巨幼细胞贫血

其大多数原因是膳食质量不佳，缺乏新鲜绿色蔬菜或肉、蛋类食物，也可由于膳食烹煮时间过长，叶酸遭到破坏；或需要量增加，如常年素食者、哺乳等。

（二）非热带性口炎性腹泻或特发性脂肪下痢

该病见于温带地区，特点为谷胶所致小肠黏膜的微绒毛萎缩，上皮细胞由柱状变成骰状，黏膜层有淋巴细胞浸润。谷胶是麦类中的一种高相对分子质量的蛋白质。其谷胶代谢产物可能引起小肠上皮的免疫性损伤，近端小肠损伤较严重，可能与遗传有关。患者表现有严重吸收不良、脂肪泻、腹胀、腹痛、恶心、呕吐、食欲缺失和舌炎，可伴胰腺功能减退，并导致脂肪、蛋白质、碳水化合物、维生素以及矿物质等多种营养物质的吸收障碍。

（三）热带性口炎性腹泻（热带营养性巨幼细胞贫血）

本病病因不清，见于东南亚、印度、中美洲以及中东等热带地区的居民和旅游者，可能与感染有关。血清叶酸和红细胞叶酸水平降低。给予叶酸、维生素 B_{12} 加广谱抗生素治疗能使症状缓解，纠正贫血，疗程应持续 2 年。

（四）恶性贫血

因胃黏膜萎缩或胃液中缺乏 IF，因而不能吸收维生素 B_{12} 导致巨幼细胞贫血。国外多见，国内罕见。多数人的血清、胃液和唾液中可查出抗自己胃壁细胞的抗体，血清中还可检出 2 种（阻断和结合）特异性抗 IF 抗体，目前认为恶性贫血是一种自身免疫性疾病。其发病可能与遗传和自身免疫因素之间复杂的相互作用有关。

（五）先天缺陷性巨幼细胞贫血

1.选择性维生素 B_{12} 吸收不良

一种少见的遗传性疾病，由于回肠黏膜上皮细胞有选择性维生素 B_{12} 吸收不良，表现为苍白、乏力、生长发育迟缓，可伴持续性蛋白尿。多见于婴幼儿，也有在 10 岁以上发病者。血清维生素 B_{12} 浓度低，Schilling 试验示尿排出维生素 B_{12} 很低，胃酸分泌正常，胃及小肠黏膜组织学未发现改变。注射维生素 B_{12} 能纠正贫血，但蛋白尿存在。

2.先天性内因子缺乏

常染色体隐性遗传，壁细胞不能产生具有正常功能的内因子，所以维生素 B_{12} 不能吸收。本病多于出生 6 个月至 2 年时发病，少数在 10 余岁才发病。患者胃酸分泌正常，胃黏膜组织学完好。异常的 Schilling 试验可经口服内因子纠正，注射维生素 B_{12} 为有效治疗。

（六）遗传性乳清酸尿症

遗传性乳清酸尿症是一种少见的常染色体隐性遗传性嘧啶代谢异常的疾病。除有巨幼细胞贫血，尚有精神发育迟缓，因免疫缺陷而易感染。大多数患者缺乏乳清苷酸脱羧酶，尿中有大量乳清酸排出。血清叶酸和维生素 B_{12} 的浓度并不低，用叶酸和维生素 B_{12} 治疗无效，口服尿苷治疗有效。

（七）钴胺素传导蛋白Ⅱ（TCⅡ）缺乏

此为常染色体隐性遗传性疾病，常于婴儿期发病，也有晚发者。TCⅡ为输送维生素 B_{12} 到组织的转钴胺蛋白，TCⅡ缺乏的婴儿组织中维生素 B_{12} 缺乏，但血清维生素 B_{12} 浓度正常（TCⅠ和TCⅢ存在）。患者全血细胞减少、口腔溃疡、呕吐、腹泻，血清维生素 B_{12} 及叶酸浓度正常。骨髓呈巨幼变。应用大剂量维生素 B_{12} 有效，每星期给维生素 B_{12} 1 000 μg。

（八）药物性巨幼细胞贫血

某些抗肿瘤药及抗病毒药可干扰核苷酸的生物合成与转变，或影响二氢叶酸还原酶的作用，使二氢叶酸还原为四氢叶酸的过程受抑，影响 DNA 的合成。这些药物有甲氨蝶呤、羟基脲、阿糖胞苷、硫鸟嘌呤、阿昔洛韦、苯妥英钠和乙胺嘧啶等。

七、实验室检查

（一）血常规

本病属大细胞性贫血，MCV 大于 100 fL。可呈全血细胞计数减少，血片中红细胞大小不等，以大卵圆形红细胞为主。中性粒细胞分叶过度，可伴 6 叶或更多的分叶。网织红细胞计数正常或轻度增多。

（二）骨髓象

骨髓增生活跃，红系为明显。各系均可见“巨幼变”，细胞体积增大，核发育明显落后于胞质（幼核老浆特点）。巨核细胞减少，也可见体积增大与分叶过度。骨髓铁染色增多。

（三）生化检查

1.血清胆红素

可稍增高。

2.血清叶酸和维生素 B_{12} 水平测定

两者均可用放射免疫法，分别低于 6.81 nmol/L（3 ng/mL）及低于 74 pmol/L（100 ng/mL）。单纯的叶酸测定或维生素 B_{12} 测定不能作为叶酸或维生素 B_{12} 缺乏的诊断依据。

3.红细胞叶酸水平测定

红细胞叶酸不受短期内叶酸摄入的影响，能较为准确地反映体内叶酸储备量，其水平低于 227 nmol/L（100 ng/mL）时表示叶酸缺乏。

4.血清铁及转铁蛋白饱和度

正常或高于正常。

5.血清高半胱氨酸和甲基丙二酸水平测定

用以鉴别和诊断叶酸和维生素 B_{12} 缺乏。血清半胱氨酸正常值为 5～16 μmol/L，叶酸缺乏或维生素 B_{12} 缺乏时均增高，可达 50～70 μmol/L。血清甲基丙二酸正常值为 70～270 nmol/L，仅见于维生素 B_{12} 缺乏时，其水平可增高至 3 500 nmol/L。

6.维生素 B_{12} 吸收试验

用于诊断维生素 B_{12} 缺乏的病因。恶性贫血 IF 抗体阳性时，也应做维生素 B_{12} 吸收试验。方法：肌内注射维生素 B_{12} 1 000 μg，同时或 1 小时后口服 0.5 μCi ^{57}Co 标志的维生素 B_{12}。收集 24 小时尿液，测定尿中 ^{57}Co 维生素 B_{12} 的含量。正常人大于 8%，巨幼细胞贫血患者及维生素 B_{12} 吸收不良者小于 7%，恶性贫血患者小于 5%。在 5 天后重复此试验，同时口服 IF 60 mg，尿中 ^{57}Co 维生素 B_{12} 的排出量恢复正常，为 IF 缺乏导致的维生素 B_{12} 缺乏，否则是其他原因所致。在给患者服用抗生素 7～10 天后该试验得以纠正，是由于肠道细菌过量繁殖，引起维生素 B_{12} 吸收障碍导致其缺乏。该试验受尿量影响，应于试验前测定肾功能并准确收集 24 小时尿液。

八、诊断与鉴别诊断

根据病史及临床表现，血常规呈大细胞性贫血（MCV 大于 100 fl），中性粒细胞分叶过度（5 叶者占 5%以上或有 6 叶以上者）应考虑有巨幼细胞贫血可能，骨髓细胞出现典型的巨幼型改变就可肯定诊断。

为进一步确定是叶酸缺乏还是维生素 B_{12} 缺乏，应做下列检查。

（一）血清及红细胞叶酸水平测定

血清叶酸水平小于 6.81 nmol/L、红细胞叶酸小于 227 nmol/L，应考虑叶酸缺乏。

（二）血清维生素 B_{12} 水平测定

如小于 74 pmol/L、红细胞叶酸小于 227 nmol/L，提示维生素 B_{12} 缺乏。

（三）血清甲基丙二酸水平测定

正常值为 70～270 μmol/L，在维生素 B_{12} 缺乏时增高。

（四）试验性治疗

如无条件做上述各项试验，可给患者试用口服叶酸或肌内注射维生素 B_{12} 共 10 天。如果是叶酸或维生素 B_{12} 缺乏，用药后患者的临床症状、血常规和骨髓象会有改善。叶酸（或维生素 B_{12}）只对叶酸（或维生素 B_{12}）缺乏有效，可用这种方法进行两者之间的鉴别（表 6-2）。

表 6-2 叶酸和维生素 B_{12} 缺乏的鉴别

病史体征	叶酸缺乏	维生素 B_{12} 缺乏
缺乏原因	摄入不足，需要量增加补充不足	胃肠道疾病，内因子抗体
神经系统症状及体征	少见，多为末梢神经炎	多见，为脊髓后束与侧束联合病变
血清叶酸	↓	正常或↑
血清维生素 B_{12}	正常	↓
红细胞叶酸	↓	↓
血清甲基丙二酸	无	↑
维生素 B_{12} 吸收试验	正常	↓

注：↑表示增高，↓表示减低。

九、治疗

（一）一般治疗

（1）治疗基础疾病，去除病因。

(2)加强营养知识教育,纠正偏食及不良的烹饪习惯。

(二)药物补充

(1)补充叶酸:口服叶酸 5～10 mg,每天 3 次。对胃肠道不能吸收的患者可肌内注射四氢叶酸钙5～10 mg,每天 1 次,直至血红蛋白恢复正常。通常不需要维持治疗。

(2)维生素 B_{12} 缺乏:肌内注射维生素 B_{12} 100 μg,每天 1 次(或 200 μg,隔天 1 次),直至血红蛋白恢复正常。恶性贫血或胃全部切除者需终生采用维持治疗,每月 1 次,注射 100 μg。

维生素 B_{12} 缺乏伴有神经症状者对治疗的反应不一,有时需大剂量(每周 1 次性给予 500～1 000 μg),长时间(半年以上)的治疗。对于单纯维生素 B_{12} 缺乏的患者,不宜仅用叶酸治疗,否则会加重维生素 B_{12} 的缺乏,尤其要特别警惕单用叶酸使神经系统症状的发生和加重。

严重的巨幼细胞贫血患者补充治疗以后,由于贫血恢复的过程中,大量血钾向新生的细胞内转移,会突然出现低血钾。对老年人和有心血管疾病、食欲差的患者应注意补充钾盐。

(3)一般患者在进行适当的治疗后可很快产生反应,临床症状迅速改善,神经系统症状恢复较慢或不恢复。网织红细胞一般于治疗后 5 天升高,血细胞比容和血红蛋白渐增高,可在 1～2 个月内恢复正常。粒细胞和血小板计数及其他实验室异检查常一般在 7～10 天内恢复正常。

(费春燕)

第二节 自身免疫性溶血性贫血

自身免疫性溶血性贫血(AIHA)是一组 B 细胞功能异常亢进、产生抗自身红细胞抗体,引起红细胞破坏增加而引起的一种获得性溶血性贫血。在体内红细胞的寿命缩短、存在红细胞自身免疫的证据,患者骨髓造血活跃为自身免疫性溶血性贫血的特征。

根据原发病或并发症的有无,本病分为原发性 AIHA、继发性 AIHA;根据血清学特点,本病可分为自身免疫性溶血性贫血,又可分为温抗体型自身免疫性溶血性贫血、冷抗体型自身免疫性溶血性贫血;同种异体(同族)免疫性溶血性贫血,又可分为溶血性输血反应、新生儿溶血病。

一、温抗体型自身免疫性溶血性贫血

温抗体型自身免疫性溶血性贫血是获得性溶血性贫血中最多见者。如果不指明何种抗体引起的 AIHA,即指温反应自身抗体型。抗体作用于红细胞的最适温度为 37 ℃,主要是 IgG,少数是非凝集素性的 IgM,IgA 罕见,均为不完全抗体。AIHA 的人群发病率约为 1/80 000。原发性以女性占优势,继发性者在 45 岁后发病逐渐增多,而特发性类型各年龄组均可发病。

(一)病因与发病机制

原发性占 45%～51%。继发性见于(按发病率的高低,依次排列):①淋巴网状细胞系统的恶性肿瘤,如慢性淋巴细胞白血病、淋巴瘤。②感染,如支原体性肺炎、传染性单核细胞增多症。③胶原-血管疾病,如系统性红斑狼疮等。④肠胃道疾病,如肝硬化、溃疡性结肠炎。⑤其他恶性肿瘤、甲状腺瘤(良性囊肿或肿瘤)。⑥药物,如甲基多巴等。

温抗体 AIHA 的红细胞表面吸附不完全抗体 IgG 和 C 3b在单核－吞噬细胞系统破坏。巨噬细胞C 3b受体与附着有关,而摄入则依赖于 IgG-Fc 受体。两种受体有相互协同作用。所以

IgG+C 3b型 AIHA 溶血最重。单独结合 C 3b的红细胞可以在肝内被阻留破坏，一般溶血较轻。巨噬细胞也有 IgA 受体而无 IgM 受体，所以 IgA 引起溶血的机制与 IgG 类同，而 IgM 不能被巨噬细胞吞噬，仅有 IgM 所致C 3b，对红细胞起破坏作用。

自身抗体引起红细胞破坏的机制，主要与红细胞的碎裂与吞噬作用有关。IgG 抗体被覆红细胞转变成变形能力差的异形红细胞，此种红细胞在流经脾窦时，与脾窦窦壁及脾索内的网状一巨噬细胞结合并阻留。红细胞表面的抗体分子数越多，脾窦内阻留的红细胞数也就相应增多，红细胞寿命缩短。如果红细胞表面的 IgG 抗体分子浓度很高，则肝巨噬细胞以及骨髓和淋巴结中的巨噬细胞对此类异常细胞也有阻留作用。以上红细胞的破坏过程无须补体也可完成。补体可提高巨噬细胞与抗体被覆红细胞之间的结合力。

(二)临床表现

(1)以女性较多见，各年龄均可发病，但发病高峰在 60～70 岁，青少年期贫血更为严重。

(2)临床表现也轻重不一。

(3)多数起病急，进展快 常见症状有发冷、发热、软弱、乏力、全身酸痛、头晕、苍白和尿色加深等。较少见的症状有咽喉痛、昏厥、充血性心力衰竭。

(4)急性发作与缓解交替。

(5)感染、外伤、手术、妊娠和精神创伤等应激状态时，可诱使溶血再发。

(6)半数病例可有脾大，1/3 出现肝大。

(三)实验室检查

1.血象

贫血程度不一，属正常细胞正色素型；网织红细胞明显增加，近年发现，本病网织红细胞数降低者并不罕见，且此种病例病死率较高；血涂片内可见多染性、球形和破碎红细胞增多，急性溶血发作期，球形细胞增多。白细胞计数高低不一，血小板计数多数正常，也可伴有血小板计数减低者(Evans 综合征)。

2.骨髓象

幼红细胞明显增生，再障危象时增生低下。偶可见类巨幼细胞变，可能与红系细胞增生过度引起的相对性叶酸缺乏有关。涂片内易检出噬血细胞。

3.抗人球蛋白试验(Coombs 试验)

直接 Coombs 试验是检测吸附在红细胞表面的 IgG 温反应型抗体，90%以上病例呈阳性。直接 Coombs 试验的强度与溶血的严重程度无关，有时本试验虽呈弱阳性，可发生严重溶血；反之，本试验呈强阳性，而无明显溶血表现。间接 Coombs 试验是检测患者血清中有无游离的 IgG 温反应型自身抗体。AIHA 患者可以阳性，也可以阴性。这主要取决于自身抗体的总量及其与红细胞的亲和力。

直接 Coombs 试验呈假阴性的情况：①当每个红细胞表面带有 500 个以上的抗体分子时，用一般的抗人球蛋白试剂即能引起红细胞的凝集，若小于 500，则为假阴性。②红细胞未经过充分洗涤，使悬液内混有血清残存的非温抗体类球蛋白，中和了抗人球蛋白。③某些温抗体与红细胞亲和力低，脱落入血浆内。

直接 Coombs 试验呈假阳性的情况：①正常人因感染史红细胞被 C3 致敏。②某些疾病使体内 C3 水平提高。③红细胞 C3 受体结合循环免疫复合物。④某些抗生素使红细胞非特异性地吸附血浆球蛋白。

4.免疫学检查

免疫球蛋白可增多,抗核抗体可阳性,免疫复合物可增高,C3 可降低。

5.尿胆原和尿含铁血黄素

尿胆原和尿含铁血黄素检验阳性。

6.红细胞渗透脆性

红细胞渗透脆性显示正常或升高。

(四)诊断与鉴别诊断

1.诊断依据

(1)有血管外溶血的证据。

(2)Coombs 试验阳性。

(3)有其他溶血性疾病的证据。

(4)肾上腺皮质激素类免疫抑制剂治疗有效。

(1)+(2):可确诊为温抗体型 AIHA;(1)+(4)和否定结果的(2)+(3):可确诊为 Coombs 试验阴性的温抗体型 AIHA。

当温抗体型 AIHA 被确诊后,需查找继发因素,特别是淋巴细胞系统疾病、单核-巨噬细胞系统疾病、结缔组织病和感染性疾病等,排除继发病因,方可诊断为原发性温抗体型 AIHA。

2.鉴别诊断

(1)阵发性睡眠性血红蛋白尿:通过酸溶血试验和/或糖水试验,结合临床特征,易与温抗体型 AIHA 相鉴别。

(2)血栓性血小板减少性紫癜:Coombs 试验阴性,血涂片除有周缘不规则的小球形细胞外,尚有大量裂殖细胞存在,据此即可与温抗体型 AIHA 鉴别。

(3)遗传性球形细胞增多症:血片内球形细胞显著增多,红细胞滚动试验阳性,加之红细胞渗透脆性增强,Coombs 试验阴性,对皮质激素的治疗无反应,有助于两者的鉴别。

(4)冷凝集素病:根据临床表现和冷凝集素是否阳性,即可将温抗体型 AIHA 和冷凝集素病相鉴别。

(五)治疗

(1)若为继发,积极治疗原发病,去除诱因如感染,停用与溶血有关药物。

(2)肾上腺皮质激素:作为本病的首选治疗。制剂的类型对疗效无明显影响。增大剂量疗效并不佳。

临床可试用下列方案:成人给予泼尼松 1.0～1.5 mg/(kg·d),分次口服。多数患者一周内可见反应,之后血红蛋白每周增加 20～30 g/L;当血红蛋白达 100 g/L 以上时,开始减药,4～6 周内减至初用量的一半,以后逐渐减至最小安全用量,维持 3～4 个月至最后停药。如出现复发,则需恢复至原先最后一次的有效剂量,直至再获得疗效。如果用药 3 周无效,就应改用其他疗法。20%～30%的患者可脱离肾上腺皮质激素获完全缓解;40%～50%的患者需服用小剂量泼尼松(每天 5～20 mg),15%～20%的患者需服用大剂量泼尼松,15%～20%的患者无效,应改用其他疗法。

治疗机制:皮质激素能干扰抗原-抗体间的免疫反应,某些患者在用药 24～48 小时即出现疗效,提示药物能影响与溶血有关的效应系统。另外,皮质激素能抑制网状巨噬细胞系统对 IgG 或 IgG-补体被覆红细胞的肝内清除作用。

在使用皮质激素时，需注意仅有 Coombs 试验阳性，而无临床症状与明显溶血证据者，不宜给予皮质激素，但应密切观察与随访；治疗后症状缓解，但 Coombs 试验仍可能呈阳性反应。另外需给予不良反应的防治。

(3)脾切除：适用于对内科充分治疗 3～6 个月无效者、有应用肾上腺皮质激素禁忌证、脾溶血指数较高者可切脾治疗。约半数原发性 AIHA 患者可取得暂时缓解，少数疗效迅速。但某些患者溶血于短期内再发。抗体为 IgG 或 IgA 者切脾效果好，IgM 者效果差，需要切脾但有手术禁忌者，可行脾放射治疗。

(4)免疫抑制剂：约 10%的温抗体型 AIHA 患者对皮质激素和脾切除均无效，可考虑试用免疫抑制剂。较常用的药物有硫唑嘌呤、环磷酰胺和环孢素等。50%～60%的顽固性病例可取得一定效果。硫唑嘌呤的剂量为每天 2.0～2.5 mg/kg，起效慢，一般用药 10 天后才显效。环磷酰胺为 1.5～2.0 mg/kg。环孢素为一种新型免疫抑制剂，每天口服 4～6 mg/kg，对部分难治性病例有一定疗效。

(5)输血：①仅适用于溶血危象及重度贫血有心肺功能代偿不全者。②应设法给予患者主要血型和 Rh 型最为匹配的供体细胞。③通常以输注浓缩的压积 RBC 为宜，量不宜过多，速度应慢。④一旦发现溶血加剧，应立即停止。这时，输入的红细胞往往比自身红细胞破坏更迅速。

(6)其他：大剂量丙种球蛋白 0.4 g/(kg・d)，连用 5 天，有短期疗效，但部分患者疗效不能持久；达那唑 400～600 mg/d，分次服用，达那唑具有一定的免疫调节作用，且能使红细胞膜稳定。用于 AIHA 巩固维持治疗，效果较好；血浆置换采用血细胞分离机将患者富含 IgG 抗体的血浆清除。每周置换血浆200～300 mL。可使抗 IgG 和抗 C_3 抗体滴度下降 50%以上。

二、冷凝集素综合征

冷凝集素综合征(CAS)也称冷溶血综合征，是以自身反应性红细胞凝集素的存在，在低于正常体温下活性明显增强，导致溶血性贫血和/或微循环梗死为特征的一组疾病。一旦温度上升，此结合抗体迅即从 RBC 表面脱离。临床有特发性和继发性之分。在感染和另一些疾病的病程中，患者可出现高效价的冷凝集素，若受冷，即可发生不同程度的溶血性贫血和血管梗死现象，这就是冷凝集素病。多数特发性和继发于淋巴-网状细胞系统恶性肿瘤的患者均呈慢性经过；反之，继发于病毒感染的患者往往呈急性经过，且常有自限倾向。冷凝集素主要为 IgM，偶为 IgG。

(一)病因与发病机制

CAS 多数为原发性，可继发于淋巴组织的恶性肿瘤、支原体肺炎、传染性单核细胞增多症或流行性感冒等病毒感染。

CAS 溶血主要由 IgM 激活补体引起。在红细胞膜上，补体介导的免疫性溶血常通过传统途径而激活。首先由抗体的 Fc 段 CH2 区域与 C 1q的结合开始，通过一系列的激活和裂解使 C 5b 与 C 6～9结合成复合体，淹没在红细胞双层脂膜中，复合体对红细胞膜的损伤作用，表现为离子渗漏，特别是钾离子丧失而钠离子进入细胞，红细胞肿胀破裂以致溶血(血管内溶血)。37 ℃血循环后，IgM 抗体即自红细胞表面脱落，只剩 C 3b仍吸附在红细胞表面，使细胞膜表面堆积了大量 C 3b。而肝与脾的巨噬细胞上带有 C 3b膜受体，能与之结合，进而 C 3b被覆红细胞被吞噬(血管外溶血)。

(二)临床表现

1.慢性原发性 CAS 主要发生在中老年人

病毒感染继发的 CAS 多发于青少年;继发于肿瘤性疾病的 CAS 年龄分布与肿瘤相同。

2.雷诺现象

主要因为在低温下冷凝集素凝集红细胞导致血液高黏滞,出现四肢末端及耳郭、鼻尖、手指等暴露部位发绀、花纹样改变,甚至坏死。

3.多呈慢性溶血过程

常见贫血、黄疸,可有轻度肝脾大;急性型还可出现发热、寒战、血红蛋白尿、急性肾衰竭。

4.原发病的表现

传染性单核细胞增多症时的咽喉痛、发热、淋巴结肿大和脾大;恶性淋巴瘤时的淋巴结肿大、发热和脾大,在感染性疾病时的 CAS 通常为一过性;反之,由淋巴增殖性疾病引起的 CAS 可经原发病治疗而获改善。

(三)实验室检查

1.血象轻至中度贫血

网织红细胞轻度增加。偶见单核细胞伴有红细胞吞噬现象。取血沉棕黄层置室温下孵育后,此种吞噬现象就更为明显。室温下红细胞常呈自身凝集现象。复温至 37 ℃后,凝块迅即消失,有助于本病的诊断。

2.冷凝集素试验阳性

4 ℃效价升高至 1∶1 000 甚至 1∶16 000,在 30 ℃时在清蛋白或生理盐水中,凝集效价仍很高者应有诊断意义。操作时应将血液采入事先预热的注射器内,随后于 37 ℃恒温下凝固,分离出血清。经此处理后就可防止室温下红细胞吸附抗体,从而避免了血清中抗体的丧失和冷凝集素效价的人为降低。如果在 30 ℃下进行采血,即可引起红细胞凝集,但不溶血。在补体存在的情况下复温时,凝集即消除,但红细胞不可逆地被覆以 C3b,这时,抗 C3 抗人球蛋白试验即呈阳性反应。

(四)诊断

(1)有充分的临床和实验室证据表明患者受冷后发生血管内溶血。

(2)冷凝集素试验阳性,效价较高。

(3)Coombs 试验可呈阳性反应,呈 C3 型。

诊断 CAS 之后若找到明确的继发病因,应诊断继发性 CAS;排除继发性,可诊断为原发性。

(五)鉴别诊断

1.温抗体型 AIHA 和阵发性寒冷性血红蛋白尿

根据临床表现和冷凝集素试验即可与温抗体型 AIHA 和阵发性寒冷性血红蛋白尿相鉴别。

2.雷诺(Raynaud)现象

其他原因的雷诺(Raynaud)现象发绀的发生与寒冷无关,且冷凝集试验阴性可供鉴别。

(六)治疗

1.注意保暖

避免暴露在寒冷环境中,即使中度溶血患者,保温也都有一定疗效。

2.输血

贫血重者可考虑输血,必须输注在不同温度,包括 4 ℃下经过严格的交叉配洗涤红细胞;并预热至37 ℃后输注，并注意给患者保暖，否则输注本身可导致严重的红细胞凝集与溶血；输注部位应选大静脉且滴速要慢。

3.肾上腺皮质激素

对多数病例无效。但冷凝集素效价较低的患者，可能具有一定的疗效。以泼尼松为常用，用法见温抗体型自身免疫性溶血性贫血。

4.细胞毒药物

苯丁酸氮芥 2～4 mg/d，疗程以不短于 3 个月为佳。治疗本身具有一定危险性，故仅能在顽固性病例中试用。CTX 250 mg/d，泼尼松 100 mg/d，分别连用 4 天，2～3 周后重复一次；或静脉用 CTX 1 g，甲泼尼龙 500 mg，2～3 周重复 1 次。

5.血浆置换

由于 IgM 主要分布于血浆内，故急性重症病例可试用，可达到降低抗体效价的目的。

(七)预后

继发于感染的急性型患者，病程自限。而特发性及其他原因的继发性病例常终生反复发作，经久不愈，预后不良。往往死于感染和血栓栓塞性并发症。本病的死亡率在 36%～54%。

三、药源性免疫性溶血性贫血

药源性免疫性溶血性贫血(drug-related immune hemolytic anemia，DIHA)系指某些药物通过免疫机制对红细胞产生免疫性损伤。药物引起的溶血性贫血较少见，但急性溶血病情较重，常有生命危险。

(一)发病机制

按照免疫原理可以分为半抗原型、免疫复合物型、自身抗体型、非免疫型蛋白吸附型。

1.半抗原型

(1)机制：药物作为半抗原与红细胞膜及血清内蛋白质形成全抗原，所产生的抗体与吸附在红细胞上的药物发生反应，进而损伤破坏有药物结合的红细胞，而对正常红细胞无作用。

(2)代表药物是青霉素，此外尚有头孢菌素类、四环素、甲苯磺丁脲、非那西汀和磺胺类药物等。

(3)一般均在超大剂量(每天 1 200 万～1 500 万单位)或肾功能较差时发生，通常于用药后 7～10 天内发作。

(4)过去都有服药史，也可能在长期用药过程中发生。

(5)可在发生溶血前有药物变态反应，如皮疹及发热等。

(6)溶血通常呈亚急性、轻度，主要是血管外溶血，停药几天或几周后即缓解。

(7)血象除红细胞、血红蛋白减少外，少数有球形细胞或嗜酸细胞增多。

(8)血清学检查示抗人球蛋白直接、间接试验均呈阳性，通常为 IgG 型。

2.免疫复合物型

免疫复合物型又称福阿亭型。

(1)机制：药物首次与机体接触时与血清蛋白结合形成抗原。刺激机体产生抗体，当重复应用该药后，导致药物-抗体(免疫)复合物吸附在红细胞膜上并激活补体，破坏红细胞。

(2)主要有奎尼丁、非那西汀、异烟肼、利福平、奎宁、对氨基水杨酸、柳氮磺吡啶及胰岛素等。

(3)产生血管内溶血。

(4)急性发作,伴有寒战、高热、呕吐及腰痛,部分患者可发生急性肾衰竭、休克及弥散性血管内凝血。

(5)必须有既往用药史。

(6)血象示贫血严重,可见较多球形细胞,白细胞计数和血小板计数可正常或增多。

(7)血管内溶血的实验发现,如高胆红素血症、血清游离血红蛋白增高、结合珠蛋白下降等。

(8)血清学检查示直接抗人球蛋白实验 C3 阳性,但抗体阴性。若加入药物或服药后患者血清,抗体也可阳性。血清抗体与药物一起可使体外酶处理正常红细胞发生溶血。抗体为 IgM、IgG 型。常需结合补体。

3.自身抗体型

(1)机制:可能是药物改变了红细胞膜 Rh 抗原的蛋白,形成能与 Rh 蛋白起交叉反应的抗体。血清中抗体可与自身红细胞相互作用,但与药物存在与否无关。

(2)代表药物是甲基多巴,此外尚有左旋多巴、甲芬那酸、普鲁卡因胺、氯丙嗪等。

(3)产生血管外溶血。

(4)贫血多为轻至中度,贫血程度与服用剂量无关。经甲基多巴治疗后,发生无症状的 Coombs 试验阳性者高达 15%,停止用药后 Coombs 试验转为阴性需半年至 1 年。但是甲基多巴服用后发生溶血性贫血仅有 1%。

(5)直接 Coombs 试验显示 IgG 阳性,C3 很罕见。

4.非免疫型蛋白吸附型

非免疫型蛋白吸附型也称头孢菌素型。

(1)机制:头孢菌素与红细胞膜牢固结合,膜的抗原决定簇发生变异,引起血浆蛋白包括免疫球蛋白、补体、清蛋白、纤维蛋白原等在红细胞膜上非特异性吸附,但尚无溶血病例的报告。

(2)有小于 5%接受头孢菌素的患者呈现抗人球蛋白直接试验阳性。

(3)常在用药后 1～2 天发生。

(二)诊断

(1)出现自身免疫性溶血性贫血者均应仔细询问病史。

(2)有肯定服药史者。

(3)停药后溶血迅速消失。

(4)实验室检查可肯定溶血性质及与药物间的关系。

(三)治疗

(1)立即停用一切可疑药物:特别是严重溶血者。但不少药物可使 Coombs 试验阳性而无溶血,可不必停药观察。

(2)监测血细胞比容、网织红细胞和 Coombs 试验效价。

(3)青霉素引起的轻度贫血,一般无须使用肾上腺皮质激素。大剂量青霉素引起 Coombs 试验阳性而无溶血者,如必须使用青霉素,可适当减量并加用其他抗生素联合治疗。

(4)自身抗体型者 Coombs 试验阳性,而无溶血者可不停药。若出现溶血性贫血,且持续时间几周或甚至几个月以上,应停药同时应用肾上腺皮质激素对加速病情恢复可能有效。

(5)积极处理肾衰竭或 DIC 等并发症:贫血严重危及生命时,应输红细胞,但需严密执行血型鉴定、交叉配血及输血后的监测。

四、新生儿溶血病

尽管胎盘作为屏障可阻止胎血进入母体血循环，但仍可发生少量的渗透(经胎盘失血)。一旦胎儿红细胞抗原与母亲不合，使母亲产生相应的血型抗体。经胎盘输入胎儿体内，作用于胎儿红细胞，就可能产生新生儿溶血病。

人类红细胞血型系统有 26 个，其中以 ABO 和 Rh 血型不合引起的溶血最常见。ABO 血型不合引起的溶血较 Rh 血型不合溶血为多，但溶血的程度却以 Rh 血型不合溶血为重。

(一)Rh 血型不合溶血病

Rh 血型抗原来源于第 1 对染色体上 3 对紧密连锁的等位基因，共有 6 个抗原，即 C、c、D、d、E、e。其中 D 抗原最早被发现且抗原性最强，故凡具有 D 抗原时，称为 Rh 阳性。

1.病因与发病机制

Rh 血型不合溶血病主要见于胎儿 Rh 阳性和母亲 Rh 阴性时，但母亲为 Rh 阳性时也可发生，如母亲为 ee，cc，而胎儿为 E 或 C 时，母亲可产生抗 E 或抗 C 抗体。

Rh 血型不合时，通过继发的免疫反应产生抗 Rh 抗体，母亲首次产生的抗 Rh 抗体含量低，存在时间短，不能通过胎盘，并不构成对胎儿的威胁。只有当再次怀孕，可很快发生次发免疫产生抗 Rh 抗体，通过胎盘导致胎儿红细胞破坏而溶血。

Rh 溶血病发生在第一胎一般只见于孕母以前曾接受过血型不合的输血或孕母的母亲 Rh 阳性，即所谓“外祖母学说”。

2.临床表现

(1)黄疸：Rh 溶血病的黄疸出现早，程度较重。新生儿在出生第一天出现黄疸，必须考虑有新生儿溶血病的可能。

(2)免疫性溶血：贫血的程度取决于溶血过程与骨髓生成红细胞平衡的结果。出生时，多数新生儿血红蛋白正常或仅有轻度贫血，肝脾可轻度肿大；重度贫血时可发生充血性心力衰竭、水肿、腹水和胸腔积液，构成胎儿水肿综合征。大多数在生后数小时死亡，重者在宫内死亡。

(3)脑病(核黄疸)：由非结合胆红素对中枢神经系统毒性所引起的脑病。由高胆红素血症发展为胆红素脑病可分为 4 期：①先兆期。②痉挛期。③恢复期。④后遗症期。常在出生后 2～5 天出现。

(4)其他：少数病例可发生出血，与血小板减少性紫癜和 DIC 的发生有关。重症患儿可发生血糖减低。

3.实验室检查

(1)外周血：可见嗜多色性、红细胞大小不等以及有核红细胞。

(2)骨髓：红细胞系统过度增生。

(3)免疫学检查：新生儿 Rh 阳性和母亲 Rh 阴性并直接 Coombs 试验阳性即可确诊。

(4)血清胆红素检查：密切监视血清胆红素含量的变化。直接胆红素＞4 mg/dL 应警惕光疗后有发生青酮症的可能。

4.治疗

(1)换血治疗：①目前以 O 型 Rh 红细胞和新鲜血浆或新鲜冷冻血浆换血渐多。②所有血制品必须与患儿红细胞及母亲血浆做交叉配型。③换血量约为被换血婴儿血量的 2 倍，约 160 mL/kg。④可出现“反跃”现象，主要因为血管外胆红素池与血管内平衡的结果。⑤可给予

清蛋白，剂量为 1 g/kg。⑥胎儿水肿综合征时不需要做全量换血，应小量输注浓缩红细胞。不必应用清蛋白。

(2)光疗：以 450 nm 的蓝光吸收最好，可使胆红素Ⅸ在 5 和 15 碳桥处产生异构化，形成 4 种特异的光异构体。这些异构体属水溶性，可经胆汁使血清胆红素浓度减低。

光疗指征：①总胆红素在 204～255 μmol/L 以上者。②生后 36 小时内出现黄疸并进展较快者。③如胎儿产前已经为 Rh 溶血病，出生后一旦出现黄疸即应开始治疗。④换血前应争取光疗，换血后应继续进行，以减少换血后胆红素回升。

(3)静脉注射免疫球蛋白(IVIG)：有人认为 IVIG 可通过抑制溶血减少换血的需要，多次 IVIG 对阻断溶血更为有效。

(二)新生儿 ABO 溶血病

(1)溶血程度轻。

(2)引起红细胞破坏的抗体是 IgG。

(3)ABO 溶血最多见于母亲为 O 型，患儿为 A 型或 B 型。

(4)治疗方法与 Rh 溶血病基本相同。

(费春燕)

第七章

急诊内科疾病

第一节　急性呼吸衰竭

一、病因和发病机制

急性呼吸衰竭(acute respiratory failure,ARF)简称急性呼衰,是指患者既往无呼吸系统疾病,由于突发因素,在数秒或数小时迅速发生呼吸抑制或呼吸功能突然衰竭,在海平面大气压、静息状态下呼吸空气时,由于通气和/或换气功能障碍,导致缺氧伴或不伴二氧化碳潴留,产生一系列病理生理改变的紧急综合征。

病情危重时,因机体难以得到代偿,如不及时诊断,尽早抢救,会发生多器官功能损害,乃至危及生命。必须注意在实际临床工作中,经常会遇到在慢性呼吸衰竭的基础上,由于某些诱发因素而发生急性呼吸衰竭。

(一)急性呼吸衰竭分类

一般呼吸衰竭分为通气和换气功能衰竭两类,亦有人分为三类,即再加上一个混合型呼吸衰竭。其标准如下。

(1)换气功能衰竭(Ⅰ型呼吸衰竭)以低氧血症为主,$PaO_2<8.0$ kPa(60 mmHg),$PaCO_2<6.7$ kPa(50 mmHg),$P_{(A-a)}O_2>3.3$ kPa(25 mmHg),$PaO_2/PaO_2<0.6$。

(2)通气功能衰竭(Ⅱ型呼吸衰竭)以高碳酸血症为主,$PaCO_2>6.7$ kPa(50 mmHg),PaO_2正常,$P_{(A-a)}O_2<3.3$ kPa(25 mmHg),$PaO_2/PaO_2>0.6$。

(3)混合性呼吸衰竭(Ⅲ型呼吸衰竭):$PaCO_2<8.0$ kPa(60 mmHg),$PaCO_2>6.7$ kPa(50 mmHg),$P_{(A-a)}O_2>3.3$ kPa(25 mmHg)。

急性肺损伤和急性呼吸窘迫综合征属于Ⅰ型呼吸衰竭。

(二)急性呼吸衰竭的病因

可以引起急性呼吸衰竭的疾病很多,多数是呼吸系统的疾病。

1.各种导致气道阻塞的疾病

急性病毒或细菌性感染,或烧伤等物理化学性因子所引起的黏膜充血、水肿,造成上气道(指隆突以上至鼻的呼吸道)急性梗阻。异物阻塞也可以引起急性呼吸衰竭。

2.引起肺实质病变的疾病

感染性因子引起的肺炎为此类常见疾病，误吸胃内容物，淹溺或化学毒性物质以及某些药物、高浓度长时间吸氧也可引起吸入性肺损伤而发生急性呼吸衰竭。

3.肺水肿

(1)各种严重心脏病、心力衰竭引起的心源性肺水肿。

(2)非心源性肺水肿，有人称之为通透性肺水肿，如急性高山病、复张性肺水肿。ARDS 为此种肺水肿的代表。此类疾病可造成严重低氧血症。

4.肺血管疾病

肺血栓栓塞是可引起急性呼吸衰竭的一种重要病因，还包括脂肪栓塞、气体栓塞等。

5.胸部疾病

如胸壁外伤、连枷胸、自发性气胸或创伤性气胸、大量胸腔积液等影响胸廓运动，从而导致通气减少或吸入气体分布不均，均有可能引起急性呼吸衰竭。

6.脑损伤

镇静药和对脑有毒性的药物、电解质平衡紊乱及酸、碱中毒、脑和脑膜感染、脑肿瘤、脑外伤等均可导致急性呼吸衰竭。

7.神经肌肉系统疾病

即便是气体交换的肺本身并无病变，因神经或肌肉系统疾病造成肺泡通气不足也可发生呼吸衰竭。如安眠药物或一氧化碳、有机磷等中毒，颈椎骨折损伤脊髓等直接或间接抑制呼吸中枢。也可因多发性神经炎、脊髓灰质炎等周围神经性病变，多发性肌炎、重症肌无力等肌肉系统疾病，造成肺泡通气不足而呼吸衰竭。

8.睡眠呼吸障碍

睡眠呼吸障碍表现为睡眠中呼吸暂停，频繁发生并且暂停时间显著延长，可引起肺泡通气量降低，导致乏氧和 CO_2 潴留。

二、病理生理

(一)肺泡通气不足

正常成人在静息时有效通气量约为 4 L/min，若单位时间内到达肺泡的新鲜空气量减少到正常值以下，则为肺泡通气不足。

由于每肺泡通气量(VA)的下降，引起缺氧和 CO_2 潴留，PaO_2 下降，$PaCO_2$ 升高。同时，根据肺泡气公式：$PaO_2=(PB-PH_2O)\cdot FiO_2-PaCO_2/R$($PaO_2$，PB 和 PH_2O 分别表示肺泡气氧分压、大气压和水蒸气压力，FiO_2 代表吸入气氧浓度，R 代表呼吸商)，由已测得的 $PaCO_2$ 值，就可推算出理论的肺泡气氧分压理论值。如 $PaCO_2$ 为 9.3 kPa(70 mmHg)，PB 为101.1 kPa(760 mmHg)，37 ℃时 PH_2O 为6.3 kPa(47 mmHg)，R 一般为 0.8，则 PaO_2 理论值为 7.2 kPa(54 mmHg)。假若 $PaCO_2$ 的升高单纯因 VA 下降引起，不存在影响气体交换肺实质病变的因素，则说明肺泡气与动脉血的氧分压差应该在正常范围，一般为 0.4～0.7 kPa(3～5 mmHg)，均在 1.3 kPa(10 mmHg)以内。所以，当 $PaCO_2$ 为 9.3 kPa(70 mmHg)时，PaO_2 为 7.2 kPa(54 mmHg)，动脉血氧分压应当在 6.7 kPa(50 mmHg)左右，则为高碳酸血症型的呼吸衰竭。

通气功能障碍分为阻塞性和限制性功能障碍。阻塞性通气功能障碍多由气道炎症、黏膜充血水肿等因素引起的气道狭窄导致。由于气道阻力与管径大小呈负相关，故管径越小，阻力越大，肺泡通气量越小，此为阻塞性通气功能障碍缺氧和二氧化碳潴留的主要机制。而限制性通气功能障碍主要机制则是胸廓或肺的顺应性降低导致的肺泡通气量不足，进而导致缺氧或合并二氧化碳潴留。

（二）通气/血流灌流（V/Q）失调

肺泡的通气与其灌注周围的毛细血管血流的比例必须协调，才能保证有效的气体交换。正常肺泡每分通气量为 4 L，肺毛细血管血流量是 5 L，两者之比是 0.8。如肺泡通气量与血流量的比率>0.8，示肺泡灌注不足，形成无效腔，此种无效腔效应多见于肺泡通气功能正常或增加，而肺血流减少的疾病（如换气功能障碍或肺血管疾病等），临床以缺氧为主。肺泡通气量与血流量的比率<0.8，使肺动脉的混合静脉血未经充分氧合进入肺静脉，则形成肺内静脉样分流，多见于通气功能障碍，肺泡通气不足，临床以缺氧或伴二氧化碳潴留为主。通气/血流比例失调，是引起低氧血症最常见的病理生理学改变。

（三）肺内分流量增加（右到左的肺内分流）

在肺部疾病如肺水肿、急性呼吸窘迫综合征（ARDS）中，肺泡无气所致肺毛细血管混合静脉血未经气体交换，流入肺静脉引起右至左的分流增加。动-静脉分流使静脉血失去在肺泡内进行气体交换的机会，故 PaO_2 可明显降低，但不伴有 $PaCO_2$ 的升高，甚至因过度通气反而降低，至病程晚期才出现二氧化碳蓄积。另外用提高吸入氧气浓度的办法（氧疗）不能有效地纠正此种低氧血症。

（四）弥散功能障碍

肺在肺泡-毛细血管膜完成气体交换。它由 6 层组织构成，由内向外依次为：肺泡表面活性物质、肺泡上皮细胞、肺泡上皮细胞基膜、肺间质、毛细血管内皮细胞基膜和毛细血管内皮细胞。弥散面积减少（肺气肿、肺实变、肺不张）和弥散膜增厚（肺间质纤维化、肺水肿）是引起弥散量降低的最常见原因。因氧的弥散能力仅为二氧化碳的 1/20，故弥散功能障碍只产生单纯缺氧。由于正常人肺泡毛细血管膜的面积大约为 70 m^2，相当于人体表面积的 40 倍，故人体弥散功能的储备巨大，虽是发生呼吸衰竭病理生理改变的原因之一，但常需与其他 3 种主要的病理生理学变化同时发生、参与作用使低氧血症出现。吸氧可使 PaO_2 升高，提高肺泡膜两侧的氧分压时，弥散量随之增加，可以改善低氧血症。

（五）氧耗量增加

氧耗量增加是加重缺氧的原因之一，发热、寒战、呼吸困难和抽搐均将增加氧耗量。寒战耗氧量可达 500 mL，健康者耗氧量为 250 mL/min。氧耗量增加，肺泡氧分压下降，健康者借助增加肺泡通气量代偿缺氧。氧耗量增加的通气功能障碍患者，肺泡氧分压得不到提高，故缺氧也难以缓解。

总之，不同的疾病发生呼吸衰竭的途径不全相同，经常是一种以上的病理生理学改变的综合作用。

（六）缺氧、CO_2 潴留对机体的影响

1.对中枢神经的影响

脑组织耗氧量占全身耗量的 1/5～1/4。中枢皮质神经元细胞对缺氧最为敏感，缺氧程度和发生的急缓对中枢神经的影响也不同。如突然中断供氧，改吸纯氮 20 秒可出现深昏迷和全身抽搐。逐渐降低吸氧的浓度，症状出现缓慢，轻度缺氧可引起注意力不集中、智力减退、定向障碍；随缺氧加重，PaO_2 低于 6.7 kPa（50 mmHg）可致烦躁不安、意识恍惚、谵妄；低于 4.0 kPa

(30 mmHg)时，会使意识消失、昏迷；低于 2.7 kPa(20 mmHg)则会发生不可逆转的脑细胞损伤。

CO_2 潴留使脑脊液氢离子浓度增加，影响脑细胞代谢，降低脑细胞兴奋性，抑制皮质活动；随着 CO_2 的增加，对皮质下层刺激加强，引起皮质兴奋；若 CO_2 继续升高，皮质下层受抑制，使中枢神经处于麻醉状态。在出现麻醉前的患者，往往有失眠、精神兴奋、烦躁不安的先兆兴奋症状。

缺氧和 CO_2 潴留均会使脑血管扩张，血流阻力减小，血流量增加以代偿之。严重缺氧会发生脑细胞内水肿，血管通透性增加，引起脑间质水肿，导致颅内压增高，挤压脑组织，压迫血管，进而加重脑组织缺氧，形成恶性循环。

2.对心脏、循环的影响

缺氧可刺激心脏，使心率加快和心搏量增加，血压上升。冠状动脉血流量在缺氧时明显增加，心脏的血流量远超过脑和其他脏器。心肌对缺氧非常敏感，早期轻度缺氧即在心电图上有变化，急性严重缺氧可导致心室颤动或心脏骤停。缺氧和 CO_2 潴留均能引起肺动脉小血管收缩而增加肺循环阻力，导致肺动脉高压和增加右心负荷。

吸入气中 CO_2 浓度增加，可使心率加快，心搏量增加，使脑、冠状血管舒张，皮下浅表毛细血管和静脉扩张，而使脾和肌肉的血管收缩，再加心搏量增加，故血压仍升高。

3.对呼吸影响

缺氧对呼吸的影响远较 CO_2 潴留的影响为小。缺氧主要通过颈动脉窦和主动脉体化学感受器的反射作用刺激通气，如缺氧程度逐渐加重，这种反射迟钝。

CO_2 是强有力的呼吸中枢兴奋剂，吸入 CO_2 浓度增加，通气量成倍增加，急性 CO_2 潴留出现深大快速的呼吸；但当吸入 CO_2 浓度超过 12%时，通气量不再增加，呼吸中枢处于被抑制状态。而慢性高碳酸血症，并无通气量相应增加，反而有所下降，这与呼吸中枢反应性迟钝；通过肾脏对碳酸氢盐再吸收和 H^+ 排出，使血 pH 无明显下降；还与患者气道阻力增加、肺组织损害严重、胸廓运动的通气功能减退有关。

4.对肝、肾和造血系统的影响

缺氧可直接或间接损害肝功能使谷丙转氨酶上升，但随着缺氧的纠正，肝功能逐渐恢复正常。动脉血氧降低时，肾血流量、肾小球滤过量、尿排出量和钠的排出量均有增加；但当 PaO_2 <5.3 kPa(40 mmHg)时，肾血流量减少，肾功能受到抑制。

组织低氧分压可增加红细胞生成素促使红细胞增生。肾脏和肝脏产生一种酶，将血液中非活性红细胞生成素的前身物质激活成生成素，刺激骨髓引起继发性红细胞增多。有利于增加血液携氧量，但亦增加血液黏稠度，加重肺循环和右心负担。

轻度 CO_2 潴留会扩张肾血管，增加肾血流量，尿量增加；当 $PaCO_2$ 超过 8.7 kPa(65 mmHg)，血 pH 明显下降，则肾血管痉挛，血流减少，HCO_3^- 和 Na^+ 再吸收增加，尿量减少。

5.对酸碱平衡和电解质的影响

严重缺氧可抑制细胞能量代谢的中间过程，如三羧酸循环、氧化磷酸化作用和有关酶的活动。这不但降低产生能量效率，还因产生乳酸和无机磷引起代谢性酸中毒。由于能量不足，体内离子转运的钠泵遭损害，使细胞内钾离子转移至血液，而 Na^+ 和 H^+ 进入细胞内，造成细胞内酸中毒和高钾血症。代谢性酸中毒产生的固定酸与缓冲系统中碳酸氢盐起作用，产生碳酸，使组织二氧化碳分压增高。

pH 取决于碳酸氢盐与碳酸的比值，前者靠肾脏调节（1～3 天），而碳酸调节靠肺（数小时）。健康人每天由肺排出碳酸达 15 000 mmol，故急性呼吸衰竭 CO_2 潴留对 pH 影响十分迅速，往往与代谢性酸中毒同时存在时，因严重酸中毒引起血压下降，心律失常，乃至心脏停搏。而慢性呼吸衰竭因 CO_2 潴留发展缓慢，肾碳酸氢根排出减少，不致使 pH 明显降低。因血中主要阴离子 HCO_3^- 和 Cl^- 之和为一常数，当 HCO_3^- 增加，则 Cl^- 相应降低，产生低氯血症。

三、临床表现

因低氧血症和高碳酸血症所引起的症状和体征是急性呼吸衰竭时最主要的临床表现。由于造成呼吸衰竭的基础病因不同，各种基础疾病的临床表现自然十分重要，需要注意。

（一）呼吸困难

呼吸困难是呼吸衰竭最早出现的症状。可表现为频率、节律和幅度的改变。早期表现为呼吸困难，呼吸频率可增加，深大呼吸、鼻翼翕动，进而辅助呼吸肌肉运动增强（三凹征），呼吸节律紊乱，失去正常规则的节律。呼吸频率增加（30～40 次/分）。中枢性呼吸衰竭，可使呼吸频率改变，如陈-施呼吸、比奥呼吸等。

（二）低氧血症

当动脉血氧饱和度低于 90%，PaO_2 低于 6.7 kPa（50 mmHg）时，可在口唇或指甲出现发绀，这是缺氧的典型表现。但患者的发绀程度与体内血红蛋白含量、皮肤色素和心脏功能相关，所以发绀是一项可靠但不特异的诊断体征。因神经与心肌组织对缺氧均十分敏感，在机体出现低氧血症时常出现中枢神经系统和心血管系统功能异常的临床征象。如判断力障碍、运动功能失常、烦躁不安等中枢神经系统症状。缺氧严重时，可表现为谵妄、癫痫样抽搐、意志丧失以致昏迷、死亡。肺泡缺氧时，肺血管收缩，肺动脉压升高，使肺循环阻力增加，右心负荷增加，乃是低氧血症时血流动力学的一项重要变化。在心、血管方面常表现为心率增快、血压升高。缺氧严重时则可出现各种类型的心律失常，进而心率减慢，周围循环衰竭，甚至心搏停止。

（三）高碳酸血症

由于急性呼吸衰竭时，二氧化碳蓄积进展很快，因此产生严重的中枢神经系统和心血管功能障碍。高碳酸血症出现中枢抑制之前的兴奋状态，如失眠，躁动，但禁忌给予镇静或安眠药。严重者可出现肺性脑病（CO_2 麻醉），临床表现为头痛、反应迟钝、嗜睡以至神志不清、昏迷。急性高碳酸血症主要通过降低脑脊液 pH 而抑制中枢神经系统的活动。扑翼样震颤也是二氧化碳蓄积的一项体征。二氧化碳蓄积引起的心血管系统的临床表现因血管扩张或收缩程度而异。如多汗，球结膜充血水肿，颈静脉充盈，周围血压下降等。

（四）其他重要脏器的功能障碍

严重的缺氧和二氧化碳蓄积损伤肝、肾功能，出现血清转氨酶增高，碳酸酐酶活性增加，胃壁细胞分泌增多，出现消化道溃疡、出血。当 $PaO_2 < 5.3$ kPa（40 mmHg）时，肾血流减少，肾功能抑制，尿中可出现蛋白、血细胞或管型，血液中尿素氮、肌酐含量增高。

（五）水、电解质和酸碱平衡的失调

严重低氧血症和高碳酸血症常有酸碱平衡的失调，如缺氧而通气过度可发生急性呼吸性碱中毒；急性二氧化碳潴留可表现为呼吸性酸中毒。严重缺氧时无氧代谢引起乳酸堆积，肾脏功能障碍使酸性物质不能排出体外，二者均可导致代谢性酸中毒。代谢性和呼吸性酸碱失衡又可同时存在，表现为混合性酸碱失衡。

酸碱平衡失调的同时，将会发生体液和电解质的代谢障碍。酸中毒时钾从细胞内逸出，导致高血钾，pH 每降低 0.1 血清钾大约升高 0.7 mmol/L。酸中毒时发生高血钾，如同时伴有肾衰(代谢性酸中毒)，易发生致命性高血钾症。在诊断和处理急性呼吸衰竭时均应予以足够的重视。

又如当测得的 PaO_2 的下降明显超过理论上因肺泡通气不足所引起的结果时，则应考虑存着除肺泡通气不足以外的其他病理生理学变化，因在实际临床工作中，单纯因肺泡通气不足引起呼吸衰竭并不多见。

四、诊断

一般说来，根据急慢性呼吸衰竭基础病史，如胸部外伤或手术后、严重肺部感染或重症革兰阴性杆菌败血症等，结合其呼吸、循环和中枢神经系统的有关体征，及时做出呼吸衰竭的诊断是可能的。但对某些急性呼吸衰竭早期的患者或缺氧、二氧化碳蓄积程度不十分严重时，单依据上述临床表现做出诊断有一定困难。动脉血气分析的结果直接提供动脉血氧和二氧化碳分压水平，可作为诊断呼吸衰竭的直接依据。而且，它还有助于我们了解呼吸衰竭的性质和程度，指导氧疗，呼吸兴奋剂和机械通气的参数调节，以及纠正电解质、酸碱平衡失调有重要价值故血气分析在呼吸衰竭诊断和治疗上具有重要地位。

急性呼吸衰竭患者，只要动脉血气证实 $PaO_2<8.0$ kPa(60 mmHg)，常伴 $PaCO_2$ 正常或 <4.7 kPa(35 mmHg)，则诊断为Ⅰ型呼吸衰竭，若伴 $PaCO_2>6.7$ kPa(50 mmHg)，即可诊断为Ⅱ型呼吸衰竭。若缺氧程度超过肺泡通气不足所致的高碳酸血症，则诊断为混合型或Ⅲ型呼衰。

应当强调的是不但要诊断呼吸衰竭的存在与否，尚需要判断呼吸衰竭的性质，是急性呼吸衰竭还是慢性呼吸衰竭基础上的急性加重，更应当判别产生呼吸衰竭的病理生理学过程，明确为Ⅰ型或Ⅱ型呼吸衰竭，以利采取恰当的抢救措施。

此外还应注意在诊治过程中，应当尽快去除产生呼吸衰竭的基础病因，否则患者经氧疗或机械通气后因得到足够的通气量维持氧和二氧化碳分压在相对正常的水平后可再次发生呼吸衰竭。

五、治疗

急性呼吸衰竭是需要抢救的急症。对它的处理要求迅速、果断。数小时或更短时间的犹豫、观望或拖延，可以造成脑、肾、心、肝等重要脏器因严重缺氧发生不可逆性的损害。同时及时、合宜的抢救和处置才有可能为去除或治疗诱发呼吸衰竭的基础病因争取到必要的时间。治疗措施集中于立即纠正低氧血症，急诊插管或辅助通气、足够的循环支持。

(一)氧疗

通过鼻导管或面罩吸氧，提高肺泡氧分压，增加肺泡膜两侧氧分压差，增加氧弥散能力，以提高动脉氧分压和血氧饱和度，是纠正低氧血症的一种有效措施。氧疗作为一种治疗手段使用时，要选择适宜的吸入氧流量，应以脉搏血氧饱和度>90%为标准，并了解机体对氧的摄取与代谢以及它在体内的分布，注意可能产生的氧毒性作用。

由于高浓度($FiO_2>21\%$)氧的吸入可以使肺泡气氧分压提高。若因 PaO_2 降低造成低氧血症或主因通气/血流失调引起的 PaO_2 下降，氧疗可以改善。氧疗可以治疗低氧血症，降低呼吸功和减少心血管系统低氧血症。

根据肺泡通气和 PaO_2 的关系曲线，在低肺泡通气量时，吸入低浓度的氧气，即可显著提高

PaO_2，纠正缺氧。所以通气与血流比例失调的患者吸低浓度氧气就能纠正缺氧。

弥散功能障碍患者，因二氧化碳的弥散能力为氧的弥散能力 20 倍，需要更大的肺泡膜分压差才足以增强氧的弥散能力，所以应吸入更高浓度的氧（>35%）才能改善缺氧。

由肺内静脉分流增加的疾病导致的缺氧，因肺泡内充满水肿液，肺萎陷，尤在肺炎症血流增多的患者，肺内分流更多，所以需要增加外源性呼气末正压（PEEP），才可使萎陷肺泡复张，增加功能残气量和气体交换面积，提高 PaO_2、SaO_2，改善低氧血症。

（二）保持呼吸道通畅

进行各种呼吸支持治疗的首要条件是通畅呼吸道。呼吸道黏膜水肿、充血，以及胃内容物误吸或异物吸入都可使呼吸道梗阻。保证呼吸道的畅通才能保证正常通气，所以是急性呼吸衰竭处理的第一步。

1.开放呼吸道

首先要注意清除口咽部分泌物或胃内反流物，预防呕吐物反流至气管，使呼吸衰竭加重。口咽部护理和鼓励患者咳痰很重要，可用多孔导管经鼻孔或经口腔负压吸引法，清除口咽部潴留物。吸引前短时间给患者吸高浓度氧，吸引后立即重新通气。无论是直接吸引或是经人工气道吸引均需注意操作技术，管径应适当选择，尽量避免损伤气管黏膜，在气道内一次负压吸引时间不宜超过 10～15 秒，以免引起低氧血症、心律失常或肺不张等因负压吸引造成的并发症。此法亦能刺激咳嗽，有利于气道内痰液的咳出。对于痰多、黏稠难咳出者，要经常鼓励患者咳痰。多翻身拍背，协助痰液排出；给予祛痰药使痰液稀释。对于有严重排痰障碍者可考虑用纤支镜吸痰。同时应重视无菌操作，使用一次性吸引管，或更换灭菌后的吸引管。吸痰时可同时作深部痰培养以分离病原菌。

2.建立人工气道

当以上措施仍不能使呼吸道通畅时，则需建立人工气道。所谓人工气道就是进行气管插管，于是吸入气体就可通过导管直接抵达下呼吸道，进入肺泡。其目的是为了解除上呼吸道梗阻，保护无正常咽喉反射患者不致误吸，和进行充分有效的气管内吸引，以及为了提供机械通气时必要的通道。临床上常用的人工气道为气管插管和气管造口术后置入气管导管两种。

气管插管有经口和经鼻插管两种。前者借喉镜直视下经声门插入气管，容易成功，较为安全。后者分盲插或借喉镜、纤维支气管镜等的帮助，经鼻沿后鼻道插入气管。与经口插管比较需要一定的技巧，但经鼻插管容易固定，负压吸引较为满意，与机械通气等装置衔接比较可靠，给患者带来的不适也较经口者轻，神志清醒患者常也能耐受。尤需注意勿压伤鼻翼组织或堵塞咽鼓管、鼻窦开口等，造成急性中耳炎或鼻窦炎等并发症。

近年来已有许多组织相容性较理想的高分子材料制成的导管与插管，为密封气道用的气囊也有低压、大容量的气囊问世，鼻插管可保留的时间也在延长。具体对人工气道方法的选择，各单位常有不同意见，应当根据病情的需要，手术医师和护理条件的可能，以及人工气道的材料性能来考虑。肯定在 3 天（72 小时）以内可以拔管时，应选用鼻或口插管，需要超过 3 周时当行气管造口置入气管导管，3～21 天的情况则当酌情灵活掌握。

使用人工气道后，气道的正常防御机制被破坏，细菌可直接进入下呼吸道；声门由于插管或因气流根本不通过声门而影响咳嗽动作的完成，不能正常排痰，必须依赖气管负压吸引来清除气道内的分泌物；由于不能发音，失去语言交流的功能，影响患者的心理精神状态；再加上人工气道本身存在着可能发生的并发症。因此人工气道的建立常是抢救急性呼吸衰竭所不可少的，但必

须充分认识其弊端，慎重选择，尽力避免可能的并发症，及时撤管。

3.气道湿化

无论是经过患者自身气道或通过人工气道进行氧化治疗或机械通气，均必须充分注意到呼吸道黏膜的湿化。因为过分干燥的气体长期吸入将损伤呼吸道上皮细胞和支气管表面的黏液层，使黏膜纤毛清除能力下降，痰液不易咳出，肺不张，容易发生呼吸道或肺部感染。

保证患者足够液体摄入是保持呼吸道湿化最有效的措施。目前已有多种提供气道湿化用的温化器或雾化器装置，可以直接使用或与机械通气机连接应用。

湿化是否充分最好的标志，就是观察痰液是否容易咳出或吸出。应用湿化装置后应当记录每天通过湿化器消耗的液体量，以免湿化过量。

(三)改善 CO_2 的潴留

高碳酸血症主要是由于肺泡通气不足引起，只有增加通气量才能更好地排出二氧化碳，改善高碳酸血症。现多采用呼吸兴奋剂和机械通气支持，以改善通气功能。

1.呼吸兴奋剂的合理应用

呼吸兴奋剂能刺激呼吸中枢或周围化学感受器，增强呼吸驱动、呼吸频率，潮气量，改善通气，同时氧耗量和二氧化碳的产出也随之增加。故临床上应用呼吸兴奋剂时要严格掌握适应证。

常用的药物有尼可刹米(可拉明)和洛贝林，用量过大可引起不良反应，近年来在西方国家几乎被淘汰。取而代之的有多沙普仑，对末梢化学感受器和延脑呼吸中枢均有作用，增加呼吸驱动和通气，对原发性肺泡低通气、肥胖低通气综合征有良好疗效，可防止 COPD 呼衰氧疗不当所致的 CO_2 麻醉。其治疗量和中毒量有较大差距故安全性大，一般用 0.5～2.0 mg/kg 静脉滴注，开始滴速 1.5 mg/min，以后酌情加快，其可致心律失常，长期用有肝毒性及并发消化性溃疡。都可喜通过刺激颈动脉体和主动脉体的化学感受器兴奋呼吸，无中枢兴奋作用，对肺泡通气不良部位的血流重新分配而改善 PaO_2，都可喜不用于哺乳、孕妇和严重肝病，也不主张长期应用以防止发生外周神经病变。

COPD 并意识障碍的呼衰患者 临床常见大多数 COPD 患者的呼衰与意识障碍程度呈正相关，患者意识障碍后自主翻身、咳痰动作、对呼吸兴奋剂的反应均迟钝，并易于吸入感染，对此种病情，可明显改善通气外，并有改善中枢神经兴奋和神志作用，因而患者的防御功能增强，呼衰的病情亦随之好转。

间质性肺疾病、肺水肿、ARDS 等疾病 无气道阻塞但有呼吸中枢驱动增强，这种患者 PaO_2、$PaCO_2$ 常均降低，由于患者呼吸功能已增强，故无应用呼吸兴奋剂的指征，且呼吸兴奋剂可加重呼吸性碱中毒的程度而影响组织获氧，故主要应给予氧疗。

COPD 并膈肌疲劳、无心功能不全、无心律失常，心率≤100 次/分的呼衰可选用氨茶碱，其有舒张支气管、改善小气道通气、减少闭合气量，抑制炎性介质和增强膈肌、提高潮气量作用，已观察到血药浓度达 13 mg/L 时对膈神经刺激则膈肌力量明显增强，且可加速膈肌疲劳的恢复。以上的茶碱综合作用使呼吸功减少、呼吸困难程度减轻，同时由于呼吸肌能力的提高对咳嗽、排痰等气道清除功能加强，还有助于药物吸入治疗，以及对呼吸机撤离的辅助作用；剂量以 5 mg/kg于 30 分钟静脉滴注使之达有效血药浓度，继以0.5～0.6 mg/(kg·h)静脉滴注维持有效剂量，在应用中注意对心率、心律的影响，及时酌情减量和停用。

COPD、肺心病呼衰合并左心功能不全、肺水肿的患者，应先用强心利尿剂使肺水肿消退以改善肺顺应性，用抗生素控制感染以改善气道阻力，再使用呼吸兴奋剂才可取得改善呼吸功能的较好疗效。否则，呼吸兴奋剂虽可兴奋呼吸，但增加 PaO_2 有限，且呼吸功耗氧和生成 CO_2 量增多，反使呼衰加重。此种患者亦应不用增加心率和影响心律的茶碱类和较大剂量的都可喜，小剂量都可喜（<1.5 mg/kg）静脉滴注后即可达血药峰值，增强通气不好部位的缺氧性肺血管收缩，和增加通气好的部位肺血流，从而改善换气使 PaO_2 增高，且此种剂量很少发生不良反应，但剂量>1.5 mg/kg 可致全部肺血管收缩，且使肺动脉压增高、右心负荷增大。

不宜使用呼吸兴奋剂的情况：①使用肌肉松弛剂维持机械通气者：如破伤风肌强直时、有意识打掉自主呼吸者。②周围性呼吸肌麻痹者：多发性神经根神经炎、严重重症肌无力、高颈髓损伤所致呼吸肌无力、全脊髓麻痹等。③自主呼吸频率>20 次/分，而潮气量不足者：呼吸频率能够增快，说明呼吸中枢对缺氧或 CO_2 潴留的反应性较强，若使用呼吸兴奋剂不但效果不佳，而且加速呼吸肌疲劳。④中枢性呼衰的早期：如安眠药中毒早期。⑤患者精神兴奋、癫痫频发者。⑥呼吸兴奋剂慎用于缺血性心脏病、哮喘状态、严重高血压及甲亢患者。

2.机械通气

符合下述条件应实施机械通气：①经积极治疗后病情仍继续恶化。②意识障碍。③呼吸形式严重异常，如呼吸频率>35～40 次/分或<6～8 次/分，或呼吸节律异常，或自主呼吸微弱或消失。④血气分析提示严重通气和/或氧合障碍：PaO_2<6.7 kPa(50 mmHg)，尤其是充分氧疗后仍<6.7 kPa (50 mmHg)。⑤$PaCO_2$ 进行性升高，pH 动态下降。

机械通气初始阶段，可给高 FiO_2(100%)以迅速纠正严重缺氧，然后依据目标 PaO_2、PEEP 水平、平均动脉压水平和血流动力学状态，酌情降低 FiO_2 至 50%以下。设法维持 SaO_2>90%，若不能达到上述目标，即可加用 PEEP、增加平均气道压，应用镇静剂或肌松剂。若适当 PEEP 和平均动脉压可以使SaO_2>90%，应保持最低的 FiO_2。

正压通气相关的并发症包括呼吸机相关肺损伤、呼吸机相关肺炎、氧中毒和呼吸机相关的膈肌功能不全。

（四）抗感染治疗

呼吸道感染是呼吸衰竭最常见的诱因。建立人工气道机械通气和免疫功能低下的患者易反复发生感染。如呼吸道分泌物引流通畅，可根据痰细菌培养和药物敏感实验结果，选择有效的抗生素进行治疗。

（五）营养支持

呼吸衰竭患者因摄入能量不足、呼吸做功增加、发热等因素，机体处于负代谢，出现低蛋白血症，降低机体的免疫功能，使感染不宜控制，呼吸肌易疲劳不易恢复。可常规给予高蛋白、高脂肪和低碳水化合物，以及多种维生素和微量元素，必要时静脉内高营养治疗。

（郑　敏）

第二节　颅内高压危象

颅内压是指颅腔内容物对颅腔内壁的压力。成人的正常颅内压为 0.78～1.77 kPa(80～180 mmH_2O)；儿童为 0.39～0.98 kPa(40～100 mmH_2O)。颅内压增高是因颅腔内容物(脑、脑脊液、脑血容量)的体积增加或颅内占位性病变等因素引起的以颅内压力升高为特征的综合征，在病理状态下，颅内压>1.96 kPa(200 mmH_2O)。颅内高压危象是指因各种病因引起的患者急性或慢性颅内压增高，病情急剧加重出现脑疝症状而达到危及生命的状态，因而颅内高压危象也经常称脑疝危象。

如不能及时诊断和解除颅内压增高的病因，或采取措施缓解颅内压力，则患者常因脑疝而致死。

一、颅内压的生理调节

颅腔是由颅骨组成的密闭腔隙，其容积不变。其内有三大内容物：脑组织、脑血流、脑脊液。当其中一个增大时，另两个或至少其中一个的体积就要缩小，以保持颅内压的稳定。颅内压与血压、呼吸关系密切，收缩期颅内压略有增高，舒张期颅内压稍下降；呼气时压力略增，吸气时压力稍降。

(一)脑脊液的调节作用

脑脊液占颅腔总体积的10%，在颅腔三大内容物中活动性最大，最易被挤出颅腔，即通过脑脊液的转换作用可得到的最大调整空间为10%。异常情况下，脑室壁可能发生异位吸收，使颅压在一定时期内保持正常(如正常颅压脑积水时)。脑脊液的吸收速度取决于蛛网膜下腔与静脉窦内的压差，当颅内压低于静脉压时，脑脊液吸收几乎停止，当颅压高于0.69 kPa(70 mmH_2O)时，脑脊液的吸收量与压力成正比增加，同时，其分泌减少，部分脑脊液被挤入脊腔，结果颅腔内脑脊液容量减少，使颅内压得到调节，若脑脊液生成过多或循环梗阻或吸收障碍，颅腔内脑脊液容积不断增加，超过其调节水平，即可发生颅内压增高。

(二)脑血流的调节作用

脑血流占颅腔总容积的2%～7%，平均每分钟1 200 mL的流量。

当颅内压增高时脑血流量减少；由于脑血流量减少，反射性地引起脑血管扩张，血管阻力减少，其结果又使脑血流量增加，从而保证了脑的供血。而在颅内压明显增高时，上述代偿机制失调，脑血流量随之减少，其结果一方面是使颅内压有所下降，但同时也使脑部供血受到影响。脑血流量对颅内压的调节作用不如脑脊液，其对颅内压增高的“容积代偿”能力有限。一般认为颅内压增高到需要依靠减少脑血流来调节时，则意味着病变的严重性及机体自动调节功能的损伤。

(三)脑组织的调节作用

在颅腔三大内容物中，脑组织最为稳定，它不易被挤压而让出空间来调整颅内压。急性颅内压增高时，脑组织不可能发生明显压缩以起代偿作用；但在慢性颅内压增高时，可以出现脑细胞坏死、纤维变性以至脑萎缩，从而腾出一部分空间缓冲颅内压增高。

二、病因与发病机制

(一)病因

凡能引起颅腔内容物体积增加的病变均可引起颅内压增高。常见的病因可分为颅内病变和颅外病变。

1.颅内病变

(1)颅内占位性病变：颅内肿瘤、血肿、脓肿、囊肿、肉芽肿等，既可占据颅腔内一定的容积，又可阻塞脑脊液的循环通路，影响其循环及吸收。此外，上述病变均可造成继发性脑水肿，导致颅内压增高。

(2)颅内感染性疾病:各种脑膜炎、脑炎、脑寄生虫病,既可以刺激脉络丛分泌过多的脑脊液,又可以造成脑脊液循环受阻(梗阻性及交通性脑积水)及吸收不良;各种细菌、真菌、病毒、寄生虫的毒素可以损伤脑细胞及脑血管,造成细胞毒性及血管源性脑水肿;炎症、寄生虫性肉芽肿还可起到占位作用,占据颅腔内的一定空间。

(3)颅脑损伤:可造成颅内血肿及水肿。

(4)急性脑血管病:如脑出血、脑梗死、蛛网膜下腔出血及脑静脉窦血栓形成等。

(5)脑缺氧:各种原因造成的脑缺氧如窒息、麻醉意外、CO中毒,以及某些全身性疾病如肺性脑病、癫痫持续状态、重度贫血等,均可造成脑缺氧,进一步引起血管源性及细胞毒性脑水肿,导致颅内压增高。

(6)脑积水:当脑脊液分泌过多、循环过程受阻、吸收障碍或三者兼而有之引起脑积水,导致颅内压增高。脑脊液循环过程受阻引起脑积水叫阻塞性脑积水。脑脊液分泌过多或吸收障碍引起脑积水叫交通性脑积水。脑积水病变性质可以有先天性发育异常、炎症、出血、肿瘤和外伤等,一般在婴幼儿以先天性发育异常多见,在成人以继发性病变多见。

2.颅外病变

(1)心、肺、肾和肝功能障碍或衰竭:心力衰竭、休克、气道梗阻、急性肺损伤、ARDS、肝衰竭和肾衰竭均可并发脑水肿引起颅内高压。

(2)中毒:铅、锡、砷等中毒;某些药物中毒,如四环素、维生素A过量等;自身中毒如尿毒症、肝性脑病等,均可引起脑水肿,促进脉络丛分泌脑脊液等,并可损伤脑血管的自动调节作用,而形成高颅压。

(3)内分泌功能紊乱:年轻女性、肥胖者,尤其是月经紊乱及妊娠时,易于发生良性颅内压增高,可能与雌激素过多、肾上腺皮质激素分泌过少而发生的脑水肿有关。肥胖者可能与部分类固醇溶于脂肪组织中不能发挥作用而造成相对性肾上腺皮质激素过少有关。

(4)其他:如中暑、输血、输液反应、放射线脑病,以及脊髓、马尾肿瘤等也可引起颅内高压。

(二)发病机制

颅内压的调节主要是颅内空间的调整,如通过脑脊液的转换作用,通过颅内静脉血被挤压出颅腔等而让出一定空间,使颅内压维持在一定水平而不至过高。但这种调节是有限的,若造成高颅压的病因持续存在,并不断扩张,则终将使所有可以代偿的空间全部利用,而出现显著的颅内压增高。从临床病情演变过程,可将颅内压增高的发生发展分为代偿期、早期、高峰期和晚期等四个阶段。

1.代偿期

代偿期为病情初期发展阶段。因病变所致的颅腔内容物增高,尚未超过颅腔的代偿容积,颅内压仍可保持正常,亦常无颅内压增高的临床表现。

2.早期

早期为病情早期发展阶段。因颅腔内容物体积增加的总和已超过颅腔的代偿容积,故可逐渐出现颅内压增高和相应临床症状如头痛、呕吐、视盘水肿等。脑组织虽有轻度缺血缺氧,但脑血管的自动调节功能良好,而仍能获得足够血流量,如能及时解除病因,脑功能恢复较易,预后较好。

3.高峰期

高峰期为病情严重发展阶段,脑组织缺血缺氧严重,脑功能损伤明显,出现较重的头痛、恶心、呕吐、视力减退和视盘水肿，患者意识模糊甚至昏迷等相应的颅内压增高症状和体征。如脑干呼吸、心血管运动中枢功能受损，导致脉搏与呼吸深慢；同时因脑血管自动调节功能此时已有受损，主要靠全身性血管的加压反应来提高血压和维持脑部血流量，同时会出现心跳和脉搏缓慢，呼吸节律紊乱及体温升高等各项生命体征发生变化，这种变化即称为库欣反应，多见于急性颅内压增高病例，慢性者则不明显。如不及时采取有效治疗措施，常易迅速出现呼吸、心搏骤停等脑干功能衰竭症状。

4.晚期

晚期为病情濒死阶段。患者常处于深昏迷中，一切生理反应消失，双侧瞳孔散大和去大脑强直、血压下降，心搏弱快，呼吸不规则甚至停止。脑组织缺血缺氧极严重，脑细胞功能已近停止，预后极差。

三、临床表现

典型临床表现为头痛、呕吐和视盘水肿三联征。但三者同时出现者不多。系因颅内压增高刺激颅内敏感结构如脑膜、血管和脑神经受到牵扯、压迫所致。头痛为颅内高压的最常见症状，发生率为80%～90%。开始为阵发性，以后发展为持续性，以前额及双颞部为主，后颅凹病变头痛多位于枕部。咳嗽、喷嚏、用力等情况均可使头痛加重。头部活动时头痛也加重，患者常被迫不敢用力咳嗽、不敢转动头部。

（一）头痛

头痛由颅内压增高，使延髓呕吐中枢受激惹所引起。常在清晨空腹时发生，或与剧烈头痛同时发生，常与饮食无关，可呈喷射性，但不多见。位于后颅凹及第四脑室的病变较易引起呕吐。儿童头痛不显著，呕吐有时是唯一症状。

（二）恶心、呕吐

恶心、呕吐是因颅内压增高，使延髓呕吐中枢受激惹所引起。常在清晨空腹时发生，或于剧烈头痛同时发生，常与饮食无关，可呈喷射性，但不多见。位于后颅凹及第四脑室的病变较易引起呕吐。儿童头痛不显著，呕吐有时是唯一症状。

（三）视盘水肿

视神经鞘为脑蛛网膜的延续。视网膜中央动、静脉位于视神经鞘内与视神经伴随而行，在视盘处出入眼底。当颅内压增高时，蛛网膜下腔内的压力增高，视神经鞘内压力也增高，而使网膜中央静脉回流受阻，静脉内压力增高。检眼镜检查可见视盘隆起、边缘不清、颜色发红，眼底静脉迂曲、怒张。由于毛细血管扩张、出血，检查时可见到点、片状，甚至火焰状出血。早期或轻度的视盘水肿，一般不影响视力，如颅内高压持续存在或继续发展，可出现盲点扩大，中心视力暗点及阵发性黑蒙，病情再进一步发展，发生继发性视神经萎缩，视力持续下降直至失明。视盘水肿虽是颅内压增高的特征性体征，但并非所有病例均有。

（四）外展神经麻痹与复视

因外展神经在颅内行走较长，颅内压增高时容易因挤压及牵拉受伤而出现单侧或双侧不全麻痹，出现复视。此症状无定位意义。故又称为“假定位征”。

（五）意识障碍

反应迟钝、嗜睡、昏睡至昏迷的各种意识障碍均可发生。与颅内压增高时脑干网状结构上行激活系统及广泛大脑皮质受损有关。

(六)抽搐、去大脑强直发作

抽搐、去大脑强直发作与颅内压增高时脑干受压、脑供血不足、脑膜受刺激等有关。

(七)生命体征的改变

血压增高、脉搏缓慢、呼吸慢而深等;随着颅内压增高,可出现瞳孔缩小、对光反射迟钝、或忽大忽小、边缘不整、变化多端。常预示脑疝即将发生,应立即采取抢救措施。

(八)全身其他系统病变的临床表现

(1)胃肠功能紊乱及消化道出血:部分颅内压增高的患者可表现胃肠功能的紊乱,出现呕吐,胃及十二指肠出血及溃疡和穿孔等。这与颅内压增高引起下丘脑自主神经中枢缺血而致功能紊乱有关。也有人认为颅内压增高时,消化道黏膜血管收缩造成缺血,因而产生广泛的消化道溃疡。

(2)神经源性肺水肿:在急性颅内压增高患者中,发生率高达5%～10%。这是由于下丘脑、延髓受压导致α-肾上腺素能神经活性增高,血压反应性增高,左心负荷过重,左心房及肺静脉压增高,肺毛细血管压力增高,液体外渗,引起肺水肿,患者表现为呼吸急促,痰鸣,并有大量泡沫状血性痰液。

(九)小儿颅内压增高的表现

小儿因不会诉说头痛,常表现为烦躁、哭闹或脑性尖叫,频繁呕吐、抽搐以至去脑强直发作,意识丧失。查体可见囟门隆起、扩大,颅缝裂开,头围增大,以及头皮静脉怒张;额、顶、颞及枕部突出膨大呈圆形,颈部静脉充盈,对比之下颜面很小;严重颅内压增高,压迫眼球,形成双目下视,巩膜外露的特殊表情,称落日征。

四、检查项目

(一)颅内压监测

利用各种颅内压监测技术对颅内压进行检测,可直接获得颅内压的数据为颅内高压诊断提供最直接的依据。目前颅内压监测技术分为有创颅内压监测技术和无创颅内压监测技术。有创颅内压监测技术包括脑室内插管法、硬脑膜外传感器、光纤探头监测颅内压和腰椎穿刺检测颅内压。有创颅内压监测技术准确性好,特别是脑室内插管法被认为颅内压检测的“金标准”。但其缺点是有创、易感染、技术要求高、耗材贵不易临床推广。无创颅内压监测技术其优点是无创、技术要求低、不会引起任何不良反应、无耗材消耗、可以反复进行监测。但其准确性一般,能达到90%。

(二)辅助检查

X线断层扫描(CT)、磁共振成像(MRI)、脑血管造影(DSA)、头颅X线摄片等既可辅助判断颅内压增高,也可帮助明确颅内压增高的病因。腰椎穿刺测量脑脊液的压力可直接判断颅内压的高低。

五、诊断

颅内高压危象患者会出现一些危及患者生命安全的征象。

(一)神经系统

剧烈头痛、意识障碍(如烦躁不安、嗜睡、昏迷等)。

(二)循环系统

血压升高,晚期血压下降,心动过速或心动过缓。

(三)呼吸系统

呼吸节律慢而深,或不规则,甚至呼吸暂停等。

(四)内环境严重紊乱

高热,尿崩症,水电解质紊乱(如高钠氯血症),酸中毒等。

除上述颅内高压危象征象外,脑疝还会因发生部位和疝出组织不同而有些特殊的定位表现。如小脑幕裂孔疝患者会出现初期患侧瞳孔缩小。往后则瞳孔逐渐散大,对光反射迟钝、消失。晚期双侧瞳孔散大,对光反射消失,眼球固定不动。

六、颅内压增高的分类与分级

(一)分类

根据颅内压增高的范围可分为以下两种。

1.弥漫性颅内压增高

在颅内各分腔间没有大的压力差,其耐受限度较高,很少引起脑疝,压力解除以后神经的恢复较快。如见于蛛网膜下腔出血、弥漫性脑膜炎、脑水肿等。

2.局灶性颅内压增高

压力先在病灶附近增高然后传递到颅内各处,在颅内各分腔之间有较明显的压力差,其耐压限度较低,常有明显的脑组织移位(脑疝),超过一定时间以后解除压力,受损的脑组织功能恢复较慢。

区别这两类颅内压增高对于估计预后与决定治疗有重要意义。

(二)分级

根据颅内压的增高程度可以分为三级:①压力在 1.96～2.55 kPa(200～260 mmH_2O)者为轻度增高;②2.60～5.10 kPa(261～520 mmH_2O)者为中度增高;③超过 5.10 kPa(520 mmH_2O)者为严重增高。

七、治疗

对颅内压增高的患者,既要及时治疗原发病变,又要尽可能降低颅内压,及时中断恶性循环,防治脑疝。

(一)一般疗法

(1)休息:卧床休息,抬高头部 15°～30°,以利颅内静脉回流。

(2)病情观察:密切观察生命体征,注意患者是否存在瞳孔改变。

(3)吸氧,保持呼吸道通畅,昏迷患者不能排痰者,应考虑气管切开。

(4)限制水盐摄入量,静脉滴注液量成人每天不超过 1 500～2 000 mL(不包括脱水剂量),其中电解质液不超过 500 mL。

(6)呕吐频繁者,应暂禁食,静脉补足液体和热量或改给全胃肠外营养。

(7)防止受凉、咳嗽、避免激动、生气,保持大便通畅,防止便秘。

(8)对症处理:如疼痛、呕吐者,给以镇静止吐药物。

(二)脱水疗法

脑水肿是构成颅内压增高的主要因素,控制脑水肿的发生与发展对降低颅内压极为重要。采用脱水药物是最常用的降低颅内压力的方法。当颅内占位性病变的晚期突然发生脑疝时,也常需先用脱水疗法,待症状缓解后,再行手术治疗。常用的脱水剂有下列几种。

1.渗透性脱水剂

渗透性脱水剂包括各种高渗性晶体及大分子药物。使用后由于血-脑屏障的选择性作用,药物进入血液后不能迅速转入脑与脑脊液中,致使血液呈现高渗状态,造成血液与组织间渗透压差,促使组织间液、细胞内液及脑脊液内的水分转移至血液内;且高渗物质由肾小球滤出时,在近端肾小管中造成高渗透压而产生利尿作用;同时因血液的高渗透压反射性的抑制脉络丛的分泌,使脑脊液分泌减少,结果均致颅内压下降。但该类药物只有在脑血管功能正常时才能很好地发挥作用,脑血管损伤时其疗效受到影响。常用药物有以下几种。

(1)甘露醇:首先对组织有脱水作用,在血管壁完整的情况下,通过提高血浆渗透压,导致脑组织内细胞外液、脑脊液等水分进入血管内。其次有利尿作用,通过增加血容量,促进前列腺素Ⅰ分泌,从而扩张肾血管,提高肾小球滤过率;另外由于甘露醇在肾小管重吸收率低,故可提高肾小管内液渗透浓度,主要减少远端肾小管对水、Na^+和其他溶质等的重吸收,从而将过多水分排出体外。它尚有清除自由基、减少其对细胞脂膜的破坏作用。甘露醇治疗脑水肿的用量很关键,用量过少起不到脱水降颅压的作用,剂量过大又会产生不良反应,其量效关系非常明确。一般情况下,颅内压较轻或控制较好者用药剂量相应减少,取有效量至最佳有效量之间即可;对于严重颅内高压,甚至脑疝抢救时,即使最佳有效剂量也往往不够理想,此时就应以抢救生命为重,须短期快速静脉注射 20%甘露醇 250 mL 甚至 500 mL 才能取得疗效,或者配合其他脱水药物一起使用。

(2)甘油果糖:甘油果糖(10%甘油、5%果糖、0.9%氯化钠)的渗透压是人体血浆的 7 倍,经静脉输液后能提高血浆渗透压,在血浆和脑之间形成渗透梯度,使水从脑转移向血浆,从而使脑组织脱水,并使脑脊液的产生减少,降低颅内压,消除脑水肿。甘油果糖不增加肾脏负担,无肾脏损害作用。甘油果糖进入体内参与代谢,产生水和二氧化碳,同时每 500 mL 可提供 1 339 kJ 的热量。通过血-脑屏障进入脑组织,氧化成磷酸化基质,参与脑代谢并提供热量,增强脑细胞活力,使脑代谢改善。同时甘油果糖能有效地改善血液流变学状态,改善微循环,增加脑血流量及供氧量。甘油果糖单用降颅压起效慢,作用维持时间长,费用大。现在多主张将甘油果糖和甘露醇联合应用,既迅速降颅压,改善症状,又减轻肾脏负担,保护肾功能,降低费用支出,也克服了甘露醇的颅内压反跳现象。

(3)甘油:一些学者认为,甘油有增加脑血流,改善脑代谢和减轻脑水肿的作用。其作用温和而持久,没有反跳现象,不会导致电解质紊乱,适用于肾功能不全或长期未控制的老年高血压患者。但它起效较慢,多在用药 1 周后效果显著,且在快速滴注时会出现溶血作用,导致血红蛋白尿,故滴速应控制在 30 滴/分以下,与甘露醇联合应用效果较好。汇总分析也表明,它能降低卒中后 14 天内的病死率,但不能降低1 年内的病死率。它可以口服或静脉注射。①口服法:口服剂量为 1~2 g/(kg · d),用生理盐水配成 50%的甘油盐水,每次 30~50 mL 口服,每天 3 次。不良反应为恶心、呕吐、腹胀。②注射法:用复方甘油注射液,其中含 10%甘油,90%生理盐水,为一种长效脱水剂。成人每次 500 mL,以 100~150 mL/h 速度静脉输入,每天 1~2 次。注射后 2~4 小时发挥作用,持续 18 小时。

(4)高渗盐水：一些学者认为，甘油有增加脑血流，改善脑代谢和减轻脑水肿的作用。其作用温和而持久，没有反跳现象，不会导致电解质紊乱，适用于肾功能不全或长期未控制的老年高血压患者。但它起效较慢，多在用药 1 周后效果显著，且在快速滴注时会出现溶血作用，导致血红蛋白尿，故滴速应控制在30 滴/分以下，与甘露醇联合应用效果较好。汇总分析也表明，它能降低卒中后 14 天内的病死率，但不能降低 1 年内的病死率。它可以口服或静脉注射。①口服法：口服剂量为 1～2 g/(kg·d)，用生理盐水配成 50%的甘油盐水，每次 30～50 mL 口服，每天 3 次。不良反应为恶心、呕吐、腹胀。②注射法：用复方甘油注射液，其中含 10%甘油，90%生理盐水，为一种长效脱水剂。成人每次 500 mL，以 100～150 mL/h 速度静脉输入，每天 1～2 次。注射后 2～4 小时发挥作用，持续 18 小时。

(5)清蛋白：它是通过提高血浆胶体渗透压使脑组织间液的水分进入循环血液中，达到脱水降颅压的作用。提高胶体渗透压可较长时间保持完好的血流动力学及氧的输送，而且扩张血容量后，使抗利尿激素分泌减少而利尿，对血容量不足、低蛋白血症的颅内高压、脑水肿患者尤为适用。因其增加心脏负荷，有心功能不全者须慎用。血-脑屏障严重破坏的病变，清蛋白能漏出至毛细血管而加剧颅内高压，使用时须注意。另外，清蛋白价格昂贵，患者很难承担其费用。

2.利尿性脱水剂

本类药物抑制肾小管对 Na^+、Cl^-、K^+ 的重吸收，使尿量显著增加，循环血量减少，组织水分逸出，造成机体脱水而间接地使脑组织脱水，降低颅内压。但单独应用则其降低颅内压作用较弱；若与渗透性脱水剂合用，则可加强降颅内压效果。常用利尿剂有：呋塞米每次 20～40 mg，每天 2～4 次肌内注射或静脉注射；布美他尼每次 0.5～1.0 mg 肌内注射或静脉注射，必要时 30 分钟后重复使用一次。呋塞米主要用于协助高渗性脱水剂的降颅压作用，心功能或肾功能不全的患者中应用此药可减轻心脏负荷，促进物质排泄，还可减少甘露醇的用量，从而减轻对肾小管的损害。一般建议与甘露醇交替使用。Roberts 等通过动物实验研究呋塞米与甘露醇应用的最佳顺序，发现应用甘露醇 15 分钟后再用呋塞米可产生最明显和最持久降低颅内压的效果。

3.注意事项

(1)渗透性脱水剂可使钠、钾、氯的排出量稍有增加，但因其排出的水量很大，血清中电解质可无明显的变化，甚至血液浓缩反有相对增高的现象。1～2 次用药可不必补电解质，如应用的时间较长或次数较多，则应严密观察电解质的变化并给予适量的补充。但利尿性脱水剂如呋塞米与布美他尼则易致电解质紊乱，不宜长期、频繁使用。

(2)对颅内压增高并心功能不全、肺水肿、急性肾衰竭少尿期，一般不宜应用渗透性脱水剂，因可在短时间内使血容量急剧增加而加重心力衰竭；此时，最适宜用利尿性脱水剂。

(3)在脱水剂疗法中，正确地掌握维持出入量的平衡是十分重要的，若入量过多则达不到脱水目的；反之，则可致血容量不足甚至发生低血容量性休克。一般应限制液体入量在 1 500～2 000 mL/d之内，其中包括盐水 500 mL。

(三)其他治疗

(1)人工冬眠疗法。

(2)人工过度换气：采用短期控制性过度换气，使呼吸加深加快，降低 $PaCO_2$ 至 4.3～4.7 kPa (32～35 mmHg)，可诱导脑血管收缩，导致颅内压下降，停止过度换气后其效果可维持数小时。尤其用于外伤性颅内高压。

(3)亚低温治疗：临床试验已经证实对外伤性颅内高压的患者实施亚低温治疗(32～35 ℃)

可有效降低颅内压,未发现明显的心律失常、凝血机制障碍和感染等并发症。

(4)脑保护剂及脑细胞代谢活化剂的运用,如ATP、COA、细胞色素C、脑活素等,均可酌情选用。

(5)高压氧疗法:适用于缺氧引起的脑水肿病例。

八、外科手术治疗

临床上颅内高压危象可导致脑疝形成。脑疝症状一旦出现,除立即经静脉快速滴注或推注脱水剂、以期望缓解症状外,还应依不同情况尽可能做手术处理。

(一)急性脑室扩张

急性脑室扩张多见于小脑出血或梗死向前推压第四脑室、蛛网膜下腔出血、脑实质出血破入蛛网膜下腔等情况。一旦出现急性脑室扩张颅内压会急剧升高。在药物治疗无效时,应急诊行侧脑室穿刺引流术。

(二)小脑幕裂孔下疝

若病因诊断明确,应立即开颅手术,切除病变以达到缓解颅内压增高的目的;对于未能明确诊断的病例,应作紧急颞肌下减压术,如情况许可并应将小脑幕裂孔边缘切开,促使脑疝的复位。

(三)枕骨大孔疝

应紧急作脑室穿刺,缓慢放出脑室液,使颅内压慢慢下降,然后施行脑室持续引流术。待脑疝症状缓解后,对颅后凹开颅术,切除原发病变,对脑积水病例施行脑脊液分流术。

(郑　敏)

第三节　垂体危象

垂体危象是指垂体功能减退症的应激危象,又称为垂体卒中。遇到应激状态(感染、创伤、手术等)而未经正规治疗或治疗不当,则可能诱发代谢紊乱和器官功能障碍。

临床表现多样。垂体分为腺垂体、神经垂体或前叶后叶,分泌多种激素,调节神经内分泌网络,故影响是全身性的,因受损部位和程度不同而产生多种类型。腺垂体分泌多种促激素,如促甲状腺素(TSH)、促肾上腺皮质激素(ACTH)、促性腺激素(GnH),及生长激素(GH)。神经垂体贮存和释放神经内分泌激素如抗利尿激素(ADH)、催产素(OXT)。以上激素的减少则影响应激反应、生长生殖、身心发育、物质与能量代谢。

一、病因

主要病因依次为垂体肿瘤、席汉综合征、颅咽管肿瘤、松果体瘤,以及脑瘤手术或放疗以后。

(一)垂体肿瘤

垂体肿瘤占颅内肿瘤的10%以上,多为良性,但瘤体生长、浸润损伤正常脑组织。垂体瘤多位于腺垂体部分,可分为功能性、非功能性两大类,功能性者如嗜酸细胞瘤,因生长激素增多而引起巨人症、肢端肥大症,催乳素腺瘤引起闭经泌乳症或男性阳痿,促肾上腺皮质激素腺瘤引起库

欣综合征,促甲状腺激素腺瘤引起垂体性甲亢。当垂体腺瘤破坏、挤压正常垂体腺或手术、出血、坏死时则致垂体危象或垂体卒中。无功能垂体瘤压迫正常脑组织产生多种功能低下症,如垂体性侏儒症、尿崩症、视交叉损害的偏盲、癫痫、脑积水等。

(二)颅咽管瘤

颅咽管瘤为较常见的先天性肿瘤,好发于蝶鞍之上,囊性,压迫视神经交叉而发生偏盲,压迫下丘脑或第三脑室引起脑积水、尿崩症或其他垂体功能障碍,是儿童期垂体危象的常见原因。

(三)席汉综合征

席汉综合征见于产科大出血、DIC。产科大出血常因胎盘前置、胎盘残留、羊水栓塞、产后宫缩无力、产褥热(感染)所致,此时继发垂体门脉系统缺血、血管痉挛,从而使得孕期增大的垂体梗死,功能减退,表现为乏力、怕冷、低血压、性器官和乳房萎缩等,若遇诱因则可能出现急性垂体卒中(垂体危象)或典型席汉综合征。本症常有基础病或伴发病如糖尿病、系统性红斑狼疮、某些贫血、高凝状态、下丘脑-垂体发育异常,也见于甲状腺炎,萎缩性胃炎等自身免疫疾病。

(四)其他病因

如中枢神经系统感染,颅脑外伤、脑卒中等疾病引起垂体功能减退或衰竭。

二、临床表现

患者在发病前多已有性腺、甲状腺、肾上腺皮质功能减退的症状与体征,如面色苍白,皮肤色素减少,消瘦。产后缺乳,头发及阴毛、腋毛脱落,闭经,性欲减退,生殖器及乳房萎缩,怕冷,反应迟钝,虚弱乏力,厌食、恶心,血压降低等。本病起病急骤,大多数患者则在应激或服用安眠镇静药情况下发病,少数患者则可由于使用甲状腺激素治疗先于肾上腺皮质激素,代谢率增加使肾上腺皮质功能减退进一步加重。在诱发因素作用下,患者易于发生意识不清和昏迷。临床表现有多种类型,其中以低血糖型为多见,患者每于清晨空腹时发病,感头晕、出汗、心慌,精神失常,癫痫样发作,最后进入昏迷。感染引起者,患者高热,瞬即显现神志不清、昏迷,多伴有血压降低甚至休克。低体温型,多发生于冬季,严重者体温可低于 30 ℃,是由于甲状腺功能减退所致。患者皮质醇不足,对水负荷后的利尿反应较差,因此在饮水过多或进行水试验时容易引起水中毒,表现恶心、呕吐、烦躁不安、抽搐、昏迷等。垂体卒中起病突然,患者感剧烈头痛,恶心、呕吐,视力减退以至失明,继而意识障碍以至昏迷,多有脑膜刺激征,脑脊液检查可发现红细胞、含铁血黄素、蛋白质增高等;患者在起病前已有肢端肥大症、库欣综合征、纳尔逊综合征等临床表现与体征,但在无功能的垂体肿瘤则可缺如。垂体肿瘤或糖尿病视网膜病变等需作垂体切除治疗的患者,术后可因局部损伤、出血和垂体前叶功能急剧减退以致昏迷不醒,患者可有大小便失禁,对疼痛刺激仍可有反应,血压可以正常或偏低,如术前已有垂体前叶功能不全和/或手术前后有水、电解质平衡紊乱者则更易发生。

三、实验室检查

本病涉及多种内分泌功能改变,个体临床表现不同,故实验室检查也因人因病而异,但总以血液检验和影像检查为主。颅脑 CT、MRI 可见垂直肿瘤或其他占位性病变,席汉综合征者可见垂体坏死、萎缩,以蝶鞍部明显(表 7-1)。

表 7-1　垂体危象综合征鉴别简表

激素缺乏类型	临床特点	实验室检查
促甲状腺激素 TSH	怕冷、呆滞、黏液水肿	血 TSH↓,CRH 负荷试验无反应
促肾上腺皮质激素 ACTH	低血糖、低血压、乏力	血 ACTH、皮质醇、尿 17-OH、17-KS
促性腺激素 GnH	性器官萎缩、性功能低下	血酮、雌二醇、孕酮↓、PRL↓、FSH、LH↓、PRL↓
生长激素 GH	低血糖、发育迟滞	血 GH↓
抗利尿激素 ADH	烦渴、多饮、多尿、低比重尿,继发脱水、电解质紊乱	血 ADH↓,血、尿的渗透压↓

注:17-OH:17-羟皮质醇;17-KS 酮皮质醇;PRL:催乳素;LH:黄体生成素;FSH:卵泡刺激素;CRH:促肾上腺皮质素释放激素。

四、治疗

(一)一般治疗

防治感染、创伤,心理调节,劳逸适度,饮食平衡、二便通畅,防治并发症,处理相关疾病。

(二)垂体功能不足的替代疗法

酌情补充靶组织激素,尤其注意防止肾上腺皮质功能减退或肾上腺危象。

1.肾上腺皮质激素替代

常用氢化可的松,5 mg/d,一般于早晨 8 时口服,并注意昼夜曲线,应激状态时加量,严重低血压者可加用醋酸去氧皮质酮(DOCA)1 mg/d。

2.甲状腺激素替代

选用干甲状腺片,小量开始,首日 4～10 mg,逐渐增至最佳量 60～120 mg/d;

3.性激素替代

育龄妇女可用雌激素-孕激素人工周期疗法,男性用丙睾酮 25 mg 每周 1～2 次,或 11 酸睾酮(长效)250 mg,每月肌内注射一次,促性腺释放激素戈那瑞林(促黄体生成素释放激素 LRH),每次 0.1～0.2 mg,静脉滴注或喷鼻。

4.其他激素替代

儿童生长激素缺乏,可用基因重组生长素0.10 U/kg皮下注射,治疗持续 1 年左右。尿崩症则要补充抗利尿激素,加压素0.2～0.5 mL,每周肌内注射一次。

(三)垂体危象的抢救

常用肾上腺皮质激素和甲状腺素,经 1 周病情稳定,继续激素维持治疗,同时治疗原发病(如脑瘤)、诱因(如感染)、相关病(贫血、风湿性疾病、甲状腺炎、糖尿病、下丘脑-垂体发育异常)。垂体危象一般勿用加重病情的药物如中枢神经抑制药、胰岛素、降糖药。因感染诱发者,于抗感染同时加大肾上腺皮质激素用量。具体措施如下。

(1)静脉注射高渗葡萄糖,以纠正低血糖。50%葡萄糖溶液 40～60 mL静脉注射,继以 10%葡萄糖盐水静脉滴注维持,并依病情调整滴速。

(2)静脉滴注氢化可的松或其他肾上腺皮质激素,氢化可的松用量可达 300 mg 以上,适用于肾上腺皮质功能不足、水中毒、体温过低等多种类型。

(3)甲状腺素口服、鼻饲或保留灌肠,尤适于水中毒型、低温型、低钠型或混合型。常用甲状

腺干片每天 3～5 片。左甲状腺素(L-T_4)为人工合成品,可供口服或静脉滴注,首剂 200～500 mg。

(4)维持水与电解质平衡,失钠型常用生理盐水纠正脱水、补充钠盐;水中毒型补充甲状腺素、利尿、脱水,同时酌情补充糖和多种激素。

(5)高热型,常有感染、创伤等诱因,或在激素替代时发生,应紧急处理,包括物理降温,正确补充多种激素等综合措施。

(郑　敏)

第四节　甲状腺危象

甲状腺毒症是指血液循环中甲状腺激素量过多,引起以神经、循环、消化等系统兴奋性增高和代谢亢进为主要表现的一组临床综合征。

甲状腺危象也称甲亢危象,是一种甲状腺毒症病情极度加重的状态。甲亢危象是甲状腺功能亢进症(简称甲亢)最严重的并发症,起病急、病情危重,不仅可导致多脏器功能衰竭,而且可导致死亡。早期诊断、及时正确治疗是成功抢救甲亢危象的关键,但积极预防甲亢危象的发生才是最重要的。

甲亢危象与甲状腺毒症一样,好发于女性。可发生于任何年龄段,老年人多见,小儿少(罕)见。由各种原因导致甲状腺毒症的患者发生甲亢危象的危险都是存在的,其中以弥漫性毒性甲状腺肿(Graves 病)最常见,其次为多结节性毒性甲状腺肿;也见于甲状腺损伤或甲状腺炎引起的甲状腺毒症。

一、病因及发病机制

(一)甲状腺毒症的病因

根据甲状腺的功能状态,甲状腺毒症可分为甲状腺功能亢进类型和非甲状腺功能亢进类型;前者的病因主要有 Graves 病、多结节性毒性甲状腺肿、甲状腺自主高功能腺瘤(Plummer 病)、碘致甲状腺功能亢进症(碘甲亢)、桥本甲状腺毒症、TSH 分泌性垂体腺瘤等,后者包括破坏性甲状腺毒症和服用外源性甲状腺激素。由于甲状腺滤泡被炎症(如亚急性甲状腺炎、无症状性甲状腺炎、桥本甲状腺炎、产后甲状腺炎等)破坏,滤泡内储存的甲状腺激素过量进入循环引起的甲状腺毒症称为破坏性甲状腺毒症。该类型甲状腺毒症的甲状腺功能并不亢进。

(二)甲亢危象的诱因

多种原因可引发甲亢危象,这些原因可以是单一的,也可以由几种原因合并叠加引起。

1.内科诱因

(1)感染:感染是引发甲亢危象最常见的内科原因。主要包括上呼吸道感染、咽炎、扁桃体炎、气管炎、支气管肺炎,其次是胃肠道和泌尿系统感染,脓毒病及其他感染如皮肤感染等均少见。

(2)应激:精神极度紧张、工作过度劳累、高温、饥饿、药物反应(如药物过敏、白细胞明显减少、洋地黄中毒等)、心绞痛、心力衰竭、糖尿病酸中毒、低血糖、高钙血症、肺栓塞、脑梗死及其他脑血管意外、妊娠(甲亢患者妊娠后未治疗的,较给予治疗者发生危象概率多达 10 倍以上)、分娩及妊娠高血压疾病等,均可能导致甲状腺突然释放大量甲状腺激素,引起甲亢危象。

(3)不适当停用碘剂药物:应用碘剂治疗甲亢中,突然停用碘剂,原有甲亢表现可迅速加重,因为碘化物可以抑制甲状腺激素结合蛋白质的水解,使甲状腺激素释放减少。此外,细胞内碘化物增加超过临界浓度时,可使甲状腺激素的合成受抑制,由于突然停用碘剂,甲状腺的滤泡上皮细胞内碘的浓度减低,抑制效应消失,甲状腺内原来贮存的碘又能合成甲状腺激素,释入血中,使病情迅速增重。不规则使用或停用硫脲类抗甲状腺药,偶尔也会引发甲亢危象,但这种情况并不多见。

(4)少见原因:由于放射性碘治疗甲亢引起的放射性甲状腺炎、甲状腺活体组织检查,以及过多或过重或反复触摸甲状腺,使甲状腺损伤,均可使大量的甲状腺激素在短时间内释放进入血中,引起病情突然增重。也有称给碘剂(碘造影剂或口服碘)也可引发甲亢危象。此甲亢并发症也会发生于以前存在甲状腺毒症治疗不充分或始终未进行治疗的患者。

2.外科诱因

甲亢患者在手术后 4～16 小时内发生危象者,要考虑危象与手术有关;而危象在 16 小时以后出现者,尚需寻找感染病灶或其他原因。

由手术引起甲亢危象的原因。①甲亢病情未被控制而行手术:甲亢患者术前未用抗甲状腺药做准备;或因用药时间短或剂量不足,准备不充分;或虽用抗甲状腺药,但已经停药过久,手术时甲状腺功能仍处于亢进状态;或是用碘剂做术前准备时,用药时间较长,作用逸脱,甲状腺又能合成及释放甲状腺激素。②术中释放甲状腺激素:手术本身的应激、手术时挤压甲状腺,使大量甲状腺激素释放进入血中。另外,采用乙醚麻醉时也可使组织内的甲状腺激素进入末梢血中。③剖宫产或甲状腺以外的其他手术。

一般来说,内科方面的原因诱发的甲亢危象,其病情较外科方面的原因引起的甲亢危象更为常见,程度也严重。

(三)发病机制

甲亢危象发生的确切机制尚不完全清楚,可能与下列因素有关,这些因素可以解释部分患者甲亢危象的发生原因,尚不能概括全部甲亢危象发生机制。

1.大量甲状腺激素释放至血循环

它不是导致甲亢危象发生最主要的原因,但与服用大量甲状腺激素、甲状腺手术、不适当的停用碘剂,以及放射性碘治疗后甲亢危象发生有关。

2.血中游离甲状腺激素增加

感染、甲状腺以外其他部位的手术等应激,可使血中甲状腺激素结合蛋白质浓度减少,与其结合的甲状腺激素解离,血中游离甲状腺激素增多。这可以解释部分甲亢危象患者的发病。

3.周围组织对甲状腺激素反应的改变

由于某些因素的影响,使甲亢患者身体各系统的脏器及周围组织对过多的甲状腺激素适应能力减低,由于此种失代偿而引起危象。临床上见到在甲亢危象时,有多系统的功能衰竭、血中甲状腺激素水平可不升高,以及在一些患者死后尸检所见无特殊病理改变,均支持对甲状腺激素反应的改变的这种看法。

4.儿茶酚胺结合和反应力增加

在甲亢危象发病机制中儿茶酚胺起关键作用。甲亢危象患者的儿茶酚胺结合位点增加,对肾上腺素能刺激反应力增加,阻断交感神经或服用抗交感神经或 β-肾上腺素能阻断剂后甲亢和

甲亢危象的症状和体征可明显改善。

5.甲状腺素在肝中清除降低

手术前、后和其他的非甲状腺疾病的存在、进食量减少，热量不足，均引起 T_4 清除减少，血中甲状腺素含量增加。

二、临床表现

多数患者原有明显甲状腺毒症相关临床表现，在诱发因素作用下出现临床表现明显加重为甲亢危象，少数患者起病迅猛，快速进入到甲亢危象。

（一）高热

本症发生体温急骤升高，多常在 39 ℃以上，伴大汗淋漓，皮肤潮红，严重者，继而汗闭，皮肤苍白和脱水。高热是甲亢危象的特征性表现，是与重症甲亢的重要鉴别点。

（二）中枢神经系统异常

精神变态、焦虑，肢体震颤、极度烦躁不安、甚至出现谵妄、嗜睡，最后陷入昏迷状态。部分患者可伴有脑血管病发生，脑出血或脑梗死。

（三）心血管功能异常

心动过速，大于 140 次/分，甚至超过 160 次/分。伴有各种形式的快速心律失常，特别是快速房颤。有些患者可出现心绞痛，心力衰竭，收缩压增高、脉压显著增加。随病情恶化，最终血压下降，陷入休克。一般来说，甲亢伴有甲亢性心脏病的患者，容易发生甲亢危象，当发生危象以后，会促使心脏功能进一步恶化。

（四）消化功能异常

食欲极差，进食减少，恶心，呕吐频繁，腹痛，腹泻明显。腹痛及恶心、呕吐可发生在病的早期。病后体重锐减。肝大，肝功能不正常，随病情的进展，肝细胞功能衰竭，常出现黄疸。黄疸的出现则预示病情严重及预后不良。

（五）电解质紊乱

由于进食差，呕吐、腹泻，以及大量出汗，最终出现电解质紊乱，约半数患者有低血钾症，1/5 的患者血钠减低。一些患者出现酸碱失衡。

（六）其他表现

有些患者甲亢危象临床征象不明显，称作“安静”类型。临床表现为行为改变、睡眠及记忆力障碍、痴呆、抑郁、嗜睡，以及被动处事等。

很少一部分患者临床症状和体征甚至更不典型，表现为“淡漠型”。其特点是表情淡漠、木僵、嗜睡、反射降低、低热、明显乏力、心率慢、脉压小及恶病质，甲状腺常仅轻度肿大，最后陷入昏迷，甚而死亡。多见于老年及体质极度衰弱者。

三、诊断

（一）病史

任何一个甲状腺毒症的患者，特别是未经正规治疗、或治疗中断及有上述的内科及外科方面的诱因存在时，出现原有的甲亢病情突然明显增重，应考虑有甲亢危象的可能。

甲亢病史和一些特殊体征，如突眼，甲状腺肿大或其上伴血管杂音，以及胫骨前黏液性水肿、皮肤有白癜风及杵状指等表现提示存在甲亢可能，对诊断甲亢危象均有帮助。临床上怀疑有甲亢危象时，可先取血备查甲状腺激素。

（二）诊断标准

甲亢危象尚无统一诊断标准。Wartofsky 和 Peele 介绍用打分法，即根据体温高低，中枢神经系统影响，胃肠功能的损害，心率的增加，充血性心力衰竭表现程度，心房颤动的有无，诱因的存在与否来评分，依据打分后的最后积分<25，25～44 及>45 来判断为不能诊断、怀疑或确诊。

北京协和医院通过多年的临床实践，将甲亢危象大体分为两个阶段，即体温低于 39 ℃和脉率在 159 次/分以下，多汗、烦躁、嗜睡、食欲减退、恶心，以及大便次数增多等定为甲亢危象前期；而当患者体温超过 39 ℃，脉率多于 160 次/分，大汗淋漓或躁动，谵妄，昏睡和昏迷，呕吐及腹泻显著增多等，定为甲亢危象。在病情处于危象前期时，如未被认识、未得到及时处理，会发展为危象。甲亢患者当因各种原因使甲亢的病情加重时，只要具备上述半数以上危象前期诊断条件，即应按危象处理。

（三）实验室检查

危象时，血白细胞数可升高，伴轻度核左移。可有不同程度的肝功能异常、血清电解质异常，包括轻度的血清钙和轻度血糖水平升高。

危象时，血清甲状腺激素水平升高，但升高的程度不一致，多数升高程度与一般甲状腺毒症患者比较没有更显著增高，危象病程后期有些患者血清 T_3 水平甚至在正常范围。因此，通过血中甲状腺激素水平高低对甲亢危象的诊断帮助不大。

四、治疗

不论甲亢危象前期或甲亢危象一经诊断，就应立即开始治疗，一定不要等待血清甲状腺激素的化验结果，才开始治疗。治疗的目的是纠正严重的甲状腺毒症和诱发疾病，保护脏器功能，维持生命指征。对怀疑有甲亢危象的患者，开始治疗时，应当在加强医疗病房（ICU）进行持续监护。

（一）保护机体脏器、防止功能衰竭

改善危重病况，积极维护生命指征是救治的首要目标。

1.降温

发热轻者，用退热剂，可选用对乙酰氨基酚，冰袋，室内用电风扇和/或适当的空调也需要。不宜用阿司匹林。大剂量的阿司匹林可增高患者的代谢率，还可与血中的 T_3 及 T_4 竞争结合 TBG 及 TBPA，使血中游离甲状腺激素增多。有高热者，须积极物理降温，如电风扇、冰袋、空调，必要时可用人工冬眠哌替啶 100 mg，氯丙嗪及异丙嗪各 50 mg，混后静脉持续泵入。

2.给氧和支持治疗

持续给氧是必要的。因高热，呕吐及大量出汗，极易发生脱水及高钠血症，需补充水及注意纠正电解质紊乱。补充葡萄糖可提供必需的热量和糖原。还应补充大量维生素。有心力衰竭或有肺充血存在，应积极处理，应用洋地黄及利尿剂。对有心房颤动、房室传导阻滞、心率增快的患者，应当使用洋地黄及其衍生物或钙离子通道阻断剂。

（二）减少甲状腺激素的合成和释放

1.抑制甲状腺激素合成与释放

确诊后立即服用丙硫氧嘧啶（PTU）治疗，首次剂量 600 mg，可口服或经胃管注入，继用 PTU 200 mg，每天 3 次。其可抑制甲状腺合成和抑制外周组织 T_4 向 T_3 转换。服用 PTU 后 1～2 小时再服用复方碘液，用法：首次剂量 30～60 滴，以后每 6～8 小时使用 5～10 滴，一般使用

3～7 天。复方碘液抑制甲状腺激素释放。对碘过敏者，可改用碳酸锂 0.5～1.5 g/d，一天 3 次口服，连服数天。

2.抑制甲状腺激素的释放

用硫脲类抗甲状腺药 1 小时后，开始给碘剂，迅速抑制 TBG 水解，从而减少甲状腺激素的释放。一般每天口服复方碘溶液(Lugol 液)30 滴(也有用 5 滴每 6 小时一次)，或静脉滴注碘化钠 1～2 g(或 0.25 g/6 h)，或复方碘溶液 3～4 mL/1 000～2 000 mL 5%葡萄糖溶液中。若碘化物的浓度过高或滴注过快易引起静脉炎。既往未用过碘剂者，使用碘剂效果较好。有报告在碘化物中用 5′脱碘酶的强抑制剂胺碘苯丙酸钠0.5 g，每天 2 次，或 0.25 g/6 h，可减缓甲状腺激素从甲状腺的释放，或用碘番酸钠替代碘化物更有效。

(三)降低循环中甲状腺激素水平

硫脲类抗甲状腺药和碘化物只能减少甲状腺激素的合成和释放，不能快速降低已经释放到血中的甲状腺激素水平，尤其是 T_4，它的半衰期为 6.1 天，且绝大部分是与血浆蛋白质结合的，在循环中保留的时间相当长。文献中介绍可迅速清除血中过多的甲状腺激素的方法有换血法、血浆除去法和腹膜透析法，这些方法均较复杂，应用经验较少。

(四)降低周围组织对甲状腺激素的反应

对已经释入血中的甲状腺激素，应设法减低末梢组织对其反应。抗交感神经药物可减轻周围组织对儿茶酚胺作用。常用的有以下几种。

1.β-肾上腺素能阻断剂

对抗肾上腺素能的药物对循环中甲状腺激素能间接发挥作用。在无心功能不全时，β-肾上腺素能阻断剂用来改善临床表现。严重甲状腺毒症患者能发展为高排出量的充血性心力衰竭，β-肾上腺素能阻断剂的对抗可进一步减少心脏的排出。常用的是普萘洛尔，甲亢患者用本品后，虽然对甲状腺功能无改善，但用药后患者的兴奋、多汗、发热、心率增快等均有好转。目前认为本品有抑制甲状腺激素对交感神经的作用，也可较快的使血中 T_4 转变为 T_3 降低。用药剂量需根据具体情况决定，危象时一般每 6 小时口服 40～80 mg，或静脉缓慢注入 2 mg，能持续作用几小时，可重复使用。心率常在用药后数小时内下降，继而体温、精神症状，甚至心律失常(期前收缩、心房颤动)也均可有明显改善。严重的甲状腺毒症患者可发展为高排出量的充血性心力衰竭，β-肾上腺素能阻断剂可进一步减少心排血量。但对有心脏储备功能不全、心脏传导阻滞、心房扑动、支气管哮喘等患者，应慎用或禁用。使用洋地黄制剂心力衰竭已被纠正，在密切观察下可以使用普萘洛尔或改用超短效的艾司洛尔，静脉使用。

2.利血平

消耗组织内的儿茶酚胺，大量时有阻断作用，减轻甲亢在周围组织的表现。首次可肌内注射 2.5～5.0 mg，以后每 4～6 小时注射 2.5 mg，约 4 小时以后危象表现减轻。利血平可抑制中枢神经系统及有降血压作用，用时应予考虑。

(五)糖皮质激素的使用

甲亢危象时肾上腺皮质激素的需要量增加，此外，甲亢时糖皮质激素代谢加速，肾上腺存在潜在的储备功能不足，在应激情况下，激发代偿分泌更多的皮质激素，导致皮质功能衰竭。另外肾上腺皮质激素还可抑制血中 T_4 转换为 T_3。因此，抢救甲亢危象时需使用糖皮质激素。皮质激素的用量是相当于氢化可的松 200～300 mg/d，或地塞米松 4～8 mg/d，分次使用。

(郑　敏)

第五节　细菌性食物中毒

细菌性食物中毒是由于食用致病菌或其毒素污染的食物后引起的急性中毒性疾病。根据临床表现分为胃肠型与神经型两大类。分别予以阐述。

一、胃肠型细菌性食物中毒

本型食物中毒临床上较为常见，其特点为常集体发病，呈突然爆发，潜伏期短，临床多以恶心、呕吐、腹痛、腹泻等急性胃肠炎表现为特征，多发生于夏秋季。

(一)病因

引起此型食物中毒的细菌种类较多，常见的有沙门菌属、副溶血性弧菌、大肠埃希菌、金黄色葡萄球菌四大类。

(二)诊断要点

(1)发病常有明显的季节性，一般以夏秋季发病较多。

(2)发病常呈爆发和集体发病的形式。发病者多为同一伙食单位的就餐者，患者数量多与食用污染食物的人数有关，停止进食污染食物后，疫情迅速得到控制。

(3)潜伏期和病程一般均较短。潜伏期多为 2～24 小时，很少超过 1 天。病程多在 1～3 天内结束。

(4)临床表现为起病急，有典型的恶心、呕吐、腹痛、腹泻症状，也可有发热、头痛、肌肉痛等。呕吐物多为进食的食物，腹泻为稀便、水样便或黏液样便居多。

(5)对污染的食物、呕吐物及粪便培养，可分离出相同的病原菌。

本病须与非细菌性食物中毒、菌痢、霍乱、病毒性肠炎等鉴别。

(三)病情判断

胃肠型食物中毒病程均较短，病死率很低。以下几种情况属于危重患者。

(1)吐、泻严重的老年患者。

(2)因吐、泻严重出现脱水、酸中毒和休克。

(3)有严重心、肾疾病患者。

(四)治疗

治疗原则以对症治疗为主，纠正脱水和酸中毒，病原治疗。

1.一般治疗

卧床休息，呕吐停止后给予易消化流质或半流质饮食，渐改普食。疑沙门菌食物中毒者进行床边隔离。

2.对症治疗

(1)腹痛、呕吐症状严重者：可给予阿托品 0.5 mg 或盐酸山莨菪碱 10 mg 皮下注射；亦可口服溴丙胺太林 15 mg 或颠茄片 8 mg，每天 3 次。

(2)有发热及全身中毒症状或频繁呕吐、腹泻者：可静脉滴注 5%～10%葡萄糖和复方氯化钠溶液 1 000～1 500 mL。有高热及明显中毒症状者，可在静脉补液中加氢化可的松 100～

200 mg或地塞米松10 mg，以降温及减轻中毒症状。

(3)脱水：根据脱水程度进行补液。轻度脱水可给口服补液，全日液量 3 000～4 000 mL。重度脱水者，可在最初 1 小时内，静脉快速滴入生理盐水 500～1 000 mL，以补充血容量，待血压上升，再减慢滴入速度，前 6 小时可补液 2 000 mL，可用 2∶1 液体(生理盐水 2 份，1.4%碳酸氢钠 1 份)，待脱水纠正后，改口服补液维持，全日总液量 4 000～6 000 mL。有酸中毒者，按二氧化碳测定结果，补充适量 5%碳酸氢钠。

(4)过敏型变形杆菌食物中毒：可用抗组胺类药物，如氯本那敏 4～8 mg，每天 3 次或赛庚啶 2～4 mg 口服。

3.病原治疗

一般病例可不用抗生素。若有高热、中毒症状及吐泻严重者，可根据可能的病原菌，选用以下抗生素。

(1)SMZ-TMP：成人每天 2 g，分 2 次口服。

(2)吡哌酸：成人每天 1.5 g，分 3 次口服。

(3)诺氟沙星：成人每天 0.8 g，分 2 次口服。

二、神经型细菌性食物中毒

神经型细菌性食物中毒又称肉毒中毒，是进食被肉毒杆菌外毒素污染的食物而引起的中毒性疾病。临床主要表现为眼肌及咽肌瘫痪等神经麻痹症状。抢救不及时病死率较高。

(一)病因

肉毒杆菌是严格厌氧菌的革兰阳性梭状芽孢杆菌，其芽孢对热及化学消毒剂抵抗力强。本菌主要存在于土壤及家禽(牛、羊、猪)中，亦可附着于水果、蔬菜或谷物上。火腿、香肠、罐头或瓶装食物被肉毒杆菌污染后，在缺氧的情况下，细菌大量繁殖，并产生外毒素。人摄入含有外毒素的食物后即可发病。

(二)诊断要点

(1)有进食可疑污染食物史，同食者可集体发病。

(2)出现典型神经瘫痪表现，有眼肌瘫痪、吞咽、发音和呼吸困难等。

(3)可疑污染食物做厌氧菌培养，可分离出肉毒杆菌。并可做动物试验辅助诊断。

(三)病情判断

肉毒中毒属于重型中毒性疾病，其潜伏期愈短、病情愈重，病重或抢救不及时，病死率较高。病情危重的指标如下。

(1)有吞咽、发音、呼吸困难等颅神经麻痹症状者。

(2)有呼吸衰竭表现者。

(3)伴有心力衰竭者。

(4)有肺炎等并发症者。

(四)治疗

1.一般治疗

安静卧床休息。加强监护。尽早(在进食可疑食物 4 小时内)用 5%碳酸氢钠或 1∶4 000 高锰酸钾溶液洗胃，因外毒素易在碱性溶液中破坏，在氧化剂作用下毒力减弱。洗胃后注入 50%硫酸镁 60 mL 导泻，以排出毒素。

2.对症治疗

有吞咽困难者,应鼻饲饮食或静脉内补充营养及液体。咽喉部有分泌物积聚时应及时用吸痰器吸除,若分泌物不易吸尽而影响呼吸时,应尽早行气管切开。有呼吸困难及缺氧表现者,应予氧气吸入,可用人工辅助呼吸。继发肺炎者加用抗生素。

3.抗毒素治疗

治疗原则:选用多价抗毒素(A、B及E型),早期、一次足量治疗。在发病后24小时内或发生肌肉瘫痪前治疗效果最佳。注射剂量为5万～10万单位,可静脉、肌内各半量注射,必要时6小时后同剂量重复注射1次。用药前应做皮肤敏感试验。

(郑 敏)

第六节 急性有机磷杀虫剂中毒

急性有机磷杀虫剂中毒是短时间内接触较大量有机磷杀虫剂后,引起以神经系统损害为主的全身性疾病。临床表现包括胆碱能兴奋或危象及其后可能发生的中间期肌无力和迟发性多发性神经病三类综合征。

有机磷杀虫药属有机磷酸酯类化合物,是目前使用最广泛的杀虫剂。包括甲拌磷(3911)、内吸磷(1059)、对硫磷(1605)、敌敌畏、氧化乐果、乐果、久效磷、敌百虫等。多数品种为油状液体,具有类似大蒜样特殊臭味,遇碱性物质能迅速分解、破坏。较易通过皮肤进入机体,也可经呼吸道及消化道吸收。其中毒机理是抑制体内胆碱酯酶(CHE)活性,从而失去分解乙酰胆碱的功能,使组织中乙酰胆碱过量蓄积,发生胆碱能神经过度兴奋的临床表现。

一、病因

(一)职业性中毒

在有机磷中毒的生产、运输、保管、使用过程中,若不遵守安全操作规程和劳动保护措施即可引起中毒。

(二)生活性中毒

在日常生活中,误将有机磷农药当调料,食用被其毒死的家禽、家畜或拌毒种子及喷洒农药后的果蔬等;也有因自服或投毒谋害,或用其杀灭蚊、蝇、虱、蚤、臭虫及治疗皮肤病和内服驱虫等。

二、诊断要点

(一)有接触有机磷农药史

患者衣物、呕吐物带有浓烈的有机磷气味(多为大蒜味)。

(二)临床表现

发病时间:与毒物种类、剂量和侵入途径有关。口服较快,皮肤吸收较慢。

按GBZ8-2002诊断标准,主要有三大症候群:①胆碱能神经危象;②中间期肌无力综合征;③迟发性多发性神经病。

1.胆碱能危象

(1)毒蕈碱样症状:主要为副交感神经兴奋所致,表现为平滑肌痉挛和腺体分泌增加,如恶心、呕吐、腹痛、多汗、心率减慢、瞳孔缩小、支气管痉挛、分泌物增加及肺水肿等。

(2)烟碱样症状:主要表现为横纹肌兴奋,出现全身肌纤维颤动,最后出现肌力减退和瘫痪。呼吸肌麻痹可以出现周围性呼吸衰竭。

(3)中枢神经系统症状:主要表现为头晕、疲乏无力、共济失调、烦躁不安、谵妄、抽搐及昏迷。

2.中间期肌无力综合征(IMS)

少数患者在急性中毒后1～4天,胆碱能危象基本消失且意识清晰,出现肌无力为主的临床表现者。

轻型:具有下列肌无力表现之一者:①曲颈肌和四肢近端肌肉无力,腱反射可减弱;②部分脑神经支配的肌肉无力。

重型:在轻型基础上或直接出现下列表现之一者:①呼吸肌麻痹;②双侧第Ⅸ对、第Ⅹ对脑神经支配的肌肉麻痹造成上气道通气障碍者。

3.迟发性多发性神经病

在急性中毒后2～4周,胆碱能症状消失,出现感觉、运动型多发性神经病。神经肌电图检查显示神经源性损害。CHE可以正常。

中毒的分级如下。

(1)轻度:以毒蕈碱样和中枢神经系统症状为主,头晕、恶心、呕吐、多汗、瞳孔缩小。CHE:50%～70%。

(2)中度:伴有烟碱样症状,肌束颤动(胸大肌、腓肠肌)、呼吸困难、流涎、腹痛、步态不稳,意识清楚。CHE:30%～50%。

(3)重度:出现昏迷、肺水肿、呼吸肌麻痹、脑水肿其中之一者。CHE<30%。

(三)实验室检查

1.血胆碱酯酶测定

血胆碱酯酶为特异性指标。试纸法正常值为100%,70%～50%为轻度,50%～30%为中度,<30%为重度。另外还有全血胆碱酯酶测定和红细胞胆碱酯酶测定等检测方法。

2.尿中有机磷杀虫药分解产物测定

尿中有机磷杀虫药分解产物测定有助于诊断。

3.肌电图检查

肌电图检查有助于中间期肌无力综合征及迟发性多发性神经病的诊断。

三、治疗

有机磷农药中毒往往病情重,变化快,抢救工作必须分秒必争。在正确诊断的前提下,应迅速清除毒物,以解毒、预防控制呼吸衰竭、脑水肿为重点。在综合治疗措施的基础上,抓住关键,突出重点,制订有效的可行性方案。

(一)清除毒物

1.由皮肤吸收引起的中毒者

应立即祛除被污染的衣物,用4%碳酸氢钠或温肥皂水彻底清洗被污染部位。眼部污染者,应迅速用清水、生理盐水或2%碳酸氢钠溶液冲洗,洗后滴入1%阿托品。

2.口服中毒者

立即用清水、2%～5%碳酸氢钠或1∶5 000高锰酸钾溶液反复洗胃，直至洗出液无农药味为止。对服毒超过6小时并有下列情况者仍应坚持洗胃。

(1)6小时前未曾洗胃者。

(2)洗胃后在抢救过程中胆碱酯酶活性继续下降者。

(3)虽经洗胃但抽出的洗胃液仍有大蒜臭味者。

(4)经足量用药各种症状及并发症未见好转者。

(5)经抢救病情一度好转或神志清醒，但短时间内再昏迷或肺水肿再度出现者。

目前认为，无论中毒时间长短，病情轻重，均应洗胃。由于有机磷农药导致胃潴留等原因，部分患者在中毒后24小时甚至48小时胃内仍有毒物。由于重度有机磷农药中毒时，摄毒量大，时间久，故首次洗胃后应保留洗胃管12～24小时，每隔2～4小时吸出胃内容物后，再用上述洗胃液2 000 mL反复冲洗。另外洗胃后可从胃管中灌入活性炭混悬液，并给硫酸镁或硫酸钠30～60 g导泻。

(二)特效解毒剂的应用

1.胆碱酯酶复活剂

肟类化合物的肟基能与磷原子结合，使胆碱酯酶恢复活性。

常用的有解磷定、氯磷定、双复磷、双解磷等。

主要作用：对解除烟碱样症状作用明显，对内吸磷、对硫磷、甲胺磷、甲拌磷效好，对敌百虫、敌敌畏效差、对乐果、马拉硫磷可疑，对老化的胆碱酯酶无效。对复能剂有效的有机磷杀虫剂中毒，除要尽早应用外，应根据中毒程度，给予合理的剂量和应用时间。

不良反应：①神经系统症状：头晕、视物模糊、癫痫样发作等；②消化系统症状；③心血管系统症状：期前收缩、传导阻滞等。

解磷定：每次0.4～1.2 mg，静脉推注，必要时可重复给药。

氯磷定：作用快、强，相当于解磷定1.5倍。每次0.25～0.75 g，静脉推注或肌内注射，可根据病情重复给药。每天用量不超过12 g。

解磷定注射液：每支2 mL(含氯磷定400 mg，苯那辛3 mg，阿托品3 mg)，可以每次0.5支～2.0支，2～4小时重复一次。

2.抗胆碱药

与乙酰胆碱竞争胆碱受体，阻断乙酰胆碱对副交感神经和中枢神经毒蕈碱样受体的作用。对烟碱样症状无效。

常用的有阿托品、山莨菪碱、东莨菪碱。

阿托品：①轻度：每次1～2 mg，静脉推注，1～2小时一次；②中度：每次2～4 mg，静脉推注，30～60分钟一次；③重度：每次5～10 mg，静脉推注，10～30分钟一次。根据阿托品化调节用量及用法。

东莨菪碱：0.6～2.0 mg+5%葡萄糖500 mL，持续静脉滴注，可以减少阿托品用量及用药次数，减少呼吸衰竭的发生。

阿托品化：有机磷杀虫药治疗中的观察指标，指应用阿托品后出现瞳孔散大、皮肤干燥、颜面潮红、肺部啰音消失及心率加快。

有机磷杀虫药中毒的治疗应该迅速达到阿托品化，阿托品化以后，减少阿托品用量，维持阿托品化，一旦出现高热、神志模糊、躁动不安、抽搐、昏迷及尿潴留，应考虑到阿托品过量，减量应

用或停用阿托品。

(三)对症治疗

1.机械通气

呼吸衰竭时,立即施行气管插管或气管切开,使用呼吸机进行机械通气。

2.维持循环功能

重度有机磷中毒患者循环障碍主要表现在三个方面,即心律失常、休克和心跳停止。因此应针对不同病因采用有效的治疗方法。

3.输新鲜血或换血疗法

可补充有活性的胆碱酯酶,用于重度中毒及血胆碱酯酶活性恢复缓慢者。输血每次200～400 mL,换血量以每次1 500 mL为宜。

4.血液灌流

血液灌流是将患者血液引入装有固态吸附剂的灌流器中,以清除血液中有机磷农药。常用于重度中毒,将大大减少解毒剂用量与防止反跳的发生。

5.甘露醇、糖皮质激素

出现脑水肿、肺水肿患者应用甘露醇、糖皮质激素。

6.对症支持疗法

注意水、电解质与酸碱平衡,防治感染等。

(郑　敏)

第七节　心源性休克

心源性休克是指由于心排血功能衰竭,心排血量锐减,而导致血压下降、周围组织供血严重不足,以及器官功能进行性衰竭的临床综合征。心源性休克是心脏病最危重的并发症之一,病死率极高。

一、病因

(一)急性心肌梗死

大面积心肌丧失(如大块前壁心肌梗死);急性机械性损害(如心室间隔破裂、急性严重二尖瓣反流);急性右心室梗死;左心室游离壁破裂;左心室壁瘤。

(二)瓣膜性心脏病

严重瓣膜狭窄;急性主动脉瓣或二尖瓣关闭不全。

(三)非瓣膜性梗阻性疾病

心房黏液瘤或球瓣样血栓;心脏压塞;限制型心肌病(如淀粉样变性);缩窄性心包疾病。

(四)非缺血性心肌病变

暴发型心肌炎;生理性抑制剂(如酸中毒、缺氧);药理性抑制剂(如钙通道阻滞剂);病理性抑制剂(如心肌抑制因子)。

(五)心律失常

(1)严重缓慢型心律失常:如高度房室传导阻滞。

(2)快速型心律失常:①室性(如室性心动过速);②室上性(如心房颤动)或心房扑动伴快速心室反应。

二、发病机制和分类

临床上常根据产生休克的机制和血流动力学特点,把心源性休克概括为以下几类。

(一)心肌收缩力极度降低

其包括大面积心肌梗死、急性暴发性心肌炎和各种原因引起的心肌严重病变。

(二)心室射血障碍

其包括严重乳头肌功能不全或腱索、乳头肌断裂引起的急性二尖瓣反流、瓣膜穿孔所致的急性严重的主动脉瓣或二尖瓣关闭不全、室间隔穿孔等。

(三)心室充盈障碍

其包括急性心脏压塞、严重二尖瓣狭窄、左心房黏液瘤或球瓣样血栓堵塞二尖瓣口、严重的快速性心律失常等。

以上病因中以急性心肌大面积坏死引起的心源性休克最为重要,是本章讨论的重点。急性心肌梗死住院患者中心源性休克的发生率过去在10%以上,近年由于早期血管再通及其他治疗的进步,发生率已明显降低。急性心肌梗死并发心源性休克极少即刻发生,而通常发生在几小时或几日后,约半数患者发生在起病24小时内。采用常规治疗,急性心肌梗死并发心源性休克的病死率在80%以上。

三、病理生理和血流动力学改变

急性心肌梗死发生后立即出现梗死区心肌收缩功能障碍。按其程度可分为收缩减弱、不收缩和收缩期反常膨出3类,使心肌收缩力减退,心肌收缩不协调,心排血量降低。当梗死累及40%以上的左心室心肌时,即导致心排血量锐减,血压下降,发生心源性休克。由于左前降支的供血范围最广,因此心源性休克最常发生于前壁心肌梗死的患者。有陈旧性心肌梗死和3支冠状动脉病变的患者也较易发生心源性休克。

每搏量降低使左心室收缩末期容量增加,左心室舒张末期容量也跟着增加,引起左室充盈压(左室舒张末压)增高。左室充盈压增高的另一原因是梗死区心室壁由于水肿、浸润等改变致左心室舒张期顺应性降低,左心室容积-压力曲线向左上偏移,与正常相比,需要较高的充盈压才能获得同等量的舒张期充盈。因此,急性心肌梗死心源性休克的血流动力学改变以血压下降、心排血量显著降低和左室充盈压显著增高为特征。

左室充盈压增高使左心室室壁张力增加,因而增加了心肌耗氧量;血压下降使冠状动脉灌注压不足,因而降低了心肌的供氧量,两者均加重梗死区的缺血坏死。此外,血压下降产生代偿性交感兴奋,去甲肾上腺素和肾上腺素分泌增加,其结果是心率增快,非梗死区心肌收缩力增强,心、脑以外的小动脉收缩使周围血管总阻力增加。代偿机制的启动最初可能使血压得到暂时维持,但周围血管阻力增加使心排血量进一步减少,也使左心室的做功量和耗氧量增加,因而使心肌缺血坏死的范围进一步扩大,左心室功能进一步恶化。这又加重了心排血量的降低和血压的下降,进一步刺激交感神经系统,使去甲肾上腺素和肾上腺素的分泌进一步增加,形成恶性循环,并最终导致不可逆性休克。

心源性休克时组织的严重缺氧导致严重的代谢障碍，出现代谢性酸中毒，血中乳酸和丙酮酸浓度增高。

除丧失大片有活力的心肌外，以下并发症可促发休克的发生：①严重的心动过速或过缓，伴或不伴心房功能的丧失；②范围较大的收缩期膨出节段于心室收缩时成为贮留血液的腔，心排血量因而显著降低；③并发心脏射血机械障碍如室间隔破裂、严重乳头肌功能障碍、乳头肌或腱索断裂。

心源性休克时患者收缩压＜10.7 kPa(80 mmHg)，心脏指数通常＜1.8 L/(min·m^2)，肺毛细血管楔压＞2.4 kPa(18 mmHg)。

四、诊断

急性心肌梗死并发心源性休克的基本原因是心肌大面积的梗死(＞40%左心室心肌)，又称原发性休克，属于真正的心源性休克。其诊断需符合以下几点。

(1)收缩压＜10.7 kPa(80 mmHg)持续 30 分钟以上。

(2)有器官和组织灌注不足表现，如神志混乱或呆滞、四肢厥冷、发绀、出汗，一般尿量＜20 mL/h，高乳酸血症。

(3)排除了由其他因素引起的低血压，如剧烈疼痛、低血容量、严重心律失常、抑制心脏和扩张血管药物的影响。

广义的心源性休克则包括严重右心室梗死、梗死后机械性并发症如室间隔破裂、乳头肌-腱索断裂等引起的休克。而低血容量和严重心律失常引起的低血压于补充血容量和纠正心律失常后血压即可回升，在急性心肌梗死中不认为是心源性休克。

五、急性心肌梗死并发心源性休克的监测

(一)临床监测

其包括体温、呼吸、心率、神志改变、皮肤温度、出汗情况、有无发绀、颈静脉充盈情况、尿量(多数患者需留置导尿管)等。以上指标每 30 分钟或更短时间记录 1 次。

(二)心电图监测

观察心率和心律变化，随时发现心律失常并做出相应的治疗。

(三)电解质

酸碱平衡和血气监测。

(四)血流动力学监测

急性心肌梗死并发心源性休克时需作血流动力学监测，随时了解血流动力学的变化以指导治疗。

动脉血压是最重要的血流动力学指标。休克时外周小血管强烈收缩，袖带血压计测量血压有时不准确，甚至测不到，因此心源性休克时需动脉插管直接测压。

应用顶端带有气囊的血流导向气囊导管可获得重要的血流动力学参数。导管顶端嵌入肺动脉分支后测得的是肺毛细血管楔压(PCWP)，其值与左房压及左室充盈压接近，可间接反映左室充盈压。气囊放气后测得的是肺动脉压。在无肺小动脉广泛病变时，肺动脉舒张末压比 PCWP 仅高 0.1～0.3 kPa(1～2 mmHg)。测肺动脉舒张末压的优点是可以持续监测，用以代替测量

PCWP。漂浮导管的近端孔位于右心房内，可以监测右房压。漂浮导管远端有热敏电阻，利用热稀释法可以测定心排血量，心排血量与体表面积之比为心排血指数。心源性休克时主张留置漂浮导管。

PCWP是一项有重要价值的血流动力学指标如下。①反映左室充盈压，因而反映左心室受损程度。②反映肺充血程度：PCWP正常为1.1～1.6 kPa(8～12 mmHg)，在2.4～2.7 kPa(18～20 mmHg)时开始出现肺充血，2.7～3.3 kPa(20～25 mmHg)时为轻至中度肺充血，3.3～4.0 kPa(25～30 mmHg)时为中至重度肺充血，＞4.0 kPa(30 mmHg)时出现肺水肿。急性心肌梗死并发心源性休克的患者常伴有不同程度的肺充血。这些患者在临床表现和X线肺部改变出现之前已有PCWP增高，治疗中PCWP的降低又先于肺部湿啰音和肺部X线改变的消失，因此监测PCWP变化有利于早期发现和指导治疗肺充血和肺水肿。③在治疗中为左心室选择最适宜的前负荷，其值在2.0～2.7 kPa(15～20 mmHg)。这一压力范围能使左心室心肌充分利用Frank-Starling原理以提高心排血量，又不会因PCWP过高导致肺充血。④鉴别心源性休克与低血容量引起的低血压。这是两种发病机制、治疗方法及预后完全不同的情况，鉴别极为重要。心源性休克时PCWP常＞2.4 kPa(18 mmHg)，而低血容量引起的低血压时PCWP常＜2.0 kPa(15 mmHg)。

血流动力学监测还能明确休克发生过程中不同因素的参与。下壁梗死合并严重右心室梗死所致的休克右房压(反映右室充盈压)显著增高，可达2.1～3.7 kPa(16～28 mmHg)，而PCWP则正常或稍增高。乳头肌-腱索断裂时，PCWP显著增高，PCWP曲线出现大V波。室间隔破裂时由于左向右分流，右心室和肺动脉的血氧饱和度增高。这些改变可帮助临床医师对上述并发症做出诊断并指导治疗。

需要指出的是，心肌梗死时累及的是左心室心肌，表现为左心室功能受损，而右心室功能较正常，因而不应当依靠CVP指导输液或应用血管扩张剂，以免判断错误，因为CVP反映的是右心室功能。当单纯左心室梗死并发肺充血时，PCWP已升高而CVP可正常，如果根据CVP值输液将会加重肺充血。对于少数下壁心肌梗死合并右心室梗死的患者，CVP可作为输液的参考指标。

漂浮导管及桡动脉测压管的留置时间一般不应超过72小时。

(五)超声心动图的应用

床边多普勒二维超声心动图用于急性心肌梗死休克患者的检查，既安全，又能提供极有价值的资料。可用于测定左室射血分数和观察心室壁活动情况；可帮助发现有无右心室受累及其严重程度，并与心脏压塞相鉴别；对于手术可修补的机械缺损，如室间隔破裂、心室壁破裂、乳头肌-腱索断裂等可做出明确的诊断。

六、治疗

急性心肌梗死并发心源性休克的病死率非常高，长期以来在80%以上。近年治疗上的进步已使病死率有较明显降低。

急性心肌梗死并发心源性休克的治疗目的：①纠正低血压，提高心排血量以增加冠状动脉及周围组织器官的灌注；②降低过高的PCWP以治疗肺充血；③治疗措施应能达到以上目的而又有利于心肌氧的供耗平衡，有利于减轻心肌缺血损伤和防止梗死范围扩大。治疗原则是尽早发现、尽早治疗。治疗方法包括药物、辅助循环，以及紧急血运重建术。

(一)供氧

急性心肌梗死并发心源性休克时常有严重的低氧血症。低氧血症可加重梗死边缘缺血组织的损害,使梗死范围扩大,心功能进一步受损。而且,低氧血症使心绞痛不易缓解,并易诱发心律失常,因此需常规给氧。可用鼻导管或面罩给氧。如一般供氧措施不能使动脉血氧分压维持在8.0 kPa(60 mmHg)以上时,应考虑经鼻气管内插管,做辅助通气和正压供氧。PEEP除可有效地纠正低氧血症外,还可减少体静脉回流而有效降低左室充盈压。当患者情况好转而撤除呼吸机时,在恢复自发呼吸过程中可发生心肌缺血,因此需小心进行。撤机过程中做间歇强制性通气可能有利。

应用人工呼吸机治疗时,需密切观察临床病情和血气变化,以调整呼吸机各项参数。

(二)镇痛

急性心肌梗死心前区剧痛可加重患者的焦虑,刺激儿茶酚胺分泌,引起冠状动脉痉挛和心律失常,诱发或加重低血压,因此需积极治疗。除应用硝酸甘油等抗心肌缺血药物外,最常用的镇痛药是吗啡5～10 mg,皮下注射;或2～5 mg,加于葡萄糖液中,缓慢静脉注射。吗啡可能使迷走神经张力增加引起呕吐,可用阿托品0.5～1.0 mg静脉注射对抗。下壁心肌梗死并心动过缓者,可改用哌替啶50～100 mg肌内注射;或25 mg,加于葡萄糖液中缓慢静脉注射。

(三)补充血容量

急性心肌梗死并发心源性休克时,输液需在PCWP指导下进行。PCWP在2.4 kPa(18 mmHg)以上时不应作扩容治疗,以免加重肺充血甚至造成肺水肿,这时24小时的输液量可控制在2 000 mL左右。如PCWP＜2.4 kPa(18 mmHg),应试行扩容治疗,并密切观察PCWP的变化。因心源性休克和血容量不足可以并存,补充血容量可获得最佳左室充盘压,从而提高心排血量。可用右旋糖酐-40 50 mL静脉注射,每15分钟注射1次。如PCWP无明显升高而血压和心排血量改善,提示患者有血容量不足,应继续按上法扩容治疗。如PCWP升高＞2.4 kPa(18 mmHg),而血压和心排血量改善不明显,应停止扩容治疗,以免诱发左心衰竭。

(四)肾上腺素能受体激动剂

心源性休克治疗中应用肾上腺素能受体激动剂的目的有两方面:兴奋α受体使周围小动脉收缩以提升血压,使至关重要的冠状动脉灌注压提高,改善心肌灌流;兴奋β受体使心肌收缩力增强以增加心排血量。去甲肾上腺素和多巴胺均具有这两方面作用。此外,多巴胺剂量在10 μg/(min·kg)以下时还具有兴奋多巴胺受体的作用,这一作用使肾和肠系膜小动脉舒张,可增加尿量并缓和外周血管总阻力的增高。去甲肾上腺素的升压作用强于多巴胺,增快心率的程度则较轻。当患者收缩压＜9.3 kPa(70 mmHg)时,首选去肾上腺素,剂量为0.5～30.0 μg/min,以达到迅速提高动脉压、增加冠状动脉灌注的目的。收缩压提高至12.0 kPa(90 mmHg)后可试改用多巴胺滴注,剂量为5～15 μg/(min·kg)。对收缩压＞9.3 kPa(70 mmHg)有休克症状和体征的患者,可首选多巴胺治疗。在应用多巴胺的过程中,假如剂量需＞20 μg/(min·kg)才能维持血压,则需改用或加用去甲肾上腺素。该药仍然是心源性休克治疗中的重要药物。对收缩压＞9.3 kPa(70 mmHg),但无明显休克症状和体征的休克患者,可选用多巴酚丁胺。该药具有强大的β_1受体兴奋作用而无α受体兴奋作用,能显著提高心排血量,但升压作用较弱,剂量为2～20 μg/(min·kg)。多巴酚丁胺可与多巴胺合用。多巴酚丁胺无明显升压作用,在低血压时不能单用。使用以上药物时需密切监测心电图、动脉压和肺动脉舒张末压,并定期测定心排血量。治疗有效时动脉压上升,心排血量增加,肺动脉压可轻度降低,心率则常增加。以后随休克改善，心率反可较用药前减慢。监测过程中如发现收缩压已超过 17.3 kPa(130 mmHg)，心率较用药前明显增快，出现室性心律失常，或 ST 段改变程度加重，均需减小剂量。

心源性休克时周围小动脉已处于强烈收缩状态，兴奋 α 受体的药物虽可提高血压，但也使周围小动脉更强烈收缩，使衰竭的心脏做功进一步增加，并可能形成恶性循环。因此，在血压提升后需加血管扩张剂治疗。

(五)血管扩张剂

急性心肌梗死并发心源性休克低血压时不宜单用血管扩张剂，以免加重血压下降，损害最为重要的冠状循环。当应用肾上腺素能受体兴奋剂把血压提高至 13.3 kPa(100 mmHg)以上时，即应加用血管扩张剂，可起到以下作用：①减少静脉回流使肺充血或肺水肿减轻，左室充盈压下降；②周围血管阻力降低使心排血量增加，心脏做功减轻；③上述作用使心肌耗氧量降低，使心肌缺血改善。换言之，加用血管扩张剂可进一步改善左心室功能，并有利于限制梗死范围的扩大。

最常用的血管扩张剂依然是硝酸甘油和硝普钠。两药比较，硝酸甘油有扩张心外膜冠状动脉改善心肌缺血的优点，而硝普钠舒张外周血管的作用更为强大。两药的剂量接近，开始剂量通常为5～10 μg/min，然后每 5 分钟左右增加 5～10 μg/min，直到出现良好的效应。其指标如下：①心排血量增加，体循环血管阻力减小；②PCWP 降低，但应避免过度降低以致左心室前负荷不足，影响心排血量，PCWP 以降至 2.0～2.7 kPa(15～20 mmHg)最为适宜；③收缩压通常降低 1.3 kPa(10 mmHg)，心率增加10 次/分。血管扩张剂显著提高心排血量的有益效应可抵消收缩压轻度下降带来的不利效应；④胸痛缓解，肺部啰音减少，末梢循环改善，尿量增多。

急性心肌梗死并发严重乳头肌功能不全、乳头肌-腱索断裂或室间隔破裂时，血管扩张剂治疗特别适用，可有效地减轻二尖瓣反流或左心室向右心室分流，增加前向血流量，是外科手术前的重要治疗措施。

血管扩张剂应用时必须密切监测血压，收缩压下降过多会影响至关重要的冠状动脉灌注。血管扩张剂一般需与肾上腺素能兴奋剂或机械辅助循环合用，使血流动力学得到更大的改善并避免对血压的不利影响。经以上治疗后，部分患者血流动力学趋于稳定，能度过危险而得以生存。但更多的患者应用血管扩张剂后或血压难以维持，或病情暂时好转后又再度恶化，最终死于不可逆性休克。单纯应用药物治疗，心源性休克的病死率仍在 80%以上。其中 50%患者的死亡发生于休克后 10 小时内，2/3 患者的死亡发生于休克后 24 小时内。

(六)机械辅助循环

1.主动脉内气囊反搏术(IABP)

IABP 是心源性休克治疗中的重要措施。其作用原理是将附有可充气的气囊导管插至胸主动脉，用患者心电图的 QRS 波触发反搏。气囊在舒张期充气能显著提高主动脉舒张压，因而增加冠状动脉舒张期灌注，增加心肌供氧。气囊在收缩期排气可降低主动脉收缩压和左心室后负荷，因而增加心排血量和降低左室充盈压，减少心肌耗氧量。IABP 有药物不能比拟的优点：肾上腺素能受体激动剂在增加心肌收缩力的同时也增加心肌耗氧量，血管扩张剂在降低心脏负荷的同时也降低心脏的灌注压。IABP 治疗能使血压在短期内纠正，这时应继续反搏 2～4 天或更长时间，使病情保持稳定，然后将反搏次数减为 2∶1、3∶1、4∶1，直到完全中断。气囊留置1 天再撤离，以保证再次出现休克时能重复反搏。IABP 能改善休克患者的血流动力学，但多数患者随着反搏中断，病情也跟着恶化，使 IABP 难以撤离。这种“反搏依赖”现象的产生是由于梗死面积过大，剩余心肌不足以维持有效循环。IABP 的疗效与心源性休克发生后应用是否足够早有

密切关系，因此应尽早应用。IABP 疗效与心源性休克发生的早晚亦有密切关系。心源性休克发生于梗死后 30 小时内，特别是 12 小时内的患者，治疗效果明显优于心源性休克发生于发病 30 小时后的患者。IABP 的最重要用途是用于紧急经皮冠状动脉介入术(PCI)或紧急冠状动脉旁路术(CABG)前的辅助。

急性心肌梗死并发室间隔破裂或乳头肌-腱索断裂时应立即做 IABP，在 IABP 支持下尽早手术治疗。

2.其他辅助循环

其他辅助循环包括静-动脉转流术和左心室辅助装置，但在临床应用的广泛性上远不如 IABP。IABP 加药物治疗心源性休克的病死率报道不一，但仍然可高达 65%～80%。

(七)血管再通疗法

急性心肌梗死并发心源性休克治疗中最积极有效的方法是使梗死相关动脉再通，恢复梗死缺血区的血流，尽可能挽救仍然存活的心肌细胞，限制梗死区的不断扩大，可有效地改善患者的早期和远期预后。

1.溶栓疗法

大规模临床试验结果显示，急性心肌梗死合并心源性休克患者接受早期溶栓治疗，住院生存率在 20%～50%。由于这些患者需常规插管作血流动力学监测、IABP 辅助循环或作血管重建术，溶栓治疗会增加出血的危险，因此，不主张对升压药无反应的严重心源性休克患者单独进行静脉溶栓治疗。但如患者对升压药有反应，可行静脉溶栓治疗。

2.血运重建术

其包括紧急 PCI 和紧急 CABG。心源性休克发生于心肌梗死后 36 小时内伴 ST 段抬高或左束支传导阻滞的 75 岁以下，能在休克发生后 18 小时内实施血运重建术的患者建议行 PCI 或 CABG 术。非随机性研究显示，急性心肌梗死合并心源性休克应用 PCI 或 CABG 对闭塞的梗死相关冠状动脉作血运重建，可使患者住院生存率提高至 70%。随机多中心研究如 SHOCK 及瑞士 MASH 试验的结果与之相似。由于急性心肌梗死并发心源性休克患者紧急 CABG 死亡率明显高于无心源性休克的患者，手术复杂，技术要求高，而 PCI 较简便，再灌注快，因此 PCI 是急性心肌梗死并发心源性休克的首选血运重建方法。这时仅进行梗死相关动脉的扩张，其余血管的狭窄待患者恢复后择期进行。紧急 CABG 主要用于冠状动脉造影显示病变不适于 PTCA 而很适合旁路移植，或 PTCA 未能成功的患者。急性心肌梗死并发心源性休克血运重建成功的患者，住院存活率可提高至 50%～70%，而且有较好的远期预后。

少数情况下，心源性休克的主要原因为心脏结构破损，应分别做紧急室隔修补术、紧急二尖瓣修补术或置换术，兼做或不做冠状动脉旁路移植术，手术的住院存活率约 50%。

(八)严重右心室梗死或低血容量并发低血压的治疗

急性下壁心肌梗死因左心室充盈不足所致的低血压，除少数是由于应用血管扩张剂或利尿剂或其他原因引起的血容量不足外，多数是由于并发了严重右心室心肌梗死的缘故。这类患者有低血压、少尿和右心功能不全的表现。治疗原则为迅速补充血容量，直到血压稳定，左室充盈压(用 PCWP 表示)达到2.7 kPa(20 mmHg)。可同时应用肾上腺素能激动剂。多巴酚丁胺优于多巴胺，因后者使肺血管阻力增加。

(九)并发肺充血、肺水肿的治疗

单纯肺充血或肺水肿而无休克的患者，首选血管扩张剂治疗。如单用血管扩张剂治疗左侧心力衰竭改善不满意，可加用多巴酚丁胺或多巴胺治疗。单用血管扩张剂后出现血压下降，亦需加用多巴胺治疗。肺水肿的患者还需应用吗啡 5～10 mg 皮下注射；或 2～5 mg，加于葡萄糖液中缓慢静脉注射。呋塞米20～40 mg，加于葡萄糖液中静脉注射，以迅速降低 PCWP 和缓解症状。近年应用重组脑钠肽治疗急性左心衰竭和肺水肿疗效明显。对严重左侧心力衰竭的患者，应考虑使用 IABP 治疗。

心源性休克时左室充盈压常在 2.4 kPa(18 mmHg)以上，但左心衰竭的症状可明显或不明显。心源性休克合并左侧心力衰竭时的治疗原则和治疗方法与不合并明显左心衰竭时相同。正性肌力药物通常选用去甲肾上腺素、多巴胺或多巴酚丁胺或两者合用，视患者血压情况而定。心肌梗死合并心力衰竭不主张使用洋地黄，但若有心脏扩大，合并快速房颤或房扑，或有明显的窦性心动过速时，也可酌情应用毛花苷 C 0.2～0.4 mg，加于葡萄糖液中缓慢静脉注射。

双吡啶类药物也可以用于治疗左心衰竭。作用机制主要与抑制磷酸二酯酶Ⅲ有关。通过增加心肌细胞和血管平滑肌细胞内的 cAMP，使心肌收缩力增强和外周血管扩张，可增加心排血量，降低 PCWP 和外周血管阻力。制剂有氨力农和米力农。氨力农少用，常用米力农剂量为 25～75 μg/kg，稀释后静脉注射。由于米力农有舒张周围血管降低血压的作用，于心源性休克合并左心衰竭时应用需慎重。

心肌梗死后心功能不全时应用洋地黄和利尿剂可减轻症状，改善心功能，但尚无证据能改善患者的远期存活率。血管紧张素转换酶抑制剂是治疗这类患者的首选药物。现已有许多大规模、多中心、随机、双盲、设对照组的临床试验证明该类药物可改善心功能及改善生存率。这类药物种类很多，常用的有卡托普利、伊那普利、雷米普利、培哚普利和赖诺普利。从小剂量开始，逐次递增剂量。对心肌梗死伴左心衰竭的患者，在出院前应开始应用 β 受体阻滞剂作为二级预防。β 受体阻滞剂是改善患者预后的重要药物。研究表明，醛固酮拮抗剂用于二级预防也能降低死亡和再入院的风险。临床试验表明，急性心肌梗死合并左心功能不全接受钙通道阻滞剂治疗的患者，病死率高于安慰剂组。因此，对这类患者不应该用钙通道阻滞剂治疗心肌缺血。

（郑　敏）

第八节　低血容量性休克

低血容量性休克是指各种原因引起的急性循环容量丢失，从而导致有效循环血量与心排血量减少、组织灌注不足、细胞代谢紊乱和功能受损的病理生理过程。临床上创伤失血仍是发生低血容量休克最为常见的原因，而与低血容量性休克相关的内科系统疾病则以上消化道出血(如消化性溃疡、肝硬化、胃炎、急性胃黏膜病变、胆管出血、胃肠道肿瘤)、大咯血(如支气管扩张、结核、肺癌、心脏病)和凝血机制障碍(血友病等)较为多见，过去常称为失(出)血性休克。呕吐、腹泻、脱水、利尿等原因也可引起循环容量在短时间内大量丢失，从而导致低血容量性休克的发生。

低血容量休克的主要病理生理改变是有效循环血容量急剧减少、组织低灌注、无氧代谢增加、乳酸性酸中毒、再灌注损伤，以及内毒素易位，最终导致多器官功能障碍综合征(MODS)。低血容量休克的最终结局自始至终与组织灌注相关，因此，提高其救治成功率的关键在于尽早去除休克病因的同时，尽快恢复有效的组织灌注，以改善组织细胞的氧供，重建氧的供需平衡和恢复正常的细胞功能。

一、诊断

(一)临床表现特点

(1)有原发病的相应病史和体征。

(2)有出血征象。根据不同病因可表现为咯血、呕血或便血等。一般而言,呼吸系统疾病如支气管扩张、空洞型肺结核、肺癌等,多表现为咯血,同时可伴有咳嗽、气促、呼吸困难、发绀等征象。此外,心脏病也是咯血常见原因之一,可由左侧心力衰竭所致肺水肿引起,也可由肺静脉、肺动脉破裂出血所致,临床上以二尖瓣病变狭窄和/或关闭不全、原发性和继发性肺动脉高压、肺动脉栓塞和左侧心力衰竭多见。上消化道出血可表现为呕血和/或黑便,大量出血时大便也可呈暗红色,而下消化道出血多表现为便血。

(3)有休克征象和急性贫血的临床表现,且与出血量成正比。一般而言,成人短期内失血达750～1 000 mL时,可出现面色苍白、口干、烦躁、出汗,心率约 100 次/分,收缩压降至 10.7～12.0 kPa(80～90 mmHg);失血量达 1 500 mL 左右时,则上述症状加剧,表情淡漠、四肢厥冷,收缩压降至8.0～9.3 kPa(60～70 mmHg),脉压明显缩小,心率 100～120 次/分,尿量明显减少;失血量达1 500～2 000 mL时,则面色灰白、发绀、呼吸急促、四肢冰冷、表情极度淡漠,收缩压降至 5.3～8.0 kPa(40～60 mmHg),心率超过 120 次/分,脉细弱无力;失血量超过 2 000 mL,收缩压降至 5.3 kPa(40 mmHg)以下或测不到,脉搏微弱或不能扪及,意识不清或昏迷,无尿。此外,休克的严重程度不仅同出血量多少有密切关系,且与出血速度有关。在同等量出血的情况下,出血速度越快,则休克越严重。2007 年中华医学会重症医学分会有关《低血容量休克复苏指南》中,以失血性休克为例估计血容量的丢失,根据失血量等指标将失血分成 4 级(表 7-2)。

表 7-2 失血的分级

分级	失血量(mL)	失血量占血容量比例(%)	心率(次/分)	血压	呼吸频率(次/分)	尿量(mL/h)	神经系统症状
Ⅰ	＜750	＜15	≤100	正常	14～20	＞30	轻度焦虑
Ⅱ	750～1 500	15～30	＞100	下降	20～30	20～30	中度焦虑
Ⅲ	15 000～2 000	30～40	＞120	下降	30～40	5～20	萎靡
Ⅳ	＞2 000	＞40	＞140	下降	＞40	无尿	昏睡

注:成人平均血容量约占体重的 7%(或 70 mL/kg),上表按体重 70 kg 估计。

(二)实验室和其他辅助检查特点

(1)血红细胞、血红蛋白和血细胞比容短期内急剧降低。但必须指出,出血早期(10 小时内)由于血管及脾代偿性收缩,组织间液尚未进入循环以扩张血容量,可造成血细胞比容和血红蛋白无明显变化的假象,在分析血常规时必须加以考虑。

(2)对于一开始就陷入休克状态,还未发生呕血及黑便的消化道出血者,此时应插管抽取胃液及进行直肠指检,有可能发现尚未排出的血液。

(3)某些内出血患者如宫外孕、内脏破裂等可无明显血液排出(流出)体外迹象,血液可淤积在体腔内,对这一类患者除详细询问病史、体检外,必要时应做体腔穿刺,以明确诊断。

(4)根据出血部位和来源,待病情稳定后可做相应检查,以明确病因和诊断。如咯血患者视病情可做胸部X线检查、支气管镜检、支气管造影等;心源性咯血可做超声心动图、多普勒血流显像、X线和心电图等检查;消化道出血者可做胃肠钡餐检查、胃镜、结肠镜、血管造影等检查;肝胆疾病可做肝功能和胆管镜检查,以及腹部二维超声检查,必要时做计算机X线断层摄影(CT)或磁共振成像检查;疑为血液病患者可做出凝血机制等有关检查。

(三)低血容量性休克的监测和临床意义

《低血容量休克复苏指南》指出,以往主要依据病史、症状、体征,如精神状态改变、皮肤湿冷、收缩压下降或脉压减小、尿量减少、心率增快、中心静脉压降低等指标来诊断低血容量性休克,但这些传统的诊断标准有其局限性。近年发现,氧代谢与组织灌注指标对低血容量休克早期诊断有更重要的参考价值。有研究证实血乳酸和碱缺失在低血容量休克的监测和预后判断中具有重要意义。

1.一般监测

其包括皮温与色泽、心率、血压、尿量和精神状态等监测指标。这些指标虽然不是低血容量休克的特异性监测指标,但仍是目前临床工作中用来观察休克程度和治疗效果的常用指标。

(1)低体温有害,可引起心肌功能障碍和心律失常,当中心体温<34 ℃时,可导致严重的凝血功能障碍。

(2)心率加快通常是休克的早期诊断指标之一,但心率不是判断失血量多少的可靠指标,比如年轻患者就可以通过血管收缩来代偿中等量的失血,仅表现为轻度心率增快。

(3)至于血压,将平均动脉压(MAP)维持在8.0～10.7 kPa(60～80 mmHg)是比较恰当的。

(4)尿量间接反映循环状态,是反映肾灌注较好的指标,当尿量<0.5 mL/(kg·h)时,应继续进行液体复苏。临床工作中还应注意到患者出现休克而无少尿的情况,例如高血糖和造影剂等有渗透活性的物质可以造成渗透性利尿。

2.其他常用临床指标的监测

(1)动态观察红细胞计数、血红蛋白(Hb)及血细胞比容的数值变化,可了解血液有无浓缩或稀释,对低血容量休克的诊断、判断是否存在继续失血有参考价值。有研究表明,血细胞比容在4小时内下降10%提示有活动性出血。

(2)动态监测电解质和肾脏功能,对了解病情变化和指导治疗十分重要。

(3)在休克早期即进行凝血功能的监测,对选择适当的容量及液体种类有重要的临床意义。常规凝血功能监测包括血小板计数、凝血酶原时间(PT)、活化部分凝血活酶时间(APTT)、国际标准化比值(INR)和*D*-二聚体等。

3.动脉血压监测

临床上无创动脉血压(NIBP)监测比较容易实施。对于有低血压状态和休克的患者,有条件的单位可以动脉置管和静脉置入漂浮导管,实行有创动脉血压(IBP)、中心静脉压(CVP)和肺毛细血管楔压(PAWP)、每搏量(SV)和心排血量(CO)的监测。这样可以综合评估,调整液体用量,并根据监测结果必要时使用增强心肌收缩力的药物或利尿剂。

4.氧代谢监测

休克的氧代谢障碍概念是对休克认识的重大进展,氧代谢的监测进展改变了对休克的评估方式,同时使休克的治疗由以往狭义的血流动力学指标调整转向氧代谢状态的调控。传统临床监测指标往往不能对组织氧合的改变具有敏感反应。此外,经过治疗干预后的心率、血压等临床指标的变化也可在组织灌注与氧合未改善前趋于稳定。

(1)指脉氧饱和度(SpO_2):主要反映氧合状态,在一定程度上反映组织灌注状态。需要注意的是,低血压、四肢远端灌注不足、氧输送能力下降或者给予血管活性药物等情况均可影响 SpO_2 的准确性。

(2)动脉血气分析:对及时纠正酸碱平衡,调节呼吸机参数有重要意义。碱缺失间接反映血乳酸水平,两指标结合分析是判断休克时组织灌注状态较好的方法。

(3)动脉血乳酸监测:是反映组织缺氧的高度敏感的指标之一,该指标增高常较其他休克征象先出现。持续动态的动脉血乳酸,以及乳酸清除率监测对休克的早期诊断、判定组织缺氧情况、指导液体复苏及预后评估具有重要意义。肝功能不全时则不能充分反映组织的氧合状态。

(4)其他:每搏量(SV)、心排血量(CO)、氧输送(DO_2)、氧消耗(VO_2)、胃黏膜内 pH 和胃黏膜 CO_2 张力($PgCO_2$)、混合静脉血氧饱和度(SVO_2)等指标在休克复苏中也具有一定程度的临床意义,不过仍需要进一步的循证医学证据支持。

二、治疗

(一)止血

按照不同病因,采取不同止血方法,必要时紧急手术治疗,以期达到有效止血之目的。

(1)对肺源性大咯血者可用垂体后叶素 5～10 U,加入 5%葡萄糖液 20～40 mL 中静脉注射;或10～20 U,加入 5%葡萄糖液 500 mL 中静脉滴注。也可采用纤维支气管镜局部注药、局部气囊导管止血,以及激光-纤维支气管镜止血。对于未能明确咯血原因和部位的患者,必要时作选择性支气管动脉造影,然后向病变血管内注入可吸收的明胶海绵做栓塞治疗。反复大咯血经内科治疗无效,在确诊和确定病变位置后,可施行肺叶或肺段切除术。

(2)心源性大咯血一般不宜使用垂体后叶素,可应用血管扩张剂治疗,通过降低肺循环压力,减轻心脏前、后负荷,以达到有效控制出血之目的。①对于二尖瓣狭窄或左侧心力衰竭引起的肺静脉高压所致咯血,宜首选静脉扩张剂,如硝酸甘油或硝酸异山梨醇的注射制剂;②因肺动脉高压所致咯血,则可应用动脉扩张剂和钙通道阻滞剂,如肼屈嗪25～50 mg、卡托普利 25～50 mg、硝苯地平 10～15 mg,均每天 3 次。也可试用西地那非 25～100 mg,每天 3 次;③若肺动静脉压力均升高时可联用动静脉扩张剂,如硝酸甘油 10～25 mg,加于 5%葡萄糖液500 mL中缓慢静脉滴注;加用肼屈嗪或卡托普利,甚至静脉滴注硝普钠;④对于血管扩张剂不能耐受或有不良反应者,可用普鲁卡因 50 mg,加于 5%葡萄糖液 40 mL 中缓慢静脉注射,亦具有扩张血管和降低肺循环压力的作用,从而达到控制咯血之目的;⑤急性左侧心力衰竭所致咯血尚需按心力衰竭治疗,如应用吗啡、洋地黄、利尿剂及四肢轮流结扎止血带以减少回心血量等。

(3)对于肺栓塞所致咯血,治疗针对肺栓塞。主要采用以下治疗。①抗凝治疗:普通肝素首剂5 000 U静脉注射,随后第 1 个 24 小时之内持续滴注 30 000 U,或者按 80 U/kg 静脉注射后继以 18 U(kg · h)维持,以迅速达到和维持合适的 APTT 为宜,根据 APTT 调整剂量,保持 APTT 不超过正常参考值 2 倍为宜。也可使用低分子肝素,此种情形下无须监测出凝血指标。肝素或低分子肝素通常用药 5 天即可。其他的抗凝剂还包括华法林等,需要做 INR 监测。肝素不能与链激酶(SK)或尿激酶(UK)同时滴注,重组组织型纤溶酶原激动剂(rt-PA)则可以与肝素同时滴注;②溶栓治疗:SK 负荷量 250 000 U 静脉注射,继以 100 000 U/h 静脉滴注 24 小时;或者 UK,负荷量4 400 U/kg静脉注射,继以 2 200 U/kg 静脉滴注12 小时;或者 rt-PA 100 mg,静脉滴注 2 小时。国内“急性肺栓塞尿激酶溶栓、栓复欣抗凝多中心临床试验”规定的溶栓方案中

UK 剂量是 20 000 U/kg,外周静脉滴注 2 小时。

(4)上消化道出血的处理如下。①消化性溃疡及急性胃黏膜病变所致的上消化道出血可用西咪替丁(甲氰咪哌)600～1 200 mg,加入 5%葡萄糖液 500 mL 中静脉滴注;或雷尼替丁50 mg、或法莫替丁20～40 mg,加于 5%葡萄糖液 20～40 mL 中静脉注射;或奥美拉唑 40 mg 稀释后静脉滴注,滴注时间不得少于20 分钟,每天 1～2 次。必要时可在内镜下直接向病灶喷洒止血药物(如孟氏溶液、去甲肾上腺素)、高频电凝止血、激光光凝止血或注射硬化剂(5%鱼肝油酸钠、5%乙醇胺油酸酯、1%乙氧硬化醇)等;②肝硬化食管或胃底静脉曲张破裂出血可用垂体后叶素;对于老年肝硬化所致的上消化道大出血,有人建议垂体后叶素与硝酸甘油合用,即垂体后叶素加入生理盐水中,以0.2～0.4 mg/min的速度静脉滴注,同时静脉滴注硝酸甘油 0.2～0.4 mg/min。垂体后叶素对“前向血流”途径减少门静脉血流,降低门静脉高压而止血,硝酸甘油则针对“后向血流”而加强垂体后叶素的作用。近年来多采用生长抑素(施他宁)治疗胃底-食管静脉曲张破裂出血,250 μg 静脉注射后,继以 250 μg/h 静脉滴注,维持 1～3 天;或者使用奥曲肽 100 μg 静脉注射后,随后以25～50 μg/h静脉滴注,维持 3～5 天,对肝硬化等原因所致的上消化道出血,甚至下消化道出血也有效。亦可应用三腔二囊管压迫食管下段和胃底静脉止血;③对于急性上消化道大出血,若出血部位不明,必要时可施行紧急内镜下止血。方法是在适当补液后,使收缩压不低于10.7 kPa(80 mmHg)。此时可经内镜向胃腔喷洒止血药,0.8%去甲肾上腺素盐水 50～100 mL,凝血酶1 000～8 000 U(稀释成20～50 mL液体),5%孟氏溶液 20～40 mL。也可局部注射硬化剂;5%鱼肝油酸钠 0.5～1.0 mL,血管旁(内)注射后喷洒凝血酶 4 000 U(稀释成 5 mL液体)。对于各种原因所致的大出血,除非患者并有凝血机制障碍,否则通常情况下目前临床上并不主张常规使用止血剂。中药三七粉、云南白药等可考虑试用。

(二)补充血容量

根据休克严重程度、失血情况,可以粗略估计需输入的全血量与扩容量。低血容量休克时补充液体刻不容缓,输液速度应快到足以迅速补充丢失的液体量,以求尽快改善组织灌注。临床工作中,常做深静脉置管,如颈内静脉或锁骨下静脉置管,甚至肺动脉置管,这些有效静脉通路的建立对保障液体的输入是相当重要的。

1.输血及输注血制品

对失血性休克者立即验血型配同型血备用。输血及输注血制品广泛应用于低血容量休克的治疗中。应引起注意的是,输血本身可以带来的一些不良反应,甚至严重并发症。失血性休克所丧失的主要成分是血液,但在补充血液、容量的同时,并非需要全部补充血细胞成分,也应考虑到凝血因子的补充。

(1)目前,临床上大家共识的输血指征为血红蛋白≤70 g/L。对于有活动性出血的患者、老年人,以及有心肌梗死风险者,血红蛋白保持在较高水平更为合理。无活动性出血的患者每输注1 U(200 mL 全血)的红细胞其血红蛋白升高约 10 g/L,血细胞比容升高约 3%。

(2)若血小板计数<50×10^9/L,或确定血小板功能低下,可考虑输注血小板。对大量输血后并发凝血异常的患者联合输注血小板和冷沉淀可显著改善和达到止血效果。

(3)对于酸中毒和低体温纠正后凝血功能仍难以纠正的失血性休克患者,应积极改善其凝血功能,在输注红细胞的同时应注意使用新鲜冰冻血浆以补充纤维蛋白原和凝血因子的不足。

(4)冷沉淀内含凝血因子Ⅴ、Ⅷ、Ⅻ、纤维蛋白原等物质,对肝硬化食管静脉曲张、特定凝血因子缺乏所致的出血性疾病尤其适用。对大量输血后并发凝血异常的患者及时输注冷沉淀可提高

血循环中凝血因子，以及纤维蛋白原等凝血物质的含量，缩短凝血时间、纠正凝血异常。

(5)极重度出血性休克，必要时应动脉输血，其优点是避免快速静脉输血所致的右心前负荷过重和肺循环负荷过重；直接增加体循环有效血容量，提升主动脉弓血压，并能迅速改善心脏冠状动脉、脑和延髓生命中枢的供血；通过动脉逆行加压灌注，兴奋动脉内压力和化学感受器，能反射性调整血液循环。由于动脉内输血操作较复杂，且需严格无菌操作，故仅适用于重度和极重度休克患者。

2.输注晶体溶液

(1)常用的是生理盐水和乳酸林格液等张平衡盐溶液。①生理盐水的特点是等渗但含氯高，大量输注可引起高氯性代谢性酸中毒。②乳酸林格液的特点在于电解质组成接近生理，含有少量的乳酸。一般情况下，其所含乳酸可在肝脏迅速代谢，大量输注乳酸林格液应该考虑到其对血乳酸水平的影响。③输注的晶体溶液中，约有 1/4 存留在血管内，其余 3/4 则分布于血管外间隙。晶体溶液这种再分布现象可以引起血浆蛋白的稀释，以及胶体渗透压的下降，同时出现组织水肿。因此，若以大量晶体溶液纠正低血容量休克患者时，这方面的不良反应应引起注意。

(2)高张盐溶液的钠含量通常为 400～2 400 mmol/L。制剂包括有高渗盐右旋糖酐注射液(HSD 7.5％氯化钠＋6％右旋糖酐-70)、高渗盐注射液(HS 7.5％、5％或 3.5％氯化钠)及 11.2％乳酸钠高张溶液等，以前两者多见。迄今为止，仍没有足够循证医学证据证明输注高张盐溶液更有利于低血容量休克的纠正。而且，高张盐溶液可以引起医源性高渗状态及高钠血症，严重时可导致脱髓鞘病变。

3.输注胶体溶液

在纠正低血容量休克中常用的胶体液主要有羟乙基淀粉和清蛋白。

(1)羟乙基淀粉(HES)是人工合成的胶体溶液，常用 6％的 HES 氯化钠溶液，其渗透压约为 773.4 kPa(300 mmol/L)，输注 1 L HES 能够使循环容量增加 700～1 000 mL。使用时应注意对肾功能、凝血机制的影响，以及可能发生的变态反应，这些不良反应与剂量有一定的相关性。

(2)清蛋白作为天然胶体，构成正常血浆胶体渗透压的 75％～80％，是维持正常容量与胶体渗透压的主要成分，因此人血清蛋白制剂常被选择用于休克的治疗。

(3)右旋糖酐也用于低血容量休克的扩容治疗。

4.容量负荷试验

临床工作中，常遇到血压低、心率快、周围组织灌注不足的患者，分不清到底是心功能不全抑或血容量不足或休克状态，此时可进行容量负荷试验。经典的容量负荷试验的具体做法有以下几种。

(1)在 10 分钟之内快速输注 50～200 mL 生理盐水，观察患者心率、血压、周围灌注和尿量的改变，注意肺部湿啰音、哮鸣音的变化。

(2)如果有条件测量 CVP 和/或肺毛细血管楔压(PAWP)，则可在快速输注生理盐水前后测量其变化值，也有助于鉴别。

(3)快速输液后若病情改善则为容量不足，反之则为心功能不全，前者应继续补液，后者则应控制输液速度。

对低血容量休克的患者，若其血流动力学状态不稳定时也应实施该项试验，以达到既可以快速纠正已存在的容量缺失，又尽量减少容量过度负荷的风险和可能的心血管不良反应的目的。

(三)血管活性药物的应用

若血容量基本纠正，又无继续出血，收缩压仍<10.7 kPa(80 mmHg)，或者输液尚未开始却已有严重低血压的患者，可酌情使用血管收缩剂与正性肌力药物，使血压维持在12.0～13.3 kPa(90～100 mmHg)为好。多巴胺剂量用至5 μg/(kg·min)时可增强心肌收缩力，低于该剂量时有扩血管和利尿作用，剂量>10 μg/(kg·min)时有升血压作用。去甲肾上腺素剂量0.2～2.0 μg/(kg·min)、肾上腺素或去氧肾上腺素仅用于难治性休克。如果有心功能不全或纠正低血容量休克后仍有低心排血量，可使用多巴酚丁胺，剂量2～5 μg/(kg·min)。此外，保温，防治酸中毒、氧自由基对细胞和亚细胞的损伤作用，保护胃肠黏膜减少细菌和毒素易位，防治急性肾衰竭，保护其他重要脏器功能，以及对症治疗均不容忽视。

(郑 敏)

第九节 内分泌性休克

内分泌性休克是指某些内分泌疾病，如希恩综合征(慢性垂体前叶功能减退症)、急/慢性肾上腺皮质功能减退、黏液性水肿、嗜铬细胞瘤等，在一定条件下发生低血压或休克。

一、病因与诊断

(一)希恩综合征

常有产后大出血或伴有休克史，产后无乳，闭经或月经过少，性欲减退，并表现为3个靶腺(性腺、甲状腺、肾上腺皮质)功能不全的症状。实验室检查表现为尿中卵泡刺激素(FSH)减少，血清促甲状腺激素(TSH)、三碘甲状腺原氨酸(T_3)、甲状腺素(T_4)降低，甲状腺吸^{131}I率降低，24小时尿中17-羟类固醇和17-酮类固醇明显低于正常。

(二)慢性肾上腺皮质功能减退症

常有皮肤色素沉着、低血压，患者常感眩晕、乏力，抵抗力差。危象发作时可出现恶心、呕吐、休克。实验室检查表现为低血糖、低血钠、高血钾，24小时尿中17-羟类固醇与17-酮类固醇排量减少。

(三)急性肾上腺皮质功能减退

急性肾上腺皮质功能减退多由脑膜炎球菌败血症(华-弗综合征)引起，主要临床表现为头痛、发热、恶心、呕吐、皮肤苍白、湿冷、皮肤弥漫性出血或紫癜、脑膜刺激征和休克征象等。

(四)嗜铬细胞瘤

少数患者可发生休克，这可能与下述原因有关。

(1)大量儿茶酚胺分泌引起血管过度收缩，导致血容量降低，一旦儿茶酚胺作用解除，如瘤体减少(出血、坏死)或停止分泌、应用α受体阻滞剂等，可使全身血管扩张，加上血容量不足，可造成血压下降。

(2)大量儿茶酚胺引起末梢血管持续而强烈的收缩，导致微循环障碍，组织缺氧，毛细血管渗透性增高，血容量降低。

(3)若瘤组织主要分泌肾上腺素，则可通过β受体促使血管扩张。

此外，嗜铬细胞瘤患者也可因心力衰竭或严重心律失常，导致心排血量锐减而出现低血压或休克症状。本病在发生休克前常先有恶心、呕吐、腹泻、大汗淋漓等症状，可发生高血压危象，也可产生低血压或休克。本病可通过B超、CT、磁共振，以及血和尿中儿茶酚胺浓度测定而确立诊断。

二、治疗

内分泌性休克的治疗原则：①抗休克；②积极治疗原发病和控制诱因；③内分泌制剂替代治疗。

(一)垂体-肾上腺危象

主要疗法为抗休克，控制感染、外伤、手术、寒冷等诱因，并给予相应内分泌激素替代治疗。

(二)急性肾上腺皮质功能不全

多见于流行性脑脊髓膜炎败血症，静脉注射有效抗菌药物如青霉素、磺胺嘧啶等控制感染；琥珀酸氢化可的松50～100 mg或地塞米松5～10 mg静脉注射，随即琥珀酸氢化可的松200～400 mg/d或地塞米松10～30 mg/d静脉滴注；按感染中毒性休克治疗，加强支持疗法和对症治疗，防治DIC。

(三)嗜铬细胞瘤

立即静脉穿刺，保持2条静脉输液通路，一条补充扩容剂，另一条可静脉滴注去甲肾上腺素或间羟胺，保持收缩压在13.3～16.0 kPa(100～120 mmHg)，待休克控制和病情稳定后，尽快争取手术切除肿瘤。

(郑　敏)

第十节　过敏性休克

过敏性休克是指某些抗原物质(特异性变应原)再次进入已经致敏的机体后，迅速发生的以急性循环衰竭为主的全身性免疫反应。过敏性休克是过敏性疾病中最严重的状况。

一、病因和发病机制

引起过敏性休克的抗原物质主要有以下几类。

(一)药物

主要涉及抗生素(如青霉素及其半合成制品)、麻醉药、解热镇痛消炎药、诊断性试剂(如磺化性X线造影剂)等。

(二)生物制品

异体蛋白，包括激素、酶、血液制品如清蛋白、丙种球蛋白等、异种血清、疫苗等。

(三)食物

某些异体蛋白含量高的食物，如蛋清、牛奶、虾、蟹等。

(四)其他

昆虫蜇咬、毒蛇咬伤、天然橡胶、乳胶等。

过敏性休克的发生是由于机体对于再次进入的抗原免疫反应过强所致，其发病的轻重缓急与抗原物质的进入量、进入途径及机体免疫反应能力有关。

二、病理生理

抗原初次进入机体时，刺激B淋巴细胞产生IgE抗体，结合于肥大细胞和嗜碱性粒细胞表面(致敏细胞)；当抗原再次进入机体时，迅速与体内已经存在于致敏细胞上的IgE结合并激活受体，使致敏细胞快速释放大量组织胺、5-羟色胺、激肽与缓激肽、白三烯、血小板活化因子等生物活性物质，导致全身毛细血管扩张、通透性增加，多器官充血水肿；同时，由于液体的大量渗出使有效循环血量急剧减少，回心血量减少导致心排量下降，血压骤降，迅速进入休克状态。

三、临床表现

大多数患者在接触变应原后30分钟内，甚至几十秒内突然发病，可在极短时间内进入休克状态。表现为大汗、心悸、面色苍白、四肢湿冷、血压下降、脉细速等循环衰竭症状。多数患者在休克之前或同时出现一些过敏相关症状，如荨麻疹、红斑或瘙痒；眼痒、打喷嚏、鼻涕、声嘶等黏膜水肿症状；刺激性咳嗽、喉头水肿、哮喘和呼吸窘迫等呼吸道症状；恶心、呕吐、腹痛、腹泻等消化道症状；烦躁不安、头晕、抽搐等神经系统症状。严重者可死于呼吸、循环衰竭。

四、诊断

过敏性休克的诊断依据：有过敏史和变应原接触史；休克前或同时有过敏的特有表现；有休克的表现。当患者在做过敏试验、用药或注射生物制剂时突然出现过敏和休克表现时，应立即想到过敏性休克的发生。

五、治疗

一旦出现过敏性休克，应立即就地抢救。患者平卧、立即吸氧、建立静脉通路。

(一)立即脱离变应原

停用或清除可疑引起变态反应的物质。结扎或封闭虫蜇或蛇咬部位以上的肢体，减少过敏毒素的吸收，应注意15分钟放松一次，以免组织坏死。

(二)应用肾上腺素

肾上腺素是抢救的首选用药。立即皮下或肌内注射0.1%肾上腺素0.5～1.0 mL，如果效果不满意，可间隔5～10分钟重复注射0.2～0.3 mL。严重者可将肾上腺素稀释于5%葡萄糖液中静脉注射。

(三)糖皮质激素的应用

常在应用肾上腺素后静脉注射地塞米松，随后酌情静脉滴注，休克纠正后可停用。

(四)保持呼吸道通畅

喉头水肿者，如应用肾上腺素后不缓解，可行气管切开；支气管痉挛者，可用氨茶碱稀释后静脉滴注或缓慢静脉注射。

(五)补充血容量

迅速静脉滴注右旋糖酐-40或晶体液(林格液或生理盐水)，随后酌情调整。注意输液速度，有肺水肿者，补液速度应减慢。

(六)血管活性药的使用

上述处理后血压仍较低者,可给予去甲肾上腺素、间羟胺、多巴胺等缩血管药,以维持血压。

(七)抗过敏药及钙剂的补充

常用异丙嗪或氯苯那敏肌内注射,10%葡萄糖酸钙 10～20 mL 稀释后静脉注射。

六、预后

由于发病突然,如抢救不及时,病情可迅速进展,最终可导致呼吸和循环衰竭而致死、危及生命。如得到及时救治,则预后良好。

(郑　敏)

第十一节　感染中毒性休克

感染中毒性休克是最常见的内科休克类型,任何年龄均可罹患,治疗较为困难。这是由于原发感染可能不易彻底清除,且由其引起的损害累及多个重要器官,致使病情往往极为复杂,给治疗带来一定的困难。

一、发病机制

关于感染性休克的发病机制,20 世纪 60 年代之前学者们认为血管扩张致血压下降是休克发病的主要环节。当时认为,治疗休克最好是用“升压药”,但效果不佳。

1961 年钱潮发现中毒型菌痢休克患者眼底血管痉挛性改变。继而祝寿河创造性地提出微循环疾病的理论,并提出微循环小动脉痉挛是感染性休克的原因。

后反复证明微循环痉挛是休克发生和发展的主要因素。在重度感染时致病因子的作用下,体内儿茶酚胺浓度升高,通过兴奋受体的作用引起微循环痉挛,导致微循环灌注不足,组织缺血、缺氧,并有动-静脉短路形成,加以毛细血管通透性增加,液体渗出,致使微循环内血黏度增加、血流缓慢、血液淤滞,红细胞聚集于微循环内。最后导致回心血量减少,心排血量降低,血压下降。近年国外学者又认为,感染性休克主要是由于某一感染灶的微生物及其代谢产物进入血液循环所致。休克如进一步发展,则周围血管功能障碍连同心肌抑制,可造成 50%病死率。死亡原因为难治性低血压和/或多器官功能衰竭。

二、诊断

(一)病史

患者有局部化脓性感染灶(疖、痈、脓皮症、脓肿等)或胆管、泌尿道、肠道感染史。

(二)临床表现特点

1.症状

急性起病,以恶寒或寒战、高热起病,伴急性病容、消化障碍、神经精神症状等。年老体弱者发热可不高。

2.体征

呼吸急促，脉搏细弱，血压下降甚至测不出等。

(三)实验室检查特点

外周血白细胞高度增多(革兰阴性杆菌感染可正常或减少)，伴分类中性粒细胞增多且核左移，中毒颗粒出现。血、痰、尿、粪、脑脊液，化脓性病灶等检出病原菌。

(四)诊断要点

(1)临床上有明确的感染灶。

(2)有全身炎症反应综合征(SIRS)的存在。

(3)收缩压低于12.0 kPa(90 mmHg)或较原基础血压下降的幅度超过5.3 kPa(40 mmHg)至少1小时，或血压需依赖输液或药物维持。

(4)有组织灌注不足的表现，如少尿(＜30 mL/h)超过1小时，或有急性神志障碍。

(5)血培养常发现有致病性微生物生长。

三、治疗

(一)一般治疗

控制感染，进行病因治疗。

(二)补充血容量

如患者无心功能不全，快速输入有效血容量是首要的措施。首批输入1 000 mL，于1小时内输完最理想。有学者主张开始时应用2条静脉，双管齐下。一条快速输入右旋糖酐-40 500 mL，这是一种胶体液，又有疏通微循环的作用。一条输入平衡盐液500 mL，继后输注5%碳酸氢钠250～300 mL。可用pH试纸检测尿液pH，如pH小于6示有代谢性酸中毒存在。

首批输液后至休克恢复与稳定，在合理治疗下需6～10小时。此时可用1∶1的平衡盐液与10%葡萄糖液输注。普通病例有中度发热时，每天输液1 500 mL(如5%葡萄糖氯化钠液、10%葡萄糖液、右旋糖酐-40各500 mL)，另加5%碳酸氢钠250～300 mL、钾盐1 g(酌情应用)、50%葡萄糖液50 mL作为基数，每天实际剂量可按病情适当调整。如患者有心功能不全或亚临床型心功能不全，则宜作CVP测定，甚至PCWP测定指导补液，并同时注射速效洋地黄制剂，方策安全。

补液疗程中注意观察和纪录每天(甚至每小时)尿量，定时复测血浆CO_2结合力、血清电解质等以指导用药。

(三)血管扩张药的应用

血管扩张药必须在扩容、纠酸的基础上应用。

在休克早期，如患者血压不太低，皮肤尚温暖、无明显苍白(此即高排低阻型或称温暖型休克)，静脉滴注低浓度血管收缩药，如间羟胺，往往取得较好疗效。当患者处于明显的微血管痉挛状态时(即低排高阻型或寒冷型休克)，则必须应用血管扩张药。

当输液和静脉滴注血管扩张剂，患者血压回升、面色转红、口渴感解除、尿量超过40 mL/h时，可认为已达到理想的疗效。

血管扩张药品种很多。应用于感染性休克的血管扩张药有肾上腺能阻滞剂与莨菪类药物两类。前者以酚妥拉明最有代表性，后者以山莨菪碱最有代表性，得到国内专家的推荐。

1.酚妥拉明

制剂为无色透明液体，水溶性好，无臭，味苦，为α受体阻滞剂，药理作用以扩张小动脉为主，也能轻度扩张小静脉。近年研究认为，此药对β受体也有轻度兴奋作用，可增加心肌收缩力，加强扩血管作用，明显降低心脏后负荷，而不增加心肌耗氧量，并具有一定的抗心律失常作用。但缺点是能增加心率。

此药排泄迅速，给药后 2 分钟起效，维持时间短暂。停药 30 分钟后作用消失，由肾脏排出。

用法：抗感染性休克时酚妥拉明通常采用静脉滴注法给药。以 10 mg 稀释于 5%葡萄糖液 100 mL的比例，开始时用 0.1 mg/min（即 1 mL/min）的速度静脉滴注，逐渐增加剂量，最高可达 2 mg/min，同时严密监测血压、心率，调整静脉滴注速度，务求取得满意的疗效。不良反应：鼻塞、眩晕、虚弱、恶心、呕吐、腹泻、血压下降、心动过速等。需按情况在扩容基础上调整静脉滴注给药速度。肾功能减退者慎用。

2.山莨菪碱

根据休克时微循环痉挛的理论，救治中毒性休克需用血管扩张药。莨菪类药物是最常用的一族。其中，山莨菪碱近年又特别受到重视，国内临床实践经验屡有介绍，业已成为常用的微循环疏通剂和细胞膜保护剂。

山莨菪碱是胆碱能受体阻滞剂，有报道其抗休克机制是抗介质，如抗乙酰胆碱、儿茶酚胺、5-羟色胺。山莨菪碱又能直接松弛血管痉挛，兴奋中枢神经，抑制腺体分泌，且其散瞳作用较阿托品弱，无蓄积作用，半减期为 40 分钟，毒性低，故为相当适用的血管扩张剂。近年国内还有学者报道，山莨菪碱有清除氧自由基的作用，从而有助于防治再灌注损伤。

山莨菪碱的一般用量，因休克程度不同、并发症不同、病程早晚、个体情况而有差异。早期休克用量小，中、晚期休克用量大。一般由 10～20 mg 静脉注射开始，每隔 5～30 分钟逐渐加大，可达每次 40 mg 左右，直至血压回升、面色潮红、四肢转暖，可减量维持。学者又提到感染性休克时应用山莨菪碱治疗 6 小时仍未显效，宜联用其他血管活性药物。

山莨菪碱治疗的禁忌证：①过高热（39 ℃以上），但在降温后仍可应用；②烦躁不安或抽搐，用镇静剂控制后仍可应用；③血容量不足，需在补足有效血容量的基础上使用；④青光眼，前列腺肥大。

（四）抗生素的应用

感染中毒性休克是严重的临床情况，必须及时应用足量的有效抗生素治疗，务求一矢中的。抗生素的选择，原则上以细菌培养和药敏试验结果为依据。但在未取得这些检查的阳性结果之前，可根据患者原发感染灶与其临床表现来估计。例如患者有化脓性感染灶如疖、痈、脓皮症、脓肿时，金黄色葡萄球菌（简称“金葡菌”）感染值得首先考虑，特别是曾有挤压疖疮的病史者。又如患者原先有胆管、泌尿道或肠道感染，则革兰阴性细菌感染应首先考虑。一旦有了药敏结果，重新调整有效的抗生素。

抗生素的应用必须尽早、足量和足够的疗程，最少用至 7 天，或用至退热后 3～5 天才考虑停药，以免死灰复燃，或产生耐药菌株，致抗休克治疗失败。有时需商请外科协助清除感染灶。抗生素治疗如用至4～5 天仍未显效，需调整或与其他抗生素联合治疗。抗生素疗程长而未见预期疗效或病情再度恶化者，需考虑并发真菌感染。

目前常用于抗感染性休克的抗生素有如下几类。

1.青霉素类

(1)青霉素:青霉素对大多数革兰阳性球菌、杆菌,革兰阴性球菌,均有强大的杀菌作用,但对革兰阴性杆菌作用弱。目前,青霉素主要大剂量用于敏感的革兰阳性球菌感染,在感染性休克时超大剂量静脉滴注。金葡菌感染时应作药敏监测。大剂量青霉素静脉滴注,由于它是钠盐或钾盐,疗程中需定时检测血清钾、钠。感染性休克时最少用至 320 mg/d,分次静脉滴注。应用青霉素类抗生素前必须做皮内药敏试验。

(2)半合成青霉素。①苯唑西林(苯唑青霉素、新青霉素Ⅱ):本品对耐药性金葡菌疗效好。感染性休克时静脉滴注(4～6 g/d)。有医院应用苯唑西林与卡那霉素联合治疗耐药金葡菌败血症,取得佳良疗效。②萘夫西林(新青霉素Ⅲ):对耐药性金葡菌疗效好,对肺炎双球菌与溶血性链球菌作用较苯唑西林佳。对革兰阴性菌的抗菌力弱。感染性休克时用 4～6 g/d,分次静脉滴注。③氨苄西林:主要用于伤寒、副伤寒、革兰阴性杆菌败血症等。感染性休克由革兰阴性杆菌引起者,常与卡那霉素(或庆大霉素)联合应用,起增强疗效的作用。成人用量为 3～6 g/d,分次静脉滴注或肌内注射。④羧苄西林:治疗铜绿假单胞菌(又称绿脓杆菌)败血症,成人 10～20 g/d,静脉滴注或静脉注射。或与庆大霉素联合治疗铜绿假单胞菌败血症。

(3)青霉素类与β-内酰胺酶抑制剂的复合制剂。①阿莫西林-克拉维酸(安美汀):用于耐药菌引起的上呼吸道、下呼吸道感染,皮肤软组织感染,术后感染和泌尿道感染等。成人每次 1 片(375 mg),每天3 次;严重感染时每次 2 片,每天 3 次;②氨苄西林-舒巴坦:对大部分革兰阳性菌、革兰阴性菌及厌氧菌有抗菌作用。成人每天 1.5～12.0 g,分 3 次静脉注射,或每天 2～4 次,口服。

2.头孢菌素类

本类抗生素具有抗菌谱广、杀菌力强、对胃酸及β-内酰胺酶稳定、变态反应少(与青霉素仅有部分交叉过敏现象)等优点。现已应用至第四代产品,各有优点。本类抗生素已广泛用于抗感染性休克的治疗。疗程中需反复监测肾功能。

(1)第一代头孢菌素。本组抗生素特点为:①对革兰阳性菌的抗菌力较第二、三代强,故主要用于耐药金葡菌感染,而对革兰阴性菌作用差;②对肾脏有一定毒性,且较第二、三代严重。

具体如下:①头孢噻吩(头孢菌素Ⅰ),严重感染时 2～4 g/d,分次静脉滴注。②头孢噻啶(头孢菌素Ⅱ),成人每次 0.5～1.0 g,每天 2～3 次,肌内注射。每天量不超过 4 g。③头孢唑啉(头孢菌素Ⅴ),成人2～4 g/d,肌内注射或静脉滴注。④头孢拉定(头孢菌素Ⅵ):成人 2～4 g/d,感染性休克时静脉滴注,每天用量不超过 8 g。

(2)第二代头孢菌素。本组抗生素的特点有:①对革兰阳性菌作用与第一代相仿或略差,对多数革兰阴性菌作用明显增强,常主要用于大肠埃希菌属感染,部分对厌氧菌有高效;②肾毒性较小。

头孢孟多:治疗重症感染,成人用至 8～12 g/d,静脉注射或静脉滴注;头孢呋辛:治疗重症感染,成人用4.5～8 g/d,分次静脉注射或静脉滴注。

(3)第三代头孢菌素。本组抗生素的特点:①对革兰阳性菌有相当抗菌作用,但不及第一、二代;②对革兰阴性菌包括肠杆菌、铜绿假单胞菌及厌氧菌如脆弱类杆菌有较强的作用;③其血浆半减期较长,有一定量渗入脑脊液中;④对肾脏基本无毒性。

目前较常用于重度感染的品种有以下几种:①头孢他啶(头孢噻甲羧肟)。临床用于单种的

敏感细菌感染，以及 2 种或 2 种以上的混合细菌感染。成人用量 1.5～6 g/d，分次肌内注射（加 1%利多卡因0.5 mL）。重症感染时分次静脉注射或快速静脉滴注。不良反应：可有静脉炎或血栓性静脉炎，偶见一过性白细胞减少、中性粒细胞减少、血小板减少。不宜与肾毒性药物联用。慎用于肾功能较差者。②头孢噻肟。对肠杆菌活性甚强，流感嗜血杆菌、淋病奈瑟菌对本品高度敏感。成人 4～6 g/d，分 2 次肌内注射或静脉滴注。③头孢曲松。抗菌谱与头孢噻肟相似或稍优。成人 1 g/d，每天 1 次，深部肌内注射或静脉滴注。

3.氨基糖苷类

本类抗生素对革兰阴性菌有强大的抗菌作用，且在碱性环境中作用增强。其中卡那霉素、庆大霉素、妥布霉素、阿米卡星等对各种需氧革兰阴性杆菌如大肠埃希菌、克雷菌属、肠杆菌属、变形杆菌等具有高度抗菌作用。此外，它对沙门菌、产碱杆菌属、痢疾杆菌等也有抗菌作用。但铜绿假单胞菌只对庆大霉素、阿米卡星、妥布霉素敏感。金葡菌包括耐药菌株对卡那霉素甚敏感。厌氧菌对本类抗生素不敏感。

应用本类抗生素时需注意：①老年人革兰阴性菌感染，宜首先应用头孢菌素或广谱青霉素（如氨苄西林）；②休克时肾血流量减少，剂量不要过大，还要注意定期复查肾功能；③尿路感染时应碱化尿液；④与呋塞米、依他尼酸、甘露醇等联用时能增强其耳毒性。

感染性休克时常用的本类抗生素有以下几种。

（1）硫酸庆大霉素：成人每天 16 万～24 万单位，分次肌内注射或静脉滴注。忌与青霉素类混合静脉滴注。本品与半合成青霉素联用可提高抗菌疗效（如对大肠埃希菌、肺炎杆菌、铜绿假单胞菌）。

（2）硫酸卡那霉素：成人 1.0～1.5 g/d，分 2～3 次肌内注射或静脉滴注。疗程一般不超过 14 天。

（3）硫酸妥布霉素：成人每天 1.5 mg/kg，每 8 小时 1 次，分 3 次肌内注射或静脉注射。总量每天不超过5 mg/kg。疗程一般不超过 14 天。

（4）阿米卡星：目前主要用于治疗对其他氨基糖苷类耐药的尿路、肺部感染，以及铜绿假单胞菌、变形杆菌败血症。成人 1.0～1.5 g/d，分 2～3 次肌内注射。

4.大环内酯类

红霉素：本品主要用于治疗耐青霉素的金葡菌感染和青霉素过敏者的金葡菌感染。优点是无变态反应，又无肾毒性。但金葡菌对红霉素易产生耐药性，静脉滴注又可引起静脉炎或血栓性静脉炎。故自从头孢菌素问世以来，红霉素已大为减色，目前较少应用。红霉素常规剂量为 1.2～2.4 g/d，稀释于 5%葡萄糖液中静脉滴注。

红霉素与庆大霉素联用时，尚未见有变态反应，故对药物有高度变态反应者，罹患病原待查的细菌感染时，联用两者可认为是相当安全的。

5.万古霉素

仅用于严重革兰阳性菌感染。成人每天 1～2 g，分 2～3 次静脉滴注。

6.抗生素应用的一些问题

抗生素种类虽多，但正如上述，其应用原则应根据培养菌株的药敏性。在未取得药敏试验结果时，一般暂按个人临床经验而选用。临床上，肺部感染、化脓性感染常为革兰阳性菌引起，泌尿道、胆管、肠道感染常为革兰阴性菌引起，据此有利于抗生素的选择。

感染中毒性休克的主要元凶是细菌性败血症，故必须有的放矢以控制之，表 7-3 可供参考。

表 7-3 各类型败血症的抗生素应用

感染原	首选抗生素	替换的抗生素
金葡菌(敏感株)	青霉素	头孢菌素类
金葡菌(耐青霉素 G 株)	苯唑西林	头孢菌素类、红霉素、利福平
溶血性链球菌	青霉素	头孢菌素类、红霉素
肠球菌	青霉素+庆大霉素	氨苄西林+氨基糖苷类
脑膜炎双球菌	青霉素	氯霉素、红霉素
大肠埃希菌	庆大霉素或卡那霉素	头孢菌素类、氨苄西林
变形杆菌	庆大霉素或卡那霉素	羧苄西林、氨苄西林
产气杆菌	庆大霉素或卡那霉素	同上
铜绿假单胞菌	庆大霉素或妥布霉素	羧苄西林、阿米卡星

抗生素治疗一般用至热退后 3～5 天,此时剂量可以酌减,可期待满意的疗效。

感染性休克患者由于细菌及其代谢产物的作用,常伴有不同程度的肾功能损害。当肾功能减退时,经肾排出的抗生素半减期延长,致血中浓度增高。故合理应用抗生素(特别是氨基糖苷类)抗感染性休克时,必须定期检测肾功能,并据此以调节或停用这些抗生素。表 7-4 可供参考。

联合应用抗生素有利有弊。其弊端为不良反应增多,较易发生双重感染,且耐药菌株也更为增多,因此只在重症感染时才考虑应用。甚至如耐药金葡菌败血症时,可单独应用第一代头孢菌素。铜绿假单胞菌败血症时可以单独应用羧苄西林。可是,青霉素类、头孢菌素类是繁殖期杀菌药,而氨基糖苷类是静止期杀菌药,两者联用效果增强,故对严重感染时联合应用也是合理的。例如,对耐药金葡菌败血症,常以苯唑西林与卡那霉素联合应用;对严重肠道革兰阴性杆菌败血症,也有用氨苄西林与卡那霉素(或庆大霉素)联合应用。此外,对原因未明的重症细菌感染与混合性细菌感染,也常联合应用两种抗生素。

表 7-4 一些抗生素半减期及肾功能不全患者用药间隔时间

抗生素	半减期(h)		用药间隔时间(h)			
	正常人	严重肾功能不全者	＞80*	50～80*	10～50*	＜10*
青霉素 G	0.65	7～10	6	8	8	12
苯唑西林	0.4	2	4～6	6	6	8
氟氯苯唑西林	0.75	8	6	8	8	12
氨苄西林	1.0	8.5	6	8	12	24
羧苄西林	1.0	15	6	8	12	24
头孢噻吩	0.65	3～18	4～6	6	6	8
头孢唑啉	1.5	5～20	6	8	12	24～48
头孢氨苄	1	30	6	6	8	24～48
庆大霉素	2	60	8	12	18～24	48
卡那霉素	2～3	72～96	8	24	24～72	72～96
阿米卡星	2.3	72～96	8	24	24～72	72～96
多黏菌素	2	24～36	8	24	36～60	60～92
万古霉素	6	216	12	72	240	240

续表

抗生素	半减期(h)		用药间隔时间(h)			
	正常人	严重肾功能不全者	>80*	50～80*	10～50*	<10*
红霉素	2	5～8	6	6	6	6

注：* 指肌酐廓清率(mL/min)。

(五)并发症的防治

感染性休克的并发症往往相当危险，且常为死亡的原因，对其必须防治。一般有代谢性酸中毒、ARDS、急性心力衰竭、急性肾衰竭、DIC、多器官衰竭等。至于有外科情况者，还应商请外科协助解决。

(郑　敏)

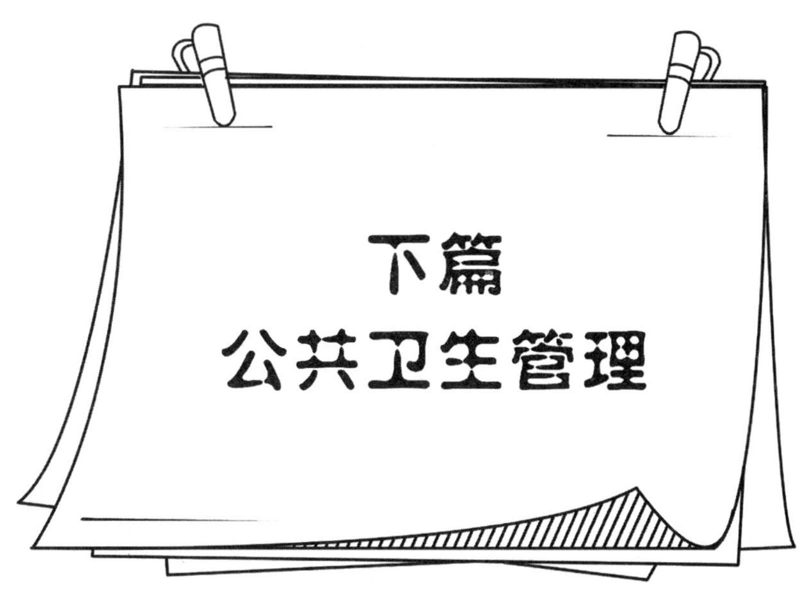
下篇
公共卫生管理

第八章

公共卫生绪论

第一节 公共卫生的概念

一、公共卫生的定义

至于公共卫生的概念，各个国家和组织之间没有一个统一的、严格的定义。简单来讲，公共卫生实际上就是大众健康。它是相对临床而言的，临床是针对个体的，公共卫生是关注人群的健康。

1920年，美国耶鲁大学的Winslow教授首次提出了早期经典的公共卫生概念。公共卫生是通过有组织的社区行动，改善环境卫生，控制传染病流行，教育个体养成良好的卫生习惯，组织医护人员对疾病进行早期诊断和预防性治疗，发展社会体系以保证社区中的每个人享有维持健康的足够的生活水准，最终实现预防疾病、延长寿命、促进机体健康、提高生产力的目标。随着社会和公共卫生实践的发展、人们认识的更新，公共卫生的概念也在不断地发展之中。

1988年，艾奇逊将公共卫生定义为："通过有组织的社会努力预防疾病、延长生命、促进健康的科学和艺术。"这一概念高度概括了现代公共卫生的要素。

1995年，英国的Johnlast给出了详细的定义，即"公共卫生是为了保护、促进、恢复人们的健康。是通过集体的或社会的行动，维持和促进公众健康的科学、技能和信仰的集合体。公共卫生项目、服务和机构强调整个人群的疾病预防和健康需求"。尽管公共卫生活动会随着技术和社会价值等的改变而变化，但是其目标始终保持不变，即减少人群的疾病发生、早死、疾病导致的不适和伤残。因此，公共卫生是一项制度、一门学科、一种实践。随着社会经济的发展，医学模式的转变，公共卫生的概念和内涵有了进一步发展。公共卫生通常涉及面都很广泛，包括生物学、环境医学、社会文化、行为习惯、政治法律和涉及健康的许多其他方面。现代公共卫生最简单的定义为"3P"，即Promotion（健康促进），Prevention（疾病预防），Protection（健康保护）。

在我国，公共卫生的内涵究竟是什么，公共卫生包括哪些领域。对此至今尚无统一认识和明确定义。2003年7月，中国原副总理兼原卫生部部长吴仪在全国卫生工作会议上对公共卫生做了一个明确的定义：公共卫生就是组织社会共同努力，改善环境卫生条件，预防控制传染病和其他疾病流行，培养良好卫生习惯和文明的生活方式，提供医疗服务，达到预防疾病，促进人民身体健康的目的。因此，公共卫生建设需要政府、社会、团体和民众的广泛参与，共同努力。其中，政府主要通过制定相关法律、法规和政策，促进公共卫生事业发展；对社会、民众和医疗卫生机构执行公共卫生法律法规实施监督检查，维护公共卫生秩序；组织社会各界和广大民众共同应对突发公共卫生事件和传染病流行；教育民众养成良好卫生习惯和健康文明的生活方式；培养高素质的公共卫生管理和技术人才，为促进人民健康服务。

从这一定义可以看出，公共卫生就是“社会共同的卫生”。公共即共同，如公理公约。卫生是个人、集体的生活卫生和生产卫生的总称，一般指为增进人体健康，预防疾病，改善和创造合乎生理要求的生产环境、生活条件所采取的个人和生活的措施，包括以除害灭病、讲卫生为中心的爱国卫生运动。

一般情况来讲，公共卫生是通过疾病的预防和控制，达到提高人民健康水平的目的。如对传染病、寄生虫病、地方病，还有一些慢性非传染性疾病的预防控制；借助重点人群或者高危人群，如职业人群，妇女、儿童、青少年、老年人等人群进行的健康防护；通过健康教育、健康政策干预等措施，促进人群健康的社会实践。具体讲，公共卫生就是通过疾病预防控制，重点人群健康防护、健康促进来解决人群中间的疾病和健康问题，达到提高人民健康水平的目的。公共卫生就是以生物-心理-社会-医学模式为指导，面向社会与群体，综合运用法律、行政、预防医学技术、宣传教育等手段，调动社会共同参与，消除和控制威胁人类生存环境质量和生命质量的危害因素，改善卫生状况，提高全民健康水平的社会卫生活动。由此可见，公共卫生具有社会性、系统性、政策法制性、多学科性和随机性等特征。公共卫生的实质是公共政策。

二、公共卫生特征

2004 年，Beaglehole 教授将现代公共卫生的特征进行了总结，认为，公共卫生是以持久的全人群健康改善为目标的集体行动。这个定义尽管简短，但是充分反映了现代公共卫生的特点：①需要集体的、合作的、有组织的行动；②可持续性，即需要可持久的政策；③目标是全人群的健康改善，减少健康的不平等。

现代公共卫生的特征包括 5 个核心内容：①政府对整个卫生系统起领导作用，这一点对实现全人群的健康工程至关重要，卫生部门只会继续按生物医学模式关注与卫生保健有关的近期问题；②公共卫生工作需要所有部门协作行动，忽视这一点只会恶化健康的不平等现象，而政府领导是协作行动、促进全人群健康的核心保障；③用多学科的方法理解和研究所有的健康决定因素，用合适的方法回答相应的问题，为决策提供科学依据；④理解卫生政策发展和实施过程中的政治本质，整合公共卫生科学与政府领导和全民参与；⑤与服务的人群建立伙伴关系，使有效的卫生政策能够得到长期的社区和政治支持。

（林　毅）

第二节　公共卫生监督体系

公共卫生监督体系是公共卫生体系的重要组成部分，是执行国家卫生法律法规，维护公共卫生秩序和医疗服务秩序，保护人民群众健康，促进经济社会协调发展的重要保证。

一、公共卫生监督体系基本概况

(一)卫生监督在公共卫生中的定位

根据世界卫生组织对公共卫生的定义,公共卫生是一门通过有组织的社会活动来预防疾病、延长寿命和促进心理和躯体健康,并能发挥更大潜能的科学和艺术,其范围包括环境卫生、控制传染病、进行个体健康教育,组织医护人员对疾病进行早期诊断和治疗,发展社会体制,保证每个人都享有足以维持健康的生活水平和实现其健康地出生和长寿。

世界卫生组织利用特尔斐方法进行的研究,将公共卫生的功能概括为以下 9 个方面:①预防、监测和控制传染性和非传染性疾病;②监测人群健康状况;③健康促进;④职业卫生;⑤保护环境;⑥公共卫生立法;⑦公共卫生管理;⑧特殊公共卫生服务;⑨高危人群和脆弱人群卫生服务。

在《WTO 与公共卫生协议案》中,将公共卫生分为 8 大类:①传染病的控制;②食品的安全;③烟草的控制;④药品和疫苗的可得性;⑤环境卫生;⑥健康教育与促进;⑦食品保障与营养;⑧卫生服务。

世界卫生组织总干事陈冯富珍女士曾在演讲中谈到公共卫生的三个重要原则:一是公共卫生最首要的职责在于保护人群的健康,使其免受任何健康危害。如保证药品质量和保证食物、饮用水和血液制品的安全等;二是公共卫生最重要的道德准则是公平;三是公共卫生最强大的功能在于预防,公共卫生是为了寻找疾病的原因从而保护人民大众的健康。

根据上述世界卫生组织对公共卫生的定义、功能以及原则的阐述可知,公共卫生的内涵极其丰富,外延非常广泛。公共卫生是一个由环境卫生、职业卫生、食品安全、药品安全、传染病控制、健康教育和卫生服务等一系列内容组成的综合体系。

卫生监督是指卫生行政部门执行国家卫生法律、法规,维护公共卫生和医疗服务秩序,保护人民群众健康及其相关权益,对特定的公民、法人和其他组织所采取的能直接产生法律效果的卫生行政执法行为,是维护正常公共卫生秩序和医疗服务秩序的重要保障。根据中编办《关于调整卫生部有关机构编制的批复》和《关于卫生监督体系建设的若干规定》,卫生监督的主要职责包括:依法监督管理食品、化妆品、消毒产品、生活饮用水及涉及饮用水卫生安全产品;依法监督管理公共场所、职业、放射、学校卫生等工作;依法监督传染病防治工作;依法监督医疗机构和采供血机构及其执业人员的执业活动,整顿和规范医疗服务市场,打击非法行医和非法采供血行为;承担法律法规规定的其他职责。卫生监督一方面包括食品、职业、放射、环境、学校等公共卫生监督管理职责;另一方面包括传染病防治监督、医疗机构和采供血机构执业活动监督等医疗卫生监督职责。卫生监督工作是党和政府的卫生事业中不可缺少的重要组成部分,卫生监督体系是整个卫生体系、更是公共卫生体系的重要组成部分。

(二)公共卫生监督体制改革的回顾

卫生监督是政府卫生工作的重要组成部分。长期以来,卫生监督在保障人民健康,维护社会稳定和促进国民经济发展方面发挥着重要作用。但是,随着我国从计划经济向社会主义市场经济转轨,在计划经济体制下形成的卫生防疫站模式,监督执法和卫生防病任务一肩挑,既不能适应依法行政和政府职能转变的要求,也不能满足重大传染病预防控制的需要,成为进一步提高卫生监督执法水平和疾病防治工作质量的桎梏。在这样的形势下,改革传统公共卫生体制,推进卫生综合执法,加强疾病预防控制工作,就成为卫生事业改革与发展的必然要求。

1982年卫健委设立卫生防疫司,负责传染病管理、国境卫生检疫和职业卫生、食品卫生等五大卫生管理。1990年,卫健委(原卫生部)将五大卫生管理职能从卫生防疫司剥离出来,增设卫生监督司,专门负责职业卫生和食品卫生等监督管理。1996年,卫健委下发《关于进一步完善公共卫生监督执法体制的通知》,力求科学划分行政管理行为和业务技术行为,从而揭开了卫生监督体制改革的序幕。

1997年,中共中央、国务院发布《关于卫生改革与发展的决定》,明确要求要通过不断深化卫生改革,建立具有中国特色的包括卫生服务、医疗保障、卫生监督执法的卫生体系;要求各级政府要强化卫生行政执法职能,改革和完善卫生监督执法体制,调整并充实监督执法力量,不断提高监督执法队伍素质,努力改善监督执法条件和技术手段,保证公正执法。《决定》明确了我国卫生监督体制改革的总体方向,从而全面推动包括卫生监督体制改革在内的卫生体制改革。1998年,在原卫生监督司基础上,卫健委成立卫生法制与监督司,负责卫生立法以及公共卫生监督管理工作。

2000年,经国务院批准,卫健委下发《关于卫生监督体制改革的意见》;2001年,国务院转发国务院体改办、国家计委、经贸委、财政部、劳动保障部、卫健委、药品监管局、中医药局《关于城镇医药卫生体制改革的指导意见》,提出“逐步实行卫生工作全行业管理”,“合理划分卫生监督和卫生技术服务的职责。理顺和完善卫生监督体制,依法行使卫生行政监督职责”;2001年卫健委印发《关于卫生监督体制改革实施的若干意见》。这些文件进一步明确卫生监督

体制改革是我国医药卫生体制改革的重要组成部分,卫生监督队伍是组成我国医疗卫生队伍的一支重要力量 ,同时,提出了卫生监督体制改革的总体思路、原则、主要改革措施和改革方向,标志着卫生监督体制改革全面启动。2002年卫健委成立中国疾病预防控制中心和卫健委卫生监督中心。2003年总结“非典”防治经验,中央对加强公共卫生体系建设提出总体要求,提出争取用3年左右的时间,基本建成覆盖城乡、功能完善的疾病预防控制体系、医疗救治体系和卫生监督体系。卫生监督事业的改革与发展面临难得的历史性发展机遇。2004年,为进一步加强卫生监管职能,卫健委成立卫生执法监督司,专门负责公共卫生和医疗服务监督工作。

2005年,国务院副总理兼原卫生部部长吴仪以部长令的形式发布了《关于卫生监督体系建设的若干规定》,明确了卫生监督的地位和作用,划分了各级卫生监督机构的职责和任务,规范卫生监督机构设置和队伍管理,规定了卫生监督工作保障措施等。这对新时期继续深化卫生监督体制改革,加强卫生监督体系建设,全面推进依法行政,加强卫生行政部门的执政能力,均具有重要的指导意义。

2005年底,经国务院领导同意,中编办批复,2006年初,卫健委在原卫生执法监督司的基础上组建成立卫健委卫生监督局,增加了人员编制,从组织机构上进一步加强卫健委的卫生监管职能,特别是加强了医疗服务监督工作。

2006年卫健委发布《关于卫生监督体系建设的实施意见》,在明确指导思想和工作思路的前提下,要求逐步规范卫生监督机构设置和人员编制,加强人员管理,落实卫生监督经费,同时加强技术支持能力建设以及农村卫生监督网络建设,提供多种保障措施,确保卫生监督体系建设良性发展。

二、加强公共卫生监督体系建设的重要意义

(一)有利于更好地实现和维护广大人民的利益

身体健康和生命安全是人民群众的基本需求,也是人民群众的基本权利。保护人民群众的

身体健康和生命安全，维护人民群众的健康权益是我们党和政府第一位的责任。卫生改革以来，我国公共卫生工作取得了巨大成就，卫生监督的能力和水平有了明显提高，但是当前仍然面临十分繁重的执法监督任务，许多方面离人民群众的健康安全需求的差距还很大。食源性疾病、严重职业病危害对健康的危害呈上升趋势，医疗服务市场秩序混乱，非法行医猖獗，人民群众很不满意；部分地区血液安全问题突出成为艾滋病蔓延的重要隐患。这一系列问题危及社会公共卫生安全、危害到人民群众健康权益。同时，随着人民生活水平的不断提高，城镇居民的健康意识不断曾强，越来越迫切地要求改善公共卫生状况和提高卫生服务质量。坚持立党为公、执政为民是卫生工作的根本出发点。卫生监督作为各级政府管理公共卫生事务的重要手段，是维护正常社会卫生秩序、维护人民群众健康权益的重要保证。因此，深化卫生监督体制改革，加强卫生监督体系建设，将有利于政府更好地实现和维护最广大人民的根本利益。

（二）经济社会协调发展的必然要求

坚持在经济发展的基础上实现社会的全面进步，促进经济社会协调发展，是建设中国特色社会主义的必然要求，也是全面建设小康社会的必然要求。这些年来，在国民经济持续高速发展的同时，我国卫生事业改革与发展却相对滞后，已经成为制约经济社会全面发展的严重障碍。突如其来的疫情不仅给人民群众的健康安全造成巨大威胁，还暴露出我国公共卫生领域存在的诸多问题。其中，由于长期以来卫生监督体制不完善、机制不健全、保障措施不落实，导致卫生监督工作不到位，对医疗机构监管不严，传染病防治监督不力是存在的问题之一。卫生监督是卫生工作的重要内容，也是社会法制建设的重要组成部分，坚持全面的发展观，不断深化公共卫生体制改革，加强卫生监督体系建设，加大卫生监督执法力度，将有利于促进经济社会的协调发展。

（三）推动政府职能转变和全面推进依法行政的重大举措

政府职能问题是政府管理的核心问题。政府管理创新，关键在于政府职能转变取得实质性进展。多年来，在建立和完善社会主义市场经济体制过程中，我们在深化行政管理体制改革和转变政府职能方面取得了很大进展，但是卫生行政部门职能“错位”“越位”和“缺位”的现象仍然不同程度地存在。卫生行政部门应当管什么、不应当管什么，怎么样管好应当管的事，在管的过程中要承担什么样的责任一系列问题亟待我们回答。如何在社会主义市场经济体制条件下，找准自己的位置，作出让政府、让社会、让广大人民群众满意的成绩，是关系卫生事业成败的关键。依法行政是对各级政府贯彻依法治国方略、提高行政管理水平的基本要求。依法行政就是要把行政权的运用纳入法制化的轨道，使行政机关明确在社会主义市场经济条件下的职能定位。改革开放以来，卫生法制建设取得了显著成绩。这些法律法规赋予各级卫生行政部门在维护正常医疗服务秩序和公共卫生秩序、保护人民群众身体健康方面大量的监管职责。“天下之事，不难于立法，而难于法之必行。”换句话说，坚持依法行政，立法是基础，执法是关键。如何真正贯彻执行好这些法律法规，切实承担起各项监管职责，是卫生行政部门落实政府职能转变和依法行政的关键所在。因此，各级卫生行政部门必须冲破在传统计划经济体制下形成的旧观念的束缚，牢牢树立依法办事的观念，不断提高依法办事的能力。通过深化卫生监督体制改革，加强卫生监督体系建设，不断提高卫生监督执法的能力和水平，全面加强对社会卫生秩序的依法监督，履行好卫生法律法规赋予的监管职责。特别是要通过对医疗卫生行业实行全行业监管，强化对医疗卫生服务秩序的监督，从而使卫生行政部门从“办卫生”到“管卫生”的职能转变上跨出实质性的一步，不断提高卫生行政部门的依法行政水平。

三、公共卫生监督体系建设的政策框架逐步建立和完善

2003年以来，党中央、国务院提出了加强包括疾病预防控制、卫生监督和应急医疗救治在内的公共卫生体系建设的要求。卫健委也相继出台了一系列政策文件：一是卫生监督体系建设方面，先后出台《关于卫生监督体系建设的若干规定》《卫生监督机构建设指导意见》《关于卫生监督体系建设的实施意见》和《卫生监督信息系统建设指导意见》等政策文件，进一步加强对全国卫生监督体系建设的指导；二是完善卫生监督运行机制、规范执法行为、加强队伍建设方面，先后印发《全国卫生监督机构工作规范》《卫生部行政处罚程序》《卫生行政执法文书规范》《卫生监督制、着装管理规定》《卫生部办公厅关于规范卫生监督执法车辆外观标识的通知》《卫生部办公厅关于进一步规范卫生监督员胸牌编号的通知》《卫生监督信息报告管理规定》《关于卫生行政执法责任制的若干规定》《卫生监督稽查工作规范》《卫生监督执法过错责任追究办法（试行）》《卫生行政执法考核评议办法》和《全国卫生监督员教育培训规划》等一系列文件。随着上述文件陆续出台，卫生监督体系建设的政策框架逐步完善。这些文件一方面继承了以往卫生监督体制改革的指导思想和政策原则，另一方面为适应新形势下全面推进依法行政和政府职能转变的要求，进一步深化改革，从促进和推动卫生监督综合执法、加强卫生监督机构和队伍建设、明确卫生监督的任务和职责、健全卫生监督工作的运行机制、完善卫生监督工作的保障措施等方面对全面加强卫生监督体系建设作出具体的规定和要求。同时，突出强调卫生监督体系建设应当适应社会主义市场经济体制和全面推进依法行政的要求，通过进一步转变职能，严格依法行政，不断提高卫生行政部门依法办事的能力和水平。卫生监督体系建设应当按照精简、统一、效能的原则和政事分开、综合执法、依法行政的要求，深化卫生监督体制改革，合理设置机构，优化人员结构，解决职能交叉、权责脱节和执法力量薄弱等问题。卫生监督体系建设政策框架的完善，对于统一思想、统一目标、统一要求，全面推进卫生监督体系建设，规范各级卫生监督机构建设，严格卫生监督队伍管理具有重要意义。政策框架涉及的具体内容如下。

（一）明确卫生监督体系建设工作思路

（1）加强卫生法律法规和卫生标准建设，建立与经济社会发展相适应的卫生法制和标准体系。

（2）加强卫生监督监测信息网络建设，重视群众关注热点和投诉举报，明确卫生监督工作重点。

（3）总结经验，开拓创新，建立卫生执法监管长效机制。

（4）加强卫生监督队伍管理，改善卫生执法工作条件，提高监督能力和水平。

（二）明确卫生监督工作职责

为认真贯彻国务院《关于进一步加强食品安全工作的决定》、中央编办《关于职业卫生监督管理职能调整的意见》和《关于放射源安全监管部门职责分工的通知》精神，落实食品卫生和职业卫生职能调整以及推进卫生综合执法和加强医疗监督的需要，《关于卫生监督体系建设的若干规定》进一步明确了卫生监督的职责，包括依法监督管理食品、化妆品、消毒产品、生活饮用水及涉及饮用水卫生安全产品；依法监督管理公共场所、职业、放射、学校卫生等工作；依法监督传染病防治工作；依法监督医疗机构和采供血机构及其执业人员的执业活动，整顿和规范医疗服务市场，打击非法行医和非法采供血行为；承担法律法规规定的其他职责。

(三)合理界定各级卫生监督机构职责

为充分发挥各级卫生监督机构的作用,促进执法重心下移,提高监管效率,同时避免职责不清、职能交叉等问题,解决执法工作中“职能上下一般粗”“有利争着干,无利没人管”造成的错位、越位和缺位现象,《若干规定》界定了各级卫生监督机构的主要职责。

1.卫健委卫生监督机构主要职责

其主要职责如下:①拟定全国卫生监督政策和工作规划,并制定相应的工作制度和规范;②组织实施全国卫生监督工作,对地方卫生监督工作进行指导和监督检查;③开展执法稽查,对地方卫生监督机构和人员的执法行为进行督察;④组织协调、督察督办有关大案要案的查处;⑤组织全国卫生监督抽检;⑥依法承办职责范围内的卫生行政许可和资质认定;⑦负责全国卫生监督信息的汇总分析;⑧组织全国卫生监督人员培训;⑨组织开展卫生法律法规宣传教育;⑩承担卫健委指定或交办的卫生监督事项。

2.省级卫生监督机构主要职责

其主要职责如下:①拟定辖区内卫生监督工作规划和年度计划,并制定相应的工作制度和规范;②组织实施辖区内的卫生监督工作,对下级的卫生监督工作进行指导和监督检查;③依法承办职责范围内的卫生行政许可、资质认定和日常卫生监督;④查处辖区内大案要案,参与重大活动的卫生保障;⑤承担国家卫生监督抽检任务,组织实施辖区内的卫生监督抽检;⑥开展执法稽查,对下级卫生监督机构和人员的执法行为进行督察;⑦组织协调辖区内各级卫生监督机构的分级管理,落实执法责任制;⑧负责辖区内卫生监督人员的资格审定工作,组织开展资格考试;⑨组织辖区内卫生监督人员培训;⑩负责辖区内卫生监督信息的汇总、核实、分析、上报,并按照规定进行发布。

3.设区的市、县级卫生监督机构主要职责

(1)卫生行政许可:①承办食品生产经营单位、餐饮业及集体食堂卫生条件的卫生行政许可;②承办公共场所卫生条件的卫生行政许可;③承办供水单位卫生条件的卫生行政许可;④卫生行政部门交办的其他行政许可事项。

(2)公共卫生监督:①对食品生产经营单位、餐饮业及集体食堂的卫生条件、卫生防护设施、生产经营活动及直接从事食品生产经营活动人员的健康管理进行卫生监督检查,查处违法行为;②对化妆品、消毒产品、生活饮用水、涉及饮用水卫生安全产品及其他健康相关产品的卫生及其生产经营活动进行卫生监督检查,查处违法行为;③对公共场所的卫生条件及其从业人员的健康管理进行卫生监督检查,查处违法行为;④对用人单位开展职业健康监护情况进行卫生监督检查,查处违法行为;⑤对建设项目执行职业病危害评价制度情况进行卫生监督检查,查处违法行为。

(3)医疗卫生监督:①对医疗机构的执业资格、执业范围及其医务人员的执业资格、执业注册进行监督检查,规范医疗服务行为,打击非法行医;②对医疗机构的传染病疫情报告、疫情控制措施、消毒隔离制度执行情况和医疗废物处置情况进行监督检查,查处违法行为;③对采供血机构的执业资格、执业范围及其从业人员的资格进行监督检查,打击非法采供血行为;④对采供血机构的采供血活动、传染病疫情报告和医疗废物处置情况进行监督检查,查处违法行为;⑤对疾病预防控制机构的传染病疫情报告、预防控制措施和菌(毒)种管理情况进行监督检查,查处违法行为。

(4)其他:①负责派出机构的管理;②设区的市级卫生监督机构负责对县级的卫生监督工作

进行监督检查；③负责辖区内卫生监督信息的收集、核实和上报；④负责受理对违法行为的投诉、举报；⑤开展卫生法律法规宣传教育；⑥承担上级机关指定或交办的卫生监督事项。通过这样划分，把各级卫生监督机构的职责明确区分开，既有利于加强上级对下级卫生监督工作的监督指导，也有利于促进卫生监督工作重心下移，切实加强基层执法力量。

(四)规范卫生监督机构建设

1.完善卫生监督组织机构建设

《关于卫生监督体系建设的实施意见》，一是明确卫生监督机构的性质：卫生监督机构是行政执法机构，机构级别应不低于同级疾病预防控制机构；二是统一卫生监督机构的名称：各级卫生监督机构的名称统一为 XX 省(自治区、直辖市)、XX 市(地、州、盟)卫生厅(局)卫生监督局、XX 县(区、旗)卫生局卫生监督所；三是建立健全基层卫生监督网络：县级卫生监督机构原则上应按照划片设置、垂直管理的原则，在乡(镇、街道)设置卫生监督派出机构，条件不具备的地方可在乡镇聘任卫生监督人员；四是提出各级卫生监督机构应按照“精简、统一、效能”的原则，综合考虑辖区人口、工作量、服务范围和经济水平等因素则算所需行政执法编制。

2.健全卫生监督机构建设标准

中央和地方各级财政加大卫生监督体系建设的资金投入。为规范各级卫生监督机构建设，卫健委制定了《卫生监督机构建设指导意见》(以下简称《指导意见》)，要求各级卫生行政部门按照“总体规划、统筹兼顾，分级负责、加强管理，因地制宜、分类指导”的原则，以整合资源、加大投入、改善条件为手段，以基础设施建设和执法装备建设为重点，全面加强卫生监督机构的能力建设，提高各级卫生监督机构的综合执法能力。《指导意见》明确了各级卫生监督机构的建设标准，具体如下。

(1)房屋建设标准：各级卫生监督机构的房屋建设，应满足日常卫生监督执法调查职证、办理发证、投诉接待和突发公共卫生事件应急处置等工作的需要。各级卫生监督机构开展日常工作所需各类用房，人均建筑面积应在 40 m^2 以上。对于人员编制较少的机构，省级卫生监督机构的建筑规模应不少于 4 800 m^2，设区的市级卫生监督机构的建筑规模应不少于 2 400 m^2，县级卫生监督机构的建筑规模应不少于 1 200 m^2。

(2)车辆配备标准：监督工作用车辆应包括卫生监督执法车和现场快速检测车；卫生监督执法车根据实际工作需求和社会经济条件，按监督执法人员每 4～8 人配备 1 辆的标准进行配置，用于日常卫生监督现场检查、违法案件查办、重大活动卫生保障和突发公共卫生事件应急处置；省级和设区的市级卫生监督机构，应配置现场快速检测车 1～2 辆，用于现场快速检测、突发公共卫生事件现场处置和重大活动卫生保障。

(3)现场快速检测设备和防护设备标准：根据各级卫生监督机构承担的任务，为满足日常卫生监督执法、突发公共卫生事件现场处置和重大活动卫生保障的需要，配备必要的现场快速检测设备和防护设备。

(4)取证工具及办公设备标准：各级卫生监督机构根据执法工作任务需要，配备照相机、摄像机、采访机、录音笔等执法取证工具；配备电脑、复印机、速印机、打印机、传真机、碎纸机、扫描仪、投影仪等办公设备。

3.完善经费保障规定

《关于卫生监督体系建设的若干规定》和《实施意见》进一步明确和完善了卫生监督机构经费保障规定，明确各级卫生监督机构履行卫生监督管理职责所需经费，包括人员经费、公务费、业务费和发展建设支出。按照财政部、国家计委、卫健委《关于卫生事业补助政策的意见》规定，由同级政府预算根据需要合理安排，保证其履行职责的必要经费。

(1)卫生监督机构人员经费和日常公用经费按国家有关制度和规定执行，其中日常公用经费应参照同类行政监督执法部门的定额标准核定。

(2)卫生监督执法业务开展所需卫生监督抽检、专项整治、查办案件、突发公共卫生事件应急处置、重大活动卫生监督、投诉举报奖励、卫生法制宣传和监督员培训、制装等专项经费，应商同级财政部门根据实际需要和财力可能统筹安排。

(3)卫生监督机构房屋基本建设、信息化建设和执法装备购置、更新等，应当纳入当地经济社会发展规划和公共卫生建设规划，参照卫健委制定的标准，统筹规划实施。此外，中央和省级财政对困难地区实施卫生监督机构基础设施建设等项目给予适当补助。

4.规范卫生监督信息系统建设

卫生监督信息化工作是卫生信息化工作的重要组成部分，卫生监督信息系统建设是卫生监督体系建设的重要内容之一。为落实《全国卫生信息化发展规划纲要》要求，规范和指导全国各级卫生监督信息系统建设，卫健委制定卫生监督信息系统建设指导意见》。《指导意见》提出卫生监督信息系统建设要遵循“坚持以科技创新为动力推进卫生监督信息化建设，发挥信息化技术在提高卫生监督执法能力、增强突发公共卫生事件应急处置能力和促进政务公开方面的重要作用，强化政府卫生监管职能，推进和谐社会建设”的指导思想，以及“整体规划、统一标准、分级负责、分步实施”的建设原则，努力建成覆盖全国的卫生监督信息网络平台；建立健全卫生监督信息标准体系；完善卫生监督信息系统业务应用软件；建立卫生监督数据信息共享交换平台；实现卫生监督工作实时、动态和科学管理，规范卫生监督执法行为，提高卫生监督工作效率。同时，明确卫生监督信息系统建设内容包括：卫生监督信息网络平台建设、卫生监督信息标准体系建设、卫生监督数据信息交换平台建设、卫生监督信息系统业务应用软件建设，并提出了各级卫生监督信息网络平台配置参考标准。

(五)加强卫生监督技术支持能力建设

卫生监督工作一方面与其他行政执法工作一样具有明显的行政管理特点，另一方面，卫生监督工作尤其是食品卫生、职业卫生、放射卫生和环境卫生等公共卫生监督管理工作具有很强的专业技术特点，需要健康危害因素监测、风险分析与评价、检验出证、技术咨询、技术仲裁、卫生法规标准制定等技术支持。

卫生监督技术支持能力建设作为卫生监督体系建设的重要组成部分，是履行卫生监督职能的重要技术保障。《关于卫生监督体系建设的若干规定》《关于卫生监督体系建设的实施意见》以及《卫生部关于加强卫生监督技术支持能力建设的意见》对加强卫生监督技术支持能力建设有了明确规定：①明确了指导思想；②提出了总体目标；③明确了职责分工；④提出了主要任务；⑤完善了保障措施。

(六)加强卫生监督队伍建设

卫生监督员队伍建设是卫生监督体系建设的基础与核心。建设一支能适应改革开放和社会主义现代化建设需要的廉洁自律、秉公执法和办事高效的卫生监督员队伍，是实现卫生监督保障人民健康目标的基础性、战略性工作。

1.卫生监督人员的准入

《关于卫生监督体系建设的若干规定》规定卫生监督人员应当具备以下条件：①遵守法律和

职业道德;②具备卫生监督相关的专业和法律知识;③经过卫生监督员岗位培训并考试合格;④新录用人员应具有大专以上学历。卫生监督人员资格考试的具体规定由卫健委制定,省级卫生行政部门组织实施。各级卫生监督机构应当根据监督任务聘任相应的专业人员,不断优化卫生监督队伍的专业结构。

2.卫生监督人员的教育培训

卫生监督员的教育培训是卫生监督员队伍建设的重要内容,是提高卫生监督员素质的有效手段。几年来,卫生监督队伍建设政策不断建立和完善。《关于卫生监督体系建设的若干规定》明确国家对卫生监督人员实行定期培训和考核制度,各级卫生监督机构应当不断提高卫生监督人员的专业素质和政治思想素质。《全国卫生监督员教育培训规划》具体内容如下。

(1)规定了卫生监督员教育培训的五项基本原则:依法培训,规范管理;凡进必考,定期培训;统筹规划,分级负责;突出重点,注重质量;形式多样,不断创新。

(2)明确了卫生监督员教育培训的主要目标:建立完善卫生监督员培训基地、培训教材、培训师资队伍,初步形成覆盖全国各省、地(市)、县的三级培训网络,力争达到每名监督员每年都能至少接受一次培训。进一步优化卫生监督员的知识结构,使卫生监督员从传统业务型向法制型、综合型转变,增强卫生监督员的依法行政能力,提高卫生监督员整体素质。建立专业比例合理的卫生监督员队伍,推进卫生监督员综合执法。

(3)明确了卫生监督员教育培训的主要任务:①全面提高卫生监督员的思想政治素质和职业道德水平;②全面提高卫生监督员的法律知识水平;③全面提高卫生监督员的专业知识水平,优化知识结构;④全面提高卫生监督员学历层次,注重人才培养。

3.卫生监督人员的管理

卫健委陆续印发了《全国卫生监督机构工作规范》《卫生行政处罚程序》《卫生行政执法文书规范》《卫生监督制、着装管理规定》《关于卫生行政执法责任制的若干规定》《卫生监督稽查工作规范》等一系列文件,加强卫生监督人员管理。《关于卫生监督体系建设的若干规定》和《卫生行政执法责任制若干规定》等文件规定各级卫生监督机构应当建立执法责任制,认真履行工作职责,做到任务明确、责任到人、各司其职,保证卫生监督的公正和效率。各级卫生监督机构应当建立健全规章制度和工作程序,规范卫生监督行为;完善内部制约机制,建立关键岗位轮换制度和执法回避制度;公开办事程序和办事结果,接受社会监督;强化服务意识,保护和尊重管理人的合法权益。全面加强卫生监督稽查工作,落实卫生行政执法责任制,大力推进卫生监督执法考核和过错责任追究,不断规范卫生监督执法行为。

国家和省级卫生监督机构应当设置专门人员监督下级卫生监督工作,其主要任务包括:①大案要案的督察督办;②各种专项整治、执法检查的督察督导;③监督检查卫生法律法规的贯彻执行情况;④检查下级卫生监督机构和人员的执法行为。此外,还先后出台规范卫生监督执法车辆外观标识、卫生监督员胸牌标识和卫生监督员制、着装管理等一系列文件,要求卫生监督人员执行公务时应当按照国家规定统一着装和佩戴标志,着装做到仪表端庄,整洁、整齐、配套、风纪严肃。

四、公共卫生监督体系建设取得的成效

(一)政府对卫生监督的财政投入不断加强

随着我国社会经济的发展,政府对公共卫生的筹资职能水平逐年改进。各级财政对卫生监

督工作的投入不断增加,卫生监督机构的工作条件得到了一定程度的改善。政府对卫生监督体系建设的财政拨款显著增加。中央财政自2003年以来通过转移支付方式实施中西部地区卫生监督机构能力建设项目,逐步加大对中西部地区卫生监督机构基础设施建设和人员培训的支持力度,项目涉及执法车辆、取证工具、快速检测设备、信息化建设、专项工作和人员培训等多方面。

(二)卫生监督队伍初具规模

随着卫生监督体系建设的不断推进,我国已初步建立起一支卫生监督执法队伍。一些卫生监督机构实现向行政执法机构的转变。卫生监督人员专业知识结构趋于合理,既有预防医学、卫生事业管理等专业人员,也有法律、中文等非医学专业,专业结构呈现多样化。卫健委发布《全国卫生监督员教育培训规划》,将卫生监督员的教育培训视为卫生监督队伍建设的重要内容和提高卫生监督员素质的有效手段。在卫生监督建设过程中,卫生监督人员参加培训班的时间和次数有了显著增加。通过严格准入和加强培训教育,卫生监督人员的思想政治素质、法律素质和专业技术素质有了明显提高。同时,通过严格管理、规范着装、统一标识,初步形成了卫生监督执法队伍的良好形象,进一步提高了卫生监督人员的执法能力和水平。

(三)卫生监督组织体系初步形成

2006年,经国务院领导同意,按照中编办《关于调整卫生部有关机构编制的批复》,卫健委设立卫生监督局,进一步强化了卫健委的监管职能,特别是加强了医疗服务监督职能。全国31个省、自治区、直辖市等都已建立省级卫生监督机构。由卫生行政部门、卫生监督机构、技术支持机构几部分力量构成,从中央到省、市、县四级,并且逐渐覆盖农村地区的卫生监督体系基本形成,国家公共卫生和医疗服务监督职能的履行有了组织上的保障。

(四)卫生监督机构基础设施建设、设备配置得到逐步改进

为规范各级卫生监督机构建设,卫健委制定了《卫生监督机构建设指导意见》,要求各级卫生行政部门按照"总体规划、统筹兼顾,分级负责、加强管理,因地制宜、分类指导"的原则,以整合资源、加大投入、改善条件为手段,以基础设施建设和执法装备建设为重点,全面加强卫生监督机构的能力建设,提高各级卫生监督机构的综合执法能力。《指导意见》明确了各级卫生监督机构房屋建设、车辆配备、现场快速检测设备和防护设备、取证工具及办公设备的建设标准。卫生监督的房屋建设、车辆配备、现场快速检测设备和防护设备、取证工具以及办公设备等逐步得到改进。房屋设施建设规模不仅有较大幅度增长,而且国家开始对中西部各省份实施《中西部地区卫生监督机构能力建设项目管理方案》,中央财政安排专项资金,重点加强各机构现场快速检测设备、监督执法车辆、执法取证工具等方面的建设。

(五)公共卫生监督管理法规标准体系逐步完善

经过卫生监督体系建设几年的努力,已初步形成较完善的涵盖食品、化妆品、生活饮用水、公共场所、职业、放射、学校卫生等公共卫生领域的法规标准体系,为提升我国公共卫生水平提供了制度保障。

(1)完善了食品化妆品等健康相关产品管理法规和标准,先后发布了《食品卫生许可证管理办法》《餐饮业和集体用餐配送单位卫生规范》《健康相关产品国家卫生监督抽检规定》《重大活动食品卫生监督规范》《新资源食品管理办法》和《食品营养标签管理规范》等法规规章。

(2)建立健全与《职业病防治法》相配套的职业卫生法规、标准和技术规范,初步建立放射卫生法规体系。修订了《放射工作人员职业健康管理办法》和《职业健康监护管理办法》,起草了《职业病防治规划纲要》。积极落实中编办关于职业卫生职能分工的决定,与应急管理部联合下发

《关于职业卫生监督管理职责分工意见的通知》,建立了两部门在职业卫生监管上的配合与协调工作机制。

(3)健全了环境卫生、学校卫生和传染病防治监督相关的法规体系。先后修订《生活饮用水卫生标准》和《生活饮用水标准检验方法》;会同商务部、国家体育总局联合颁布了《住宿业卫生规范》《沐浴场所卫生规范》《美容美发场所卫生规范》《游泳场所卫生规范》四个重点公共场所卫生规范;制订《公共场所集中空调通风系统卫生管理办法》及配套规范;会同教育部颁布《学校食堂与学生集体用餐卫生管理规定》和《学校食物中毒事故行政责任追究暂行规定》以及《关于加强大中小学校食品卫生监督管理工作的通知》等文件。

(六)卫生监督能力明显提高

几年来,各级卫生行政部门和卫生监督机构通过深化卫生监督体制改革,加强卫生监督体系建设,不断完善监管模式,卫生监督能力明显提高,卫生监督执法工作取得显著成绩,为维护公共卫生秩序和医疗服务秩序,保障人民群众健康权益发挥了重要作用。

1.卫生行政许可能力得到明显提高

卫生监督机构作为卫生行政部门委托的卫生行政许可实施机构,通过卫生监督体系建设,深入开展行政审批制度改革,全面清理卫生行政审批项目,简化和规范审批程序,不断改进管理和服务;通过建立和完善健康相关产品卫生许可规章制度、制约机制,规范许可行为;认真贯彻《行政许可法》和国务院廉政工作会议精神,实施《食品卫生许可证管理办法》,严格规范全国卫生许可证发放,查处违法违规行为,卫生行政许可工作实施状况有了明显改善,表现如下。

(1)卫生行政许可工作量呈现增加趋势。

(2)卫生行政许可的质量得到提高,卫生监督机构为严格落实行政许可法,加强了许可后监管力度和对许可行为的内部稽查力度,较好地保证了行政许可质量。

(3)各级卫生监督机构的卫生行政许可平均按时办结率提高,表明卫生行政许可工作能严格按照法定时限予以办结,卫生行政许可职能的落实确实有了较大提高。

2.卫生监督检查能力不断加强

卫生监督检查是指卫生行政部门依据法定的卫生监督职权,为了保障卫生法律、法规以及所作出的卫生行政处理或处罚决定得到遵守和执行,依法对公民、法人或其他的组织守法和履行法定义务的情形实施检查、了解和监督的行政行为,是卫生监督管理活动中最基本的一种行为,反映卫生监督机构日常工作开展的情况。卫生监督机构平均卫生监督检查覆盖率提高;同时卫生监督检查的强度也有所增强。卫生监督检查覆盖的广度增加,卫生监督检查的强度加大,卫生监督机构通过日常的卫生监督检查,督促管理相对人依法行事,及时纠正违法行为。同时,卫生监督机构积极参与重大活动的卫生保障,增强和提高了卫生监督机构应对重大活动卫生保障的综合服务能力。

3.案件查处能力不断提高

(1)案件查处工作量增加,工作质量较高。卫生监督部门能够较好地承担起案件查处职责,加大了案件的查处力度,及时发现和制止违法行为。

(2)投诉举报处理工作量增加,工作效能较高,提示卫生监督机构较好地履行了投诉举报查处的职责,从关注民生出发,加强了执法力度,保护了消费者的合法权益。

4.突发事件应急处置能力不断增强

卫生监督机构的突发事件应急处置能力得到明显提高,主要表现在以下几个方面:①各级卫生监督机构突发事件应急处置能力均有提高，其中尤以市、县级机构应急处置能力提高最为显著。②卫生监督机构经过近几年建设，应急处置队伍不断壮大。③突发应急处置职能落实程度明显提升。

五、公共卫生监督体系建设存在的问题和对策

(一)卫生监督体系建设存在的问题

1.政府投入不足，部分卫生监督机构面临困境

卫生监督机构是执行国家卫生法律法规，维护公共卫生秩序和医疗服务秩序的行政执法机构，承担着政府管理社会卫生事务的公共职能。因此，应该完全由政府承担筹资职能。然而，调查发现，目前卫生监督机构经费投入存在一系列问题。

(1)政府对卫生监督机构的财政投入仍存在较大缺口。

(2)建设前后不同地区省、市、县级卫生监督机构收入占支出比例均未达到100%，虽然随年度有所上升，但是幅度较小。

(3)卫生监督机构经费来源不合理。中西部地区中央拨款的比例较高，特别是西部，本该由地方投入和保障的，中西部地区地方政府对各级卫生监督机构的投入显得更加不够，“造血功能”严重不足。

(4)此外，由于财政长期投入不足，相当一部分地方的卫生监督机构仍然靠检验检测收费养活，仍有较大比例的服务收入支撑公共卫生工作的开展，严重影响卫生行政执法的公正性和权威性，影响公共职能的落实。

2.人员编制短缺，队伍素质有待提高

(1)研究显示，目前全国有卫生监督人员约94 000人，而按照履行职责的实际需要，全国卫生监督机构应配备约143 000人，现有卫生监督人员与实际需要之间存在34%的缺口。

(2)由于历史上的原因，卫生监督队伍准入门槛过低、人员录用要求不严，学历层次偏低，人员素质有待提高，这个问题在基层执法一线更为突出。

(3)卫生监督人员的在岗培训和继续教育工作没有到位，依法行政的意识和依法办案的能力不强，知识更新慢、观念陈旧，工作低水平重复，不能适应法制建设不断完善与发展和推进依法行政的需要。

3.房屋基础设施建设滞后

(1)办公用房是有效落实各项卫生监督职能的基本保障之一。然而，在卫生监督体系建设中，各地卫生监督机构房屋基础设施建设滞后、执法技术手段落后的问题十分突出，尤其是办公用房简陋或者缺乏，不能满足卫生监督工作的需要，未达到《卫生监督机构建设指导意见》关于房屋建设的基本要求，有产权的房屋中相当一部分还是旧房或危房，严重影响执法工作正常开展。

(2)在近几年卫生监督机构建设产权房过程中，由于建设资金依靠卫生监督机构通过自筹资金解决，从而留下程度不同的债务。目前很多自筹资金都停留在债务上，或者是向银行借贷，或是欠施工方，偿还债务巨大的压力将迫使部分卫生监督机构被迫重视有偿服务来通过“自身的努力”偿还债务，导致整个卫生监督机构的工作方向重新走进老“防疫站”的模式，严重影响依法行政的公正、公平性和政府的公信力，也势必会影响到卫生监督机构公共卫生职能的发挥。

近几年，全国人大代表和政协委员多次提出建议和提案，呼吁尽快解决欠发达地区卫生监督机构房屋基础设施建设严重滞后的问题。

4.卫生监督技术支持能力建设亟待加强

切实履行卫生监督职能，维护公共卫生秩序和医疗服务秩序，保证人民群众身体健康和生命安全，是卫生法律法规赋予各级卫生行政部门的重要职责。

卫生监督工作包括医疗服务监督，还包括食品、职业、放射、环境和学校等公共卫生监督管理工作，具有较强的专业技术特性，需要强有力的技术支持。卫生监督技术支持能力建设是卫生监督体系建设的重要组成部分，是履行卫生监督职能的重要技术保障。

当前，食品安全、饮用水安全、职业病危害与辐射防护和环境卫生等公共卫生问题仍然比较突出，医疗服务市场形势依然严峻，医疗和血液安全监管亟待加强，卫生监督执法任务相当繁重，对卫生监督技术支持能力和水平提出了更高要求。

长期以来，各级疾病预防控制机构在承担重大疾病防治工作职责的同时，还肩负着卫生监督的技术支持工作。各级疾病预防控制机构逐渐将工作重心转移到重大疾病的防治上，其他公共卫生工作难以放在重要位置。这导致卫生监督相关的检验、检测等技术支持能力和水平有逐步削弱的趋势，不能适应卫生监督工作的需要，卫生监督技术支持能力建设亟待加强。

5.卫生监督职能有待进一步界定

随着我国改革开放的不断推进和市场经济体制的建立和完善，卫生监督职能调整频繁。2000年以来，食品、职业卫生、放射防护等监管职能均进行调整，但相应法律法规还未健全，导致实际工作中卫健委门与食品药品监督管理、质监、工商、生产安全、环保等部门在部分监管职能交叉，行政成本增加，另一方面导致重复执法或彼此推诿、扯皮或行政不作为的现象时有发生。此外，卫生监督职能与疾病预防控制职能，医疗服务监督职能与医疗服务管理职能划分也不够清楚，实际工作中存在交叉。

(二)对策措施

1.落实保障措施，加大经费投入

(1)过国债资金项目或中央财政转移支付方式给予支持，逐步解决各级卫生监督机构的办公用房问题。

(2)落实、完善财政经费保障政策。卫生、财政、发展改革等相关部门联合督促检查各地落实现行卫生监督工作经费保障政策规定的情况，采取有力措施，切实解决目前卫生执法工作经费得不到保证的突出问题。

(3)进一步研究完善卫生监督工作财政补助有关政策和办法，努力建立稳定的卫生监督保障机制，切实改善卫生监督员工作条件，稳定执法队伍。

2.加强基层卫生监督网络建设

(1)切实加强农村和社区基层卫生监督网络建设，促进执法工作重心下移，强化属地管理。积极推动各地建立完善县级卫生监督机构在乡镇设立派出机构或派驻卫生监督人员的制度，充实农村卫生监督工作力量。

(2)积极推广卫生监督工作市、区一体化管理的做法，解决职责交叉、重复执法、资源浪费等问题，理顺监管体制，提高监督工作效率。

3.加强机构和队伍建设

(1)出台卫生监督机构编制规定，明确卫生监督队伍的有关政策。在调查研究的基础上，卫健委组织开展了卫生监督机构人员编制配置研究论证。积极争取中编办和人事部的支持，力争将卫生监督队伍纳入公务员管理；研究制定各级卫生监督机构的人员编制标准，从根本上解决卫

生行政执法主体和执法队伍相分离以及执法力度严重不足的问题。

(2)严格准入、强化培训、加强管理。尽快建立健全卫生监督员准入制度,施行卫生行政执法人员资格国家考试制度。

(3)应有规划地逐步建立完善卫生监督员教育培训制度和组织体系。与教育培训机构联合建立区域性卫生监督员教育培训基地,在高校开设卫生监督执法相关的专业课程,培养卫生监督后备人才。

(4)加强队伍的管理,建立必要的规章制度(回避、稽查、责任、廉正、监督、奖惩制度),强化卫生监督执法人员的行为规范,淘汰不合格的卫生监督人员,确保队伍的健康、纯洁。

4.加强卫生监督技术支持能力建设

(1)进一步明确卫生监督技术支持机构的职责和任务:健康危害因素监测、健康危害因素风险评估、检验出证、技术仲裁、技术咨询以及参与法规标准制定和宣传。

(2)加强卫生监督执法技术支持机构的能力建设,建立健全食品、饮用水和职业卫生等公共卫生监测网络,提高和行政执法相关检验检测的能力建设,严格规范检验出证行为,以满足卫生监督执法工作的需要。

(3)在此基础上,要结合深化医药卫生体制改革,从全局出发、从长远考虑,积极研究、探索一种适合我国卫生事业发展以及卫生依法行政需要的卫生监督技术支持体系模式,全面提高和加强卫生监督执法的技术水平。

5.进一步理顺监管体制,完善卫生综合执法模式

(1)根据党的提出的进一步深化行政管理体制改革的要求,按照统一、高效的原则,切实理顺食品安全和职业卫生的行政管理体制,修订完善相关法律法规,明确各部门监管职责。

(2)理顺医疗监督与医政管理,卫生监督与疾病控制之间的职责划分,建立长效的医疗服务监督和传染病防治监督工作运行机制,避免职责不清带来的推诿、扯皮,从而加大综合执法的力度,提高监督管理的效率。

(杨楠楠)

第三节 学校卫生监督管理

教室人均面积,课桌椅、黑板、教室采光照明,厕所、生活饮用水[知识溯源:①GB/T18205—2000 学校卫生监督综合评价;②GBJ99—1986 中小学校建筑设计规范;③GB7792—1987 学校课桌椅卫生标准;④GB7793—1987 中小学校教室采光和照明卫生标准;⑤GB/T3976—2002 学校课桌椅功能尺寸;⑥GB5699—1985 采光测量方法;⑦GB5700—1985 室内照明测量方法。

一、知识要点

(一)监测范围

学校经常性卫生监督具体内容。

(二)指标计算

课桌和课椅分配符合率、采光系数、墙壁(后墙)反射系数、玻地面积比。

二、资源准备

(一)监测设备器材

卷尺、直尺、照度仪、学校经常性卫生监督监测登记表。

(二)学校相关公共关系处理

与测量教室的任课老师提前沟通,以取得配合。

三、工作流程

(一)知识技能提示

1.抽样原则及数量

抽取有代表性的教室作为样本,按学校教室的不同结构、层次、朝向、单侧采光、双侧采光的不同类型确定监测教室样本数,一般不少于6间教室。

2.综合评价判定标准

(1)综合评价合格学校判定标准:凡是学校实际得分达到标准总分的60%以上者,划为合格学校。分项合格判定标准:各分项实际得分达到相应标准的60%以上,即为分项合格(见表8-1)。

表8-1 判定监督合格学校标准(分值)

学校类别	监督学校标准总分	判定合格学校得分	分项标准										
			教室人均面积	课桌椅	黑板	教室采光	教室照明	微小气候	环境噪声	厕所	生活饮用水	学校食品卫生	传染病管理
大、中专技工学校	125	≥75	—	—	10	10	15	10	10	10	20	20	20
中小学校	150	≥90	10	15	10	10	15	10	10	10	20	20	20
判定分项合格分数			6	9	6	6	9	6	6	6	12	12	12

(2)综合评价为不合格的学校判定标准:实际得分未达到标准总分60%的学校,判为不合格学校。

有下列情况之一的学校,亦判为不合格学校:①因学校责任而发生集体性食物中毒。②因学校责任发生肠道传染病的暴发流行。③因学校责任发生生活饮用水污染事故。④因学校责任,在组织学生参加劳动、体育等活动而使学生致残、死亡事故。⑤凡是发现学校有超学额班级(学生数超过规定人数的班级),并超过《中小学校建筑设计规范》(GBJ99－86)班级学额数规定学校。

(二)各项目评分方法

1.教室人均面积

普通教室人均面积应符合《中小学校建筑设计规范》(GBJ99－86)的规定。按每个教室使用人数计算，小学不少于每人 1.10 m^2；中学不少于每人 1.12 m^2；大学现未规定标准，暂不进行评价。

(1)评价指标：按中学、小学人均面积达到标准程度，将评分标准分为三等。

(2)评价方法：在抽样教室中测量教室面积及学生人数，分别计算各教室的人均面积。用测量尺测量该教室地面的长、宽，即得教室面积。

(3)计算公式：人均面积＝被测教室面积/该教室学生人数。

2.课桌椅

按国家《学校课桌椅卫生标准》(GB7792－1987)规定，以学生身高判定课桌椅分配符合情况。

(1)评价指标：计算课桌椅分配符合率，按实际达到的百分率分三等，即 80％以上、40％～79％、40％以下，给出相应分值。

(2)评价方法：在抽样教室中，测量教室内在座学生身高及相应课桌椅高度，被测课桌椅号数在使用者身高范围内，则分配符合标准(表 8-2)。

表 8-2　学生身高与课桌椅分配符合评价表

课桌椅号数	桌高(mm)	椅高(mm)	桌、椅高使用者审稿范围(cm)
1号	760	430	165 以上
2号	730	420	158～172
3号	700	400	150～164
4号	670	380	143～157
5号	640	360	135～149
6号	610	340	128～142
7号	580	320	120～134
8号	550	300	113～127
9号	520	290	119 以下

注：此表摘自《学校课桌椅卫生标准》(GB7792－1987)。

(3)计算公式：课桌或课椅分配符合率＝课桌或课椅号与就座学生身高相符合的人数/被测学生人数×100％，根据得出的实际百分率给出相应的分值。

(4)监测方法：①椅高，测量椅面(指椅前缘的最高点)离地面的高度。②桌高，测量坐人侧桌面上缘至地面的高度。

3.黑板

应符合《中小学校建筑设计规范》(GBJ99－86)的有关规定。

(1)评价指标：黑板尺寸：≥1.0 m×3.6 m(小学)、≥1.0 m×4.0 m(中学)。表面无破损，没有波纹、龟裂、针孔、斑痕及凹凸不平等状况。黑板面反射系数＜20％。

(2)评价方法：在抽样教室中进行黑板评价。用卷尺测量黑板高度与宽度。

(3)反射系数：垂直分四等份，取三条分线中点为测定点，计算平均反射系数。

黑板面反射系数测量方法：用照度计测量入射照度和反射照度，将黑板用四条线，分成三等份(图 8-1)，取各等份的中点为测定点，将照度计接收器紧贴在黑板测定点上，所测数值即为入射照度，然后将接收器感光面对准被测表面的原位置逐渐平移离开，待示值稳定后，读取数值即为反射照度，每个黑板测量三组数据。

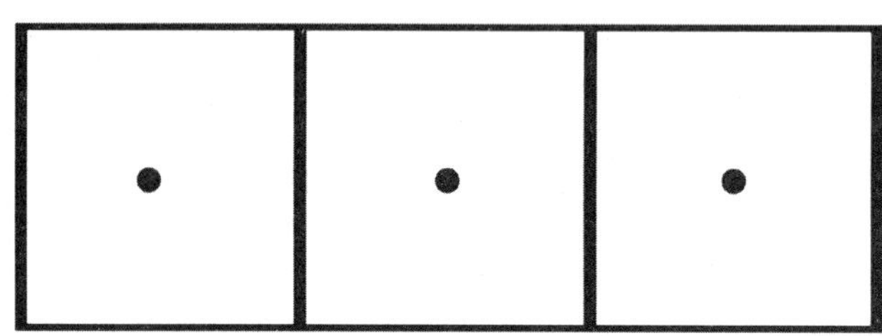

图 8-1　黑板反射系数测量布点

4.教室采光

应符合《中小学校教室采光和照明卫生标准》(GB7793－1987)，采光测量方法按《采光测量方法》(GB5699－1985)的规定。

(1)评价指标：教室南北朝向；左侧采光；教室采光系数≥1.5％；玻地比≥1∶6；墙壁(后墙)反射系数≥70％。

(2)使用器材：照度计。照度计是一种利用光敏半导体元件的物理光电现象制成的测光仪器，由受光元件(硒或硅光电池)和电流表组成。外来光线射到硒或硅光电池后，光电池即将光能转化为电能，通过电流表显示出光的照度值，以 lx 为单位。

(3)测量时间：上午 10 时至下午 2 时。

(4)使用方法：①将接收器插头插入仪表输入插口，接收器置于被检测位置。②将电源开关拨向“开”位置。③打开接收器遮光罩，仪表显示屏就显示出被测点的照度读数(数值乘以 1 所指单位)；④若测量场合照度多变时，为便于读数，可将读数保持开关拨向“保持”一端，便可将测量结果保持一段时间，待读数结束后再将开关拨向“复位”，便可进行下一次测量。⑤完毕将电源开关拨向“关”位置，盖好接收器遮光罩，取下接收器插头，放入仪器盒中。

(5)测量方法。

室内照度测量：选择教室内光线最差的课桌面测量照度，测得数为室内照度值。

室外照度测量：选择周围无遮挡的空地，避免直射阳光，在测量室内照度前后各测一次室外照度，取两次测得数的平均值作为室外照度。

采光系数计算公式：采光系数＝室内照度/室外照度×100％

墙壁反射系数测量：选择不受直接光影响的被测表面位置，可选择教室后墙测量，将墙壁分为左、中、右，取 3 个测点，左右离墙面相接处各 10～20 cm 处为测点(图 8-2)，然后求出平均反射系数，作为代表值。

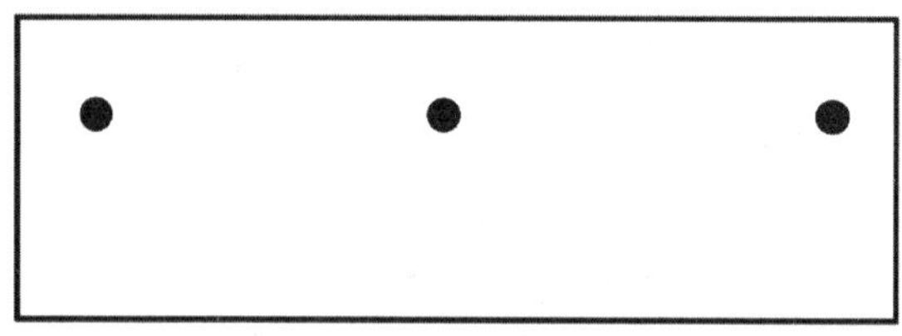

图 8-2　墙壁反光系数测量布点

入射照度测量：将照度计接收器感光面朝上，置于被测表面某一位置，读取入射照度值。

反射照度测量：将照度计接收器感光面对准同一被测表面的原来位置，逐渐平移离开(10～20 cm)，待照度稳定后，读取反射照度值。

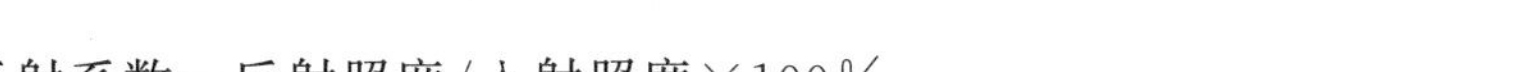

反射系数＝反射照度/入射照度×100％

玻地比＝教室采光窗玻璃总面积/教室地面面积

玻地比计算：以教室玻璃总面积为1，求出与地面面积的比例，以1比多少表示。

（6）注意事项：测量时，应选择不受直接光影响的位置。如测量墙壁表面反射系数时，以后墙离开地面1.2～1.5 m高的位置作为测量点。一般每个被测表面选3～5个测量点，取其均值作为该侧面的反射系数。

5.教室照明

应符合《中小学校教室采光和照明卫生标准》（GB7793－1987）的规定，教室桌面照度为150 lx。

（1）评价指标：课桌面平均照度；灯桌间距：1.7～1.9 m；灯管长轴与黑板垂直；控照式灯具；黑板灯：40 W日光灯2个。

（2）监测方法如下。①灯桌间距：灯管下缘到就近课桌桌面上缘的垂直距离，用钢卷尺测量该距离。②灯管布局：记录灯管与黑板的关系，是平行还是垂直。③灯具形式：记录灯管是裸灯（相对控照式而言，无光线柔化控照板设备）还是控照式灯具。④黑板灯：是否有黑板灯，如有应记录黑板灯的功率及数量，是否会产生眩光。

6.学生厕所

应符合《中小学校建筑设计规范》的规定。

（1）评价指标：室内室外厕所的蹲位。厕所小便槽达标情况，清洁状况。

（2）监测方法：①查看厕所是否清洁、有无蝇、蛆。②查看是否有洗手设施、是否有冲洗用水。③统计室内外厕所蹲位、测量小便槽长度。④统计在校男、女生总数。

（3）评价方法：凡设有多个厕所的学校可混合计算蹲位和小便池长度。无论室内外厕所均以每个厕所为单位进行卫生指标评价。记录厕所卫生、洗手设施状况，计算每蹲位男女生数和每米小便池男生数。

每蹲位学生人数（男或女）＝学生人数（男或女）/厕所蹲位数（男或女）

每米小便槽男学生人数＝男学生人数/小便槽长度（m）

7.学校食品卫生

按照《食品卫生法》及《学校卫生工作条例》的有关规定。

（1）评价指标：办理食品卫生许可证情况，从业人员健康体检合格证情况，卫生知识培训证情况，食品加工、供应、销售单位卫生状况，食品储存情况。

（2）评价方法：①学校食品卫生监督评价，以每个食堂、食品小卖部、学生课间加餐、午餐等各种饮食品加工、供应和销售设施作为评价单位。②学校没有食堂仅有食品小卖部或课间加餐，以现有设施作为评价单位，作为学校食品卫生项目得分。③学校设有多个食堂以及食品小卖部或加餐设施的单位，首先应评出每个单位得分，将各单位得分相加，取平均分数为该项目得分。

8.传染病管理

按照《传染病防治法》及《学校卫生工作条例》有关规定进行评价。

（1）评价指标：学校设有传染病防治管理机构，传染病疫情报告和登记，掌握学生因患传染病休退学情况，发生传染病后教室、宿舍、生活场所消毒情况，实行有计划的预防接种制度。

（2）评价方法：①对学校设置的校医院、卫生所、卫生保健室执行传染病防治法的工作进行评价。②检查学校传染病预防管理、疫情报告、传染病控制以及预防接种等工作情况。

（王　岩）

第四节 饮用水卫生监督管理

饮用水卫生监督是指饮用水卫生行政执法主体对卫生行政管理相对人遵守饮用水卫生法律、法规、规章以及其他规范性文件和行政处理决定的情况所进行的监督和检查活动。它是饮用水卫生行政执法整体过程的重要环节,是实现饮用水卫生行政管理职能的重要手段之一。

一、饮用水卫生监督机构及其监督的适用范围

(一)饮用水卫生监督机构

卫健委(原卫生部)主管全国饮用水卫生监督工作,县级以上人民政府卫生行政部门主管本行政区域内饮用水卫生监督工作。铁道、交通、民航行政主管部门设立的卫生监督机构,行使卫健委(原卫生部)会同国务院有关部门规定的饮用水卫生监督职责。

(二)饮用水卫生监督的适用范围

饮用水卫生监督的适用范围包括集中式供水单位、二次供水单位、分质供水单位和涉及饮用水卫生安全产品。

(三)法律依据

(1)《中华人民共和国传染病防治法》第五十三条规定:“县级以上人民政府卫生行政部门对传染病防治工作履行下列监督检查职责”,其中第四款为:“对饮用水供水单位从事生产或者供应活动以及涉及饮用水卫生安全的产品进行监督检查”。

(2)《生活饮用水卫生监督管理办法》第三条规定:“卫健委(原卫生部)主管全国饮用水卫生监督工作。县级以上地方人民政府卫生行政部门主管本行政区域内饮用水卫生监督工作”。

(3)《生活饮用水卫生监督管理办法》第十六条规定:县级以上人民政府卫生行政部门负责本行政区域内饮用水卫生监督监测工作。供水单位的供水范围在本行政区域内的,由该行政区人民政府卫生行政部门负责其监督监测。供水单位的供水范围超出其所在行政区域的,由供水单位所在行政区域的上一级卫生行政部门负责监督监测;超出其所在省、自治区、直辖市的,由该供水单位所在省、自治区、直辖市卫生行政部门负责监督监测;铁路、交通、民航行政主管部门设立的卫生监督机构,行使卫健委(原卫生部)会同国务院有关部门规定的饮用水卫生监督职责。

(4)《生活饮用水卫生监督管理办法》第二条规定,该行政规章适用于集中式供水、二次供水单位(简称供水单位)和涉及饮用水卫生安全的产品的卫生监督管理。

卫健委(原卫生部)卫监督发(2005)191 号文件“卫生部关于分质供水卫生许可证发放问题的批复”中明确“分质供水是集中供水的一种形式,应当属于供水单位卫生许可范围。”这个行政解释明确了“供水单位”的含义除行政规章中已有明文规定的集中式供水单位、二次供水单位外,还包括分质供水单位。

二、饮用水卫生监督机构的主要职责

(一)饮用水预防性卫生监督

依据《生活饮用水卫生监督管理办法》第十七条和《传染病防治法》第五十三条,卫生监督部

门对新建、改建、扩建集中式供水项目进行预防性卫生监督，负责本行政区域内饮用水的水源水质监测和评价。

（二）饮用水经常性卫生监督检查

依据《生活饮用水卫生监督管理办法》第二十二条和《传染病防治法》第五十三条，对已取得卫生许可证的单位和个人以及取得卫生许可批准文件的涉及饮用水卫生安全的产品进行日常监督检查和水质监测评价，发现已不符合卫生许可证颁发条件或不符合卫生许可批准文件颁发要求的，原批准机关有权收回有关证件或批准文件。

（三）负责供水单位卫生许可证的颁发、复核和延续

依据《传染病防治法》第二十九条和《生活饮用水卫生监督管理办法》第四条、第七条，饮用水供水单位从事生产或者供应活动，应当依法取得卫生许可证。

供水单位（含集中式供水单位、二次供水单位、分质供水单位）卫生许可证由县级以上人民政府卫生行政部门按规定的管理范围发放，有效期四年，每年复核一次。有效期满前六个月重新提出申请换发新证。

依据：《生活饮用水卫生监督管理办法》第二十条；卫健委（原卫生部）卫监督发（2005）191号文件；根据《行政许可法》应在到期前1个月申请延续。

（四）负责涉及饮用水卫生安全产品卫生许可批准文件的审批

涉及饮用水卫生安全产品，必须进行卫生安全性评价。与饮用水接触的防护涂料、水质处理器以及新材料和化学物质，由省级卫生监督机构进行涉水产品生产企业卫生条件审核，并在现场随机采样封样，经卫生行政部门认可的检验机构进行产品检验，直接向卫健委（原卫生部）申报卫生行政许可。其他涉及饮用水卫生安全的产品，由省、自治区、直辖市人民政府卫生行政部门批准，报卫健委（原卫生部）备案。凡涉及饮用水卫生安全的进口产品，须经卫健委（原卫生部）审批后，方可进口和销售。依据：《生活饮用水卫生监督管理办法》第二十一条；国务院令2004年第412号《国务院对确需保留的行政审批项目设定行政许可的决定》，序号205，项目名称：保留涉及饮用水卫生安全的产品卫生许可；实施机关：卫健委（原卫生部）、省级以上地方人民政府卫生行政主管部门；卫健委（原卫生部）卫监督发[2006]124号文"卫生部关于印发《健康相关产品卫生行政许可程序的通知》"；卫健委（原卫生部）卫监督发[2006]191号文"卫生部关于印发《健康相关产品卫生行政许可程序》配套文件的通知"。

（五）负责饮用水污染事故对人体健康影响的调查和处理

依据《生活饮用水卫生监督管理办法》第十九条；《传染病防治法》第五十五条，县级以上地方人民政府卫生行政部门负责本行政区域内饮用水污染事故对人体健康影响的调查。当发现饮用水污染危及人体健康，须停止使用时，对二次供水单位应责令其立即停止供水，对集中式供水单位应当会同城市建设行政主管部门报同级人民政府批准后停止供水。

（六）行政处罚

依据《饮用水卫生监督管理办法》第二十五条、二十六条、二十七条；《传染病防治法》第七十三条，对违反生活饮用水有关卫生法律、法规和行政规章的单位和个人依法进行行政处罚。

三、饮用水卫生监督员及其职责

饮用水卫生监督员必须符合卫健委（原卫生部）《卫生监督员管理方法》规定的资格和条件，由县级以上卫生行政部门颁发卫生监督员证书。铁路、交通、民航的饮用水卫生监督员，由其上

级行政主管部门发给证书。饮用水卫生监督员负责饮用水卫生监督工作，其职责如下。

(1)参加对新建、改建、扩建饮用水供水工程项目选址设计的卫生审查和竣工验收。

(2)参加对管辖范围内供水单位和涉及饮用水卫生安全产品企业进行卫生监督检查。

(3)参加对供水单位和涉及饮用水卫生安全产品的卫生许可受理、审核等工作。

(4)参加饮用水污染事故对人体健康影响的调查和处理。

(5)根据有关规定对违反法律、法规行政规章有关条款的单位和个人提出处罚建议。

(6)执行卫生行政部门交付的其他任务。

卫生监督员在执行任务时，应统一着装、佩戴证章、出示证件。卫生监督员执行公务时必须秉公执法，忠于职守，不得利用职权谋取私利。

四、饮用水卫生检查员及其职责

根据《生活饮用水卫生监督管理办法》规定，县级卫生行政部门可聘任饮用水卫生检查员，协助饮用水卫生监督员负责乡镇饮用水卫生检查工作。饮用水卫生检查员由县级卫生行政部门发给证书。

各级卫生行政部门应把落实饮用水卫生监督职责和贯彻落实《国务院办公厅关于加强饮用水安全保障工作的通知》精神结合起来。卫健委(原卫生部)卫监督发(2005)495 号文件《卫生部关于加强饮用水卫生安全保障工作的通知》要求各级卫生行政部门进一步提高对加强饮用水卫生安全保障工作的认识，加强领导，把这项工作纳入重要议事日程；加强与有关部门的联系与合作，认真组织，将城乡饮用水卫生安全工作纳入经济社会发展规划之中，并认真执行。进一步明确饮用水卫生安全保障的目标、任务和政策措施，建立领导责任制，加强监督管理，结合实际研究解决当地饮用水卫生安全问题。依法开展饮用水卫生安全监督监测工作，全面开展监督检查，加强饮用水卫生监测，建立城乡饮用水卫生监测网。加强饮用水法规标准制修订和饮水污染对人体健康影响的科研工作。开展法律法规标准宣传。并建立饮用水卫生安全储备体系和应急机制。

五、供水单位预防性卫生监督的程序和内容

饮用水供水单位预防性卫生监督是对新、改、扩建的供水单位进行监督审查，包括供水企业填报《建设项目卫生审查申请书》、卫生行政部门审核填发《建设项目设计卫生审查认可书》和《建设项目竣工卫生验收认可书》等。

(一)申请

1.申请方式

供水管理责任单位(申请人)到各级卫生行政部门咨询、领取或从网上下载格式文本的《建设项目卫生审查申请书》和办理须知。

2.申请材料

(1)建设项目卫生审查申请书。

(2)供水单位名称预先核准通知书复印件或营业执照复印件。

(3)有关主管部门批准建设集中式供水单位的文件资料。

(4)水源水质与水源选择。

(5)水源卫生防护说明。

(6)水厂总体设计和取水构筑物图及说明(包括水厂平面布局图、卫生防护设施图)。

(7)水处理设计图(包括制水工艺及流程图、车间布局平面图、主要制水设备清单)。

(8)输配水设计(包括管网平面布局图、管网系统图等)。

(9)水质检验设备及拟开展检验项目。

(10)拟选用涉及饮用水卫生安全产品的卫生许可批件复印件及消毒器械卫生许可批件复印件。

(二)受理

参照供水单位卫生许可的受理。

(三)审核

1.审核标准

依据《生活饮用水卫生监督管理办法》《生活饮用水集中式供水单位卫生规范》《建筑给水排水设计规范》《室外给水设计规范》《城市给水工程规划规范》《生活饮用水卫生标准》。

2.审核过程

在受理后10个工作日内卫生监督员按有关标准规范和内容进行资料和现场审查,现场监督检查不符合标准的,由监督员当场出具"现场监督笔录"和"卫生监督意见书",提出整改意见,申请人按整改意见进行整改,整改完毕再申请审查。符合要求的监督员制作《建设项目设计审查认可书》,报主管领导审批。

3.供水单位预防性卫生监督审核内容

(1)厂址与周围环境:施工现场位置与申请管理责任单位所报资料必须相符,周围有毒有害场所或者污染源,应符合《生活饮用水集中式供水单位卫生规范》(以下简称《卫生规范》)第五条的要求。

(2)水源选择:应符合《卫生规范》第五条、第六条、第七条规定的要求。

(3)水源卫生防护:应符合《管理办法》第十三条;《卫生规范》(2001)第八条、第十条、第十一条规定的要求。

(4)水厂总体设计和取水构筑物的审查:宜选择在交通便捷以及供电安全可靠和水厂生产废水处理方便的地方(GB 50282-98),选择地势较高、不易受洪水或污水和其他废弃物侵害的地段。厂区周围不得有粉尘、有害气体、放射性物质和其他扩散性污染源。卫生防护设施图按《卫生规范》(2001)第二十四条、二十五、二十六条审查。生产经营场地平面布局图中应检查未经处理的污泥水排放位置。按工艺流程合理布局,划分生产区、生活区和独立行政办公区,生产区要在生活区的上风向,生产区外围30 m不得设置居住区,不得修建渗水厕所和渗水坑,不得堆放垃圾、粪便、废渣和铺设污水渠道。取水构筑物和水厂总体设计应符合GBJ 13的要求。

(5)水处理的设计审查:水处理工艺流程的选择和主要构筑物的组成应根据原水水质、设计生产能力、处理后的水质要求,参照相似条件下水厂的运行经验、结合当地条件,通过技术经济比较研究确定。集中式供水应有完善的混凝反应设施、沉淀和过滤设备,必须有水质消毒设备。应符合《卫生规范》(2001)第十六条和《室外给水设计规范》(GBJ 13)水处理的相关规定。

(6)输配水管网审查:输配水管网径应按最高日供水量加自用水量确定,输水干管一般不宜少于两条;管网宜设计成环状,若设计为树枝状的,末端应有排水阀。给水管应设在污水管上方。自备水源供水设施与城镇公共供水管网不得有任何连接。应符合《卫生规范》(2001)第十七、二十、二十一、二十二、二十三条和《室外给水设计规范》(GBJ 13)有关配水管网的有关规定。

(7)水质检验室：按《管理办法》第十条、《卫生规范》(2001)第三十条规定的要求进行配备。

(四)发放《建设项目设计卫生审查认可书》

经审核新建、扩建、改建工程的选址和设计符合有关标准和规范要求，当地卫生监督机构出具加盖公章的新建、改建、扩建工程的《建设项目设计卫生审查认可书》。

(五)竣工验收

供水单位按卫生行政部门审查发放的《建设项目设计卫生审查认可书》进行施工。工程验收分为土建验收和竣工验收两个阶段。建设单位在相应的工程结束后向卫生监督机构提出工程验收申请和相关资料。

土建验收标志着建设工程的土木建筑任务业已完成，经验收合格后即可进入设备安装阶段，该阶段卫生设施基本已成定局，进行土建验收便于发现问题，能便于建设单位在试生产还有一段时间内进行整改，也便于其在未安装设备前对不完善的土建工程进行整改。因此卫生监督机构应及时主动参与土建验收，重点审查土建工程是否按报建批准的设计图进行施工，施工过程中有哪些方面做了改变，发现施工中缺陷和存在问题，及时向建设单位发出《卫生监督意见书》，限期改进。

水处理设备安装完毕，经试运行基本符合设计要求时，建设单位应向卫生监督机构申请竣工验收，卫生监督员到现场进行验收，验收合格者，抽检出厂水和管网末梢水进行检验。

(六)向验收合格者颁发《建设项目竣工卫生验收认可书》

根据《中华人民共和国行政许可法》第四十五条规定，申请人取得《建设项目竣工卫生验收认可书》前(施工阶段)的时限和检验、检测时限不计算在行政许可期限内。

六、供水单位卫生许可

饮用水集中式供水单位卫生许可是供水单位向卫生行政部门提出许可申请，包括供水企业填报《卫生许可证申请书》和相应申报资料，经卫生行政部门审查，在规定的时限内发放卫生许可证。

(一)卫生许可申请

1.申请方式

集中式供水管理责任单位(申请人)到各级卫生行政部门受理处咨询、领取或从网上下载格式文本的《卫生许可证申请书》和办理须知。

2.集中式供水卫生许可申请材料

(1)《卫生许可证申请书》。

(2)申请报告(单位名称、地址、邮编、法定代表人或负责人、联系人及联系电话、申请类别、投资规模等)。

(3)建设项目竣工卫生验收认可书。

(4)水源水、出厂水和管网水检验合格报告。

(5)饮用水卫生质量保证体系的有关资料及卫生管理机构(或组织)、专兼职卫生管理人员配置情况；岗位管理制度(岗位卫生责任制、净水、反冲洗、清洗、消毒制度、从业人员健康体检和专业知识培训制度等)。

(6)水处理及卫生设施的配置(数量、位置)和运转情况。

(7)所用涉及饮用水卫生安全产品安全性证明材料。

(8)从业人员名单及预防性健康体检和卫生知识培训合格证明。

(9)检验室设备清单及检验人员资格证明,已开展检验项目。

(10)卫生行政部门认为有必要提供的其他资料。

3.提供真实材料

申请人应当如实提交有关材料,并对材料的真实性负责,否则将承担相应的法律后果。

(二)受理

(1)受理条件申请材料齐全、符合法定形式。

(2)受理人员对申请者提交的申请材料的完整性、合法性、规范性进行审核,根据下列情况分别作出处理:①申请事项依法不需要取得卫生行政许可的,应当即时告知申请人不受理,出具行政许可不予受理决定书。②申请事项依法不属于本机关法定职权范围的,即时告知申请人不受理,出具行政许可不予受理决定书。③申请材料存在可以当场更正错误的,应当允许申请人当场更正。④申请材料不齐全或者不符合法定形式的,应当场或者在五日内出具一次性告知书,告知申请人需要补正的全部内容,逾期不告知的,自发出行政许可申请材料接收凭证之日起即为受理。⑤申请事项属于本行政机关职权范围,申请材料齐全、符合法定形式,或者申请人按照本机关的要求提交全部补正申请材料的,五日内出具行政许可受理通知书。

(三)审查

1.审查程序

受理申请后,卫生行政部门指定两名卫生监督员对申请材料进行核实,并进行现场审查,对符合《生活饮用水卫生标准》(GB 5749)和《生活饮用水集中式供水单位卫生规范》规定的,由监督员当场出具"现场监督笔录",进入下一步办证程序。

现场监督检查不符合标准的,由监督员当场出具"现场监督笔录""卫生监督意见书"(申办人在监督意见书上签字),申办人在规定时间内(此时间不计入许可时间)进行整改(在此期间申请人不得从事供应生活饮用水,违反者按无证经营予以处罚),经监督员复验,合格者按符合标准进入办证程序,不符合者于复验后次日起,依据申办人两次"现场卫生监督笔录""监督意见书"的情况,进入不予许可决定的程序。

2.卫生许可审查内容

(1)资料形式审查:上述要求申报资料是否齐全,内容是否反映水厂实际情况,有无不符合项。

(2)现场审查:包括以下方面。①水源卫生检查:检查水源地卫生防护情况,是否按相关要求做好水源卫生防护工作。②检查水厂饮用水卫生管理规章制度和质量保证体系情况:检查水厂的质量保证体系是否有效运转,岗位责任是否明确,在相应岗位处有无作业指导书和岗位职责。现场询问相应管理人员和制水人员,对其水质净化消毒过程中相关问题处理和反应能力,判断其规章制度是否健全[《卫生规范》(2001)第十三条]。③检查水处理及卫生设施运转情况:检查混凝是否达到效果,待滤水浊度情况,滤后水质情况,加氯消毒情况,查看水厂记录与实际检查内容是否一致,核对相应设计资料,判断设备运转正常与否,是否能够安全供水[《卫生规范》(2001)第十六条]。④检查供方的资料:检查水厂所用与饮用水接触材料合格供方(卫生许可批件、厂方生产条件、质量保证体系等)资料是否齐全,现场抽查涉及饮用水卫生安全产品,是否从合格供应商进货,进货后是否进行验收,有无验收记录。判断使用的材料是否卫生安全[《卫生规范》(2001)第十九条]。⑤检查从业人员:核对相应岗位人员是否到位,检查不同工作岗位的从业人员,持有效专业资格证书和卫生知识培训情况，其专业水平是否可胜任相应工作。判断员工素质能否保证供水卫生安全[《卫生规范》(2001)第十四条、第三十七条、第三十八条]。⑥检验室的检查：检查检验室的设备、人员、制度、检验记录等，判断其是否配备与供水规模相适应的人员和设备、水质检验是否进行全过程质量控制、采样点与检验频率是否符合要求、水质检验记录是否完整清晰，档案资料是否保存完好，有无按要求上报水质资料[《卫生规范》(2001)第四章]。⑦检查是否有应急事故处理方案，污染事件报告制度。⑧结合提供的检验报告和实验室记录对出厂水水质进行现场监督检测。

(四)许可决定

卫生行政部门应当自受理之日起二十日内书面作出卫生行政许可决定。二十日内不能作出决定的，经卫生行政部门负责人批准，可以延长十日，并应当将延长期限的理由告知申请人。

卫生行政部门作出准予卫生行政许可决定的，应当在作出决定后十日内向申请人发放加盖卫生行政部门印章的《卫生许可证》。

卫生行政部门作出不予卫生行政许可决定的，应当书面告知申请人，说明理由，并告知申请人享有申请行政复议或者提起行政诉讼的权利。

卫生行政部门作出准予卫生行政许可决定，应当予以公开，公众有权查阅。

卫生行政许可直接涉及申请人和他人之间重大利益关系的，卫生行政部门在作出行政许可决定前，应当告知申请人、利害关系人享有要求听证的权利。申请人、利害关系人在被告知听证权利之日起五日内提出听证申请的，卫生行政部门应当在二十日内组织听证。

申请人、利害关系人不承担卫生行政部门组织听证的费用。

《卫生许可证》有效期为四年，具体内容应当包括：单位名称、法定代表人、单位地址、卫生许可证号、发证日期、发证机关。其中单位名称、法定代表人等项目应与工商行政部门核准的内容一致，单位地址按集中式供水单位的实际地址填写。

卫生许可证号格式为：(市、区、县简称)卫水字[年份]XXXX 号，采用统一编号。

卫生行政部门在发放卫生许可证时，应当要求申请人签收。

申请人在申请集中式供水单位卫生许可证时，隐瞒有关情况或者提供虚假材料的，卫生行政部门不予受理或者不予卫生行政许可，并给予警告。该申请人在一年内不得再次提出申请。

《卫生许可证》不得涂改、转让，严禁伪造、倒卖。

(五)卫生许可延续

集中式供水单位需要延续依法取得的卫生行政许可的有效期的，应当在卫生许可证有效期届满三十日前向原发证部门提出申请，并提供以下资料。

(1)卫生许可证延续申请表。

(2)工商营业执照复印件(加盖公章)。

(3)单位名称、法定代表人(或负责人)、生产经营场地、布局、设施与原核准内容一致承诺书，如有改变，需提供改变后的材料。

(4)原《卫生许可证》原件。

(5)当地卫生行政部门认可检验机构出具的每年出厂水、末梢水水质检验报告。

(6)当地卫生监督机构出具的每年现场监督检查记录。

(7)卫生行政部门规定的其他资料。

卫生行政部门应当根据申请人的申请，在有效期届满前作出是否准予延续的决定；逾期未作出决定的，视为准予延续。

卫生行政部门在收到延续申请后，应当对所提供的资料及生产现场进行审查。经审查符合条件的，作出准予延续的决定，换发的《卫生许可证》沿用原卫生许可证号。

（六）变更

凡取得《卫生许可证》的集中式供水单位应当严格按照《卫生许可证》规定的内容进行生产；要求变更许可事项的，应当向原发证部门提出书面申请并提交相关材料。符合法定条件的，卫生行政部门应当依法办理变更手续。

变更许可的事项及所需提供的材料规定如下。

（1）要求变更单位名称的，需提供工商行政部门准予变更营业执照证明、变更前后的营业执照及原《卫生许可证》。

（2）要求变更单位法人的，需提供变更说明及其他相关材料。

除上述事项外，集中式供水单位需变更生产地址、布局、工艺流程等事项的，应按本程序重新申请卫生许可证。

（七）撤销卫生行政许可

有下列情况之一的，卫生行政部门可以根据利害关系人的请求或者依据职权，撤销卫生行政许可。

（1）卫生行政部门工作人员滥用职权、玩忽职守作出准予卫生行政许可决定的。

（2）超越法定职权作出准予卫生行政许可决定的。

（3）违反法定程序作出准予卫生行政许可决定的。

（4）对不具备申请资格或者不符合法定条件的申请人作出准予卫生行政许可决定的。

（5）依法可以撤销卫生行政许可的其他情形。

集中式供水单位以欺骗、贿赂等不正当手段取得《卫生许可证》的，卫生行政部门应当予以撤销，同时依法给予警告，该单位在三年内不得再次提出申请。

按照本条第一款的规定撤销的卫生行政许可，被许可人的合法权益受到损害的，卫生行政部门应当依法给予赔偿。依照本条第二款的规定撤销卫生行政许可的，被许可人基于卫生行政许可取得的利益不受保护。

（八）注销卫生许可

已取得卫生许可证的集中式供水单位有下列情况之一的，原发证部门可注销其《卫生许可证》。

（1）企业自行申请注销的。

（2）《卫生许可证》有效期届满未延续的。

（3）卫生行政许可依法被撤销、撤回，或者《卫生许可证》被依法吊销的。

（4）被工商行政管理部门注销或者吊销营业执照的。

（5）因其他原因不能保证供水卫生质量的。

卫生行政部门注销卫生许可证，应当及时告知被注销人，收回原证，并予以公告。

（九）补发

集中式供水单位遗失卫生许可证的，应当及时登报声明，然后向原发证部门申请补发。

七、供水单位的经常性卫生监督

饮用水经常性卫生监督包括对供水单位的现场监督、对水质进行监督监测以及对违法行为进行行政处罚等。

(一)对供水单位的经常性卫生监督

1.经常性卫生监督程序

各级卫生监督机构根据各自的职责,对辖区内生活饮用水集中式供水单位开展经常性卫生监督工作。监督频次每年不少于2次。

根据《卫生规范》的有关要求,对供水单位进行经常性监督,对符合要求,由卫生监督员当场出具"现场监督笔录",供卫生许可延续的依据。现场监督检查不符合要求的,由监督员当场出具"现场监督笔录",并下发"卫生监督意见书"责令供水单位在规定时间内进行整改。对违反《管理办法》者,按有关程序进行行政处罚。

2.经常性卫生监督内容

(1)水处理工艺和卫生设施与申报卫生许可时是否一致,是否已更改。有无供水设施未经卫生许可,有无违反《管理办法》第七条的事实。

(2)水源卫生检查:检查水源地卫生防护情况,是否按相关要求做好水源卫生防护工作。有无违反《管理办法》第十三条的事实。

(3)检查水厂饮用水卫生管理规章制度和质量保证体系情况:检查水厂的质量保证体系是否有效运转。现场询问相应管理人员和制水人员,对其水质净化消毒过程中相关问题处理和反应能力,判断其是否按有关规章制度执行[《卫生规范》(2001)第十三、十四条]。

(4)检查水处理及卫生设施运转情况:检查水处理及卫生设施是否完善、运转情况是否正常。混凝是否达到效果,待滤水浊度情况,滤后水质情况,加氯消毒情况,查看水厂记录与实际检查内容是否一致,能否保证水处理运转正常,能够保持日常安全供水[《卫生规范》(2001)第十六条、二十四条]。

(5)检查供方的资料:检查水厂所用与饮用水接触材料合格供方(卫生许可批件、厂方生产条件、质量保证体系等)资料是否齐全,现场抽查涉及饮用水卫生安全产品,是否从合格供应商进货,进货后是否进行验收,有无验收记录。判断使用的材料是否卫生安全[《卫生规范》(2001)第十八条、第十九条]。

(6)检查从业人员:供、管水人员是否经过卫生知识培训和健康体验不合格人员是否及时调离,有无违反《管理办法》第十一条的事实。检查不同工作岗位的从业人员,持有效专业资格证书和卫生知识培训情况,其专业水平是否可胜任相应工作。判断员工素质能否保证供水卫生安全[《卫生规范》(2001)第十四条、第三十七条、第三十八条]。

(7)水质和检验室的检查:检查检验室水质检验是否进行全过程质量控制、采样点与检验频率是否符合要求、水质检验记录是否完整清晰,档案资料是否保存完好,有无按要求上报水质资料。对出厂水水质进行现场监督检测,有无违反《管理办法》第六条的事实。

(8)检查水厂的防污染事故和应急措施:是否有防止污染措施和应急事故处理方案,污染事件报告制度是否健全[《卫生规范》(2001)第二十八条、第二十九条]。

(9)检查输配水系统:集中式供水单位应加强管网的维修,管网渗漏率应严格控制在国家允许范围之内,其他各项应按[《卫生规范》(2001)第十七条、第二十条、第二十二条]执行。

(二)行政处罚

根据传染病防治法规定,卫生行政部门对饮用水集中式供水单位进行卫生监督并实行卫生许可制度,要审查城乡每一个集中式供水水厂是否依法获得卫生许可证,消除不合格供水隐患。

全面审查新建、改建、扩建饮用水供水工程项目是否经过卫生部门审查和竣工验收，对不符合规定的供水单位严格按照有关规定进行查处。根据《生活饮用水卫生监督管理办法》，监督检查供水单位日常水质检测报送制度的落实情况，严肃查处涉及饮用水卫生安全的违法违规行为。

(1)供水单位违反《管理办法》第二十五条，安排未取得体检合格证的人员从事直接供、管水工作或安排患有有碍饮用水卫生疾病的或病原携带者从事直接供、管水工作的，县级以上地方人民政府卫生行政部门应当责令限期改进，并可对供水单位处以 20 元以上 1 000 元以下的罚款。

(2)在饮用水水源保护区修建危害水源水质卫生的设施或进行有碍水源水质卫生的作业的；新建、改建、扩建的饮用水供水项目未经卫生行政部门参加选址、设计审查和竣工验收而擅自供水的；供水单位未取得卫生许可证而擅自供水的，县级以上地方人民政府卫生行政部门应当责令限期改进，并可处以 20 元以上 5 000 元以下的罚款。

(3)供水单位供应的饮用水不符合国家规定的生活饮用水卫生标准的县级以上地方人民政府卫生行政部门应当责令限期改进，并可处以 20 元以上 5 000 元以下的罚款。

(4)饮用水供水单位供应的饮用水不符合国家卫生标准和卫生规范的或涉及饮用水卫生安全的产品不符合国家卫生标准和卫生规范的，导致或者可能导致传染病传播、流行的，由县级以上人民政府卫生行政部门按《中华人民共和国传染病防治法》第七十三条的要求责令限期改正，没收违法所得，可以并处五万元以下的罚款；已取得许可证的，原发证部门可以依法暂扣或者吊销许可证；构成犯罪的，依法追究刑事责任。

(王　岩)

第五节　医疗服务与公共卫生服务

医疗机构是公共卫生服务体系重要的组成部分，也是公共卫生服务的重要环节。随着社会经济的快速发展和广大人民群众健康需求的日益提高，医疗机构在公共卫生工作中的地位也日渐突出，大量的疾病控制和妇女儿童保健等工作需要医疗机构共同合作完成，医疗机构与专业公共卫生机构、医疗服务与公共卫生服务的关系也日益紧密。

一、公共卫生基本知识

(一)公共卫生基本概念

公共卫生内涵随着社会经济的发展和人类对健康认识的加深而不断发展。19 世纪，公共卫生在很大程度上被理解为环境卫生和预防疾病的策略，如疫苗的使用。20 世纪，公共卫生扩大到包括环境卫生、控制疾病、进行个体健康教育、组织医护人员对疾病进行早期诊断和治疗，发展社会体制，保障公民都享有应有的健康权益。目前，学术界通常采用 WHO 的定义：公共卫生是一门通过有组织的社区活动来改善环境、预防疾病、延长生命与促进心理和躯体健康，并能发挥个人更大潜能的科学和艺术。

公共卫生就是组织社会共同努力，改善环境卫生条件，预防控制传染病和其他疾病流行，培养良好卫生习惯和文明生活方式，提供医疗卫生服务，达到预防疾病，促进健康的目的。

(二)公共卫生基本职能

公共卫生的基本职能指的是影响健康的决定因素、预防和控制疾病、预防伤害、保护和促进人群健康、实现健康公平性的一组活动。具体来说,基本职能包括以下服务内容。

(1)疾病预防控制管理。

(2)公共卫生技术服务。

(3)卫生监督执法。

(4)妇女儿童保健。

(5)健康教育与健康促进。

(6)突发性公共卫生事件处理等。

(三)公共卫生基本特点

公共卫生是以促进人群健康为最终目标、以人群为主要研究重点、强调防治结合和广泛的社会参与、以多学科公共卫生团队为支撑,具有以下基本特点。

1.社会性

公共卫生服务是一项典型的社会公益事业,是人民的基本社会福利之一,因此公共卫生服务不能以营利为目的。

2.公共性

公共卫生服务表现为纯公共产品或准公共产品的供给,具有排他性和消费共享性的特点。

3.健康相关性

公共卫生服务的直接目的是保障公民的健康权益,所采取的措施和方法必须遵循医学科学理论和技术。

4.政府主导性

公共卫生服务的提供是政府公共服务职能的一个重要内容,政府必须承担公共卫生服务的供给责任:统一组织、领导和直接干预,提供必要的公共财政支出。

二、医疗服务与公共卫生服务的关系

(一)医疗机构与公共卫生专业机构

医疗机构和专业公共卫生机构均是依据相关法规设立的具有独立法人代表资格的机构,前者主要依据《医疗机构管理条例》而设立,为当地居民提供临床诊疗服务以及部分公共卫生服务,主要包括临床综合医院和肿瘤、口腔、眼科、传染病、妇产、儿童等专科医院。后者主要依据《中华人民共和国传染病防治法》《精神卫生法》《中华人民共和国食品卫生法》《职业卫生法》等设立的专业公共卫生机构,主要包括:疾病预防控制中心、卫生监督中心(所)、妇幼保健中心(院)、职业病防治院(中心)、健康教育和健康促进中心(所)、精神卫生中心(所)等。在同一地区医疗机构和专业公共卫生机构均隶属同级卫生行政部门管理。

医疗机构在医院内部为了统筹协调、指导和监督落实院内公共卫生服务工作,预防与控制医院内感染的发生和流行,并联系相关专业公共卫生机构,依据《医疗机构管理条例》的要求,设立了预防保健科(或公共卫生科)和医院感染控制科。在我国绝大部分地区医院都设立预防保健科和医院感染控制科。近年来,我国许多地方卫生行政部门为了进一步明确医疗机构公共卫生职能,规定医院统一设置公共卫生科,便于辖区内公共卫生工作的衔接。无论称谓是预防保健科,还是公共卫生科,其基本职责都是统筹协调院内公共卫生服务工作,指导和监督院内各有关科室开展

公共卫生服务工作，联系并接受专业公共卫生机构业务技术指导。

公共卫生专业机构是以开展和完成区域内公共卫生服务业务为主的部门，负责区域内公共卫生规划、计划的制订，公共卫生监测，开展专项调查研究，提出并落实预防与控制措施，分析和评估实施效果。

公共卫生专业机构与医疗机构之间是密不可分的合作伙伴关系，在公共卫生服务中，医疗机构离不开公共卫生机构，公共卫生机构也离不开医疗机构，两者间应实行无缝衔接。

（二）公共卫生服务与医疗服务的关系

医疗服务主要是针对个体，为个体提供诊断、治疗、预防保健方面服务。与医疗服务相比，公共卫生服务是针对群体，以人群为主要重点，强调防治结合和广泛的社会参与，以多学科公共卫生团队为支撑。公共卫生服务是一项典型的社会公益事业，不能以营利为目的，表现为纯公共产品或准公共产品的供给。除了基本医疗服务以外，医疗服务都不能列为公共产品。因此，公共卫生服务的提供是政府公共服务职能的一个重要内容，政府在公共卫生领域的主要职能包括：制定政策法规，制订和实施公共卫生发展规划计划，协调部门的公共卫生职责，执行公共卫生监督执法，组织、领导和协调公共卫生的应急服务。

三、医疗机构在公共卫生工作中的地位和作用

公共卫生工作离不开医疗机构，医疗机构是公共卫生体系不可或缺的重要组成部分，无论是传染病、慢性病、寄生虫病、地方病、职业病、因病死亡，还是突发公共卫生事件、食物中毒的发现都离不开医疗机构，其报告也依赖医疗机构，新生儿预防接种、妇女儿童保健、疾病监测、健康教育与干预，以及实施传染病的预防控制和传染病的救治、慢性病的治疗与控制均在医疗机构内完成。

医疗机构本身是传染病传播的高危场所，也是院内感染发生的高危场所，因而对医院在预防控制传染病的播散和医院内感染的发生提出了更高的要求，医院的规划、设计、布局，空调通风冷暖系统，给排水及污水处理系统，人流和物流系统，传染病门诊、洁净手术室、洗消供应室和ICU室等设置必须充分考虑满足控制传染病播散和院内感染发生的需要。医疗机构的医务工作者应掌握公共卫生基本知识，有承担公共卫生的责任意识，还应按相应法律、法规的要求切实履行其职责，及时、准确地发现报告传染病、精神病、职业病、糖尿病、高血压等疾病，实施重要传染病的监测、控制工作，做好就诊者的健康教育和干预工作。

（王　岩）

第六节　医疗机构公共卫生基本职能

医疗机构种类繁多，有综合医院，也有专科医院。医疗机构的级别也不尽相同，有三级甲（乙）医院，也有二级甲（乙）等医院，还有一级医院、门诊等。不同类型的医疗机构所承担的公共卫生职能不尽统一，根据国家有关法律法规以及我国医疗机构开展公共卫生工作的实际，医疗机构的公共卫生基本职能主要包括以下几方面：突发公共卫生事件的报告及应急处理；食物中毒的发现报告与救治；传染病的发现报告及预防控制；预防接种服务；主要慢性病的发现报告与管理；

职业病的发现与报告;精神病的发现与报告;医院死亡病例的报告;妇女儿童保健服务;健康教育与健康促进;放射防护和健康监测;医院感染与医疗安全管理。

一、突发公共卫生事件的发现报告及应急处理

突发公共卫生事件发现。无论是重大传染病,还是食物中毒和职业中毒,当患者感到身体不适时,首先就诊地点为医疗机构,医疗机构医师根据诊疗规范、诊断标准和专业知识,进行疑似或明确诊断。

(一)突发公共卫生事件报告

医疗机构发现突发公共卫生事件或疑似突发公共卫生事件,医院应及时启动突发公共卫生事件处置应急程序,逐级汇报。

(二)患者救治或转诊

医疗机构在报告的同时要做好患者救治工作,特殊情况需要转诊者,应做好相应转诊工作。

二、食物中毒发现报告与救治

患者食用了被生物性(如细菌、病毒、生物毒素等)、化学性(如亚硝酸钠等)有毒有害物质污染的食品,出现急性或亚急性中毒症状。

(一)食物中毒的发现

患者到医疗机构就诊,医疗机构医师根据食物史、患者症状,结合相关诊断标准确认食物中毒或疑似食物中毒。

(二)食物中毒的报告

医疗机构发现群体性食物中毒,应及时启动疑似食物中毒事件处置应急程序,逐级汇报,并协助疾病预防控制机构进行事件的调查及确证工作。

(三)食物中毒患者救治

医疗机构在报告的同时做好中毒患者的救治工作。

三、传染病的发现报告及预防控制

传染病的预防控制是医疗机构主要工作内容之一,包括传染病的发现、报告、监测、预防控制、救治及转诊工作。

(一)传染病的发现

医疗机构医师接诊疑似传染病患者,应按《传染病诊断标准》对疑似传染病例进行诊断,必要时请会诊予以明确诊断。

(二)传染病的报告

医疗机构发现疑似或确诊传染病后,要按《中华人民共和国传染病防治法》规定的内容及时限,录入中华人民共和国国家疾病预防控制信息系统进行网络直报。

(三)传染病监测

医疗机构应按公共卫生专业机构要求,开展传染病的监测工作,报送相关监测信息。做好传染病阳性标本留样,传送给疾病预防与控制中心实验室复核。

(四)传染病预防控制

在医疗机构中实施传染病的预防与控制,如预防控制艾滋病乙肝梅毒母婴传播项目,孕产妇

进行筛查、随访、治疗，都需在医疗机构内实施。

（五）传染病的救治

传染病治疗和重症传染病的救治都需依赖医疗机构。

（六）慢性传染病患者的转诊

有些传染病发现后需转至专门机构进行随访治疗，如疑似麻风患者（临床诊断为主）、疑似肺结核患者（临床诊断和胸片结果为主）医疗机构除报告外，还要转诊至辖区慢性病防治院或传染病医院进行治疗。

四、预防接种服务

预防接种是最有效、最经济的预防控制疾病的措施，预防接种服务主要在社区健康服务中心完成，医疗机构主要承担新生儿疫苗接种，犬伤后狂犬疫苗接种及冷链的管理。

（一）新生儿疫苗接种

孕妇在医院生产后，医院应及时为新生儿免费接种乙肝疫苗、卡介苗，接种时应严格按疫苗接种规范操作。

（二）狂犬疫苗接种

对动物咬伤的就诊者，医疗机构应根据狂犬病暴露预防处置工作规范处理伤口及接种狂犬疫苗，必要时注射狂犬免疫球蛋白。

（三）冷链管理

医疗机构应严格按预防用生物制品保存要求执行存放（在冷藏或冷冻区）、领取、运输等。

五、主要慢性非传染病的发现报告与管理

主要慢性非传染病是指高血压、糖尿病，以及恶性肿瘤、脑卒中和冠心病等，医疗机构承担患者发现、报告、治疗及转诊工作。

（一）患者的发现

医疗机构要积极主动发现高血压、糖尿病患者，落实首诊测血压措施。

（二）病例的报告

医疗机构一旦发现高血压、糖尿病患者，以及恶性肿瘤、脑卒中和冠心病病例，按要求报告给公共卫生专业机构。

（三）患者的治疗

一旦明确诊断，医疗机构应采取合适的措施对患者进行治疗。

（四）患者的转诊

医疗机构待患者病情稳定后转诊至所在的社区健康服务中心，由社区健康服务中心进行随访管理。

六、职业病的发现与报告

医疗机构对有职业接触的疑似职业病的病例，应结合职业接触史和临床表现进行诊断和鉴别诊断，必要时邀请职业病防治机构的专家会诊，一旦发现疑似的职业病，应及时按要求进行报告，必要时转诊至相应的专业机构进行治疗。

七、重症精神病的发现与报告

医疗机构对疑似精神病患者应进行诊断和鉴别诊断，必要时邀请精神病专科医院专家会诊，一旦发现疑似精神病患者，按要求进行报告，必要时转诊至精神病专科医院进行明确诊断和治疗。

八、死亡病例的报告

医疗机构出现死亡病例，应按要求及时、准确填报死亡医学证明，专人定期收集全院死亡医学证明信息，组织病案管理室给予规范编码，录入国家死因登记信息报告系统并网络上传。

九、妇女儿童保健服务

具有相应资质的医疗机构提供孕产妇保健服务和儿童保健服务，并管理出生医学证明和妇幼保健信息。

（一）孕产妇保健

医疗机构为育龄期妇女开展孕前妇女保健检查和咨询，对孕期妇女提供定期产检服务和相关疾病的筛查，以及适宜的生产技术，指导母乳喂养，发现与报告孕产妇死亡情况。

（二）儿童保健

医疗机构提供新生儿疾病筛查、儿童保健服务，发现与报告新生儿和5岁以下儿童死亡情况。

（三）出生医学证明管理

专人管理、核发出生医学证明，并及时上报。

（四）妇幼信息管理

医疗机构负责管理妇幼保健信息系统和母子保健手册，准确录入妇幼保健相关内容，按权限完成相应工作，按期完成妇幼保健报表的统计、核实、报送等工作。

十、健康教育与健康促进

医疗机构根据其特殊性提供健康教育宣传、健康处方、健康指导，并带头做好控烟工作。

（一）健康教育

各医疗机构各专业科室应根据自身专业特点，定期制作健康教育宣传栏，宣传相关知识。

（二）健康处方

各专业科室编写本专业诊治疾病的健康处方，对就诊者进行宣传，普及相关专业知识。

（三）健康指导

医务人员适时对患者或家属进行健康指导，住院部医务人员应对患者进行健康教育指导并在病历记录。

（四）控制吸烟

禁烟标识张贴、劝止吸烟行动、医院内吸烟现况监测，带头控烟。

十一、放射防护与健康监测

医疗机构为了疾病的诊断和治疗配备了许多带有放射性的装置，如X线机、CT等，因而要

加强辐射防护，并做好医护人员和就诊者的保护。

(一)放射防护

对带有放射性的装置，其选址、布局及防护设计要合理，设计方案应报批，竣工后要通过专业部门验收，场所要进行防辐射处理。

(二)放射人员防护

放射工作人员要做好个人防护，上班时佩戴个人放射剂量仪，定期进行健康体检。

(三)患者的防护

医疗机构在给患者进行带有放射线装置检查或治疗时，要做好防护，尤其是敏感部位务必采取有效的防护措施。

十二、医院感染与医疗安全管理

医院内感染控制是医疗机构的重要职责，包括医院感染的报告与处理，医院消毒效果监测，医疗废弃物管理，实验室感染控制，以及感染性职业暴露处置等工作内容。

(一)医院感染的报告与处理

医务人员按《医院感染诊断标准(试行)》发现院内感染个案时，应及时报告。如果发生医院感染暴发，要按医院感染暴发处理程序进行调查、报告，必要时请专业机构协助处理，提出感染控制措施并部署实施。

(二)医院消毒效果监测

医院感染管理部门应定期对消毒剂、消毒产品、医务人员的手、空气、物体表面等进行消毒效果监测，并向当地专业公共卫生机构报告，接受公共卫生机构督导检查。

(三)废弃物管理

医院机构应按《医疗废物管理条例》要求做好医院污水处理，定期监测污水处理后的卫生指标，定期检查医疗废物处理是否规范。如果发生医用废物的流失、泄漏、扩散等意外事故应及时报告并做好相应处理。

(四)实验室感染控制

医疗单位实验室，尤其是感染性实验室要严格按照实验室生物安全要求进行规范操作，做好个人防护，菌种保藏、运输等安全防范工作。

(五)感染性职业暴露处理

医务人员要严格执行各项诊疗操作规范，发生感染性职业暴露要及时报告、评估并给予医学处理，根据职业暴露给别定期随访。

(张余坤)

第七节 医疗机构公共卫生职能法律依据

医疗机构承担的公共卫生职责，我国颁布的相关法律法规均有明确规定，包括《传染病防治法》《母婴保健法》《突发公共卫生事件应急条例》《职业病防治法》《消毒管理办法》《医院感染管理办法》《医疗机构管理条例》《医疗废物管理条例》《执业医师法》《疫苗流通和预防接种管理条例》等。

一、传染病防治法

《中华人民共和国传染病防治法》于 2004 年 8 月 28 日由中华人民共和国第十届全国人民代表大会常务委员会第十一次会议修订通过，以中华人民共和国主席令（2004）第 17 号公布，自 2004 年 12 月 1 日起施行。具体相关条款摘录如下。

第七条：医疗机构承担与医疗救治有关的传染病防治工作和责任区域内的传染病预防工作。城市社区和农村基层医疗机构在疾病预防控制机构的指导下，承担城市社区、农村基层相应的传染病防治工作。

第十条：医疗机构应当定期对其工作人员进行传染病防治知识、技能的培训。

第十二条：在中华人民共和国领域内的一切单位和个人，必须接受疾病预防控制机构、医疗机构有关传染病的调查、检验、采集样本、隔离治疗等预防、控制措施，如实提供有关情况。

第二十一条：医疗机构应当确定专门的部门或者人员，承担传染病疫情报告、本单位的传染病预防、控制以及责任区域内的传染病预防工作；承担医疗活动中与医院感染有关的危险因素监测、安全防护、消毒、隔离和医疗废物处置工作。

第二十二条：疾病预防控制机构、医疗机构的实验室和从事病原微生物实验的单位，应当符合国家规定的条件和技术标准，建立严格的监督管理制度，对传染病病原体样本按照规定的措施实行严格监督管理，严防传染病病原体的实验室感染和病原微生物的扩散。

第二十七条：对被传染病病原体污染的污水、污物、场所和物品，有关单位和个人必须在疾病预防控制机构的指导下或者按照其提出的卫生要求，进行严格消毒处理；拒绝消毒处理的，由当地卫生行政部门或者疾病预防控制机构进行强制消毒处理。

第三十九条：医疗机构发现甲类传染病时，应当及时采取下列措施。①对患者、病原携带者，予以隔离治疗，隔离期限根据医学检查结果确定。②对疑似患者，确诊前在指定场所单独隔离治疗。③对医疗机构内的患者、病原携带者、疑似患者的密切接触者，在指定场所进行医学观察和采取其他必要的预防措施。

医疗机构发现乙类或者丙类传染病患者，应当根据病情采取必要的治疗和控制传播措施。

医疗机构对本单位内被传染病病原体污染的场所、物品以及医疗废物，必须依照法律、法规的规定实施消毒和无害化处置。

第五十一条：医疗机构的基本标准、建筑设计和服务流程，应当符合预防传染病医院感染的要求。

医疗机构应当按照规定对使用的医疗器械进行消毒；对按照规定一次使用的医疗器具，应当在使用后予以销毁。

医疗机构应当按照国务院卫生行政部门规定的传染病诊断标准和治疗要求，采取相应措施，提高传染病医疗救治能力。

第五十二条：医疗机构应当对传染病患者或者疑似传染病患者提供医疗救护、现场救援和接诊治疗，书写病历记录以及其他有关资料，并妥善保管。

医疗机构应当实行传染病预检、分诊制度；对传染病患者、疑似传染病患者，应当引导至相对隔离的分诊点进行初诊。医疗机构不具备相应救治能力的，应当将患者及其病历记录复印件一并转至具备相应救治能力的医疗机构。具体办法由国务院卫生行政部门规定。

第五十四条:县级以上人民政府卫生行政部门在履行监督检查职责时,有权进入被检查单位和传染病疫情发生现场调查取证,查阅或者复制有关的资料和采集样本。被检查单位应当予以配合,不得拒绝、阻挠。

第六十九条:医疗机构违反本法规定,有下列情形之一的,由县级以上人民政府卫生行政部门责令改正,通报批评,给予警告;造成传染病传播、流行或者其他严重后果的,对负有责任的主管人员和其他直接责任人员,依法给予降级、撤职、开除的处分,并可以依法吊销有关责任人员的执业证书;构成犯罪的,依法追究刑事责任。①未按照规定承担本单位的传染病预防、控制工作、医院感染控制任务和责任区域内的传染病预防工作的。②未按照规定报告传染病疫情,或者隐瞒、谎报、缓报传染病疫情的。③发现传染病疫情时,未按照规定对传染病患者、疑似传染病患者提供医疗救护、现场救援、接诊、转诊的,或者拒绝接受转诊的。④未按照规定对本单位内被传染病病原体污染的场所、物品以及医疗废物实施消毒或者无害化处置的。⑤未按照规定对医疗器械进行消毒,或者对按照规定一次使用的医疗器具未予销毁,再次使用的。⑥在医疗救治过程中未按照规定保管医学记录资料的。⑦故意泄露传染病患者、病原携带者、疑似传染病患者、密切接触者涉及个人隐私的有关信息、资料的。

二、母婴保健法

《中华人民共和国母婴保健法》于 1994 年 10 月 27 日第八届全国人民代表大会常务委员会第十次会议通过,以 1994 年 10 月 27 日中华人民共和国主席令第三十三号公布,自 1995 年 6 月 1 日起施行。具体相关条款摘录如下。

第七条:医疗保健机构应当为公民提供婚前保健服务。

婚前保健服务包括下列内容。①婚前卫生指导:关于性卫生知识、生育知识和遗传病知识的教育。②婚前卫生咨询:对有关婚配、生育保健等问题提供医学意见。③婚前医学检查:对准备结婚的男女双方可能患影响结婚和生育的疾病进行医学检查。

第十四条:医疗保健机构应当为育龄妇女和孕产妇提供孕产期保健服务。

孕产期保健服务包括下列内容。①母婴保健指导:对孕育健康后代以及严重遗传性疾病和碘缺乏病等地方病的发病原因、治疗和预防方法提供医学意见。②孕妇、产妇保健:为孕妇、产妇提供卫生、营养、心理等方面的咨询和指导以及产前定期检查等医疗保健服务。③胎儿保健:为胎儿生长发育进行监护,提供咨询和医学指导。④新生儿保健:为新生儿生长发育、哺乳和护理提供的医疗保健服务。

第二十三条:医疗保健机构和从事家庭接生的人员按照国务院卫生行政部门的规定,出具统一制发的新生儿出生医学证明;有产妇和婴儿死亡以及新生儿出生缺陷情况的,应当向卫生行政部门报告。

第三十二条:医疗保健机构依照本法规定开展婚前医学检查、遗传病诊断、产前诊断以及施行结扎手术和终止妊娠手术的,必须符合国务院卫生行政部门规定的条件和技术标准,并经县级以上地方人民政府卫生行政部门许可。

严禁采用技术手段对胎儿进行性别鉴定,但医学上确有需要的除外。

第三十三条:从事本法规定的遗传病诊断、产前诊断的人员,必须经过省、自治区、直辖市人民政府卫生行政部门的考核,并取得相应的合格证书。

从事本法规定的婚前医学检查、施行结扎手术和终止妊娠手术的人员以及从事家庭接生的人员，必须经过县级以上地方人民政府卫生行政部门的考核，并取得相应的合格证书。

第三十五条：未取得国家颁发的有关合格证书的，有下列行为之一，县级以上地方人民政府卫生行政部门应当予以制止，并可以根据情节给予警告或者处以罚款。①从事婚前医学检查、遗传病诊断、产前诊断或者医学技术鉴定的。②施行终止妊娠手术的。③出具本法规定的有关医学证明的。

上款第③项出具的有关医学证明无效。

第三十六条：未取得国家颁发的有关合格证书，施行终止妊娠手术或者采取其他方法终止妊娠，致人死亡、残疾、丧失或者基本丧失劳动能力的，依照刑法第一百三十四条、第一百三十五条的规定追究刑事责任。

第三十七条：从事母婴保健工作的人员违反本法规定，出具有关虚假医学证明或者进行胎儿性别鉴定的，由医疗保健机构或者卫生行政部门根据情节给予行政处分；情节严重的，依法取消执业资格。

三、突发公共卫生事件应急条例

《突发公共卫生事件应急条例》于 2003 年 5 月 7 日国务院第 7 次常务会议通过，以中华人民共和国国务院第 376 号令公布，自公布之日起施行。具体相关条款如下。

第二条：本条例所称突发公共卫生事件（以下简称突发事件），是指突然发生，造成或者可能造成社会公众健康严重损害的重大传染病疫情、群体性不明原因疾病、重大食物和职业中毒以及其他严重影响公众健康的事件。

第五条：突发事件应急工作，应当遵循预防为主、常备不懈的方针，贯彻统一领导、分级负责、反应及时、措施果断、依靠科学、加强合作的原则。

第十一条：全国突发事件应急预案应当包括以下主要内容。①突发事件应急处理指挥部的组成和相关部门的职责。②突发事件的监测与预警。③突发事件信息的收集、分析、报告、通报制度。④突发事件应急处理技术和监测机构及其任务。⑤突发事件的分级和应急处理工作方案。⑥突发事件预防、现场控制，应急设施、设备、救治药品和医疗器械以及其他物资和技术的储备与调度。⑦突发事件应急处理专业队伍的建设和培训。

第十七条：县级以上各级人民政府应当加强急救医疗服务网络的建设，配备相应的医疗救治药物、技术、设备和人员，提高医疗卫生机构应对各类突发事件的救治能力。

第十九条：国家建立突发事件应急报告制度。有下列情形之一的省、自治区、直辖市人民政府应当在接到报告 1 小时内，向国务院卫生行政主管部门报告。①发生或者可能发生传染病暴发、流行的。②发生或者发现不明原因的群体性疾病的。③发生传染病菌种、毒种丢失的。④发生或者可能发生重大食物和职业中毒事件的。

第二十条：突发事件监测机构、医疗卫生机构和有关单位发现有本条例第十九条规定情形之一的，应当在 2 小时内向所在地县级人民政府卫生行政主管部门报告；接到报告的卫生行政主管部门应当在 2 小时内向本级人民政府报告，并同时向上级人民政府卫生行政主管部门和国务院卫生行政主管部门报告。

第二十一条：任何单位和个人对突发事件，不得隐瞒、缓报、谎报或者授意他人隐瞒、缓报、谎报。

第三十一条：应急预案启动后，突发事件发生地的人民政府有关部门，应当根据预案规定的职责要求，服从突发事件应急处理指挥部的统一指挥，立即到达规定岗位，采取有关的控制措施。

医疗卫生机构、监测机构和科学研究机构，应当服从突发事件应急处理指挥部的统一指挥，相互配合、协作，集中力量开展相关的科学研究工作。

第三十六条：国务院卫生行政主管部门或者其他有关部门指定的专业技术机构，有权进入突发事件现场进行调查、采样、技术分析和检验，对地方突发事件的应急处理工作进行技术指导，有关单位和个人应当予以配合；任何单位和个人不得以任何理由予以拒绝。

第三十九条：医疗卫生机构应当对因突发事件致病的人员提供医疗救护和现场救援，对就诊患者必须接诊治疗，并书写详细、完整的病历记录；对需要转送的患者，应当按照规定将患者及其病历记录的复印件转送至接诊的或者指定的医疗机构。

医疗卫生机构内应当采取卫生防护措施，防止交叉感染和污染。

医疗卫生机构应当对传染病患者密切接触者采取医学观察措施，传染病患者密切接触者应当予以配合。

医疗机构收治传染病患者、疑似传染病患者，应当依法报告所在地的疾病预防控制机构。接到报告的疾病预防控制机构应当立即对可能受到危害的人员进行调查，根据需要采取必要的控制措施。

第四十二条：有关部门、医疗卫生机构应当对传染病做到早发现、早报告、早隔离、早治疗，切断传播途径，防止扩散。

第四十四条：在突发事件中需要接受隔离治疗、医学观察措施的患者、疑似患者和传染病患者密切接触者在卫生行政主管部门或者有关机构采取医学措施时应当予以配合；拒绝配合的，由公安机关依法协助强制执行。

第四十八条：县级以上各级人民政府卫生行政主管部门和其他有关部门在突发事件调查、控制、医疗救治工作中玩忽职守、失职、渎职的，由本级人民政府或者上级人民政府有关部门责令改正、通报批评、给予警告；对主要负责人、负有责任的主管人员和其他责任人员依法给予降级、撤职的行政处分；造成传染病传播、流行或者对社会公众健康造成其他严重危害后果的，依法给予开除的行政处分；构成犯罪的，依法追究刑事责任。

第五十条：医疗卫生机构有下列行为之一的，由卫生行政主管部门责令改正、通报批评、给予警告；情节严重的，吊销《医疗机构执业许可证》；对主要负责人、负有责任的主管人员和其他直接责任人员依法给予降级或者撤职的纪律处分；造成传染病传播、流行或者对社会公众健康造成其他严重危害后果，构成犯罪的，依法追究刑事责任。①未依照本条例的规定履行报告职责，隐瞒、缓报或者谎报的。②未依照本条例的规定及时采取控制措施的。③未依照本条例的规定履行突发事件监测职责的。④拒绝接诊患者的。⑤拒不服从突发事件应急处理指挥部调度的。

第五十一条：在突发事件应急处理工作中，有关单位和个人未依照本条例的规定履行报告职责，隐瞒、缓报或者谎报，阻碍突发事件应急处理工作人员执行职务，拒绝国务院卫生行政主管部门或者其他有关部门指定的专业技术机构进入突发事件现场，或者不配合调查、采样、技术分析和检验的，对有关责任人员依法给予行政处分或者纪律处分；触犯《中华人民共和国治安管理处罚条例》，构成违反治安管理行为的，由公安机关依法予以处罚；构成犯罪的，依法追究刑事责任。

四、职业病防治法

《中华人民共和国职业病防治法》由中华人民共和国第九届全国人民代表大会常务委员会第

二十四次会议于2001年10月27日通过，以中华人民共和国主席令第60号公布，自2002年5月1日起施行。2011年12月31日中华人民共和国第十一届全国人民代表大会常务委员会第二十四次会议进行了修改。具体相关内容如下。

第一条：为了预防、控制和消除职业病危害，防治职业病，保护劳动者健康及其相关权益，促进经济发展，根据宪法，制定本法。

第四十三条：用人单位和医疗卫生机构发现职业病患者或者疑似职业病患者时，应当及时向所在地卫生行政部门报告。确诊为职业病的，用人单位还应当向所在地劳动保障行政部门报告。

第四十九条：医疗卫生机构发现疑似职业病患者时，应当告知劳动者本人并及时通知用人单位。

第六十七条：用人单位和医疗卫生机构未按照规定报告职业病、疑似职业病的，由卫生行政部门责令限期改正，给予警告，可以并处一万元以下的罚款；弄虚作假的，并处二万元以上五万元以下的罚款；对直接负责的主管人员和其他直接责任人员，可以依法给予降级或者撤职的处分。

五、医院感染管理办法

《医院感染管理办法》于2006年6月15日经卫健委部务会议讨论通过，以中华人民共和国卫健委令第48号发布，自2006年9月1日起施行。具体相关内容如下。

第一条：为加强医院感染管理，有效预防和控制医院感染，提高医疗质量，保证医疗安全，根据《传染病防治法》、《医疗机构管理条例》和《突发公共卫生事件应急条例》等法律、行政法规的规定，制定本办法。

第二条：医院感染管理是各级卫生行政部门、医疗机构及医务人员针对诊疗活动中存在的医院感染、医源性感染及相关的危险因素进行的预防、诊断和控制活动。

第五条：各级各类医疗机构应当建立医院感染管理责任制，制定并落实医院感染管理的规章制度和工作规范，严格执行有关技术操作规范和工作标准，有效预防和控制医院感染，防止传染病病原体、耐药菌、条件致病菌及其他病原微生物的传播。

第七条：医院感染管理委员会由医院感染管理部门、医务部门、护理部门、临床科室、消毒供应室、手术室、临床检验部门、药事管理部门、设备管理部门、后勤管理部门及其他有关部门的主要负责人组成，主任委员由医院院长或者主管医疗工作的副院长担任。

医院感染管理委员会的职责如下。①认真贯彻医院感染管理方面的法律法规及技术规范、标准，制定本医院预防和控制医院感染的规章制度、医院感染诊断标准并监督实施。②根据预防医院感染和卫生学要求，对本医院的建筑设计、重点科室建设的基本标准、基本设施和工作流程进行审查并提出意见。③研究并确定本医院的医院感染管理工作计划，并对计划的实施进行考核和评价。④研究并确定本医院的医院感染重点部门、重点环节、重点流程、危险因素以及采取的干预措施，明确各有关部门、人员在预防和控制医院感染工作中的责任。⑤研究并制订本医院发生医院感染暴发及出现不明原因传染性疾病或者特殊病原体感染病例等事件时的控制预案。⑥建立会议制度，定期研究、协调和解决有关医院感染管理方面的问题。⑦根据本医院病原体特点和耐药现状，配合药事管理委员会提出合理使用抗菌药物的指导意见。⑧其他有关医院感染管理的重要事宜。

第八条：医院感染管理部门、分管部门及医院感染管理专(兼)职人员具体负责医院感染预防与控制方面的管理和业务工作。主要职责如下。①对有关预防和控制医院感染管理规章制度的

落实情况进行检查和指导。②对医院感染及其相关危险因素进行监测、分析和反馈，针对问题提出控制措施并指导实施。③对医院感染发生状况进行调查、统计分析，并向医院感染管理委员会或者医疗机构负责人报告。④对医院的清洁、消毒灭菌与隔离、无菌操作技术、医疗废物管理等工作提供指导。⑤对传染病的医院感染控制工作提供指导。⑥对医务人员有关预防医院感染的职业卫生安全防护工作提供指导。⑦对医院感染暴发事件进行报告和调查分析，提出控制措施并协调、组织有关部门进行处理。⑧对医务人员进行预防和控制医院感染的培训工作。⑨参与抗菌药物临床应用的管理工作。⑩对消毒药械和一次性使用医疗器械、器具的相关证明进行审核。⑪组织开展医院感染预防与控制方面的科研工作。⑫完成医院感染管理委员会或者医疗机构负责人交办的其他工作。

第十三条：医疗机构应当制订具体措施，保证医务人员的手卫生、诊疗环境条件、无菌操作技术和职业卫生防护工作符合规定要求，对医院感染的危险因素进行控制。

第十四条：医疗机构应当严格执行隔离技术规范，根据病原体传播途径，采取相应的隔离措施。

第十五条：医疗机构应当制订医务人员职业卫生防护工作的具体措施，提供必要的防护物品，保障医务人员的职业健康。

第十六条：医疗机构应当严格按照《抗菌药物临床应用指导原则》，加强抗菌药物临床使用和耐药菌监测管理。

第十七条：医疗机构应当按照医院感染诊断标准及时诊断医院感染病例，建立有效的医院感染监测制度，分析医院感染的危险因素，并针对导致医院感染的危险因素，实施预防与控制措施。

医疗机构应当及时发现医院感染病例和医院感染的暴发，分析感染源、感染途径，采取有效的处理和控制措施，积极救治患者。

第十八条：医疗机构经调查证实发生以下情形时，应当于 12 小时内向所在地的县级地方人民政府卫生行政部门报告，并同时向所在地疾病预防控制机构报告。所在地的县级地方人民政府卫生行政部门确认后，应当于 24 小时内逐级上报至省级人民政府卫生行政部门。省级人民政府卫生行政部门审核后，应当在 24 小时内上报至卫健委。①5 例以上医院感染暴发。②由于医院感染暴发直接导致患者死亡。③由于医院感染暴发导致 3 人以上人身损害后果。

第十九条：医疗机构发生以下情形时，应当按照《国家突发公共卫生事件相关信息报告管理工作规范（试行）》的要求进行报告。①10 例以上的医院感染暴发事件。②发生特殊病原体或者新发病原体的医院感染。③可能造成重大公共影响或者严重后果的医院感染。

第二十条：医疗机构发生的医院感染属于法定传染病的，应当按照《中华人民共和国传染病防治法》和《国家突发公共卫生事件应急预案》的规定进行报告和处理。

第二十一条：医疗机构发生医院感染暴发时，所在地的疾病预防控制机构应当及时进行流行病学调查，查找感染源、感染途径、感染因素，采取控制措施，防止感染源的传播和感染范围的扩大。

第二十五条：医疗机构应当制订对本机构工作人员的培训计划，对全体工作人员进行医院感染相关法律法规、医院感染管理相关工作规范和标准、专业技术知识的培训。

第二十六条：医院感染专业人员应当具备医院感染预防与控制工作的专业知识，并能够承担医院感染管理和业务技术工作。

第二十七条：医务人员应当掌握与本职工作相关的医院感染预防与控制方面的知识，落实医院感染管理规章制度、工作规范和要求。工勤人员应当掌握有关预防和控制医院感染的基础卫生学和消毒隔离知识，并在工作中正确运用。

第三十三条：医疗机构违反本办法，有下列行为之一的，由县级以上地方人民政府卫生行政部门责令改正，逾期不改的，给予警告并通报批评；情节严重的，对主要负责人和直接责任人给予降级或者撤职的行政处分。①未建立或者未落实医院感染管理的规章制度、工作规范。②未设立医院感染管理部门、分管部门以及指定专（兼）职人员负责医院感染预防与控制工作。③违反对医疗器械、器具的消毒工作技术规范。④违反无菌操作技术规范和隔离技术规范。⑤未对消毒药械和一次性医疗器械、器具的相关证明进行审核。⑥未对医务人员职业暴露提供职业卫生防护。

第三十四条：医疗机构违反本办法规定，未采取预防和控制措施或者发生医院感染未及时采取控制措施，造成医院感染暴发、传染病传播或者其他严重后果的，对负有责任的主管人员和直接责任人员给予降级、撤职、开除的行政处分；情节严重的，依照《传染病防治法》第六十九条规定，可以依法吊销有关责任人员的执业证书；构成犯罪的，依法追究刑事责任。

第三十五条：医疗机构发生医院感染暴发事件未按本办法规定报告的，由县级以上地方人民政府卫生行政部门通报批评；造成严重后果的，对负有责任的主管人员和其他直接责任人员给予降级、撤职、开除的处分。

六、消毒管理办法

《消毒管理办法》于 2001 年 12 月 29 日部务会通过，以中华人民共和国部长令第 27 号发布，自 2002 年 7 月 1 日起施行。具体有关内容如下。

第一条：为了加强消毒管理，预防和控制感染性疾病的传播，保障人体健康，根据《中华人民共和国传染病防治法》及其实施办法的有关规定，制定本办法。

第二条：本办法适用于医疗卫生机构、消毒服务机构以及从事消毒产品生产、经营活动的单位和个人。

第四条：医疗卫生机构应当建立消毒管理组织，制定消毒管理制度，执行国家有关规范、标准和规定，定期开展消毒与灭菌效果检测工作。

第五条：医疗卫生机构工作人员应当接受消毒技术培训、掌握消毒知识，并按规定严格执行消毒隔离制度。

第六条：医疗卫生机构使用的进入人体组织或无菌器官的医疗用品必须达到灭菌要求。各种注射、穿刺、采血器具应当一人一用一灭菌。凡接触皮肤、黏膜的器械和用品必须达到消毒要求。

医疗卫生机构使用的一次性使用医疗用品用后应当及时进行无害化处理。

第七条：医疗卫生机构购进消毒产品必须建立并执行进货检查验收制度。

第八条：医疗卫生机构排放废弃的污水、污物应当按照国家有关规定进行无害化处理。运送传染病患者及其污染物品的车辆、工具必须随时进行消毒处理。

第九条：医疗卫生机构发生感染性疾病暴发、流行时，应当及时报告当地卫生行政部门，并采取有效消毒措施。

第十三条：从事致病微生物实验的单位应当执行有关的管理制度、操作规程，对实验的器材、污染物品等按规定进行消毒，防止实验室感染和致病微生物的扩散。

七、医疗机构管理条例

国务院为加强医疗机构的管理颁布了《医疗机构管理条例》，以国务院令第 149 号公布，自 1994 年 9 月 1 日开始实施。具体有关内容如下。

第二条：本条例适用于从事疾病诊断、治疗活动的医院、卫生院、疗养院、门诊部、诊所、卫生所(室)以及急救站等医疗机构。

第二十五条：医疗机构执业，必须遵守有关法律、法规和医疗技术规范。

第三十五条：医疗机构对传染病、精神病、职业病等患者的特殊诊治和处理，应当按照国家有关法律、法规的规定办理。

第三十八条：医疗机构必须承担相应的预防保健工作，承担县级以上人民政府卫生行政部门委托的支援农村、指导基层医疗卫生工作等任务。

第三十九条：发生重大灾害、事故、疾病流行或者其他意外情况时，医疗机构及其卫生技术人员必须服从县级以上人民政府卫生行政部门的调遣。

八、医疗废物管理条例

《医疗废物管理条例》于 2003 年 6 月 4 日经国务院第十次常务会议通过，并自公布之日起施行。具体相关内容如下。

第一条：为了加强医疗废物的安全管理，防止疾病传播，保护环境，保障人体健康，根据《中华人民共和国传染病防治法》和《中华人民共和国固体废物污染环境防治法》，制定本条例。

第二条：本条例所称医疗废物，是指医疗卫生机构在医疗、预防、保健以及其他相关活动中产生的具有直接或者间接感染性、毒性以及其他危害性的废物。

第三条：本条例适用于医疗废物的收集、运送、贮存、处置以及监督管理等活动。

医疗卫生机构收治的传染病患者或者疑似传染病患者产生的生活垃圾，按照医疗废物进行管理和处置。

医疗卫生机构废弃的麻醉、精神、放射性、毒性等药品及其相关的废物的管理，依照有关法律、行政法规和国家有关规定、标准执行。

第七条：医疗卫生机构应当建立、健全医疗废物管理责任制，其法定代表人为第一责任人，切实履行职责，防止因医疗废物导致传染病传播和环境污染事故。

第八条：医疗卫生机构应当制定与医疗废物安全处置有关的规章制度和在发生意外事故时的应急方案；设置监控部门或者专(兼)职人员，负责检查、督促、落实本单位医疗废物的管理工作，防止违反本条例的行为发生。

第九条：医疗卫生机构应当对本单位从事医疗废物收集、运送、贮存、处置等工作的人员和管理人员，进行相关法律和专业技术、安全防护以及紧急处理等知识的培训。

第十条：医疗卫生机构应当采取有效的职业卫生防护措施，为从事医疗废物收集、运送、贮存、处置等工作的人员和管理人员，配备必要的防护用品，定期进行健康检查；必要时，对有关人员进行免疫接种，防止其受到健康损害。

第十二条：医疗卫生机构应当对医疗废物进行登记，登记内容应当包括医疗废物的来源、种类、重量或者数量、交接时间、处置方法、最终去向以及经办人签名等项目。登记资料至少保存 3 年。

第十三条:医疗卫生机构应当采取有效措施,防止医疗废物流失、泄漏、扩散。

发生医疗废物流失、泄漏、扩散时,医疗卫生机构和医疗废物集中处置单位应当采取减少危害的紧急处理措施,对致患者提供医疗救护和现场救援;同时向所在地的县级人民政府卫生行政主管部门、环境保护行政主管部门报告,并向可能受到危害的单位和居民通报。

第十四条:禁止任何单位和个人转让、买卖医疗废物。

第十六条:医疗卫生机构应当及时收集本单位产生的医疗废物,并按照类别分置于防渗漏、防锐器穿透的专用包装物或者密闭的容器内。医疗废物专用包装物、容器,应当有明显的警示标识和警示说明。

第十七条:医疗卫生机构应当建立医疗废物的暂时贮存设施、设备,不得露天存放医疗废物;医疗废物暂时贮存的时间不得超过 2 天。

医疗废物的暂时贮存设施、设备,应当远离医疗区、食品加工区和人员活动区以及生活垃圾存放场所,并设置明显的警示标识和防渗漏、防鼠、防蚊蝇、防蟑螂、防盗以及预防儿童接触等安全措施。

第十八条:医疗卫生机构应当使用防渗漏、防遗撒的专用运送工具,按照本单位确定的内部医疗废物运送时间、路线,将医疗废物收集、运送至暂时贮存地点。运送工具使用后应当在医疗卫生机构内指定的地点及时消毒和清洁。

第十九条:医疗卫生机构应当根据就近集中处置的原则,及时将医疗废物交由医疗废物集中处置单位处置。

医疗废物中病原体的培养基、标本和菌种、毒种保存液等高危险废物,在交医疗废物集中处置单位处置前应当就地消毒。

第二十条:医疗卫生机构产生的污水、传染病患者或者疑似传染病患者的排泄物,应当按照国家规定严格消毒;达到国家规定的排放标准后,方可排入污水处理系统。

第四十条:发生因医疗废物管理不当导致传染病传播或者环境污染事故,或者有证据证明传染病传播或者环境污染的事故有可能发生时,卫生行政主管部门、环境保护行政主管部门应当采取临时控制措施,疏散人员,控制现场,并根据需要责令暂停导致或者可能导致传染病传播或者环境污染事故的作业。

第四十一条:医疗卫生机构和医疗废物集中处置单位,对有关部门的检查、监测、调查取证,应当予以配合,不得拒绝和阻碍,不得提供虚假材料。

第四十五条:医疗卫生机构、医疗废物集中处置单位违反本条例规定,有下列情形之一的,由县级以上地方人民政府卫生行政主管部门或者环境保护行政主管部门按照各自的职责责令限期改正,给予警告;逾期不改正的,处 2 000 元以上 5 000 元以下的罚款。①未建立、健全医疗废物管理制度,或者未设置监控部门或者专(兼)职人员的。②未对有关人员进行相关法律和专业技术、安全防护以及紧急处理等知识的培训的。③未对从事医疗废物收集、运送、贮存、处置等工作的人员和管理人员采取职业卫生防护措施的。④未对医疗废物进行登记或者未保存登记资料的。⑤对使用后的医疗废物运送工具或者运送车辆未在指定地点及时进行消毒和清洁的。⑥未及时收集、运送医疗废物的。⑦未定期对医疗废物处置设施的环境污染防治和卫生学效果进行检测、评价,或者未将检测、评价效果存档、报告的。

第四十六条:医疗卫生机构、医疗废物集中处置单位违反本条例规定,有下列情形之一的,由县级以上地方人民政府卫生行政主管部门或者环境保护行政主管部门按照各自的职责责令限期改正，给予警告，可以并处5 000元以下的罚款；逾期不改正的，处5 000元以上3万元以下的罚款。①贮存设施或者设备不符合环境保护、卫生要求的。②未将医疗废物按照类别分置于专用包装物或者容器的。③未使用符合标准的专用车辆运送医疗废物或者使用运送医疗废物的车辆运送其他物品的。④未安装污染物排放在线监控装置或者监控装置未经常处于正常运行状态的。

第四十七条：医疗卫生机构、医疗废物集中处置单位有下列情形之一的，由县级以上地方人民政府卫生行政主管部门或者环境保护行政主管部门按照各自的职责责令限期改正，给予警告，并处5 000元以上1万元以下的罚款；逾期不改正的，处1万元以上3万元以下的罚款；造成传染病传播或者环境污染事故的，由原发证部门暂扣或者吊销执业许可证件或经营许可证件；构成犯罪的，依法追究刑事责任。①在运送过程中丢弃医疗废物，在非贮存地点倾倒、堆放医疗废物或者将医疗废物混入其他废物和生活垃圾的。②未执行危险废物转移联单管理制度的。③将医疗废物交给未取得经营许可证的单位或者个人收集、运送、贮存、处置的。④对医疗废物的处置不符合国家规定的环境保护、卫生标准、规范的。⑤未按照本条例的规定对污水、传染病患者或者疑似传染病患者的排泄物，进行严格消毒，或者未达到国家规定的排放标准，排入污水处理系统的。⑥对收治的传染病患者或者疑似传染病患者产生的生活垃圾，未按照医疗废物进行管理和处置的。

第四十八条：医疗卫生机构违反本条例规定，将未达到国家规定标准的污水、传染病患者或者疑似传染病患者的排泄物排入城市排水管网的，由县级以上地方人民政府建设行政主管部门责令限期改正，给予警告，并处5 000元以上1万元以下的罚款；逾期不改正的，处1万元以上3万元以下的罚款；造成传染病传播或者环境污染事故的，由原发证部门暂扣或者吊销执业许可证件；构成犯罪的，依法追究刑事责任。

九、执业医师法

《中华人民共和国执业医师法》于1998年6月26日第九届全国人民代表大会常务委员会第三次会议通过，以中华人民共和国主席令第5号予以公布，自1999年5月1日起施行。具体相关内容如下。

第一条：为了加强医师队伍的建设，提高医师的职业道德和业务素质，保障医师的合法权益，保护人民健康，制定本法。

第二条：依法取得执业医师资格或者执业助理医师资格，经注册在医疗、预防、保健机构中执业的专业医务人员，适用本法。

第三条：医师应当具备良好的职业道德和医疗执业水平，发扬人道主义精神，履行防病治病、救死扶伤、保护人民健康的神圣职责。

第二十二条：医师在执业活动中履行下列义务。①遵守法律、法规，遵守技术操作规范。②树立敬业精神，遵守职业道德，履行医师职责，尽职尽责为患者服务。③关心、爱护、尊重患者，保护患者的隐私。④努力钻研业务，更新知识，提高专业技术水平。⑤宣传卫生保健知识，对患者进行健康教育。

第二十三条：医师实施医疗、预防、保健措施，签署有关医学证明文件，必须亲自诊查、调查，并按照规定及时填写医学文书，不得隐匿、伪造或者销毁医学文书及有关资料。

第二十四条：对急危患者，医师应当采取紧急措施进行诊治；不得拒绝急救处置。

第二十五条:医师应当使用经国家有关部门批准使用的药品、消毒药剂和医疗器械。

第二十八条:遇有自然灾害、传染病流行、突发重大伤亡事故及其他严重威胁人民生命健康的紧急情况时,医师应当服从县级以上人民政府卫生行政部门的调遣。

第二十九条:医师发生医疗事故或者发现传染病疫情时,应当按照有关规定及时向所在机构或者卫生行政部门报告。

十、疫苗流通和预防接种管理条例

《疫苗流通和预防接种管理条例》于2005年3月16日经国务院第83次常务会议通过,以中华人民共和国国务院令第434号公布,自2005年6月1日起施行。具体相关条款摘录如下。

第二条:本条例所称疫苗,是指为了预防、控制传染病的发生、流行,用于人体预防接种的疫苗类预防性生物制品。

疫苗分为两类。第一类疫苗,是指政府免费向公民提供,公民应当依照政府的规定受种的疫苗,包括国家免疫规划确定的疫苗,省、自治区、直辖市人民政府在执行国家免疫规划时增加的疫苗,以及县级以上人民政府或者其卫生主管部门组织的应急接种或者群体性预防接种所使用的疫苗;第二类疫苗,是指由公民自费并且自愿受种的其他疫苗。

第三条:接种第一类疫苗由政府承担费用。接种第二类疫苗由受种者或者其监护人承担费用。

第八条:经县级人民政府卫生主管部门依照本条例规定指定的医疗卫生机构(以下称接种单位),承担预防接种工作。县级人民政府卫生主管部门指定接种单位时,应当明确其责任区域。

县级以上人民政府应当对承担预防接种工作并做出显著成绩和贡献的接种单位及其工作人员给予奖励。

第十四条:省级疾病预防控制机构应当做好分发第一类疫苗的组织工作,并按照使用计划将第一类疫苗组织分发到设区的市级疾病预防控制机构或者县级疾病预防控制机构。县级疾病预防控制机构应当按照使用计划将第一类疫苗分发到接种单位和乡级医疗卫生机构。乡级医疗卫生机构应当将第一类疫苗分发到承担预防接种工作的村医疗卫生机构。医疗卫生机构不得向其他单位或者个人分发第一类疫苗;分发第一类疫苗,不得收取任何费用。

传染病暴发、流行时,县级以上地方人民政府或者其卫生主管部门需要采取应急接种措施的,设区的市级以上疾病预防控制机构可以直接向接种单位分发第一类疫苗。

第二十一条:接种单位应当具备下列条件。①具有医疗机构执业许可证。②具有经过县级人民政府卫生主管部门组织的预防接种专业培训并考核合格的执业医师、执业助理医师、护士或者乡村医师。③具有符合疫苗储存、运输管理规范的冷藏设施、设备和冷藏保管制度。

承担预防接种工作的城镇医疗卫生机构,应当设立预防接种门诊。

第二十二条:接种单位应当承担责任区域内的预防接种工作,并接受所在地的县级疾病预防控制机构的技术指导。

第二十三条:接种单位接收第一类疫苗或者购进第二类疫苗,应当建立并保存真实、完整的接收、购进记录。

接种单位应当根据预防接种工作的需要,制订第一类疫苗的需求计划和第二类疫苗的购买计划,并向县级人民政府卫生主管部门和县级疾病预防控制机构报告。

第二十四条:接种单位接种疫苗,应当遵守预防接种工作规范、免疫程序、疫苗使用指导原则

和接种方案，并在其接种场所的显著位置公示第一类疫苗的品种和接种方法。

第二十五条：医疗卫生人员在实施接种前，应当告知受种者或者其监护人所接种疫苗的品种、作用、禁忌、不良反应以及注意事项，询问受种者的健康状况以及是否有接种禁忌等情况，并如实记录告知和询问情况。受种者或者其监护人应当了解预防接种的相关知识，并如实提供受种者的健康状况和接种禁忌等情况。

医疗卫生人员应当对符合接种条件的受种者实施接种，并依照国务院卫生主管部门的规定，填写并保存接种记录。

对于因有接种禁忌而不能接种的受种者，医疗卫生人员应当对受种者或者其监护人提出医学建议。

第二十九条：接种单位应当依照国务院卫生主管部门的规定对接种情况进行登记，并向所在地的县级人民政府卫生主管部门和县级疾病预防控制机构报告。接种单位在完成国家免疫规划后剩余第一类疫苗的，应当向原疫苗分发单位报告，并说明理由。

第三十条：接种单位接种第一类疫苗不得收取任何费用。

接种单位接种第二类疫苗可以收取服务费、接种耗材费，具体收费标准由所在地的省、自治区、直辖市人民政府价格主管部门核定。

第四十四条：预防接种异常反应争议发生后，接种单位或者受种方可以请求接种单位所在地的县级人民政府卫生主管部门处理。

因预防接种导致受种者死亡、严重残疾或者群体性疑似预防接种异常反应，接种单位或者受种方请求县级人民政府卫生主管部门处理的，接到处理请求的卫生主管部门应当采取必要的应急处置措施，及时向本级人民政府报告，并移送上一级人民政府卫生主管部门处理。

第五十七条：接种单位有下列情形之一的，由所在地的县级人民政府卫生主管部门责令改正，给予警告；拒不改正的，对主要负责人、直接负责的主管人员依法给予警告、降级的处分，对负有责任的医疗卫生人员责令暂停 3 个月以上 6 个月以下的执业活动。①未依照规定建立并保存真实、完整的疫苗接收或者购进记录的。②未在其接种场所的显著位置公示第一类疫苗的品种和接种方法的。③医疗卫生人员在接种前，未依照本条例规定告知、询问受种者或者其监护人有关情况的。④实施预防接种的医疗卫生人员未依照规定填写并保存接种记录的。⑤未依照规定对接种疫苗的情况进行登记并报告的。

（杨楠楠）

第八节　突发公共卫生事件应急处理

近年来，发生了一系列重大突发公共卫生事件，如印度鼠疫风暴、美国炭疽恐怖、英国口蹄疫事件、中国 SARS 疫情以及正在袭击全球越来越多国家的禽流感和甲型 H1N1 型流感疫情等，人们日益认识到突发公共卫生事件对当今社会经济发展的重大影响——突发公共卫生事件正在逐步成为世界各国共同关注的热点问题。

突发公共卫生事件的应对处置能力是指：突发公共卫生事件发生时，能够采取有效措施、及时控制和消除突发公共卫生事件危害的能力。突发公共卫生事件的应对处置能力是疾病预防控制能力的重要组成部分，我国应加强应急处置体系建设和人员的技术培训，做好物资储备，组建精良的应急处置队伍，随时应对突发的公共卫生事件，特别是要充分发挥疾病预防控制体系的作用。

一、突发公共卫生事件概述

(一)突发公共卫生事件的定义与主要危害

1.突发公共卫生事件的定义

我国《突发公共卫生事件应急条例》中规定，突发公共卫生事件是指突然发生，造成或者可能造成社会公众健康严重损害的重大传染病疫情、群体性不明原因疾病、重大食物和职业中毒以及其他严重影响公众健康的事件。

重大传染病疫情，指发生《中华人民共和国传染病防治法》规定的传染病或新的传染病暴发或流行严重的疫情，包括甲类传染病、乙类与丙类传染病暴发或多例死亡、罕见或已消灭的传染病、临床及病原学特点与原有疾病特征明显异常的疾病、新出现传染病的疑似病例等。

群体性不明原因的疾病，指在一定时间内，某个相对集中的区域内同时或者相继出现多个临床表现基本相似患者，但又暂时不能明确诊断的疾病。

重大食物和职业中毒事件，指危害严重的急性食物中毒和职业中毒事件等。

2.突发公共卫生事件的主要危害

突发公共卫生事件不仅给人民的健康和生命造成重大损失，对经济和社会发展也具有重要影响，主要表现在以下几个方面。

(1)损害人类健康：每次严重的突发公共卫生事件都造成众多的人群患病、伤残或死亡。

(2)造成心理伤害：突发公共卫生事件对于全社会所有人的心理都是一种强烈的刺激，必然会导致许多人产生焦虑、神经症和忧虑等精神神经症状。如 1988 年上海甲肝流行曾造成上海市和其他一些地区人群的恐慌。

(3)造成严重经济损失：一是治疗及相关成本高，如治疗一位传染性非典型性肺炎患者需要数万甚至数十万元；二是政府、社会和个人防疫的直接成本；三是疫情导致的经济活动量下降而造成的经济损失；四是疫情不稳定造成交易成本上升产生的损失。据专家估计，2003 年我国传染性非典型性肺炎流行至少造成数千亿元人民币的损失。

(4)国家或地区形象受损及政治影响：突发公共卫生事件的频繁发生或处理不当，可能对国家和地区的形象产生很大的负面影响，也可使医疗卫生等有关单位和政府有关部门产生严重的公共信任危机。严重突发公共卫生事件处理不当可能影响地区或国家的稳定，因此有些发达国家将公共卫生安全和军事安全、信息安全一并列入国家安全体系。

(二)突发公共卫生事件的基本特征

1.突发性和意外性

突发公共卫生事件虽然存在着发生征兆和预警的可能，但往往很难对其作出准确的预警和及时识别。首先，由于突发公共卫生事件发生的时间、地点具有一定的不可预见性，如各种恐怖事件、自然灾害引起的重大疫情、重大食物中毒等，很难预测其发生的时间和地点；其次，突发公共卫生事件的形成常常需要一个过程，开始可能事件的危害程度和范围很小，对其蔓延范围、发展速度、趋势和结局很难预测。例如，自 2002 年 11 月开始，我国广东等地发生的传染性非典型性肺炎，疫情开始时很难预测到会波及全国 24 个省(直辖市、自治区)和世界 32 个国家和地区，演变为特别重大的突发公共卫生事件。

2.群体性或公共性

突发公共卫生事件是一种公共事件，在公共卫生领域发生，危害的不是特定的个体，而是不特定的社会群体，具有公共卫生属性，往往同时波及多人甚至整个工作或生活的群体。如果所发生的突发公共卫生事件是传染病暴发或引起突发公共卫生事件的原因或媒介具有一定普遍性（如食品、疫苗或药物），还可能威胁其他地区。伴随着全球化进程的加快，突发公共卫生事件的发生具有一定的国际互动性。首先，一些重大传染病可以通过交通、旅游、运输等各种渠道在国家与国家之间远距离传播，如传染性非典型性肺炎在中国内地暴发后，不仅在国内传播，而且影响到周边地区和国家；其次，由于突发公共卫生事件影响对象主要是社会公众，政府应对突发公共卫生事件的能力、时效和策略反映了政府对公众的关心程度，也影响到政府的国际声誉。

3.严重性

由于突发公共卫生事件涉及范围大，影响严重，一方面对人们身心健康产生危害，甚至冲击医疗卫生体系本身、威胁医务人员自身健康、破坏医疗基础设施，可在很长时间内对公众心理产生负面影响；另一方面，由于某些突发公共卫生事件涉及社会不同利益群体，敏感性、连带性很强，处理不当可造成社会混乱，对社会稳定和经济发展产生重大影响。

4.复杂性

突发公共卫生事件种类繁多，原因复杂。我国因为地域辽阔，人口众多，自然因素和社会因素复杂，因而突发公共卫生事件发生的原因更是多种多样；其次引起传染病暴发的物质多种多样，全球已登记的引起中毒的化学物质种类超过 4 000 万种，对其毒性认识较深刻的仅数千种；第三，有的事件可直接造成人体或财物损害，有的只是潜在的威胁，但可能持续较长时间。有的事件本身还可能是范围更大的突发公共卫生事件的一部分。同类事件的表现形式千差万别，处理也难用同样的模式来界定，很难预测其蔓延范围、发展速度、趋势和结局。

5.阶段性

突发公共卫生事件不论大小都具有周期性，根据其发生、发展的过程可分为四个时期：潜在期即突发公共卫生事件发生前的先兆阶段，若先兆现象处理得好，突发公共卫生事件往往可以避免；暴发期即由于未能对其发生时间和地点进行预测，在先兆期未能识别，导致事件迅速演变，出现暴发的时期；持续发展期即突发公共卫生事件得到控制，但没有得到彻底解决的时期；消除期即突发公共卫生事件经过实施控制措施而得到完全解决的时期。

6.决策的紧迫性和时效性

突发公共卫生事件事发突然、情况紧急、危害严重，如不能采取迅速的处置措施，事件的危害将进一步加剧，造成更大范围的影响。所以，要求在尽可能短的时间内作出决策，采取针对性的措施，将事件的危害控制在最低程度。许多原因不明或特别严重的突发公共卫生事件发生时，由于事发突然、准备不足，使应对和处理工作更为艰难和紧迫。因此，突发公共卫生事件发生后，全力以赴救治患者，迅速调查事件原因，及时采取针对性的处置措施，控制事件的进一步扩大，就成为十分紧迫的任务。调查处理突发公共卫生事件的人员，必须争分夺秒，迅速、全面地开展工作，以求在最短时间内控制事态的发展。

7.处理的综合性和系统性

许多突发公共卫生事件不仅是一个公共卫生问题，还是一个社会问题，需要各有关部门共同协作，甚至全社会都要动员起来参与这项工作。因此，突发公共卫生事件的处理涉及多系统、多部门，政策性很强，必须在政府的领导下综合协调，才能最终控制事态发展，将危害降低到最低程度。

（三）突发公共卫生事件的分类和分级

1.突发公共卫生事件的分类

突发公共卫生事件的分类方法有多种，根据发生原因通常可分为以下几种。

（1）生物病原体所致疾病：主要指病毒、细菌、真菌、寄生虫等病原体导致的传染病区域性暴发、流行；预防接种出现的群体性异常反应；群体性医院感染等。

人类历史上，传染病曾肆虐数千年，造成过世界性巨大灾难，尽管随着科技进步，人类发明了抗生素及疫苗等药物和生物制剂，使传染病有所控制，但是目前传染病的发病率仍占全世界每年总发病率的第一位，原因是多方面的，包括一些已被控制的传染病如结核、疟疾等死灰复燃，卷土重来；一系列新传染病相继出现，如艾滋病、埃博拉病等，对人类构成严重威胁；特别是第一、二次世界大战期间和战后某些帝国主义国家研制烈性生物制剂并用于军事战争，即开展生物战（或细菌战），给人类带来危害和恐慌。

20 世纪 70 年代以来，相继发现了多种新的传染病，许多以暴发流行的形式出现。某些新传染病的危害已为世人所知，最典型的例子莫过于正在全球流行的艾滋病。1992 年发现的新型霍乱，已使南亚数十万人发病，并呈世界性流行态势；在非洲出现的埃博拉出血热，其极高的死亡率使世人惊恐；莱姆病已在五大洲数十个国家和地区流行，严重感染者可致残，美国人称之为“第二艾滋病”。

目前，我国面临着工业化、城市化和人口老龄化，公共卫生随之出现许多新问题。有资料显示，全球发现的 32 种新现传染病中，有一半左右已在我国出现。我国乙肝病毒携带者占世界总数的 1/3，结核患者占全世界总数的 1/4，性病发病人数也正在大幅增长。

（2）食物中毒事件：指人摄入了含有生物性、化学性有毒有害物后或把有毒有害物质当作食物食入后出现的非传染性的急性或亚急性疾病，属于食源性疾病的范畴。

我国卫健委发布的 2008 年全国重大食物中毒的统计数字显示，通过网络直报系统共收到全国食物中毒报告 431 起，中毒 13 095 人，死亡 154 人，涉及 100 人以上的食物中毒 13 起。其中微生物性食物中毒的报告起数和中毒人数最多，分别占总数的 39.91％和 58.00％；有毒动植物食物中毒的死亡人数最多，占总数的 51.95％。引起中毒的主要原因首先是投毒，其次为误食，还有的是因农药使用不合理污染食品而引起，主要涉及农药和鼠药。细菌性食物中毒问题仍然严重。食入有毒动植物中毒致死率高，误食的品种主要为河豚和毒蕈。

（3）有毒有害因素污染造成的群体中毒、死亡：指由于污染所致的中毒，如水体污染、大气污染、放射污染等，波及范围较广。据统计数据估计，全世界每分钟有 28 人死于环境污染，每年有 1 472 万人因此丧命；同时，有毒有害物质污染常常会对后代造成极大的危害。

我国是生产、消费消耗臭氧层物质（ODS）和排放二氧化硫最多的国家，二氧化硫排放量世界第二，国际环境履约面临巨大应激。近几年，我国酸雨污染比较严重，西南、华南等地区更是形成了继欧美之后的世界第三大酸沉降区。对 1993－2008 年的酸雨观测站资料分析显示，近年来我国酸雨区主体位于青藏高原以东，覆盖了华南、江南、西南地区东南部、华中、华东和华北的大部分地区；非酸雨区主要位于我国西北地区中西部、西藏、内蒙古大部和川西地区。2006 年，全国酸雨发生率在 5％以上的区域占国土面积的32.6％，酸雨发生率在 25％以上的区域占国土面积的 15.4％。2008 年酸雨发生面积约 150 万平方千米，与 2007 年相比略有增加。

中国有毒有害因素污染总体范围在扩大、程度在加剧、危害在加重，一方保护，多方破坏，点上治理、面上破坏，边治理、边破坏，治理赶不上破坏速度。日趋严重的环境污染正在影响人民身体健康和社会经济的发展，如北京由于空气污染严重，呼吸道疾病在导致死亡的疾病中排第四位。

(4)自然灾害：主要指地震、洪涝、干旱等自然灾害造成的人员伤亡及疾病流行等，会在顷刻间造成大量生命财产的损失、生产停顿、物质短缺，灾民无家可归，眼见几代人为之奋斗创造的和谐生存条件毁于一旦，几十年辛勤劳动的成果付之东流，产生种种社会问题，并且还会带来严重的、包括社会心理因素在内的诸多公共卫生问题，从而引发多种疾病，特别是传染性疾病的暴发和流行。

由自然灾害引起的公共卫生问题是多方面的。如洪水淹没房屋倒塌所致外伤，破坏生态环境，影响生态平衡，造成疫源地扩散，环境条件恶化，尤其是饮用水严重污染引起肠道传染病暴发流行，食物匮乏导致营养缺乏症及食物中毒，夏、秋季节高温易发生中暑等。

(5)意外事故引起的死亡：煤矿瓦斯爆炸、飞机坠毁等重大生产安全事故让我们感到震惊，一些生活意外事故也在严重威胁着人们的安全。这类事件由于没有事先的准备和预兆，往往会造成巨大的经济损失和人员伤亡。有资料显示，在全球范围内，每年约有 350 万人死于意外伤害事故，约占人类死亡总数的 6%，是除自然死亡以外人类生命与健康的第一杀手。

(6)不明原因引起的群体发病或死亡：指在短时间内，某个相对集中的区域内同时或者相继出现具有共同临床表现的多位患者，且病例不断增加，范围不断扩大，又暂时不能明确原因的疾病。这类事件由于系不明原因所致，通常危害较前几类要严重得多。一来该类事件的原因不明，公众缺乏相应的防护和治疗知识；同时，日常也没有针对该类事件的特定监测预警系统，使得该类事件常常造成严重的后果；此外，由于原因不明，在控制上也有很大的难度。

(7)职业中毒：指职业危害性因素造成的人数众多或者伤亡较重的中毒事件。

(8)“三恐”事件：主要指生物、化学和核辐射恐怖事件。

2.突发公共卫生事件的分级

在《国家突发公共卫生事件应急预案》中，根据突发公共卫生事件性质、危害程度、涉及范围，突发公共卫生事件划分为特别重大(Ⅰ级)、重大(Ⅱ级)、较大(Ⅲ级)和一般(Ⅳ级)四级。在《突发公共卫生事件分级内涵的释义(试行)》中，对不同等级的突发公共卫生事件分级情况给予了详细说明。

(1)分级原则：突发公共卫生事件种类多，其性质和影响的范围以及造成的社会危害也各不相同，因此，采取的控制措施和管理的主体也不尽相同。为了加强突发公共卫生事件的报告和处理，确定突发公共卫生事件的管理主体，体现分级管理、分工责任明确，对突发公共卫生事件进行分级是十分必要的。

危害第一原则：突发公共卫生事件的大小，主要以其对人民的生命、健康、社会和经济发展影响的大小或强弱为主要依据。对于传染病疫情主要以病死率高低、传播性强弱、对社会和经济发展影响大小以及人们对其认识程度为依据。例如，鼠疫虽然具有有效的预防控制手段，但其病死率高，传播力强，危害严重，所以对其标准划分就比较严格；对于传染性非典型性肺炎，虽然病死率不高，但由于是新现传染病，对社会和经济影响巨大，所以发现 1 例传染性非典型性肺炎病例就定位为较严重的突发公共卫生事件；对于食物中毒主要以中毒人数、影响的人群以及社会影响、经济损失为依据。

区域第二原则：突发公共卫生事件大小的划分是以事件发生的区域为依据，因为事件发生地点不同，影响力也不同。例如，一起鼠疫疫情如果发生在大城市，可能传播快，波及的人数多，容易引起社会恐慌，对社会经济发展影响较大；而鼠疫若发生在偏远地区，由于人口密度小，交通不便，则可能造成的影响小。区域性原则还体现在以事件波及的范围为依据。如果事件涉及两个城市，甚至是两个省（自治区、直辖市），一方面说明事件有扩散趋势，需要引起重视；另一方面处理跨地区突发事件需要更高一层的政府部门进行协调，增大了应急指挥的难度。

行政区划第三原则：我国现行的行政管理体制分为国家、省、地、县四级，为了明确每一行政级别在突发公共卫生事件应急反应中的职责，强调应急处理统一领导和分级负责的原则，将突发公共卫生事件也相应分为四级。

(2)级别：突发公共事件划分为四级，由低到高划分为一般（Ⅳ级）、较大（Ⅲ级）、重大（Ⅱ级）和特别重大（Ⅰ级）四个级别。与之相对应，依据突发公共事件造成的危害程度、发展情况和紧迫性等因素，由低到高划分为一般（Ⅳ级）、较重（Ⅲ级）、严重（Ⅱ级）和特别严重（Ⅰ级）四个预警级别，并依次采用蓝色、黄色、橙色和红色来表示。

特别严重突发公共卫生事件（Ⅰ级）：肺鼠疫、肺炭疽在大、中城市发生，或人口稀少和交通不便地区，1个县（区）域内在一个平均潜伏期内发病10例及以上，疫情波及2个及以上的县（区）；传染性非典型性肺炎疫情波及2个及以上省份，并有继续扩散的趋势；群体性不明原因疾病，同时涉及多个省份，并有扩散趋势，造成重大影响；发生新传染病，或我国尚未发现的传染病发生或传入，并有扩散趋势，或发现我国已消灭传染病；动物间发生传染病暴发或流行，人间疫情有向其他省份扩散的趋势，或波及2个及以上省份；一次放射事故中度放射损伤人数50人以上，或重度放射损伤人数10人以上，或极重度放射损伤人数5人以上；国务院卫生行政主管部门认定的其他特别严重突发公共卫生事件。

严重突发公共卫生事件（Ⅱ级）：在边远、地广人稀、交通不便地区发生肺鼠疫、肺炭疽病例，疫情波及2个及以上乡（镇），一个平均潜伏期内发病5例及以上，并在其他地区出现肺鼠疫、肺炭疽病例；发生传染性非典型性肺炎续发病例，或疫情波及2个及以上地（市）；腺鼠疫发生流行，流行范围波及2个及以上县（区），在一个平均潜伏期内多点连续发病20例及以上；霍乱在一个地（市）范围内流行，1周内发病30例及以上，或疫情波及2个及以上地市，1周内发病50例及以上；乙类、丙类传染病疫情波及2个及以上县（区），一周内发病水平超过前5年同期平均发病水平2倍以上；我国尚未发现的传染病发生或传入，尚未造成扩散；动物间发生传染病暴发或流行，人间疫情局部扩散，或出现二代病例；发生群体性不明原因疾病，扩散到县（区）以外的地区；预防接种或学生预防性服药出现人员死亡；一次食物中毒人数超过100人并出现死亡病例，或出现10例及以上死亡病例；一次发生急性职业中毒50人以上，或死亡5人及以上；一次放射事故超剂量照射人数100人以上，或轻度放射损伤人数20人以上，或中度放射损伤人数3～50人，或重度放射损伤人数3～10人，或极重度放射损伤人数3～5人；鼠疫、炭疽、传染性非典型性肺炎、艾滋病、霍乱、脊髓灰质炎等菌种丢失；省级以上人民政府卫生行政主管部门认定的其他严重突发公共卫生事件。

较重突发公共卫生事件（Ⅲ级）：在边远、地广人稀、交通不便的局部地区发生肺鼠疫、肺炭疽病例，流行范围在一个乡（镇）以内，一个平均潜伏期内病例数未超过5例；发生传染性非典型性肺炎病例；霍乱在县（区）域内发生，1周内发病10～30例，或疫情波及2个及以上县，或地级以上城市的市区首次发生；一周内在一个县（区）域内乙、丙类传染病发病水平超过前5年同期平均

发病水平 1 倍以上;动物间发生传染病暴发或流行,出现人间病例;在一个县(区)域内发现群体性不明原因疾病;一次食物中毒人数超过100 人,或出现死亡病例;预防接种或学生预防性服药出现群体心因性反应或不良反应;一次发生急性职业中毒 10~50 人,或死亡 5 人以下;一次放射事故超剂量照射人数 51~100 人,或轻度放射损伤人数11~20 人;地市级以上人民政府卫生行政主管部门认定的其他较重突发公共卫生事件。

一般突发公共卫生事件(Ⅳ级):腺鼠疫在县(区)域内发生,一个平均潜伏期内病例数未超过 20 例;霍乱在县(区)域内发生,1 周内发病 10 例以下;动物间发生传染病暴发或流行,未出现人间病例;一次食物中毒人数 30~100 人,无死亡病例报告;一次发生急性职业中毒 10 人以下,未出现死亡;一次放射事故超剂量照射人数 10~50 人,或轻度放射损伤人数 3~10 人;县级以上人民政府卫生行政主管部门认定的其他一般突发公共卫生事件。

(3)判定部门对突发公共卫生事件的处理如下。

特别严重突发公共卫生事件:由国务院卫生行政部门组织国家级突发公共卫生专家评估和咨询委员会,会同省级专家对突发公共卫生事件的性质以及发展趋势进行评估确定。

严重突发公共卫生事件:由国务院卫生行政部门会同省级卫生行政部门,组织突发公共卫生专家评估和咨询委员会对突发公共卫生事件发生情况、突发公共卫生事件的性质以及发展趋势进行评估确定。

较重突发公共卫生事件:由省级卫生行政部门会同地市级卫生行政部门,组织突发公共卫生专家评估和咨询委员会对突发公共卫生事件调查情况、突发公共卫生事件的性质以及发展趋势进行评估确定。

一般突发公共卫生事件:由地市级卫生行政部门会同县级卫生行政部门组织突发公共卫生专家评估和咨询委员会对突发公共卫生事件调查情况、突发公共卫生事件的性质以及发展趋势进行评估确定。

二、突发公共卫生事件的应急处理

(一)突发公共卫生事件的预警、监测和报告

1.突发公共卫生事件的形成因素

突发公共卫生事件的发生是不以人的意志为转移的客观现象。突发公共卫生事件的发生具有必然性和偶然性。其必然性是指随着经济全球化和知识经济的到来,国际旅行与全球商务活动的日益频繁,大大增加了传染病跨国传染与流行的机会;同时,食品安全性问题的应对,烟草、武器、有毒废弃物及威胁健康商品的贸易、战争的增加等,使各种各样的公共卫生事件随时可能在人们无法预料的时候发生和肆虐。突发公共卫生事件的出现似乎不可避免,而且其在什么时间出现、以什么样的方式出现、出现什么样的事件、出现在什么地方,都是人们无法预测和认知的,这就是它的偶然性。

从全球来看,整个公共卫生的形势是严峻的。国际上带有政治目的的核生化恐怖事件正在威胁着人类的安全。没有哪一个国家可以完全逃避传染病的危害,也没有哪一个国家可以号称在传染病面前高枕无忧。造成传染病流行的因素很多,如抗生素广泛应用致使耐药株、变异株引起传统传染病的再度暴发和流行;由于开垦荒地、砍伐森林、修建水坝等人类活动,造成居住环境改变,自然和生态环境恶化,引起传染病的发生和传播;全球性气候变暖,有利于一些病原微生物的生长和繁殖,造成一些传染病发生跨地区传播,尤其是扩大了虫媒传染病的疫区范围;人类生

活方式和社会行为改变，助长了传染病的传播；人群易感性高，为传染病暴发或流行创造了条件；经济一体化、全球化、现代交通及大量人员和物质的流动对传染病的防治提出了新的挑战，原本局限于某一国家和地区的疾病可能向全球扩散，传染病的传播速度大大加快；由于人口老龄化、免疫抑制剂的使用等因素，使免疫受损人群的增多。中国社会正处于大规模城市化转型期，人口密集和人员流动是传染病流行的温床。

2.突发公共卫生事件的预警与监测

(1)建立突发公共卫生事件的预警系统。

预警系统的背景：预警的概念起源于欧洲，是为了避免或降低随着工业的飞速发展导致对环境和人类健康产生危害而提出的方法，第一次是在 1984 年关于保护北海的国际会议上提出的。预警系统一般由5大部分组成，包括信息系统、预警评价指标体系、预警评价与推断系统、报警系统和预警防范措施。

建立预警参数：中国疾病预防控制中心对传染病监测、疾病和症状监测、卫生监测、实验室监测等各类资料进行科学分析，综合评估，建立预警基线，提出预警参数。

预警报告：中国疾病预防控制中心根据预警参数，对国内、外各种突发事件和可能发生突发事件的潜在隐患作出早期预测，提出预警报告，按照规定时限和程序报告国务院卫生行政部门。国务院卫生行政部门接到预警报告后，适时发出预警。

(2)监测体系的建设原则如下。

时效性和敏感性：以初次报告要快，进程报告要新，总结报告要全为原则，加强突发事件报告的时效性和敏感性。

标准性和规范性：突发事件报告内容尽量采用数字化，以利于统计分析。系统采用的信息分类编码、网络通信协议和数据接口等技术标准，应严格按照国家有关标准或行业规范。

安全性和保密性：建立安全保障体系，采用先进的软、硬件技术，实现网络的传输安全、数据安全、接口安全。

开放性和扩充性：立足于长远发展，选用开放系统。采用模块化和结构化设计并保留足够的接口，使之具有较大的扩充性。

综合性：突发公共卫生事件的监测比较复杂，既包括对具体的暴发事件的监测，也含有对引起或影响突发事件发生的自然、社会、生态等潜在危险因素的监测。因此，监测体系建设需综合性。

(3)我国的监测体系：我国 1991 年建立了传染病重大疫情报告系统，其报告的方式是医院内的首诊医师填写传染病报告卡，并邮寄到辖区内的县级疾病预防控制机构，由县级疾病预防控制机构形成报表通过计算机网络逐级报告，报告的内容只是病例的总数，没有传染病病例的个案资料。2003 年，传染性非典型性肺炎疫情发生后，疫情报告突破了传统的报告方式，实现了传染病疫情的个案化管理和网络化直报，首次实现了传染病疫情的医院直报，保证了传染病疫情报告的准确性、实效性。与此同时，建立了全国疾病监测系统，在 31 个省(自治区、直辖市)建立了 145 个监测点，监测内容主要包括传染病疫情、死因构成等。此外，我国还根据部分传染病防治需要相继建立了多个专病监测系统，如计划免疫监测系统(麻疹)、艾滋病监测系统、性病监测系统、结核病监测系统、鼠疫监测系统等；同时，还建立了一些公共卫生监测哨点，如 13 省、市的食源性疾病的监测网络、饮水卫生的监测网络等。

3.突发公共卫生事件的报告和通报

(1)突发事件的报告:国务院卫生行政部门制定突发事件应急报告规范,建立重大、紧急疫情报告系统。

突发事件的责任报告单位和责任报告人:①县级以上各级人民政府卫生行政部门指定的突发事件监测机构;②各级各类医疗卫生机构;③卫生行政部门;④县级以上地方人民政府;⑤有关单位,主要包括突发事件发生单位、与群众健康和卫生保健工作有密切关系的机构或单位,如:检验检疫机构、环境保护监测机构和药品监督检验机构等;⑥执行职务的各级各类医疗卫生机构的医疗保健人员、疾病预防控制机构工作人员、个体开业医师等为责任报告人。

突发事件的报告时限和程序:①突发事件监测报告机构、医疗卫生机构和有关单位应当在2小时内向所在地县级人民政府卫生行政管理部门报告;②接到报告的卫生行政部门应当在2小时内向本级人民政府报告,并同时向上级人民政府卫生行政部门和卫健委报告;③县级人民政府应当在接到报告后2小时内向对应的市级人民政府或上一级人民政府报告;④市级人民政府应当在接到报告后2小时内向省(自治区、直辖市)人民政府报告;⑤省(自治区、直辖市)人民政府在接到报告的1小时内,向国务院卫生行政部门报告;⑥卫健委对可能造成重大社会影响的突发事件,应当立即向国务院报告。

国家建立突发事件的举报制度,任何单位和个人有权向各级人民政府及其有关部门报告突发事件隐患,有权向上级政府及其有关部门举报地方人民政府及其有关部门不履行突发事件应急处理职责,或者不按照规定履行职责情况。

(2)突发事件的通报:国务院卫生行政部门及时向国务院有关部门和各省(自治区、直辖市)人民政府卫生行政部门以及军队有关部门通报突发事件的情况;突发事件发生地的省(自治区、直辖市)人民政府卫生行政部门,应当及时向毗邻省(自治区、直辖市)人民政府卫生行政部门通报;接到通报的省(自治区、直辖市)人民政府卫生行政部门,必要时应当及时通知本行政区域内的医疗卫生机构;县级以上地方人民政府有关部门,已经发生或者发现可能引起突发事件的情形时,应当及时向同级人民政府卫生行政部门通报。

(3)信息发布。①发布部门:国务院卫生行政部门或授权的省(自治区、直辖市)人民政府卫生行政部门要及时向社会发布突发事件的信息或公告。②发布内容:突发事件性质、原因;突发事件发生地及范围;突发事件人员的发病、伤亡及涉及的人员范围;突发事件处理和控制情况;突发事件发生地的解除。

(二)突发公共卫生事件现场应急处理

快速反应是应对处置突发公共卫生事件的关键所在。在事件发生后,应立即成立应急指挥部,统一指挥和协调社会各部门各负其责地投入到预防和控制事件的扩大蔓延及救治受害公众的工作中。同时,要采取果断措施快速处理突发公共卫生事件所造成的危害,彻底预防和控制进一步蔓延,最大限度地避免和减少人员伤亡、财产损失,降低社会影响,尽快恢复社会秩序,维护公众生命、财产安全,维护国家安全和利益。

1.医疗救护

(1)突发公共卫生事件医学应急救援中的分级救治体系:对于突发公共卫生事件的应急医学救援大体可分为三级救治:第一级为现场抢救;第二级为早期救治;第三级为专科治疗。

一级医疗救治:又称为现场抢救,主要任务是迅速发现和救出伤员,对伤员进行一级分类诊断,抢救需紧急处理的危重伤员。抢救小组(医务人员为主)进入现场后,搜寻和发现伤员,指导自救互救，在伤员负伤地点或其附近实施最初的救治，包括临时止血、伤口包扎、骨折固定、搬运，预防和缓解窒息、简单的防治休克、解毒以及其他对症急救处置措施。首先要确保伤员呼吸道通畅，同时填写登记表，然后将伤员搬运出危险区，就近分点集中，再后送至现场医疗站和专科医院。具体职责：①初步确定人员的受伤方式和类型，对需要紧急处理的危重伤员立即进行紧急处理；对可延迟处理者经自救互救和初步去污后尽快撤离事故现场，到临时分类站接受医学检查和处理。②设立临时分类站，初步估计现场人员的受污剂量，并进行初步分类诊断，必要时酌情给予相应药物，如对于受到放射伤害的现场人员时给予稳定性碘或抗辐射药物。③对人员进行体表污染检查和初步去污处理，防止污染扩散。④初步判断伤员有无体内污染，必要时及早采取阻吸收和促排措施。⑤收集、留取可估计受污剂量的物品和生物样品。⑥填写伤员登记表，根据初步分类诊断，确定就地观察治疗或后送，对临床症状轻微、血象无明显变化的可在一级医疗单位处理；临床症状较重、血象变化较明显的以及一级医疗单位不能处理的应迅速组织转送到二级医疗救治单位；伤情严重，暂时不宜后送的可继续就地抢救，待伤情稳定后及时后送；伤情严重或诊断困难的，在条件允许下可由专人直接后送到三级医疗救治单位。

二级医疗救治：又称为早期救治或就地救治，在现场医疗站对现场送来的伤员进行早期处理，检伤分类。主要任务是对中度和中度以下急性中毒患者、复合伤伤员、有明显体表和体内污染的人员进行确定诊断与治疗；对中度以上中毒或受照的伤员进行二级分类诊断，并将重度和重度以上中毒和复合伤伤员以及难以确诊和处理的伤员，在条件允许下尽早后送到三级医疗救治单位。具体职责范围：①收治中度和中度以下急性中毒、复合伤、放射性核素内污染人员和严重的常规损伤人员，对其中有危及生命征象的伤员继续抢救；②对体表沾污者进行详细的监测并进行进一步去污处理，对污染伤口采取相应的处理措施；③对体内污染的人员初步确定污染物的种类、污染水平以及全身或主要器官的中毒或受照剂量，及时采取相应的医学处理措施，污染严重或难以处理的伤员及时转送到三级医疗救治单位；④详细记录病史，全面系统检查，进一步确定人员受照剂量和损伤程度，并进行二次分类诊断，将重度以上急性中毒、复合伤患者送到三级医疗救治机构治疗，暂时不宜后送者可就地观察和治疗，伤情难以判定的可请有关专家会诊后及时后送；⑤必要时对一级医疗机构给以支援和指导。

三级医疗救治：又称为专科治疗，由国家指定的具有各类伤害治疗专科医治能力的综合医院负责实施。主要任务是收治重度和重度以上的急性中毒和严重污染伤员，进一步作出明确的诊断，并给予良好的专科治疗。继续全面抗休克和全身性抗感染；预防创伤后肾衰、急性呼吸窘迫综合征、多器官功能障碍综合征等并发症，对已发生的内脏并发症进行综合治疗，酌情开展辅助通气，心、肺、脑复苏等，直至伤员治愈。有些伤员治愈后留下残疾，尚需作进一步康复治疗。具体职责范围：①对不同类型、不同程度的中毒、放射损伤和复合伤作出确定性诊断，并进行专科医学救治。②对有严重体内、伤口、体表污染的人员进行全面检查，确定污染物成分和污染水平，估算出人员的受污剂量，并进行全面、有效的医学处理。③必要时，派出有经验的专家队伍对一、二级医疗单位给予支援和指导。

(2)分级救治工作的基本要求：根据分级救治的特点，必须正确处理伤病员完整性治疗与分级救治、后送与治疗的关系。为此，应遵循下列基本要求。

及时、合理，力争早日治愈：伤病救治是否及时合理，要从伤病病理过程进行判断。大出血、窒息可因迟延数分钟而死亡，应提早数分钟而得救，其及时性表现在几分钟之间。这就要求分秒必争，竭尽全力地组织抢救。对大多数伤员来说，及时性的标准是伤后12小时内得到清创处理。

伤后至接受手术的时间长短,对病死率有明显影响。为此,必须做到快抢、快救、快送,迅速搬下和后送伤员。

前、后继承,确保救治质量:为了保证分级救治的质量,还必须从组织上使各级救治工作前、后继承地进行,做到整个救治工作不中断,各级救治不重复。前一级要为后一级救治做好准备,创造条件,争取时间;后一级要在前一级救治的基础上,补充或采取新的救治措施,使救治措施前后紧密衔接,逐步扩大与完善。为实现上述要求,首先要加强急救医学训练,对突发公共卫生事件发生时伤病发生发展规律、救治的理论和处理原则要有统一的认识,保证工作上步调一致;其次要求各级救治机构树立整体观念,认真遵守上级规定的救治原则,正确执行本级的救治范围;最后,要按规定填写统一格式的医疗文件,为前、后继承救治提供依据。

相辅相成,医疗与后送相结合:要实现分级救治,使伤病员获得完整救治。从伤病员转归来说,医疗是主导的,后送是辅助的,为了彻底治愈伤病员,必须实行积极的医疗,尤其对需要紧急拯救生命的伤病员。后送只是为了医疗,如果离开了医疗工作,后送就失去了意义。因此从整体上讲,医疗应当是医疗后送工作的主导方面。但在伤员获得确定性治疗之前,医疗的目的之一是为了保证伤病员安全后送。而具体在特定环境和条件下时,有可能后送问题突出,这时后送便成为主要方面。如当某一救治机构内伤病员过多而又无力为他们全部进行必要的救治时,必须想方设法地将伤病员送到有条件处理的救治机构,否则会对伤病员的救治带来不利影响,甚至造成不应有的死亡和残疾。为实现上述要求,要因时、因地制宜,不能墨守成规。只有及时正确的把医疗与后送有机结合起来,才有可能把在医疗后送线上纵深配置的救治机构连接起来,使伤病员在不断地后送中,逐步得到完善的医疗。

2.现场流行病学调查

尽快开展现场流行病学调查,有利于判断突发公共卫生事件的源头,其中以传染性疾病的流行病学调查尤为重要。流行病学调查人员应沿消毒通道按规定对现场人员进行调查登记,调查内容为可疑物品来源、性状、接触人员、污染范围等,并确定小隔离圈,设置明显标志(拉警戒线),实施封锁。

(1)本底资料的调查:主要有以下几个方面。自然地理资料,主要是地形、气候、水文、土壤和植被以及动物等;经济地理资料,主要是地方行政、居民情况、工农业生产、交通运输状况等,尤其是注意突发公共卫生事件发生地放射源、化工生产、生物制品和相关领域的研究单位等;医学地理资料,主要是卫生行政组织、医疗卫生实力、医学教育、药材供应以及卫生状况等;主要疾病流行概况包括烈性传染病、自然疫源性疾病、虫媒传染病、呼吸道疾病、肠道传染病等;昆虫包括与疾病有关的蚊、蝇、蚤、蜱、螨等;动物包括啮齿动物、食虫动物的种类分布、季节消长等资料。

(2)现场可疑迹象调查:首先应迅速了解污染程度与范围以及人员受污剂量的大小,将监测结果和判定结果及时报告给上级应急领导小组,为采取医学急救和应急防护措施提供重要依据;其次要采集现场食品、饮用水、土壤和空气标本,鉴定可疑与事件发生相关的物品及其迹象;第三要了解现场地理位置及环境条件,追访目击者,询问附近人员,了解发现可疑情况及前后经过。根据当地医学动物本底,采集可疑动物标本,调查现场动物分布。

当有疫情发生或伤亡人员数量较多时,应进一步开展现场污染样品和人员体内污染的实验室测量分析,尽可能多地提供有关毒物及放射性物质数据及初步监测结果,以确定是否需要采取进一步的干预措施。需要调查的内容很多,除了需了解疫情或疾病发展趋势,调查可能扩散的原因,迅速作出初步临床诊断结果,指导防疫、治疗和病原学的特异性检测外,更困难的是判断患者发病与突发公共卫生事件的关系。

(3)事件中、后期调查:事件中期的调查应从早期已经开展的人员、地面和水体等周围环境污染巡测基础上,进一步增大调查地域范围,提升详细程度,并要采集水、食物、空气样品等,测定污染水平,掌握毒物的污染程度及变化趋势。

事件后期对表面污染、空气污染及环境物质进行必要补充测量,特别要对道路、建筑物、动物、土壤和周围环境设施进行污染水平监测,确定整个事件中所发生的污染水平和范围,为后期决策提供依据。

3.现场的洗消处理

现场洗消是突发公共卫生事件应急中的重要环节,应及时开展。对直接受事件影响的人员加以保护,恢复环境和公众的生活条件。开展恢复活动主要包括以下内容。

(1)环境监测和巡测:对污染事故造成的环境污染,继续进行不间断的环境监测和巡测,对可能被污染的各类食品和环境物质样品进行分析。受污染的食物和水做适当处理后方可食用,或从别处调运未受污染的食物和水供应公众。估算事故受污人员的个人和群体剂量,对事故定性定级。

(2)对事件现场分区,管制污染区进出通道:在应急干预的情况下,为了便于迅速组织有效的应急响应行动,以最大限度地降低突发公共卫生事件可能产生的影响,应尽快将事件现场进行分区管理。专家咨询组根据现场侦检和流行病学调查结果,对突发公共卫生事件性质、区域、污染物性质及污染程度进行分析,向应急指挥部报告分析结果,由指挥部确定突发公共卫生事件性质、区域,将事件现场划分为控制区、监督区和非限制区。

控制区是事故污染现场中心地域,用红线将其与以外的区域分隔开来。在此区域内,救援人员必须身着防护装备以避免被污染或受照射;监督区是控制区以外的区域,以黄色线将其与以外的区域分隔开来,此线也称为洗消线,所有出此区域的人必须在此线上进行洗消处理。在此区域内的人员要穿戴适当的防护装备,避免污染,并在分界处设立警示标识;非限制区是监督区以外的区域,伤员的现场抢救治疗、指挥机构等均设在此区。

另一方面,还要准确地划定污染区与疫区。污染区是指有害因子在地面通过空气运动(风)扩散而形成的对人有害的区域,或是携带有害因子的媒介生物的分布及其活动的区域。疫区是指当突发公共卫生事件为传染病流行,患者(包括病畜)和密切接触者在发病前后居住和活动的场所。限制人员出入污染区及在局部地区建筑物内居住。工作人员在不离开工作岗位的情况下,由个人单独或相互之间进行,主要是对暴露皮肤及个人用具或必须使用的装备进行紧急处理。

(3)区域环境现场去污与恢复:应急去污洗消小组赶赴事故现场对道路、建筑物、人员、车辆等受污染的场所与物品进行去污洗消,切断污染和扩散渠道。在监督区与非限制区交界处,设立污染洗消站。洗消站配备监测仪、洗消液等去除污染设备和用品。污染人员在后送救治前需经初步去污处理,运出控制区和监督区的被污染物品需经去污处理和检测后方可运出,避免二次污染。去污过程中产生的固体废物和废水,应妥善收集处理,以防进一步扩大污染。

在制订污染区的洗消计划时应考虑多种因素,包括事件对人群健康和生态环境的潜在影响、污染是否会导致长期影响、污染有无扩散的可能、污染对公众心理的影响、环境监测和评价标准、有无跨行政区域甚至跨境的影响、技术与资源的储备情况、人力和财力等,其中最重要的是要根据所发生事故的特性,环境条件和公众居住、膳食情况,确定恰当的环境去污方法,消除物质、人员外表面和环境中的污染物;将非固定性污染固定,以避免其扩散;用水泥、土壤等覆盖,或用深耕法将污染的表层土翻到地下深处。

应尤其注意对有害生物、化学毒物、放射性材料等污染源的处理，至少使其重新得到有效控制。高放射性废物必须送放射废物库储存；低中水平放射性固体可浅地层处置，对含有腐烂物质、生物的、致病性的、传染性的细菌或病毒的物质，自燃或易爆物质，燃点或闪点接近环境温度的有机易燃物质，其废物不得浅地层处置。

(4)事件中、后期的处置：对污染的水和食物实施控制是事故中、后期(特别是后期)针对食入途径采取的防护措施，用于控制和减少因食入污染的水和食物产生的损伤。通过采样检测可疑区域中各种食物和饮用水的各种生物、化学毒剂及放射性核素水平，决定是否对食品和饮用水进行控制。原则上，所有受到污染的食品应当禁止食用，并集中销毁。相对于食物而言，饮用水更容易被染毒，针对毒剂和放射性物质类型，采取针对性的检测和消毒措施，包括通过适当的水处理(混凝、沉淀、过滤及离子交换等方法)降低水中毒剂的含量、禁止使用污染的水源以及尽可能提供不受污染的水等。严禁将污染的水或食物与无污染的水或食物混合以稀释水或食物的污染水平，即便混合后的水或食物的污染水平低于相应的限制标准，也不能接受。

(5)人员撤离时的洗消处理：在突发公共卫生事件现场应急处置结束后，污染的人员、车辆、装备、服装等进行统一彻底的洗消，一般在划定的洗消场地进行。洗消站通常由人员洗消场、装备洗消场和服装洗消场组成：人员洗消场设有脱衣处、洗消处、穿衣处、伤员包扎处和检查处；装备洗消场设有装备洗消处、精密器材洗消处和重复洗消处；服装洗消场设有服装、装备和防护器材等消毒处或洗消处。3 个洗消处均应严格划分清洁区和污染区，污染区在清洁区的下风向，场所外设置安全警戒线，一般应距洗消场 500～1 000 m，警戒线处需设置专门岗哨。

(6)洗消行动的技术评估和持续监测：要对整个洗消过程中所用技术进行评估，行动中使用的技术和技术手段的性能要能够达到行动目标。要有良好的支持系统，保证供给，对职业人员和公众的安全风险符合要求，对于环境的影响小，符合审查、管理要求以及公众能够接受等。

为了确保污染现场经处置后仍旧可能遗留在现场的污染物不会给环境和人类带来不良后果，最常用的后续行动手段是监测，包括对工程屏障的稳定性的长期监测、污染现场及其下风向、下游区域内环境指标的监测、防护体系的维护、防止侵扰、许可管理的延续、监控的审查与管理、行动和后续行动资料的管理等。

4.突发公共卫生事件处置中的安全防护

突发公共卫生事件处置时的安全防护是指用物理手段阻止有害因子及其传播媒介对人体的侵袭，防止有害因子通过呼吸道或皮肤、黏膜侵入人体，免受污染或感染的措施。可分为处置时的个人防护、医院病房或隔离区防护和实验室防护等不同层次。

个人防护装备(personal protective equipment，PPE)分成三个级别：一级防护，穿工作服、隔离衣、戴 12～16 层纱布口罩；二级防护，穿工作服、外罩一件隔离衣，戴防护帽和符合 N95 或 FFP2 标准的防护口罩，戴乳胶手套和鞋套，必要时戴护目镜，尽量遮盖暴露皮肤、口鼻等部位；三级防护，在二级防护的基础上，将隔离衣改为标准的防护服，将口罩、护目镜改为全面呼吸型面罩。生物防护措施主要针对两个方面，一是对气溶胶的防护，二是对媒介昆虫的防护。在生化防护中，如有相应疫苗或药物储备，可紧急接种疫苗或预防性服药，化学防护可着防毒服；在放射医学防护中，除使用铅制屏障外，还可服用稳定性碘，配备能报警的探测仪器、个人剂量仪。

对有可能对其他人造成威胁的患者或感染者应在有良好防护设施的病房或区域进行治疗或隔离，如高致病性传染病患者应在负压病房中进行治疗，放射损伤患者应在专科医院或综合性医院进行相应的专科进行治疗。

针对危险因子的实验操作具有高风险性，预防实验室污染或感染是突发公共卫生事件处置工作的重要一环。实验室安全相关的工作理应该贯穿于实验的整个过程，从取样开始到所有潜在危险的材料被处理，应努力做好危害评估工作，在有适当安全防护的实验室开展监测、检验工作，尽量减少实验室感染和污染环境的危险。感染性物质的运输要遵循国家《可感染人类的高致病性病原微生物菌（毒）种或样本运输管理规定》的要求。

5.社会动员

社会动员指通过一定的手段，调动社会现有的和潜在的卫生资源，将满足社会民众需求的社会目标转化为社会成员广泛参与的社会行动的一个实践过程。其特点是要在特定环境中应用，在一定范围内开展，有系统地实施。为充分进行社会动员，要做好以下几方面。

（1）处理好公共关系：是使自己与公众相互了解和相互适应的一种活动或职能，由社会组织（公共关系机构及其成员）、公众和传播三个要素构成。在突发公共卫生事件中要处理好三者的关系，充分利用三者之间的相互作用。

（2）利用好传播媒介：传播媒介指信息的传播所依附的物质载体。在突发公共卫生事件发生时要充分利用好人体媒介、印刷媒介、电子媒介、户外媒介、实物媒介等，及时发布公共信息，维护社会稳定。

（3）处理好医患关系：在突发公共卫生事件发生时，医患关系尤为突出，涉及技术因素、经济因素、伦理因素和法律因素等。要以主动-被动模式、指导-合作模式和相互参与模式相结合的方式，使医、患双方的共同利益得到满足。

（4）发挥民间社会的作用：民间社会指在政府和企业以外的、以民间组织为主要载体的民间关系总和。随着社会的发展，民间社会能弥补当地政府失灵和市场失灵时的缺陷，促进社会各界的共同参与。民间社会参与公共事务有其合法性、可及性和有效性。在突发公共卫生事件发生时要充分发挥民间社会的作用，共同参与突发公共卫生事件的应对处置工作。

6.心理干预

在发生突发公共卫生事件时，要关注人群在身体、心理、社会适应三个层面上的健康状况，及时恢复社会秩序，防止和减轻事件对社会心理的影响。应急组织和当地政府应重视舆论导向，统一发布和传播真实信息，及时通报处理措施和结果预测等，既不夸大也不隐瞒，使公众对信息感到真实、可信；邀请有关代表或个人参加环境和食品等监测、剂量估算及防护措施的实施等，使公众了解实情，增强信心；组织专门的危机心理干预队伍进行及时、有效的心理干预，有效的预防和处理心理应激损伤。

在实际工作中，精神病学临床医师要通过心理与环境（自然环境和社会环境，特别是社会环境）的统一性、心理活动自身的完整性和协调性、个性的相对稳定性对一个人是否具有精神障碍进行判断；并综合判断心理异常发生的频度、异常心理的持续时间和严重性，从而进行危机干预。通过媒体宣传、集体晤谈和治疗性干预等心理干预方式，针对不同人群进行危机干预，使心理危机的症状立刻得到缓解和持久的消失，使心理功能恢复到危机前水平，并获得新的应对技能。心理干预的目标是积极预防、及时控制和减轻突发公共卫生事件的心理社会危机，促进心理健康重建，维护社会稳定，保障公众的心理健康。

（郭　义）

第九章 公共卫生信息技术与应用

第一节 概　　述

一、信息技术

(一)定义

信息技术是指在信息科学的基本原理和方法的指导下扩展人类信息功能的技术。一般认为，信息技术是以电子计算机和现代通信为主要手段，实现信息的获取、加工、传递和利用等功能的技术总和。人们对信息技术的定义从其使用的目的、范围和层次不同而有不同的表述。如信息技术是获取、存贮、传递、处理分析及使信息标准化的技术，信息技术包含通信、计算机与计算机语言、计算机游戏、电子技术、光纤技术等；信息技术是指在计算机和通信技术支持下用以获取、加工、存储、变换、显示和传输文字、数值、图像以及声音信息，包括提供设备和提供信息服务两大方面的方法与设备的总称；信息技术是人类在生产斗争和科学实验中认识自然和改造自然过程中所积累起来的获取信息、传递信息、存储信息、处理信息以及使信息标准化的经验、知识、技能和体现这些经验、知识、技能的劳动资料有目的的结合过程；信息技术是管理、开发和利用信息资源的有关方法、手段与操作程序的总称；信息技术是指能够扩展人类信息器官功能的一类技术的总称；信息技术包括信息传递过程中的各个方面，即信息的产生、收集、交换、存储、传输、显示、识别、提取、控制、加工和利用等技术。

(二)分类

1.按表现形态分类

信息技术可分为硬技术(物化技术)与软技术(非物化技术)。前者指各种信息设备及其功能，如显微镜、电话机、通信卫星、多媒体电脑。后者指有关信息获取与处理的各种知识、方法与技能，如语言文字技术、数据统计分析技术、规划决策技术、计算机软件技术等。

2.按工作流程的基本环节分类

可将信息技术分为信息获取技术、信息传递技术、信息存储技术、信息加工技术及信息标准化技术。信息获取技术包括信息的搜索、感知、接收、过滤等，如气象卫星、电子仪表、Internet 搜索器中的技术等。信息传递技术指跨越空间共享信息的技术。信息存储技术指跨越时间保存信息的技术，如印刷术、照相术、录音术、录像术、缩微术、磁盘术、光盘术等。信息加工技术是对信息进行描述、分类、排序、转换、浓缩、扩充等的技术。信息标准化技术是指使信息的获取、传递、存储、加工各环节有机衔接与提高信息交换共享能力的技术，如信息管理标准、字符编码标准、语言文字的规范化等。

3.按使用的信息设备分类

信息技术可分为电话技术、电报技术、广播技术、电视技术、复印技术、缩微技术、卫星技术、计算机技术、网络技术等。

4.按技术的功能层次分类

信息技术可分为基础层次的信息技术（如新材料技术、新能源技术）、支撑层次的信息技术（如机械技术、电子技术、激光技术、生物技术、空间技术等）、主体层次的信息技术（如传感技术、通信技术、计算机技术、控制技术）、应用层次的信息技术（如文化教育、商业贸易、工农业生产、社会管理中用以提高效率和效益的各种自动化、智能化、信息化应用软件与设备）等。

（三）信息技术的特性

首先，信息技术具有技术的一般特征，即技术性。具体表现为方法的科学性，工具设备的先进性，技能的熟练性，经验的丰富性，作用过程的快捷性和功能的高效性等方面。其次，信息技术又具有区别于其他技术的特征，即信息性。具体表现为信息技术的服务主体是信息，核心功能是提高信息处理与利用的效率、效益。此外，由信息的秉性决定信息技术还具有普遍性、客观性、相对性、动态性、共享性、可变换性等特性。

（四）发展趋势

日益发展的信息技术体现出四大趋势：一是高速大容量趋势，表现为速度越来越高、容量越来越大；二是综合化趋势，包括业务综合以及网络综合的发展趋势；三是数字化趋势，因数字设备是单元式的，设计简单，便于大规模生产，可大大降低成本，且数字电路由二进制电路组成，非常便于综合，故信息技术的数字化是必然趋势；四是个人化趋势，使信息技术具有可移动性和全球性的发展可能，任何个人在世界任何一个地方都可以拥有同样的通信手段，可以利用同样的信息资源和信息加工处理的手段。

二、信息化

“信息化”用作名词，通常指现代信息技术应用，特别是促成应用对象或领域发生转变的过程。例如，“企业信息化”不仅指在企业中应用信息技术，更重要的是深入应用信息技术所促成或能够达成的业务模式、组织架构乃至经营战略转变。“信息化”用作形容词时，常指对象或领域因信息技术的深入应用所达成的新形态或状态。例如，“信息化社会”指信息技术应用到一定程度后达成的社会形态，它包含许多只有在充分应用现代信息技术才能达成的新特征。

（一）信息化定义

1997 年首届全国信息化工作会议将信息化和国家信息化定义为，“信息化是指培育、发展以智能化工具为代表的新的生产力并使之造福于社会的历史过程。”“国家信息化就是在国家统一规划和组织下，在农业、工业、科学技术、国防及社会生活各个方面应用现代信息技术，深入开发广泛利用信息资源，加速实现国家现代化进程”。中共中央办公厅、国务院办公厅印发《2006—2020 年国家信息化发展战略》对信息化做了较为正式的界定，“信息化是充分利用信息技术，开发利用信息资源，促进信息交流和知识共享，提高经济增长质量，推动经济社会发展转型的历史进程”。

不难看出，随着社会经济的发展，对信息化的认识也在不断深入。可以说，信息化是一个国家由物质生产向信息生产、由工业经济向信息经济、由工业社会向信息社会转变的动态的、渐进的过程。与城镇化、工业化相类似，信息化也是一个社会经济结构不断变换的过程。这个过程表现为信息资源越来越成为整个经济活动的基本资源，信息产业越来越成为整个经济结构的基础产业，信息活动越来越成为经济增长不可或缺的一支重要力量。

信息化的过程可从四个方面理解其含义。首先，信息化是一个相对概念，它所对应的是社会整体及各个领域的信息获取、处理、传递、存储、利用的能力和水平。其次，信息化是一个进化的概念，信息化是向信息社会前进的动态过程，它所描述的是可触摸的有形物质产品起主导作用向难以触摸的信息产品起主导作用转变的过程。第三，信息化是一个渐进的过程，它是从工业经济向信息经济、从工业社会向信息社会逐渐演进的动态过程。第四，信息化是技术革命和产业革命的产物，是一种新兴的最具有活力和高渗透性的科学技术。

（二）信息化内容

信息化构成要素主要有信息资源、信息网络、信息技术、信息设备、信息产业、信息管理、信息政策、信息标准、信息应用、信息人才等。从内容层次看，信息化内容包括核心层、支撑层、应用层与边缘层等几个方面。从产生的角度看，信息化层次包括信息产业化与产业信息化、产品信息化与企业信息化、国民经济信息化和社会信息化等。

信息化内容主要表现在以下几个方面。

1.信息设备装备化

信息设备装备化即将越来越多的计算机设备、通信设备、网络设备等应用于作业系统，辅助作业顺利完成。

2.信息技术利用化

如利用信息获取技术（传感技术、遥测技术）、信息传输技术（光纤技术、红外技术、激光技术）、信息处理技术（计算机技术、控制技术、自动化技术）等，以改进作业流程，提高作业质量。

3.信息内容数字化

将设计信息、生产信息、经营信息、管理信息等各类作业系统信息整理出来，并通过信息规范化、标准化或知识化过程，最后实现数字化，以利于查询和管理。

4.信息服务完善化

通过将信息设备、信息技术、信息内容构成一个整体，建立起信息服务体系，使其发挥整体功效。如联机服务、咨询服务、系统集成等。

5.信息人才递增化

加强对各类信息人才的培养与重视，使信息人才的比重日益增加。包括信息工作人员能力的自我提升，投入资金培训新手，普及信息知识使人们能逐渐适应信息社会的要求。

6.信息投资倾斜化

对信息化的投资给予倾斜，重点支持信息人才的培养、信息设备的装备、信息技术的利用、信息内容的开发和信息服务体系的完善，有目的、有计划地快速推进信息化建设。

7.信息政策封闭化

尽快制定各项规章、制度、条例，并日益使这些政策相互完善，不留漏洞，为各项信息工作提供指导和规范。这样，既可引导信息化建设的步伐，又可确保信息安全，杜绝虚假、有害信息的传播。

(三)信息化发展特征

我国信息技术应用与自主信息产业的发展突飞猛进,从单机到网络,从系统到平台,信息技术在各行各业信息化成果中彰显了智能、高效的技术特色。但各行各业的信息化程度是不同的,作用效果各异,成败并存。美国管理信息系统专家诺兰在20世纪80年代初对200多个企业、部门信息系统建设的实践和经验进行了调查总结,提出了著名的信息化进程模型——诺兰模型。总结出计算机应用发展的六个阶段特征。诺兰模型将信息化进程分为初始、扩展、控制、集成、数据管理、成熟六个阶段。这六个阶段总体反映了随着信息技术的应用发展,信息化进程经历了从数字化到标准化的转变过程。信息化发展经历的六个阶段特征如下。

1.起步阶段

计算机刚开始使用时仅作为办公设备,通常用于报表计算,甚至大多数时候被当作打字机使用。人们对计算机基本不了解,更不清楚信息技术或信息产业可以为工作带来哪些好处,解决哪些问题。

2.扩展阶段

人们对计算机技术有了一定了解,想利用计算机解决工作中的问题,比如进行一些数据的自动化处理,给管理工作和业务带来便利。随着应用需求增加,对信息技术应用开始产生兴趣,并对系统开发热情高涨,投入开始大幅度增加。但此时很容易出现盲目购机、盲目定制开发软件的现象,缺少计划和规划,因而应用水平不高,信息技术的整体效用无法突显。

3.控制阶段

在前一阶段盲目购机、盲目定制开发信息系统之后,管理者意识到计算机的使用超出控制,技术投资增长快,但效益不理想,于是开始从整体上控制计算机信息系统的开发,在客观上要求组织协调,解决数据共享问题。此时,信息化建设更加务实,对信息技术的利用有了更明确的认识和目标。在这一阶段,一些职能部门实现了网络化,如财务系统、人事系统、库存管理系统等,但信息系统之间还存在"部门壁垒""信息孤岛"。信息系统呈现单点、分散的特点,系统和资源利用率不高。

4.集成阶段

在控制阶段的基础上,重新进行规划设计,建立基础数据库,统筹建设信息管理系统,由分散和单线发展到成体系。此时,IT主管开始把不同的信息系统进行统一管理,使人、财、物等资源信息能够在部门之间集成共享,更有效地发挥信息资源作用。但集成成本高、时间长,而且系统不够稳定。

5.数据管理阶段

在这个阶段意识到信息战略的重要,信息成为重要资源,信息化建设也真正进入到数据处理阶段。这一阶段中,将开始选定统一的数据库平台、数据管理体系和信息管理平台,统一数据的管理和使用,各部门、各系统基本实现资源整合、信息共享。IT规划及资源利用更加高效。

6.成熟阶段

到了这一阶段,信息系统已经可以满足各个层次的需求,从简单的事务处理到支持高效管理的决策,真正地把IT同管理过程结合起来,将组织内部、外部的资源充分整合和利用,从而提升了各单位的竞争力和发展潜力。

诺兰模型把信息化进程表述为一种波浪形的发展过程,反映了计算机应用发展规律。前三个阶段具有计算机时代特征,后三个阶段具有信息时代特征,其转折点是进行总体数据规划的时机。我国大多数机构的信息化进程基本处于诺兰模型的第三阶段，尚待抓住时机进行总体数据规划和集成。当前我国疾病预防控制和公共卫生信息化进程也正处于从控制到集成的过渡阶段，是信息化进程中的抉择期和转折点。

三、公共卫生信息化

（一）历程回顾

我国公共卫生领域信息化起源可追溯到20世纪80年代末。以下从传染病报告信息化的发展历程来了解我国公共卫生信息化发展史。

新中国成立后的几十年，我国的传染病报告都是通过信件邮寄来收集全国各省传染病疫情数据。直到1988年前后，中国疾病预防控制中心（原中国预防医学科学院）组织研发了传染病报告信息系统（PHIS）并在全国推广应用，实现了传染病报告的电子化和数字化，并具有从地市、到省、到国家的逐级统计汇总功能。同时，在国家与省级疾控机构之间、省与地市之间建立了基于电话通信线路的计算机点对点远程通信，实现了传染病疫情月报表和年报表数据库文档的远程传输。即县区级疾控机构每月收集医疗机构的传染病疫情纸质报卡，手工汇总成报表后输入系统，再以远程通信方式将数字报表逐级上报到国家。1995年前后，国家建立了专用电子邮箱，各省疫情数据文件可发送到国家专用信箱。其间，PHIS也随着信息技术的发展不断加以升级优化，但仍然以月为报告周期，传输内容仍以各地的汇总报表为主。2000年，PHIS系统进行了重新开发，纳入了传染病个案录入，但仍然以单机版系统在各报告管理机构使用，即由县区疾控机构录入医疗机构传染病报告卡，系统自动汇总成月报，以月汇总数据逐级上传。2003年SARS暴发，为了及时掌握各地每天的疫情变化，中国疾病预防控制中心基于WEB技术开发了网络版传染病报告系统，实行网络直报制度，由各级卫生医疗机构通过计算机互联网登录国家传染病报告系统进行传染病个案报告。该系统于2004年1月1日起在全国范围启动，实现了即时传报个案的目标，并将监测报告源头从原来的县区级疾控机构前移到了各级医院。这是SARS以后对传染病报告的一次改革，是传染病报告史上信息化的重要里程碑。

自20世纪90年代初传染病报告实现计算机报告后，其他卫生、防病业务工作也先后应用了计算机信息技术，如卫生监测、结核病防治等。尤其是2003年SARS以后，突发公共卫生事件应急网络的建设受到中央高度重视，疾病预防控制信息化建设得到快速发展，更多的疾病预防控制业务工作实现了网络直报，如突发公共卫生事件报告、健康危害因素监测报告，儿童免疫接种信息管理，结核病、艾滋病、专病/单病监测报告等等，都先后纳入"中国疾病预防控制信息系统"进行管理。同时，随着政府加强应急能力建设目标的提出，以应急指挥为龙头的网络系统建设蓬勃展开。国家突发公共卫生事件应急体系VPN建设项目、视频会商系统建设项目等，在国家、省、市架构安全信息网络。

2006年后，中国疾病预防控制中心、浙江省疾病预防控制中心等疾控机构先后运用信息资源规划方法，对疾病预防控制信息资源进行规划，旨在通过对疾病预防控制业务分析和梳理，建立疾病预防控制信息系统模型，最终为信息资源整合和开发利用提供科学依据，迈出了信息化发展的规划之路。

（二）阶段特点

随着我国各行各业信息化热潮风起云涌，全国省、市级公共卫生信息化也在快步发展。20世纪90年代后期，内部局域网基本建成，业务信息系统的开发不断。总结我国公共卫生信息化建设的现状，一是都具有诺兰模型的计算机时期特性；二是信息系统具有报告业务功能的共性；三是基本没有组织总体数据规划，处于单系统封闭运行状态。

公共卫生信息化建设伴随着行政体制和职能的改革，经历了从无到有、从单机到网络、从实践探索到信息资源规划的发展阶段。总结其发展阶段，大致可分为以下三个阶段。

1.计算机应用阶段(2004 年以前)

主要特点：没有统一规划和统一标准；单机应用为主、局域网应用为辅；应用规模较小、多数为单一功能实现；数据相对独立、基本无数据共享等。

2.网络直报应用阶段(2004－2010 年)

主要特点：信息化投入有一定的规模，突出网络系统集中部署和应用主题，应用覆盖面大，但仅停留在数据收集层面，对具有纵横交错特性的公共卫生业务缺乏全面规划和梳理，在全系统范围内缺乏统一规划和统一标准，各级公共卫生机构数据共享不足等，出现国家、省、市级疾病预防控制机构数据应用断层。

3.信息资源规划与应用整合阶段(2010 年以后)

中国疾病预防控制中心《公共卫生信息资源规划项目》于 2006 年全面启动，标志着我国公共卫生信息化建设进入了以信息资源规划为指导的数据整合转折期。2010 年，正是我国卫生信息化“十二五”规划、医改信息化启动之年，中国疾病预防控制中心提出了公共卫生数据统一采集平台设计思想，从理念上打破了原公共卫生监测系统条线分割的格局，从技术上整合了公共卫生数据采集方式，从平台的架构上实现了与区域卫生信息平台互联互通。我国公共卫生信息化正向着诺兰模型的第三阶段迈进。

(三)公共卫生信息化发展趋势

1.卫生信息化形势

工业化、城镇化、人口老龄化、疾病谱改变以及生态环境的变化，给居民健康带来新的严峻挑战。同时，随着经济的发展和人民生活水平的不断提高，人民群众对医疗卫生服务提出了更高的要求。目前，在我国卫生服务体系中还存在着医疗服务费用增长过快、医疗服务可及性差、医疗资源配置不均衡、卫生服务效率不高、医疗服务质量参差不齐等问题，深化医药卫生体制改革事关百姓切身利益和社会和谐发展。当前，世界已进入信息时代，信息技术的发展不仅提高了人们的工作和生活效率，也改变了人们的生产和生活方式。在《2006－2020 年国家信息化发展战略》中，党中央、国务院将信息化工作提升到我国现代化建设全局的战略高度，明确提出信息化是全面建设小康社会、构建社会主义和谐社会和建设创新型国家的迫切需要和必然选择。如何利用信息化手段更好地解决医疗卫生服务需要与服务供给的平衡问题成为医改信息化的主要目标。

医药卫生信息系统建设是深化医药卫生体制改革、建设服务型政府、促进医药卫生事业健康发展的重要手段和技术支撑。《中共中央国务院关于深化医药卫生体制改革的意见》明确提出大力推进医药卫生信息化建设。以推进公共卫生、医疗、医保、药品、财务监管信息化建设为着力点，整合资源、加强信息标准化和公共信息平台建设，逐步实现信息资源收集与利用的统一高效、互联互通。在卫生领域则要求统筹规划电子病历的应用发展，促进医疗、医药和医保机构的信息共享和业务协同，满足医疗体制改革的要求。在医疗卫生服务过程中，通过建立适用共享的卫生信息系统，使医疗服务人员在任何时间、任何地点都能及时获取必要的信息，以支持高质量的医疗服务；使公共卫生工作者能全面掌控人群健康信息，做好疾病预防、控制和健康促进工作；使居民能掌握和获取自己完整的健康资料，参与健康管理，享受持续、跨地区、跨机构的医疗卫生服

务；使卫生管理者能动态掌握卫生服务资源和利用信息，实现科学管理和决策，从而达到有效地控制医疗费用的不合理增长、减少医疗差错、提高医疗与服务质量的目的。为实现这一目标，需要建立以居民健康档案为核心的区域信息共享平台作为支撑。通过区域卫生信息平台，将分散在不同机构的健康数据整合为一个逻辑完整的信息整体，满足与其相关的各种机构和人员需要。这是一种全新的卫生信息化建设模式，世界许多发达国家已将这种模式作为卫生信息化发展的重要战略方向。

2.公共卫生信息化发展规划

2003 年以来，我国公共卫生的信息化建设通过合理利用 VPN 技术和 Internet 资源建立了“公网专用”的疾病监测网络和覆盖面最大的疾病在线直报网络系统，在全国范围收集监测病例个案数据，实现了疫情报告与单病种病情监测信息管理的结合，为实现综合监测信息管理模式奠定了基础。直报系统彻底改变了传染病报告管理模式，是我国公共卫生领域的一次重大变革，为及时发现疫情，控制疫情，保护广大人民群众生命安全和身体健康，减少疾病带来的社会经济影响发挥了不可替代的重要作用；同时提高了疫情监测报告的及时性和准确性，提高了探测传染病早期暴发的能力，为监测系统的质控提供了信息化手段，也进一步提高了疫情分析能力，解决了传统监测手段不能解决的业务难题。通过中央与地方的网络连接，使信息收集、疫情处理标准化，整体上提高了公共卫生系统的工作能力，相当程度上改变了疾病预防与控制部门的工作模式，为公共卫生的现代化和信息化奠定了基础。

随着卫生信息化发展，也暴露出公共卫生与基本医疗服务之间互为信息孤岛的数据共享问题。公共卫生监测系统依赖信息报告制度，无法实时全面收集来自一线的医疗信息、健康保障服务信息。报告信息收集分析迟缓，预警系统低效。公共卫生监测报告系统覆盖的领域还比较狭窄，如对区域卫生资源分配不合理等问题无法实行信息化管理，无法提供有效的科学数据。对医疗信息化也尚未提出统一规范的数据共享要求，因此，公共卫生信息化必须进一步与区域卫生信息化建设相统筹。

探索建立人口健康保障全局规划框架下的公共卫生信息平台是当前公共卫生信息化建设重点。公共卫生信息平台将利用先进信息技术更广泛地收集、处理各种公共卫生信息，更完整地定义监测范围、统计指标、数据标准，在掌握大量数据的前提下制定科学合理的管理策略与方法。在技术上保障公共卫生信息化目标的实现，包括平台的分级架构、平台之间的数据交换、基于平台的应用架构，以及安全网络的架构和数据中心部署。公共卫生信息平台的建设目标是：加速社区卫生服务的信息化建设，更好地为社区群众提供方便快捷而又有针对性的与经济社会发展相适应的基本医疗卫生保健服务。卫生主管部门对所辖区域的数据能及时进行收集、统计分析，为各级医疗卫生机构的建设发展制定科学合理的管理策略与方法。逐步建立健全的区域化卫生信息系统，包括电子政务、医保、农保、社区服务、农民养老保险、转诊、远程医疗、网络健康教育与咨询等系统，是实现预防保健、健康教育、医疗服务和卫生管理一体化的信息化应用系统。建立和完善地区公共卫生资源、健康与疾病、预防保健服务数据库，使区域卫生资源能够得到有效利用。通过统筹规划，使区域内相应资源得到整合，达到信息全面共享，使政府部门随时得到全面真实的各项数据，并做到政务公开；能够为医务人员提供患者的病史信息，减轻医务人员的劳动强度；能方便人民群众。

（董　娜）

第二节　信息技术应用理论与方法

一、信息科学与信息工程

（一）信息科学

信息科学是以信息论、控制论、系统论三论为理论基础，以电子计算机为工具，整合自动化、生物学、物理学、认知科学、符号学、语义学、图书、情报学、新闻传播学、数学、心理学、管理学、经济学等各学科交叉渗透，联系发展起来的综合学科。

信息科学的任务是研究信息的性质，研究大自然、机器、生物和人类对于各种信息的获取、变换、传输、处理、利用和控制的一般规律，设计和研制各种机器设备，以便尽可能地把人脑从自然力的束缚下解放出来，提高人类认识世界和改造世界的能力。

（二）信息工程

信息工程是指以计算机技术和通信技术为主要手段的信息网络、信息应用系统建设、信息资源开发等工程。以研究开发信息系统和控制系统的应用技术为核心，通过电子设备与信息系统的设计、开发、应用和集成，实现信息的获取与处理。

信息工程是计算机信息系统发展的产物，它不仅为大型信息系统的开发提供了方法和技术，更重要的是它立足于实践，从业务和技术两个方面为系统的建设提供规范和完备的社会和技术手段。例如对企业信息系统的建设进行规划、分析、设计和构成，对大型信息系统的开发提出相应的开发策略和原则。

二、信息管理理论

（一）信息资源管理

信息资源管理是20世纪70年代末和80年代初在美国首先发展起来的一种应用理论，是现代信息技术特别是以计算机和现代通信技术为核心的信息技术的应用所催生的一种新型信息管理理论。信息资源管理有狭义和广义之分。狭义的信息资源管理是指对信息本身即信息内容实施管理的过程。广义的信息资源管理是指对信息内容及与信息内容相关的资源如设备、设施、技术、投资、信息人员等进行管理的过程。

在不同的社会经济发展阶段和技术条件下，人类对信息过程管理的侧重点是不同的。早期人们侧重于信息源的收集与管理，人们希望提高信息处理和传递效率、对信息流进行控制。当代，人们从信息利用的角度出发，对人类信息过程实施综合性管理，对信息进行优化配置，以求达到最大效益。与此对应，对信息的管理过程划分为传统管理阶段、信息管理阶段和信息资源管理阶段。信息资源管理的目标是提高管理效益，即追求“3E”——Efficient、Effective、Economical，高效、实效、经济。信息资源管理的发展可以分成物理控制、自动化技术管理、信息资源管理和知识管理四个阶段。信息资源管理的思想、方法和实践，强调了信息资源对实现战略发展的重要性，通过信息资源的优化配置和综合管理，来提高管理的整体效益，增加生产力。从而确立了信息资源的战略地位，通过掌握信息、依靠信息、运用信息而提高竞争力，为信息化建设提供了新的

思路,强调“科学的管理要靠数据说话”。

(二)数据管理

威廉·德雷尔(William Durell)的数据管理理论指出,信息资源管理的基础是数据管理标准化工作,应该像识别化学元素那样识别企业管理的数据元素,没有卓有成效的数据标准化管理,就没有成功高效的计算机信息系统。该理论认为数据元素是最小的信息单元,数据管理工作必须从数据元素标准化做起。数据管理是企业、机构或行业管理的重要组成部分,是长期复杂的工作,会遇到许多困难,持之以恒才能见到效果。

(三)“数据稳定性”理论

以詹姆斯·马丁(James Martin)为代表的美国学者总结出的“数据稳定性”原理指出,数据与数据之间的内在联系是相对稳定的,而对数据的处理过程和步骤则是经常变化的。一个机构的组织结构、业务过程和活动都可能变化,但数据结构是基本不变的。通过总体数据规划建立稳定的数据结构对信息化的发展非常关键。

三、信息资源规划

信息资源规划指对一个组织生产经营、决策和管理所需要的信息资源的采集、处理、传输、利用的全面规划。在企业的生产经营活动中,无时无刻不充满着信息的产生、流动和使用,对公共卫生服务来讲,也每天即时产生着健康相关信息资源的采集、传输、分析和利用。美国信息资源管理学家 F.W.霍顿(F.W.Horton)和马钱德(D.A.Marchand)等人在 20 世纪 80 年代初就指出,信息资源与人力、物力、财力和自然资源一样,都是企业的重要资源,因此,应该像管理其他资源那样管理信息资源,通过内外信息流的畅通和信息资源的有效利用来提高效益和竞争力。要使每个部门内部,部门之间,部门与外部单位的频繁、复杂的信息流畅通,充分发挥信息资源的作用,不进行统一的、全面的规划是不行的。总结信息资源规划思想,就是在进行总体数据规划的过程中进行数据管理标准化,使总体数据规划成果更能在集成化的信息系统建设中发挥指导作用。

以信息工程方法论、数据管理等理论为指导,探索适合中国国情的总体数据规划的方法理论体系,包括业务需求分析和建模的方法、数据需求分析和建模的方法等,形成了信息资源规划的一整套方法论。

(一)需求分析

信息资源规划的需求分析方法包括:需求分析和数据分析。

需求分析是根据信息工程的思想方法来重新梳理业务,以便能系统地、本质地、概括地把握业务功能结构。一般采用“职能域-业务过程-业务活动”三层结构来梳理业务,这就是业务模型。职能域是对一些主要业务活动领域的抽象,而不是现有机构部门的照搬。每个职能域都包含若干个业务过程。每个业务过程都含有若干个业务活动,它们是基本的、不能再分解的业务单元。

数据分析方法主要包括用户视图分析、数据元素分布分析、数据流分析等。用户视图是一些数据的集合,用户视图分析主要完成对数据实体的整理。数据实体包括单证、报表、账册和屏幕格式等。数据元素在用户视图中的分布,是指同一个元素可能出现在哪些用户视图中,出现频度越多的就越有可能是共享的数据元素。数据流分析方法是绘制各职能域的一级数据流程图和二级数据流程图,完成数据流程图中所标注的用户视图的组成登记,进行数据流量化分析。

(二)系统建模

信息资源规划的主要成果就是建立起集成化的信息系统模型——功能模型、数据模型和系统体系结构模型。需求分析是系统建模的准备,系统建模是需求分析的继承和定型,而功能模型和数据模型构成了信息化的框架。只有建立起集成化的信息系统模型,在这种模型的指导、控制和协调下,才能实现信息化总目标。系统建模是信息资源规划的核心和关键性工作。

系统功能建模确定所规划的系统应该具有哪些功能,即全局地、自顶向下地看,系统应该做什么,能做什么,应以业务流程重组为指导。系统数据建模确定所规划的系统应该有哪些业务主题数据库,即各功能模块的运作是在什么数据支持下进行的。数据建模需要综合运用信息组织技术。系统体系结构建模是指识别定义每一主题数据库/基本表与功能模块存取的关系,从而形成各子系统和全域的关系矩阵。

(三)信息标准

美国新兴管理学的开创者莫里斯·L·库克(M.L.Cooker)说:"只有当我们学会了分类和编码,做好简化和标准化工作,才会出现任何真正的科学的管理。"所谓"信息资源管理基础标准"是指那些决定信息系统质量的,因而也是进行信息资源管理的最基本的标准,主要有数据元素标准、信息分类编码标准、用户视图标准、概念数据库标准和逻辑数据库标准。

1.数据元素标准

数据元素是最小的不可再分的信息单位,是一类数据的总称。数据元素标准包括:数据元素命名标准、数据元素标识标准、数据元素一致性标准等。

2.信息分类编码

标准信息分类就是根据信息内容的属性或特征,将信息按一定的原则和方法进行区分和归类,并建立起一定的分类系统和排列顺序,以便管理和使用信息。信息编码就是在信息分类的基础上,对信息对象(编码对象)赋予一定规律性的、易于计算机和人识别与处理的符号。信息分类编码主要包括编码对象分类、信息分类编码标准。

3.用户视图

标准用户视图是一些数据元素的集合,它反映了最终用户对数据实体的看法。用户视图是数据在系统外部(而不是内部)的样子,是系统的输入或输出的媒介或手段。标准化管理的主要内容有:用户视图的分类编码、用户视图组成规范等。

4.概念数据库标准

概念数据库是最终用户对数据存储的看法,是对用户信息需求的综合概括。概念数据库就是主题数据库的概要信息。概念数据库一般用数据库名称及其内容的描述来表达。不同的行业就应该有各自独特的概念数据库来表达业务主题数据库。

5.逻辑数据库标准

逻辑数据库是系统分析设计人员采用数据结构规范化的理论与方法,将每个概念数据库分解、规范化成三范式(3-NF)的一组基本表。逻辑数据库标准是指以基本表为基本单元,列出全部的逻辑数据库。

四、软件工程

软件工程是一门研究用工程化方法构建和维护有效的、实用的和高质量的软件的学科。它涉及程序设计语言、数据库、软件开发工具、系统平台、标准、设计模式等方面。

在现代社会中,软件应用于多个方面。典型的软件比如有电子邮件、嵌入式系统、人机界面、办公套件、操作系统、编译器、数据库、游戏等。同时,各个行业几乎都有计算机软件的应用,比如工业、农业、银行、航空、政府部门等。这些软件工程应用促进了经济和社会的发展,使得人们的工作更加高效,同时提高了生活质量。

(一)软件工程目标

软件工程的目标是指生产具有正确性、可用性和经济性的产品。正确性指软件产品达到预期功能的程度。可用性指软件基本结构实现及文档为用户可用的程度。经济性是指软件开发、运行的资源投入满足用户要求的程度。这些目标的实现形成了对过程、过程模型及工程方法选取的约束。

(二)软件工程过程

软件工程过程是指生产一个最终能满足需求且达到工程目标的软件产品所需要的步骤。主要包括开发过程、运作过程和维护过程。它们覆盖了需求、设计、实现、确认以及维护等活动。需求活动包括问题分析和需求分析。问题分析是为了获取需求定义,又称软件需求规约。需求分析用以生成功能规约。设计活动一般包括概要设计和详细设计。概要设计建立整个软件系统结构,包括子系统、模块以及相关层次的说明、每一模块的接口定义。详细设计产生程序员可用的模块说明,包括每一模块中数据结构说明及加工描述。实现活动把设计结果转换为可执行的程序代码。确认活动贯穿于整个开发过程,实现开发完成后的确认,保证最终产品满足用户的要求。维护活动包括使用过程中的扩充、修改与完善。伴随以上过程,还有管理过程、支持过程和培训过程等。

(董　娜)

第三节　公共卫生信息系统

随着信息技术的发展,公共卫生信息化建设不断取得新的进展。公共卫生信息资源规划强调信息资源对实现公共卫生战略发展的重要性,通过信息资源的优化配置和综合管理来提高管理效益,促进公共卫生价值的实现。公共卫生信息资源规划从战略层面明确公共卫生信息化的总体战略目标,从技术层面评估信息化建设的基础与能力,评估信息化建设技术架构,并按照发展战略评估未来对信息化建设能力的需求,确定信息化建设能力差距和信息化建设发展蓝图。从管理层面梳理核心业务和确立业务架构,确立数据应用、数据需求和数据架构,建立信息资源基础管理标准,制定数据标准及管理标准体系。由此,确立了建立和完善由中央和地方有机组成的全国统一的公共卫生信息系统网络,实现信息的快速收集、综合分析、多方利用和共享,实现公共卫生信息网络横向到边、纵向到底、信息互通、资源共享的公共卫生信息化建设总目标。本节介绍了在总体目标的统筹规划下典型的公共卫生信息系统应用、公共卫生专网应用和信息安全技术应用。

一、常用公共卫生信息系统

(一)传染病报告管理信息系统

传染病报告管理信息系统用于获取、处理和分析法定传染病报告数据,包括传染病报告信息的采集、存储、管理和汇总分析等功能。中国传染病报告管理信息系统始于1987年建成单机版计算机系统。20世纪90年代后,全国传染病报告月统计、年统计数据主要通过计算机远程通信以点对点方式传输。2003年SARS暴发后,国家加大了对疾病预防控制信息系统的投入,重建传染病报告管理信息系统,以B/S结构建立了核心功能集中管理的系统模式,各报告单位只要用浏览器访问传染病报告管理信息系统,通过Web Server与系统数据库进行数据交互。2004年1月正式在全国各级各类传染病报告、管理单位推广使用,实现了法定传染病个案信息的实时、在线、直接报告。

传染病报告管理信息系统的基本流程可概括为信息采集、信息管理和信息分析利用三个主要活动。以年内新发病例个案报告为基础,用于法定报告传染病信息的采集、管理和分析、反馈等,通过对个案信息分病种、时间、空间等维度的统计分析,实现对疾病发病趋势的监测。信息采集阶段主要实现数据的获取,由各级医疗卫生服务机构以WEB在线方式填报传染病个案。信息处理包括传染病个案的查询、删除、订正、审核和更新等操作。在信息分析利用阶段,实现统计发病率、患病率、病死率、死亡率等指标,汇总报表和分析报告。

传染病报告管理信息系统用户覆盖全国县级及以上疾控机构、医疗机构和乡镇卫生院。该系统通过统一的应用系统平台和基于网络的个案直接报告工作模式,实现了传染病诊疗机构直接报告,改变了原有的从医疗机构到疾控机构逐级上报模式,极大改善了报告的时效性、准确性和完整性,为及时、准确地获取传染病报告信息提供了基础条件,形成了疾病预防控制信息采集的网络直报模式。该系统的应用使疫情监测信息的快速分析、反馈成为可能,显著提高了疾控机构早期发现传染病暴发和流行的能力。

(二)慢性病监测报告管理信息系统

慢性病管理是我国基本公共卫生服务项目的主要内容。慢性病监测网络分为四级,医院主要报告入院治疗患者的慢性病发病、死亡信息;基层社区卫生服务机构除了报告辖区内慢性病发病、死亡信息外,还承担辖区内慢性病患者生存随访及死亡信息的核实;区县级疾控中心主要承担辖区慢性病数据的审核、查重、死亡补报与统计分析;省级及地市级疾控中心主要承担全省及相应地区的慢性病数据审核与分析。

慢性病监测报告管理信息系统主要用于各级各类慢性病管理机构对慢性非传染性疾病的病例进行患病信息登记、报告、审核管理,是医疗机构慢性病报告的监测报告系统。通过医疗机构的医师在诊治过程中对慢性病患者初次诊断时进行病例信息系统填报,使得各级疾控机构慢性病防治人员可以从系统中获得慢性病监测报告个案信息以及个案汇总数据。根据我国慢性病监测的需要,慢性病系统主要包括高血压、糖尿病、心脑血管疾病、肿瘤等病例报告、个案查重、患者随访管理以及数据质量控制和统计分析等功能。《慢性病监测信息系统基本功能规范》WS/T449-2014已作为推荐性卫生行业标准发布。系统技术框架采用微软的NET/Windows 2000+架构、B/S模式,辅以动态管理等技术实现系统的可扩展性和与其他现有系统的集成。

慢性病监测报告管理信息系统的使用可以改善慢性病报告信息的收集和审核的时效性,避免或减少传统流程过程中造成的低覆盖率和统计不准确现象,提高了慢性病监测的及时性、准确

性、可靠性、安全性与共享性。通过该系统的实施,提高了慢性病监测信息的收集、汇总及分析利用能力,为预测慢性病发病趋势和评价防控效果提供科学依据,为制定慢性病控制决策提供监测指标。

(三)儿童免疫接种管理信息系统

为落实《疫苗流通和预防接种管理条例》,规范全国儿童预防接种信息管理,卫健委下发文件,要求东、中、西部省份分别于2008年、2009年、2010年底以前90%以上的县、80%以上的乡完成儿童预防接种信息管理系统建设,实现接种信息的个案管理。构建覆盖省、市、县、乡、村的接种点、医院产科、医疗卫生机构、疾控机构和卫生行政部门的、统一的免疫规划管理信息网络,从而实现免疫规划信息共享,实现免疫规划工作的一体化管理。实现一地建卡、异地接种,全程跟踪流动儿童接种,提高流动儿童接种质量。并建立逐级上报的报表处理系统,通过统计分析汇总,发现薄弱环节,为管理部门提供决策依据。

系统一般以B/S、C/S混合架构。客户端软件供乡级接种单位使用,实现儿童预防接种个案信息的收集、登记、录入和网络报告,并设有免疫程序,有严格的录入控制和逻辑判断,保证录入数据的准确性。通过与平台数据互联实现异地接种记录查询,完成流动儿童的跟踪。按照不断完善免疫规划的要求,系统应用功能进一步扩增,增加了强化免疫/临时接种管理功能、成人接种管理功能、入学入托查验管理功能,以及产院接种信息管理等。

(四)健康危害因素监测管理信息系统

健康危害因素监测管理信息系统的基本流程可概括为信息采集、信息管理和信息分析利用三个主要活动。信息采集阶段主要实现数据的获取,信息管理包括信息查询、删除、订正、校验、更新等操作。该系统主要包括食品卫生、环境卫生、职业卫生监测业务信息的报告管理。

食品卫生监测信息报告主要对蛋制品、豆制品、蔬菜类、粮谷类、水果类等12大类食品,开展金属污染物、食品添加剂、农药残留、生物毒素和生物污染物5大类的污染物实验室检测,填写报告卡,并进行审核与统计。为国家制订食品相关标准提供依据,在启动的食品安全风险评估后,对食品安全提示预警功能。

环境卫生检测信息报告主要对城市的水源性传播因素报告卡和应用水基本情况登记,以及农村的生活饮用水基本情况调查、农村生活饮用水水源类型及供水方式调查,监测点情况和水质结果报告。通过系统可了解监测点的水源个数、供水人口数、水质检测情况(包括色度、浑浊度、pH、氯化物、氟化物、重金属等40项)。

职业卫生监测信息报告主要包括尘肺病报告卡、职业病报告卡、农药中毒报告卡、有毒有害作业工人健康监护卡,作业场所职业病危害因素监测卡的报告。

尘肺病报告卡、职业病报告卡由具有职业病诊断资质的医院进行报告。农药中毒报告卡由医疗机构进行报告。有毒有害作业工人健康监护卡由职业病健康检查机构报告;作业场所职业病危害因素监测卡由有资质的职业卫生技术服务机构报告。通过系统的使用,能够及时、快速进行职业病危害因素的监控和处置,及时掌握全省职业病发病的动态情况,为卫生行政部门对职业病的防控策略提供数据基础。

(五)专病监测管理信息系统

专病监测管理信息系统主要指对结核病、艾滋病、鼠疫等重要疾病信息进行监测报告。

1.结核病管理信息系统

包括结核病报告卡的报告、审核,患者的病案管理,其中包括病案基本信息、“X线”“痰检信息”“培养信息”“药敏试验信息”，季度报表和年度报表的录入和汇总统计。帮助各级结核病防治机构（以下简称“结防机构”）和各级医疗结防机构积极发现和治愈结核病患者，达到控制传染源、减少死亡和发病、保护人们健康，促进经济发展的目的。该系统与传染病报告系统共享结核病发病数据，在结核病专病监测系统中进行结核病专病管理。

2.艾滋病管理信息系统

包括艾滋病感染者/患者的病例报告和报告卡的审核、订正，抗病毒治疗管理，综合监测点管理，高危人群干预和美沙酮治疗管理等。

抗病毒治疗主要收集艾滋病感染者/患者的基本情况，治疗基本信息，相关症状，实验室检测，既往史，用药记录，随访记录等信息，由全国各县级疾控机构及各抗病毒治疗点进行填报，通过系统数据的收集可监测患者的治疗效果，及时发现并发症和机会性感染，规范用药管理，及时采取预防控制措施。

综合监测点管理主要针对重点人群（包括暗娼、吸毒者、男性同性恋、性病门诊就诊者、男性长卡司机、青年学生）进行调查，通过系统填报相关调查表格，动态掌握危险行为，从而采取针对性的预防措施。

美沙酮治疗管理，用以各地美沙酮维持治疗门诊通过该系统上报该门诊患者一般信息、服药信息、尿检结果、实验室检测结果、随访信息、异地转诊等信息，方便各美沙酮门诊进行患者的管理，同时各级疾控机构也能及时了解门诊运作情况，治疗人数，以及患者的维持治疗及检测等相关信息。

3.鼠疫监测管理信息系统

通过对鼠疫的宿主、媒介和血清学进行监测，选择历史上曾经发生过鼠疫的地区作为监测点），由监测点进行数据填报，通过监测了解宿主阳性情况和变化情况，对人间鼠疫起到提示作用。系统还提供监测计划、总结的报告。

4.流感监测管理信息系统

包括流感样病例数的报告和实验室检测样本结果的报告，可以设置哨点机构开展门诊监测和实验室样本监测，采取病例个案报告、抽样检测报告。通过系统采集数据的分析，能够对流感的暴发流行提供预警功能，及时掌握流感病毒流行的优势毒株。

（六）突发公共卫生事件报告管理信息系统

突发公共卫生事件是指突然发生，造成或者可能造成社会公众健康严重损害的重大传染病疫情、群体性不明原因疾病、重大食物和职业中毒以及其他严重影响公众健康的事件。为加强突发公共卫生事件信息报告管理工作，提供及时、科学的防治决策信息，有效预防、及时控制和消除突发公共卫生事件和传染病的危害，保障公众身体健康与生命安全，中华人民共和国卫健委第37号令《突发公共卫生事件与传染病疫情监测信息报告管理办法》自2003年11月7日起施行。

突发公共卫生事件报告管理信息系统是用于突发事件报告机构报告突发公共卫生事件发生、发展情况，包括事件基本信息、等级、发生日期、波及人数、发生原因、控制措施等。由各级疾控机构负责报告，上级疾控机构可通过系统掌握各地突发公共卫生事件发生、发展情况，对制订全国的控制措施起到了很好的作用。

（七）门户网站信息系统

2000年，我国实行公共卫生体制改革，正值互联网蓬勃兴起，全国各级疾控、监督等公共卫生行业门户网站也纷纷建立起来，新型机构的职责和职能宣传成为网站的主要定位。经历了几

年的建设，第二代网站逐步出现，公共服务目标明确，网站有了明显的关注用户需求的意识，网上办事、公众互动以及信息发布质量都有明显改进。

只有正确把握公共卫生网站建设原则，才能真正发挥网站作用。首先确立网站的公共卫生服务宗旨。从网站价值实现的角度来讲，应建立网站与用户平等的网络对话，使网站更具亲和力。其次，以提供信息资源为主要服务模式，把公共卫生服务作为第一需要，成为健康服务信息的“供应者”和信息资源组织的“生产者”，以达到普及知识，“推广”健康生活方式的目的。第三，建立和完善公共卫生知识库。整合专业资源，以严格的概念定义、分类，科学严谨的研究数据为依据，使网站具有客观解释媒体信息，正确引导公众的能力，体现权威性专业机构的业务优势。

总之，网站建设是应该根据现实需要不断改进的一项“社会-技术”的系统工程，在注重应用不断更新的网站技术的同时，也不可轻视网络环境中的人文特性，立足“以人为本”同样是公共卫生网站建设的根本宗旨。

二、公共卫生信息专网

(一)公共卫生信息网络

公共卫生信息网络是指利用互联网技术，通过计算机系统收集、传递各类公共卫生信息的网络。我国公共卫生信息网络由中国疾控中心根据公共卫生信息传输的安全性进行统一规划，主要用于医疗卫生机构的传染病报告、突发公共卫生事件报告，以及健康危害因素监测报告等信息的传输。目前，一般的公共卫生信息基于公网传输，而全国的传染病监测报告则采用 VPN 安全专网技术构建信息网络。VPN 即虚拟专用网络(Virtual Private Network)，指的是在公用网络上建立专用网络的技术，主要采用了隧道技术、加解密技术、密钥管理技术和使用者与设备身份认证技术等。

全国疾病预防控制 VPN 网络于 2004 年组建，分别在国家、省两级部署硬件 VPN 设备，在国家、省之间构建 VPN 静态隧道，统一规划 IP，各级疾控机构负责管理本级及辖区内用户，统一管理 VPN 接入及客户端拨号用户的发放。VPN 网络提供两种计算机接入方式，一是通过局域网接入 VPN，二是通过客户端软件拨号接入。前者利用局域网可以有更多的用户接入；后者则受到客户端发放数的限制，且在人员变动的情况下需及时更换客户端用户。

中国疾病预防控制信息系统集中部署在国家数据中心，网络用户均为各级医疗卫生服务机构的监测报告人员和监测业务管理人员。但因该系统中的汇总数据属涉密信息，因此，对于使用权限级别较高的管理用户，必须通过 VPN 专网访问和使用该系统，一般的个案报告用户允许通过公网访问使用该系统。

(二)公共卫生信息网络规划

按照我国公共卫生监测系统分级部署、分级管理的建设要求，高质量的数据传输更需要科学的网络架构支撑。随着我国政务网、行业专网的涌现，公共卫生信息网络将充分利用和共享更大范围的网络资源。按照国家公共卫生网络架构，省级节点接入政务外网、VPN 或以专线等方式与国家公共卫生数据中心互联互通。同时由省节点继续在省内扩展延伸，以区域专网(如卫生专业网等)作为主干网络，逐级与各医疗卫生信息平台互联互通，形成多专网组合、网络资源共享的组网模式，实现纵向到底、横向到边的公共卫生信息网络覆盖。

三、信息系统安全

(一)信息系统安全等级保护

为了进一步提高信息安全的保障能力和防护水平，维护国家安全、公共利益和社会稳定，保障和促进信息化建设的健康发展，1994年国务院颁布的《中华人民共和国计算机信息系统安全保护条例》规定“计算机信息系统实行安全等级保护，安全等级的划分标准和安全等级保护的具体办法，由公安部会同有关部门制定”。2004年公安部等四部委联合签发的《关于信息安全等级保护工作的实施意见》要求抓紧建立信息安全等级保护制度，定期对信息系统的安全状况进行检测评估。2006年公安部等四部委联合签发的《信息安全等级保护管理办法(试行)》进一步要求信息系统运营、使用单位应按照相关技术标准对信息系统进行安全测评，符合要求的，方可投入使用。

依据上述有关国家政策法规、部门规章的要求，《信息系统安全等级保护测评准则》从安全控制测评和系统整体测评两方面提出信息系统分等级进行安全测试评估的技术要求。信息安全等级保护要求不同安全等级的信息系统应具有不同的安全保护能力，通过在安全技术和安全管理上选用与安全等级相适应的安全控制来实现。安全技术上的安全控制分别从物理安全、网络安全、主机系统安全、应用安全和数据安全等层面对信息系统的运行和资源实施保护。安全管理上的安全控制分别从安全管理机构、安全管理制度、人员安全管理、系统建设管理和系统运维管理等方面对信息系统的运行和资源实施管理。

(二)卫生行业信息系统安全

卫生信息化建设发展迅速，重要信息系统数量大幅增加，系统复杂程度大幅提高，业务依赖信息化程度大幅增强，信息技术已日益成为提高公共卫生管理水平、医疗服务质量和医疗工作效率的有力手段。卫生行业基础信息网络和重要信息系统安全事关国计民生、社会稳定和广大患者权益，积极开展信息安全等级保护工作，对促进卫生信息化建设，增强安全防范能力，提高运行保障水平，确保公共卫生和医疗信息系统安全稳定运行，维护社会和谐，改善医患关系，保护患者隐私，防止商业秘密泄露具有重要意义。

为了保障我国卫生行业信息系统安全，由各级公安机关和卫生行政管理等部门参加的医疗卫生行业信息安全等级保护工作领导小组，组成专门工作班子，确立合作工作机制，加强协调配合，共同组织推动卫生行业信息安全等级保护工作的开展。卫生部门组织开展卫生医疗机构信息系统定级备案、等级测评、安全建设整改和自查等工作，开展信息系统安全教育和等级保护测评相关知识培训。公安机关加强对医疗卫生行业信息安全等级保护的工作指导，为开展信息安全等级保护工作及时提供服务和支持。通过组织开展信息安全等级保护安全管理制度建设、技术措施建设和等级测评，落实等级保护制度的各项要求，使医疗卫生行业信息系统安全管理水平明显提高，安全防范能力明显增强，安全隐患和安全事故明显减少，有效保障卫生信息化健康发展。

(三)公共卫生信息系统安全等级保护

为了有效地实施公共卫生信息系统安全等级保护，《中国疾病预防控制信息系统》按照信息系统安全等级保护各项指标要求进行了测评，定为三级安全保护，主要在技术安全和管理安全方面建立相应安全保护措施，对尚未达到要求的建设进行整改。

技术安全主要包括物理安全、网络安全、主机安全、应用安全和数据安全。物理安全主要指

物理位置的选择、物理访问控制、防盗窃和防破坏、防雷击、防火、防水和防漏、防静电、温湿度控制、电力供应、电磁防护等。网络安全指结构安全、访问控制、安全审计、边界完整性检查、入侵防范、恶意代码防范、网络设备防护等。主机安全指身份鉴别、访问控制、安全审计、入侵防范、恶意代码防范、资源控制等。应用安全指身份鉴别、访问控制、安全审计、通信完整性、通信保密性、抗抵赖、软件容错、资源控制等。数据安全指数据完整性、数据保密性、备份和恢复。

管理安全包括安全管理制度、安全管理机构、人员安全管理、系统建设管理、系统运维管理。安全管理制度主要指管理制度的制定和发布、评审和修订等。安全管理机构主要包括岗位设置、人员配备、授权和审批、沟通和合作、审核和检查等方面的安全要求。人员安全管理主要包括人员录用、人员离岗、人员考核、安全意识教育和培训、外部人员访问管理等方面的安全要求。系统建设管理主要包括系统定级、安全方案设计、产品采购和使用、自行软件开发、外包软件开发、工程实施、测试验收、系统交付、系统备案、等级测评、安全服务商选择等方面。系统运维管理主要包括环境管理、资产管理、介质管理、设备管理、监控管理和安全管理中心、网络安全管理、系统安全管理、恶意代码防范管理、密码管理、变更管理、备份与恢复管理、安全事件处置、应急预案管理等。

（董　娜）

第十章 公共卫生政策研究与评价技术

第一节 概　　述

一、公共卫生政策研究的概念

公共卫生是从群体的角度研究某地区或国家的人群健康状况，是宏观意义上的卫生。经典公共卫生的概念是由 Winslow 于 1920 年提出的，传统公共卫生主要是集中于疾病预防，包括预防接种、劳动卫生与环境卫生等。但随着医学模式的改变，现代公共卫生的涵盖范围越来越广泛，包括急慢性疾病的预防，健康促进（精神卫生、疾病的康复等）和健康保护（伤害的处理、突发公共卫生事件的处理等）。

卫生政策是政府或执政者为了实现一定卫生工作目标而确定的行动准则，是对有关健康的部门和人民的利益进行分配和调节的措施，是一个国家对卫生资源发挥最大的功用，起到真正维护人类健康利益的一个战略决策。因此，公共卫生政策的概念可被定义为保障某地区或国家人群健康而由政策制定部门制定的一系列法律、法规、条例和措施。

公共卫生政策研究是指针对公共卫生领域的相关政策的制定、执行情况进行评估，理清不同相关利益群体间的关系，分析政策产生的效果并为决策者提供反馈意见。

二、公共卫生政策研究的特征

政策研究是当代公共管理学、社会科学中重要而且富有活力的一部分。热带病研究和培训特别项目（TDR）指出，卫生政策研究具有四个特点。

（一）作用

卫生政策研究在卫生改革中发挥着重要作用。

（二）多学科性

卫生政策研究的方法涉及多学科，卫生政策研究需要多学科研究者的参与。

（三）针对性

卫生部门改革通常是由于不适当的卫生政策所引起的，因此，公共卫生政策研究主要以不适当的卫生政策作为主题。

（四）困难与复杂性

公共卫生政策研究需要全面的卫生服务、卫生发展与社会经济发展信息，但许多国家的卫生信息系统通常脆弱，无法进行有效的研究。

三、公共卫生政策研究的发展

政策研究兴起于“二战”后，政策研究学科的诞生被视为“当代公共行政学最重要的发展”“当代政治学的一次最重大的突破”及“当代西方社会科学领域的一次革命性变化”。

政策研究从诞生到现在，被认为是社会科学研究中发展最快的领域之一。卫生政策研究跨越了社会科学与自然科学、医学、管理学、经济学、社会学、法学和政治学等，具有多部门交叉的特点。

20 世纪 90 年代至今，卫生政策研究关注的重点向卫生筹资、支付制度、卫生体制等领域拓展，并成为世界各国所共同关注的研究领域。目前，卫生政策研究领域出现两级发展趋势，一方面强化宏观卫生政策、卫生改革的研究；另一方面引入计量经济学方法与模型对卫生服务绩效、成本效益及卫生决策开展系统研究。

随着社会健康意识与理念的不断提升，保证居民的健康权益已经成为每个国家政府的基本职责和重要任务，公共卫生政策研究已成为世界各国越来越关注的重要研究领域。目前，国际卫生政策研究主要集中在对制度和体系的研究、对具体卫生问题的策略研究，对研究工具、评价方法的研究三个方面。

我国卫生政策研究起步较晚但发展迅速。为加强政府社会管理能力，改进卫生系统效率、公平性和质量，2005 年中国卫生政策支持项目正式启动。该项目的目标在于：综合研究卫生服务和筹资体制，为科学决策提供依据；加强中国政府各部委以及国家和省级决策部门的政策对话；加强政府能力建设，提高政府官员政策制定、执行和评价能力。随着经济社会的快速发展以及国际交往的增多，国内卫生政策研究对国际热点问题日益敏感、反应也越来越迅速，尤其是近年来的宏观卫生政策、健康与公平、政府与市场、卫生体制以及基本卫生服务和公共卫生的研究方面有很大的进步。

四、我国公共卫生政策研究的新趋势

（一）公共卫生政策成为政策研究的新热点

在我国卫生政策研究中，医疗保障、公共卫生服务和社区卫生服务这三个热点领域文献量和所占比例增幅较大，可见公共卫生政策研究已经悄然成为新热点。这与国外卫生领域的关注点保持一致。

（二）卫生政策研究不断引入新方法

卫生政策研究离不开与之息息相关的社会学、逻辑学、统计学等，这也为卫生政策研究提供了研究方法。然而，随着社会的进步和科学的发展，一些新的方法也被应用于卫生政策研究，例如德尔菲法、系统分析法。

（三）卫生政策研究领域不断扩大

随着经济、社会的发展，医学模式的改变，卫生政策研究的范围逐渐扩大。它表现为从单纯的卫生问题到宏观卫生政策的全面研究。所谓牵一发而动全身，因此对卫生政策评价者的要求也越来越高。

（四）卫生政策研究中的机构和研究者多来自卫生领域，存在一定的局限性

在我国，从事卫生政策研究的机构主要为官方组织，人员也大都来自卫生系统。因此行政性

太强而独立性和学术性相对较差。这些机构、人员进行卫生政策评价的过程缺乏客观性、公正性和科学性。

五、公共卫生政策研究的意义

随着社会健康意识与理念的不断提升，保证居民的健康权益已经成为每个国家政府的基本职责和重要任务，公共卫生政策也成为世界各国越来越关注的重要研究领域。

(一)在政策层方面

公共卫生政策研究的目的是指导政策的制定、执行及评估，理清不同相关利益群体的影响及其相互关系。公共卫生政策研究不以营利为目的，它的成果也不是为了去支持、论证有关的政策或计划。它是从科学角度进行研究，具有公平性、客观性等特点，找出政策的设计、实施过程中存在的问题，改进有关机构和部门的政策制定，促进决策科学化、民主化。这对于已有政策的完善，进行政策的预测和规划以及政策效果的评估都有着积极意义。

(二)在卫生改革层方面

由于公共卫生政策要适应社会与卫生事业发展的需要，因此公共卫生政策研究是促进改革发展的动力之一。无论哪种类型的卫生政策研究机构，都应把改进政策制定，促进卫生改革发展作为最终目标，它的一切活动都应围绕着这一目标开展。

目前，我国正处于医药卫生体制改革的"攻坚期"，处于制度创新、体系建设、方案设计的关键时期，公共卫生政策研究对于医改的工作内容、制度、效果的评价等方面都具有积极意义。

(杨楠楠)

第二节　公共卫生政策研究的基本理论与方法

一、公共卫生政策研究的基本理论

如上所述，卫生政策研究跨越了社会科学与自然科学、医学、管理学、经济学、计量经济学、社会学、法学和政治学等，因而，公共卫生政策研究的理论既包括上述领域的基础理论又涉及政府公共卫生管理和医疗服务等多领域的基础理论。

社会经济成本与效益的理论是卫生政策学的重要理论根据之一。社会经济成本是指开展某项活动，提供某项服务或生产某个产品占用和消耗的经济资源。社会经济效益是指所提供的产品与劳务满足人民群众需要的程度，在卫生经济学概念中，通常用效度表示。社会经济成本与效益的理论是建立在经济学基本理论(劳动价值理论、选择理论、机会成本理论、福利经济学公共选择理论)的基础上。劳动价值理论是马克思关于商品价值的理论，是指在社会标准的生产条件下，用社会平均的熟练程度和强度，生产任一使用价值所需要的劳动时间。选择理论是解决多方案的合理选择问题，选择的标准需要根据社会经济成本和社会经济效益的分析与评价，要考虑效率、公平与稳定。机会成本的概念是指一个资源使用在此项目时，就失去了在其他项目使用的机会，因而它的成本是另一种可得到的最好决策的价值。福利经济学认为，增进社会经济福利的途径有两个：资源的最优配置与收入均等化。资源的最优配置就是要克服外部效应所引起的资源配置低效率状态。

管理学中的古典管理理论、行为科学理论、现代管理理论都可用在公共卫生政策的研究过程中。

为了改善公共卫生决策系统，提高公共卫生政策质量，从本质上掌握与认识事物的规律与基本特征，了解社会错综复杂因素对公共卫生政策的影响，进行公共卫生政策研究时，模型理论是必不可少的。管理学的理论模型（SWOT 分析法）、波特的五力（供应商和购买者的讨价还价能力、潜在进入者的威胁、替代品的威胁、同行业企业间的竞争）模型、双因素理论（保健因素和激励因素）、期望理论、政策学的理论模型（理论决策模型、有限理性模型、渐进决策模型、综合决策模型、精英决策模型、集团决策模型、系统决策模型）及计量经济学模型对于公共卫生政策理论模型的建立都提供了理论依据。

二、公共卫生政策研究的方法

公共卫生政策研究方法指公共卫生政策研究过程中所采取的一切方法和技巧的综合，涉及医学、公共政策学、管理学、经济学、图书情报学、社会学等学科研究方法的综合运用。具体研究方法主要有以下两种分类：

（一）根据研究目的的不同进行分类

公共卫生政策研究的目的通常有构建政策问题、政策预测分析、政策规划分析、决策分析和政策效果评估等。根据研究目的的不同，方法略有差异。例如，以构建政策问题为目的的研究，所采用的方法主要有态势分析法、边界分析法、类别分析法、层次分析法、类比综述法、头脑风暴法、德尔菲法、多角度分析法、假设分析法、文献计量分析法；以政策预测分析为目的的研究，采用的方法主要有趋势外推法、回归分析法、成本效益分析法、系统分析法、态势分析法、德尔菲法、交叉影响分析；以政策规划分析为目的的研究用到的方法有线性规划分析法、动态规划分析法、情景分析法、系统分析法；以决策分析为目的的研究用到的方法有博弈分析、决策树法、头脑风暴法、利益分析法；以政策效果评估为目的的研究用到的方法主要有成本效益分析法、情景分析法、模糊综合评价法、层次分析法、德尔菲法、回归分析法。此处，笔者只针对几个常用方法进行阐述。

态势分析法又称优劣势分析法或 SWOT 分析法，是指通过对组织的内部环境和外部条件的系统分析，找出内部环境所具有的优劣势及外部环境所面临的机遇与风险，进而制定相关的发展策略。该方法广泛地应用于管理效果分析，分析过程直接列举 S、W、O、T 四个方面的表现，因此具有直观、操作简便等特点。当然，SWOT 分析法的缺点也不容忽视，即主观性较强。因此在采用该方法的时候应与定量的数据分析方法相结合。

头脑风暴法是一种无限制的自由联想和讨论，是指组织具有某些专业知识的专家共同探讨某一问题并汇总意见的方法，头脑风暴法有利于激发创新性观念的产生。头脑风暴法在组织过程中，要集中有关专家召开专题会议，并由主持者以明确的方式向所有参与者提出问题，说明规则。

多角度分析法是指通过多个角度，例如个人、组织及技术三方面的知识来取得对问题及其潜在方案的更深认识的方法。

（二）根据研究资料的属性进行分类

根据研究资料属性的不同，我们将公共卫生政策研究的方法分为定性研究、定量研究、定性定量相结合的研究方法。

1.定性研究

顾名思义，以定性资料为研究内容。定性研究通常适用于无法进行定量描述的研究资料。通常用到的方法有类别分析法、类比综述法、多角度分析法、态势分析法、定性比较、利益相关者分析、分析和综合、归纳和演绎等方法。此处仅针对类比综述法和相关利益者分析法进行阐述。

类比综述法是通过对不同类别的问题进行对比、分析和信息综合，是一种用来提高对相似问题的认识的方法，但该方法的基础是对相似问题进行分类，因此要求问题与问题之间具备同一性或相似性的假设。

利益相关者是指与作用对象具有一定利益关系的个人或组织群体。利益相关者分析法是指对政策问题的各种冲突性假设进行创造性合成，分析卫生政策利益相关者的知识、利益、权利、立场、潜在联盟等可能影响政策过程的特征和能力，以制定相关策略。

2.定量研究

定量研究是获取研究资料量的特征的研究。常用到的方法有系统动力学分析、文献计量学分析、线性规划分析法、动态规划分析法、成本效益分析法等。其中，文献计量学分析法是指采用数学、统计学方法定量研究文献信息（文献量、作者书、词汇数）的分布和变化规律的方法。该方法的研究对象是文献，因此要先针对研究目的选择合适的文献，从而对文献中信息分布进行研究。而成本效益分析常见于卫生经济学评价，在公共卫生政策研究中也有涉及，主要是将政策制定和实施需要的费用与其获取的效果进行比较，从而有针对性的对该政策进行调整。

3.定性定量相结合的研究

定量研究经常用于政策制定之后的评估、修正等，而定性研究才是政策产生的关键，是决策者智慧、经验、创造力的结晶。在公共卫生政策研究过程中，单一的研究方法通常不能够全面的解释某问题，因此可以将定性研究和定量研究结合起来应用。

（杨楠楠）

第三节 公共卫生政策的评价与标准

一、公共卫生政策评价

（一）概念

公共卫生政策评价是公共卫生政策研究的一部分，是公共卫生政策运行过程中的一个重要环节。它指研究者根据特定标准对公共卫生政策的效果、效率、有效性等方面展开评估活动，包括判断政策本身是否具有价值以及价值如何。

（二）评价意义

（1）通过对现行政策、计划、项目的评价，改进管理，提高管理水平和效率，进一步完善政策。目前，我国仍然是重政策制定，轻过程管理。对于公共卫生政策评价还只是停留在立项评审、验收和成果鉴定方面，对于政策效果的评价以及完善方面做的还不够。因此在我国建立系统的评价机构，形成评价标准对于公共政策系统的发展具有极大的推进作用。

(2)向公众反馈政府责任和义务完成的情况:在我国,评估结果多数不对外公开,但在一些发达国家该评估结果被应用于评价政府工作效果。例如,在日本有专门的公共政策评价系统,他们的公共政策评价结果是对公众公开的,公众可以根据该评价结果评判政府在这一段时间为民众付出的努力和收到的成果。因此,公共卫生政策评价也可以被用于评估卫生事业改革的过程中,政府责任和义务的完成情况。

二、公共卫生政策评价标准

公共卫生政策评价标准直接决定评估的方向和结果是否正确、是否科学,是否符合实际。然而到目前为止,对于公共卫生政策评价,相关机构还未列出一个金标准。但是关于政策评价标准的研究却有着较多共识。例如,美国政治学家 P·狄辛将人类社会所追求的物种理性作为政策评价的标准即技术理性、经济理性、法律理性、社会理性、实质理性。有些国内的学者认为政策评价标准可被概括为:工作量、绩效、效率、充分性、公平性、适当性、执行力、社会发展总体指标。还有部分国内学者认为政策评估标准分为基本标准(利益标准、生产力标准)和具体标准(政策投入、政策效益、政策效率、政策回应)两大类。总而言之,公共卫生政策评价标准可被归纳为存在合理性标准、投入产出标准、系统功能标准和社会功能标准四类。

(一)存在合理性标准

政策的制定需要建立在一定社会需求的基础之上,同时应该遵循合法、合理、可行的标准和要求。其中合法性首当其冲,在法治社会的大环境下,依法决策和依法行政是首要原则。

(二)投入产出标准

政策实施的过程中势必投入了各种资源。该标准主要用于了解政策的制定、实施过程中各类资源投入的权重及数量、使用情况。而产出主要看该政策是否达到了预期的效果,产出与投入情况相比是产出大于投入还是不及投入。

政策投入主要包括人力、物力、财力的来源和投入情况,信息资源的调配与使用情况。政策产出是以投入为基础的,它的实际产出是否到达预期结果,也就是说看该政策是否达到了最初制定的目标,以及该目标的完成程度。公共卫生政策由于其工作领域、内容的特殊性,投入和产出并不是非常直观,需要专业人士进行系统评价之后才能定夺。

(三)系统功能标准

系统功能标准是公共政策系统内部自治的标准,主要用于评价单项政策与整个政策系统的关系和协调程度。

公共卫生政策作为政策系统内的一个政策,应该同时具有特异性和普遍性。特定的性质和功能是该项政策的特异性功能,同时政策的投入实施应该同时具有政策系统内各政策应具有的共性。因此在评价某项政策的系统功能时应该同时兼顾其特异性与普遍性,了解所评价政策的特异性和普遍性的好坏程度,政策本身实施过程中的情况,以及该政策在公共政策体系中的地位和作用。

(四)社会功能标准

这里所说的社会功能主要包括社会公平性和发展标准。该标准是为了衡量政策的实施造成社会资本和效果在不同人群中的分配情况、公平性以及政策实施前后社会发展变化情况。

一般来说,社会公平性和发展标准是一致的,即资本、效益、效果分配公平,人群积极性提高,社会发展不言而喻。

(杨楠楠)

第四节　公共卫生政策的研究与评价步骤

公共卫生政策评价的目的主要是为决策者提供意见和建议，检测政策效果及发展情况，同时找出其不足，逐步对其进行完善。公共卫生政策评价大致可分为以下几个步骤。

一、制订评价方案

（一）明确评价目的，制订评价标准

这是评价方案的重要步骤，应根据评价期望解决的问题制订评价目的。评价目的与评价对象息息相关，也是整个评价过程的主线。在评价过程中要始终坚持评价目的这个初衷才能得到更加精确的评价结果。同时，还要根据评价目的，通过文献综述以及经验总结制订出合理的评价标准用以衡量政策的优劣。

（二）确定评价对象

明确评价对象是卫生政策评价的关键环节。卫生政策的评价对象具有多样性和抽象性的特点。多样性是指对政策的评价从哪一个具体角度入手，例如政策的可行性评价，政策实施效果评价，政策实施的群众满意度评价等。抽象性是指卫生政策通常较为抽象，它需要被转化为具体的直接或间接指标才能反映政策的属性。

（三）确定评价手段

评价手段主要包括评价的角度，评价的指标以及具体的评价方法。适当的角度可决定问题结果的好坏，合理的评价指标能恰当的反映政策的属性，并拥有良好的灵敏度和特异度。

1.评价角度

评价角度主要包括政策主体，政策实施效果，政策效率和政策实施公平性四个方面。政策主体主要是从政策的目的性、系统性、可行性、可持续发展能力等角度对该政策进行评价。效果是指被评价政策的自然结果，通过结果的自然单位来表达，例如提高的保护率等。效率是指为了达到期望的结果而耗费资源的多少。公平性是指被研究政策在不同地区或人群的实施是否存在差异，并对差异进行分析。不同评价角度的具体手段和方法不同，而不同角度之间又存在交互作用。因此在评价过程中要尽可能的明确角度。

2.评价指标

(1)评价指标的确定方法：根据项目的目标和具体活动内容，提出评价的基本框架；在广泛的文献查阅、现场调查、专家意见咨询等工作基础上，根据指标的重要性、相关性、科学性和可行性等原则，构建项目评价的原始指标库，并对其进行初步筛选；运用多种统计和数学方法，对初选指标体系进行再筛选(德尔菲法、层次分析法、变异系数法、主成分分析法、相关系数法、因子分析法和聚类分析法)；确定合理、适宜的指标权重。

(2)评价指标确定的具体步骤：确定利益相关者，提出关注的问题并开展调查，确立项目评价目标，再确定评价过程中需要回答的问题，并选择适当的评价指标。

3.评价设计

常用的评价设计包括横断面研究，队列研究等。横断面研究在公共卫生政策研究中的应用

相对较广泛，针对政策产生的效果在人群进行横断面调查，对不同对象特征的群体进行对比研究，了解政策效果。无论是哪种研究都需要解决抽样方法(普查或抽样调查)、问卷的信度和效度研究以及偏倚的控制等问题。

二、实施评价过程

(一)资料的收集

在评价过程中，资料收集方法一经确定就不可以再变更，这等同于流行病学调查的相关内容，从而保证资料的同质性。常用的资料收集方法有直接法和间接法。直接法例如调查问卷收集资料。间接法例如通过网络或是有效记录等获取资料。资料收集过程中应注意调查员的培训，制定统一标准，尽可能地避免偏倚。

(二)资料的整理与汇总

评价过程所获得的资料应该首先进行完整性和逻辑性的核实，填补缺漏，并对明显逻辑错误予以修改；对资料根据某种特征进行归类核实；根据研究方法不同对资料进行整理。

三、控制评价偏倚

卫生政策评价中不可避免的存在偏倚，主要有选择偏倚、信息偏倚和混杂偏倚三种。卫生政策评价中还有其特有的偏倚，称为效果评价偏倚。该偏倚主要来源于政策效果的不确定性以及不同政策的交互作用，因此控制此类偏倚主要从方法设计和评价执行入手，保证评价质量。不同偏倚有不同的控制方法，在此不做详尽说明。

四、根据评价结果对卫生政策进行调整

依据卫生政策评价的目的对所收集资料进行整理分析，根据政策评价的结果，对实施中的现行政策进行补充、修改和完善。

(杨楠楠)

第五节　卫生政策评价的影响因素

卫生政策评价受多方面因素影响，各因素联合作用决定了卫生政策评价的结果。卫生政策评价的影响因素主要包括以下几个方面。

一、主体因素

主体因素主要是指卫生政策本身的目的、性质等影响政策评价的效果。主要包括卫生政策目标的不确定性，卫生政策效果的不确定性以及因果关系的不确定性。卫生政策目标的不确定性包括政策制定部门目标含糊、政策实行过程中的渐进修改(对政策目标的修改致使被修正的目标越来越接近于实际目标)、政策目标的多元化等。卫生政策效果的不确定性，例如政策效果的显现通常需要一个较长的时间，而政策的制定通常是为了解决某一问题，但由于政策所作用对象的复杂性，政策的效果通常并不符合最初制定的目标，同时政策影响具有广泛性和普遍性的特

点,因此效果难以综合全面考量。因果关系的不确定性,例如政策与政策间的重叠作用导致评估者误判效果或原因,难以排除其他政策对所评价政策目标实现的贡献等。政策主体因素通常较难控制。

二、卫生政策制定者及决策者因素

卫生政策制定者及决策者因素是指卫生政策制定者及执行者对评估过程主观认识过程的不同及行动干预。卫生政策制定者往往主观偏向个人所制定的政策,并期望其向着事先规划的方向发展,但政策的效果往往存在不确定性,因此评价过程中可能由于政策制定者和决策者的主观干预而导致评价结果不佳。卫生政策制定者及决策者因素可通过不干预的方法尽量避免其对政策进行评价。

三、评估者因素

评估者因素是由于评估者的主观态度与卫生政策制定者的主观态度之间的差异造成的,在政策评价过程中也起到一定的作用。评估者因素主要包括主观的希望评价结果与政策目的一致,主观的希望评价结果与政策目的有异。例如评估者先验地认为被评价卫生政策具有某种效应,从而导致整个评价过程的主观偏倚;卫生政策对象中的支持者与不支持者数量不匹配,信息的不对称性,数据资料的不全面性等都会导致评价结果失之偏颇。因此在评价过程中应始终保持客观、公正的态度。

(杨楠楠)

第十一章 健康教育

第一节 健康教育与健康促进的基本概念

一、健康教育

健康教育是通过有计划、有组织、有系统的社会和教育活动，促使人们自愿地改变不健康的行为和影响健康行为的相关因素，消除或减轻影响健康的危险因素，预防疾病，促进健康和提高生活质量。

健康教育的核心问题是促使目标人群改变不健康的行为和生活方式，采纳健康行为；健康教育的对象是人群；健康教育的干预活动应建立在调查研究基础之上；健康教育的干预措施主要是健康信息的传播。

行为和生活方式是人类健康和疾病的主要决定因素之一。许多不健康的行为和生活方式因受生活条件、社会习俗、文化背景、经济条件、卫生服务等影响，导致改变行为和生活方式是一个艰巨的、复杂的过程。为此，要采取各种方法帮助群众了解他们自己的健康状况并做出自己的选择，以改善他们的健康。同时还必须增进健康行为的相关因素，如获得充足的资源、有效的社区开发和社会的支持以及自我帮助的技能等。因此健康教育必须是有计划、有组织、有系统的教育过程，才能最终达到预期的目的。

健康教育可分为专业性健康教育和普及性健康教育。专业性健康教育由健康教育专业机构的公共卫生医师承担，普及性健康教育主要由医疗卫生机构中的医务人员、担负基本公共卫生服务任务的基层卫生工作者和社会工作者等承担。

迄今为止，仍有不少人把健康教育与卫生宣传等同起来。无疑，通过健康信息的传播和教育提供基本知识与技能来武装个体、家庭和社区，使其做出更健康的选择是十分必要的，但当个体和群体做出健康选择时，更需要得到物质的、社会的和经济环境的支持，如积极的政策，可获得的卫生服务，没有这些条件要改变行为是困难的。因此卫生宣传仅是健康教育的重要手段，如果不能有效地促使群众积极参与并自觉采纳健康行为，这种健康教育是不完善的。健康教育应是包含多方面要素的系统活动，例如仅仅告诉群众什么是健康行为，这不是健康教育，健康教育应提供改变行为所必需的条件以促使个体、群体和社会的行为改变。

二、健康促进

健康促进是健康教育的发展和延伸。关于健康促进，世界卫生组织的定义是，“促使人们维护和提高他们自身健康的过程，是协调人类和环境的战略，它规定个人与社会各自所负的责任。”这一定义表达了健康促进的目的和哲理，也强调了其范围和方法。劳伦斯·格林教授等则认为：“健康促进是指一切能促使行为和生活条件向有益于健康改变的教育与生态学支持的综合体。”在这一定义中，健康教育在健康促进中起主导作用，这不仅是因为健康教育在促进行为改变中起重要作用，而且它对激发领导者拓展健康教育的政治意愿、促进群众的积极参与以及寻求社会的全面支持、促成健康促进氛围的形成都起到极其重要的作用。政府的承诺、政策、法规、组织和环境的支持以及群众的参与是对健康教育强有力的支持。如果没有后者，健康教育尽管能在帮助个体和群体改变行为上做出努力，但显得软弱无力。1995 年世界卫生组织西太区办事处发表的《健康新视野》提出：“健康促进指个人与家庭、社区和国家一起采取措施，鼓励健康的行为，增强人们改进和处理自身健康问题的能力。”在这个定义中，健康促进是指改进健康相关行为的活动。

(一)健康促进的行动领域

首届国际健康促进大会上通过的《渥太华宪章》将 5 个方面的活动列为优先领域：

1.制定健康的公共政策

政策是一项健康投资和确保人类和社会可持续发展的机制，也是确保平等获得健康条件的机制。它包括政策、法规、财政、税收和组织改变等。第八届全球健康促进大会提出要“将健康融入所有的社会政策之中”，就是要求要全面考虑社会政策对健康的影响，避免有损于健康的政策，以促进人们的健康以及社会公平。

2.创造支持性环境

环境与健康休戚相关。政府应帮助创造安全、舒适、满意、愉悦的工作、生活和休闲条件，为人们提供免受疾病威胁的保护，促使人们提高增进健康的能力。

3.强化社区行动

健康促进工作要立足于社区，发动社区的力量，利用社区的资源，其中社区群众的参与是社区行动的核心，要让群众参与社区健康问题的诊断、确定优先项目、做出决策、设计策略及其执行，以提升群众的积极性和责任感。

4.发展个人技能

通过提供健康信息、健康教育和提高生活技能以支持个人和社会的发展，这样做的目的是使群众能更有效地维护自身的健康和他们的生存环境，并做出有利于健康的选择。

5.调整卫生服务方向

世界卫生组织提出：“卫生部门的作用不仅仅提供临床和治疗服务，而必须坚持健康促进的方向。卫生系统的发展必须由初级卫生保健原则和有关政策推动，使其朝着改善人们健康的目标前进。”同时指出，卫生部门要“立足于把完整的人的总体需求作为服务内容”。此外，健康促进也明确卫生服务中的责任要求个人、社区组织、卫生专业人员、卫生服务机构和政府共同承担。

(二)健康促进的三项基本策略

1.倡导

倡导政策支持，卫生部门和非卫生部门对健康负有责任，要努力满足群众的需求和愿望，积极提供支持环境和方便，将促进卫生资源的合理分配并保证健康作为政治和经济的一部分；社会各界要强化对健康措施的认同;卫生部门要积极调整服务方向;激发社会和群众对健康的关注,并做出健康选择,从而创造有利于健康的社会经济、文化与环境条件。

2.赋权

帮助群众具备正确的观念、科学的知识和可行的技能,激发其朝向完全健康的潜力,促使他们获得能够明智地、有效地预防疾病和解决个人和群体的健康问题的能力,从而有助于保障人人享有卫生保健及资源的平等机会。

3.协调

协调不同个人、社区、卫生机构、其他社会经济部门、地区行政机构、非政府与志愿者组织等在健康促进中的利益和行动,发展强大的联盟和社会支持体系,以保证更广泛、更平等地实现健康目标。

综上所述,健康促进的概念要比健康教育更为完整,因为健康促进涵盖了健康教育和生态学因素。健康促进是健康教育发展的结果。健康促进是新的公共卫生方法的精髓,是"健康为人人"全球战略的关键要素。当然,实现这个意义上的健康促进不可能是某一组织、某一部门的专业活动能够得以实现的,还需要全社会的共同努力。

(王 岩)

第二节 健康相关行为

一、概述

人的行为是指具有认知、思维能力并有情感、意志等心理活动的人,对内外环境因素刺激所做出的能动反应,是有机体在外界环境刺激下所产生的生理、心理变化的反应。美国心理学家Woodworth提出了著名的S-O-R模式来体现行为的基本含义。其中S代表内外环境的刺激,O代表有机体,即行为主体——人,R代表人的行为反应。

人类的行为既具有生物性,又具有社会性。人类的生物性决定了人类行为的生物性,主要表现在人类的行为尽管起主要决定因素的是环境和后天的学习,但是与遗传也密切相关。同时,人类的生物性也决定了人类的各种本能行为,如摄食行为、性行为、睡眠行为、自我防御行为、好奇和追求刺激的行为等。人类的社会属性决定了人类行为的社会性。人类的社会属性全部是通过社会化而获得的,其主要内容包括习得社会生活技能、社会生活行为规范,形成价值观、世界观和人生生活目标,获得社会角色和社会地位等。要使健康教育实现自己的根本任务,促进人们行为向有利健康的方向变化,就要注重社会化,使得每一个社会成员通过社会化养成有益于自身、他人和社会的健康行为和生活方式。

(一)行为的影响因素

行为的发生发展受到自身因素和环境因素的影响。

1.自身因素

人自身有很多因素可以影响其行为,如遗传因素、生理因素等,其中最为重要的是心理因素。人的心理因素可以从不同的方面,以不同的机制来影响人的行为。其中需求和需要是人类行为的根本动因，人在需要的基础上产生动机，驱动人类采取行为，进而满足需求。人在同一时间常常是多种需要并存，在这种情况下不同动机可能相互矛盾和竞争，形成动机冲突。冲突的结果是产生出优势动机，决定着相应的行为。动机冲突中哪种动机会成为优势动机，受各种主客观因素的影响，如认知因素、态度、情绪和情感、意志等。

2.环境因素

自然环境、经济、法规、社会制度、社会思想意识、社会道德、风俗习惯、宗教、教育、家庭、工作、人文地理、医疗卫生服务等都是人类行为发生发展的外在环境。有的对人的行为的影响是间接性的，有的是潜在性的。

(二)健康相关行为与行为干预

个体或群体与健康或疾病有关的行为称为健康相关行为，包括促进健康行为和危害健康行为。

1.促进健康行为

促进健康行为指个体或群体在客观上有利于自身和他人健康的行为，可分为五类。

(1)日常健康行为，如合理营养、积极锻炼、充足的睡眠、饭前便后洗手等。

(2)避开环境危害行为，如不接触疫水、积极应对紧张生活事件等。

(3)戒除不良嗜好，如戒烟、限酒等。

(4)预警行为，如驾车时使用安全带等。

(5)合理利用卫生服务，如定期体检、预防接种等。

2.危害健康行为

危害健康行为指不利于自身和他人健康的一组行为，可分为四类。

(1)不良生活方式，如吸烟、酗酒、缺乏体育锻炼等。

(2)致病性行为模式，如与冠心病密切相关的A型行为模式等。

(3)不良疾病行为，如疑病、讳疾忌医、不遵从医嘱等。

(4)违规行为，如吸毒等。

3.健康教育行为干预

健康教育行为干预(或行为矫正)指运用传播、教育、指导、说服、鼓励、限制等方法和手段来帮助个体或群体改变危害健康的行为，采纳促进健康的行为以及强化已有的健康行为的健康教育活动。

二、健康相关行为理论

人类的健康相关行为与其他行为一样是一种复杂的活动，受到遗传、心理、自然与社会环境等众多因素的影响。因此，健康相关行为的转变也是一个相当复杂的过程。各国学者、专家提出多种健康相关行为理论，以期改变人们的健康相关行为，促进人类健康。目前国内外应用于健康教育和健康促进的健康相关行为理论可分为三个层次：①应用于个体水平的理论，包括知信行模式、健康信念模式、行为转变阶段模式、理性行为和计划行为理论；②用于人际水平的理论，如社会认知理论、社会网络与社会支持、紧张和应对互动模式；③应用于社区和群体水平的理论，如创新扩散理论、社区组织和社区建设模式等。这里主要介绍比较常用的、应用于个体水平的几种健康相关行为理论。

(一)知信行模式(knowledge,attitude,belief,practice,KABP **或** KAP)

知信行是知识、信念和行为的简称。这一模式认为:卫生保健知识和健康信息是建立积极、正确的信念和态度,进而改变健康相关行为的基础,而信念和态度则是行为改变的动力。只有当人们了解有关的健康知识,建立起积极、正确的信念和态度,才有可能主动地形成促进健康的行为,摒弃危害健康的行为。这一模式简洁、直观、明了,多年来广泛应用于我国健康教育工作。然而该模式也有其局限性,常常会出现知识与行为之间的不一致。

(二)健康信念模式(health belief model,HBM)

该模式在产生促进健康的行为、摒弃危害健康的行为的实践中大致有以下过程:首先,充分让人们对他们目前的不良行为方式感到害怕(知觉到威胁);其次,让人能坚信一旦他们改变不良行为会得到非常有价值的后果(知觉到益处),同时清醒地认识到行为改变中可能出现的困难(知觉到障碍);最后,使人们感到有信心、有能力通过长期努力改变不良行为(自我效能)。健康信念模式对于解释和预测健康相关行为、帮助设计健康教育调查研究和问题分析、指导健康教育干预有很高的价值,但因涉及的因素较多,信度和效果检验比较困难。

(三)行为改变阶段模式

行为改变阶段模式认为,人的行为变化不是一次性的事件,而是一个渐进的和连续的过程,在行为变化的不同阶段需要综合应用不同的心理学理论加以干预。行为改变阶段模式将这种变化解释为一个连续的、动态的、由五个不同的阶段构成的过程。

1.无意识阶段

处于这一阶段的人没有在未来 6 个月内改变自己行为的意向。他们不知道或没有意识到自己存在不健康的行为的危害性,对于行为转变没有兴趣。如“我不可能有问题”“吸烟不可能引起冠心病”。转变策略:帮助提高认识,推荐有关读物和提供建议。

2.意图阶段

处于该阶段的人们打算在未来 6 个月内采取行动,改变危害健康的行为,但却一直无任何行动和准备行动的迹象。这时候他们会意识到改变行为的益处,同时也会意识到改变行为的代价。利益和代价的均衡常使人们处于极度的矛盾之中,导致他们停留在这一阶段不再前进。转变策略:可以帮助他们拟定行为转变计划,提供专题文章或邀请参加专题报告会;提供转变行为的技能,指导行为转变的方法和步骤。

3.准备阶段

进入该阶段的人们将于未来 1 个月内改变行为。他们开始做出行为转变的承诺并有所行动,如向朋友和亲属宣布行为转变的决定。事实上他们在过去的 1 年中已经有所行动,如向他人咨询有关转变某行为的事宜、购买需要的书籍、制定行为转变时间表等。转变策略:提供规范性行为转变指南,确定切实可行的目标;采取逐步转变行为的步骤;寻求社会支持,包括同事、朋友和家属的支持,确定哪些倾向因素、促成因素和强化因素;克服在行为转变过程中可能出现的困难。

4.改变行为阶段

处于该阶段的人们在过去的 6 个月内已做出了行为改变。转变策略:争取社会的支持和环境的支持、邀请行为转变成功者做现身说法、寻求同伴的帮助等。

5.维持阶段

人们已经取得行为转变的成果并加以巩固。许多人取得了行为转变成功之后,往往放松警戒而造成复发。复发的常见原因是过分自信、经不起引诱、精神或情绪困扰、自暴自弃等。转变策略:这一阶段需要做取得行为转变成功的一切工作,创造支持性环境和建立互助组等。

(王　岩)

第三节　健康教育计划设计、实施与评价

任何一项健康教育计划都由设计、实施和评价三部分组成。三者之间相互制约、密不可分。健康教育计划设计是基于研究目标人群有关健康问题及其特征,形成该健康问题的理论假设,提出解决该健康问题的目标以及为实现这些目标所采取的一系列具体的方法、步骤和策略,为项目的实施奠定基础,同时又为科学的评价提供量化指标。实施是按照计划设计所规定的方法和步骤来组织具体活动,并在实施过程中修正和完善计划。评价是评估计划所规定的目标是否达到以及达到的程度。

一、健康教育计划设计

(一)制订健康教育计划的原则

1.目标指向原则

计划设计必须有明确的总体目标,即宏观的、计划理想的最终结果和切实可行的具体目标或具体的、量化的、可测量到的目标,从而确保以最少的投入产出最大的效益。

2.参与性原则

社区政府和居民共同参与社区健康教育决策、参与健康教育计划和行动、评估和管理,是保证社区健康教育项目成功的重要原则。

3.整体发展原则

健康教育计划要体现出整体性和全局性,目标要体现出长远性和先进性。

4.可行性原则

制订计划时要一切从实际出发,因地制宜地进行计划设计,要符合实际,易为目标人群所接受,切实可行。

5.灵活性原则

计划设计要留有余地,并制定相应的应变对策,以确保计划的顺利实施。

(二)健康教育计划设计思路

健康教育计划设计模式有多种,其中应用最广泛、最具生命力的是美国学者劳伦斯·格林提出的 PRECEDE-PROCEED 模式。PRECEDE 是 predisposing, reinforcing and enabling constructs in educational/environmental diagnosis and evaluation 的缩写,意为“教育/环境诊断与评价中的倾向因素、促进因素和强化因素”;PROCEED 是 policy, regulatory and organizational constructs in educational and environmental development 的缩写,意为“教育和环境发展中的政策、法规和组织结构”。此模式前后相互呼应,为计划设计提供一个连续的步骤或阶段。

虽然在不同的场所开展健康教育时的计划内容各不相同,但在计划制订的程序上都是基本相同的。参照 PRECEDE-PROCEED 模式的思维方法,一般有以下几个程序:健康教育诊断(又

称为健康教育需求评估);确定优先项目;确定计划目标;制定教育策略(干预)。

1.健康教育诊断

在设计健康教育计划时,首先要通过系统的调查、测量来收集各种有关资料,并对这些资料进行分析、归纳、推理、判断,确定或推测人群的健康问题有关的行为和行为影响因素,以及健康教育资源可得情况,从而为确定健康教育干预目标、策略和方法提供依据。如了解某社区目前应优先解决的健康问题是什么,影响这个健康问题的因素有哪些,哪些因素能够通过健康教育干预得到解决。健康教育诊断也往往为健康教育计划实施的效果评价准备了基线资料。

(1)社会诊断:社会诊断是通过估测目标人群的生活质量为起点,评估他们的需求和影响其生活质量的主要问题。社会诊断的目的和任务主要有三项:评估目标社区或目标人群的生活质量并明确影响其生活质量的健康问题;了解目标社区或目标人群的社会环境;动员社区或目标人群参与健康教育项目。测量生活质量的指标包括主观和客观两方面。客观指标用以反映目标社区和人群生活环境的物理、经济、文化和疾病等状况;主观指标用以反映目标人群对生活质量满意程度的主观感受。社会环境包括经济、文化、社会服务、社会政策和社区资源等多个方面。收集社会环境信息可以帮助确定影响生活质量的健康问题,并帮助分析健康问题和健康相关行为问题的发生发展的原因,而最为重要的是可以了解社区可供健康教育项目利用的资源。

社会诊断通常采用:召开座谈会,邀请有关卫生专家、社区工作者、卫生行政领导、各有关组织和群众代表提供社区需求的信息;与知情人交谈了解群众关心的问题;利用常规资料,如卫生部门提供的发病率、患病率、死亡率、入院率、出院率等资料,以及从既往文献中获取数据;现场观察。当用上述方法仍有不足时,可组织现场调查。

(2)流行病学诊断:流行病学诊断的主要目的是确认目标人群特定的健康问题和目标。健康问题可能有多个,因此需要确定主要的健康问题。流行病学诊断应回答:威胁目标人群的主要健康问题是什么,或哪个健康问题是目标人群最为关切的;目标人群中因该健康问题而受累的是哪些人,其性别、年龄、种族、职业特征如何;该健康问题在空间、时间上有什么规律;影响该健康问题发生发展的因素有哪些,其中什么因素影响最大,这些因素中哪些是可能改变的等。流行病学诊断可以通过现场调查的方式获得信息,也可以用现有的政府和卫生机构统计资料如疾病统计资料、健康调查资料、医学管理记录等整理出二手数据资料供分析。

(3)行为和环境诊断:通过现场调查、文献复习、专家咨询等方式进行行为诊断,其目的是区分引起健康问题的行为和非行为因素、区别重要行为和不重要行为以及区别高可变性行为和低可变性行为。行为诊断通常分为五个步骤:①区别引起健康问题的行为和非行为原因。②拟出行为目录,以确定与目标健康问题有关的行为,并按顺序确定处理问题的步骤。③依据重要性将行为分级。最重要的行为应该是调查资料清楚表明,行为与健康问题密切相关;经常发生的行为。最不重要的行为是行为与健康问题的联系不是很密切或仅仅间接地与健康问题有关或与预期结果有关;行为很少出现。④依据可变性将行为分级。可变性高的行为是:行为正处发展时期或刚刚形成;行为仅表面上与文化传统或生活方式有关;该行为在其他计划中得到了成功改变。可变性低的行为是行为形成已久;行为深深根植于文化传统或生活方式中;该行为在以前的尝试中未得到成功的改变。⑤选择目标行为。在将行为以重要性和可变性分级后,健康教育工作者就可着手选择作为教育干预重点的行为。每一个行为改变目标都应当能回答这些问题:何人——期望其行为发生变化的人;何种行为——要求改变的是什么行为;多少程度——要达到改变的程度;何时——预期改变所需的时间。

(4)教育和生态诊断:在确定了目标行为以后,要调查、分析导致该行为发生发展的因素,从而为制定健康教育干预策略提供依据。影响行为发生发展的因素有很多,在PRECEDE-PROCEED模式中将这些因素分为倾向因素、促成因素和强化因素。倾向因素是目标行为发生发展的主要内在基础,是产生某种行为的动机或愿望,包括个人的知识、态度、信念、自我效能认识以及行为动机和意向。促成因素是指使行为动机和愿望得以实现的因素,即实现或形成某行为所必需的技能、资源和社会条件。这些资源包括医疗卫生服务、健康信息和促使健康相关行为变化所需的新技术以及行政部门的支持、立法等,还包括一些影响行为实现的物理条件,如医疗费用、诊所距离、交通工具等。强化因素是那些在行为发生之后提供持续回报或为行为的维持和重复提供的激励。包括父母、同伴、保健人员或领导的赞扬劝告等社会支持、影响,也包括自己对行为后果的感受,如社会效益、生理效益、经济效益、心理效益等。教育和生态诊断可以采用针对目标人群的定量和定性调查的方法获取资料。

(5)管理和政策诊断:管理诊断的核心是组织评估和资源评估,包括有无健康教育专业机构、政府对健康教育的重视程度和资源投入情况、社区群众的可接受度、是否存在志愿者队伍等。政策诊断主要是审视社区现有的政策状况。管理和政策诊断主要通过定性调查的方式进行。

2.确定优先项目

通过健康教育诊断,可以发现社区的需求和健康问题是多方面、多层次的。必须从中找出选择涉及面广、发生频率高、对目标人群健康威胁严重,对社会经济发展、社区稳定影响较大、发病频率或致残致死率高、后果严重、群众最关心的健康问题作为首先解决的对象,以最小的投入寻求最佳的效果。确定优先项目,就是确定优先干预的健康问题和行为问题。

健康教育着眼于行为干预,因此在确定优先项目时还应该考虑干预效果的问题,即应当选择通过健康干预,能有效地促使其发生可预期的改变的健康问题。有些健康问题虽然也普遍存在,但若目前没有有效的干预方法,就不应该作为优先,如妇女的乳腺增生、中老年男性的前列腺肥大等;而心血管疾病、代谢性疾病和生活习惯行为有比较明确的关系,也有比较成熟的干预方法,常常是社区健康教育项目的优先选择。

3.确定计划目标

一个健康教育计划必定要有明确的目标,并且是可以测量的,这是计划实施和效果评价的根据。

(1)总体目标:又称远期目标,是指在执行某项健康教育计划后预期应达到理想的影响和效果,它是宏观的、笼统的、长远的。

(2)具体目标:是为实现总体目标所要达到的具体结果,是明确的、具体的、可测量的。其要求可归纳为SMART五个英文字母(special具体的、measurable可测量的、achievable可完成的、reliable可信的,以及time bound有时间性的)。具体地说,健康教育计划的具体目标必须回答三个W和两个H,即:Who——对谁?What——实现什么变化?When——在多长限期内实现这种变化?How much——变化程度多大?How to measure it——如何测量这种变化(指标或标准)?

4.确定健康教育干预策略和干预框架

(1)确定目标人群(干预对象):是健康教育计划中干预的对象或特定群体。那些受疾病或健康问题影响最大、问题最严重、处在最危险状态的人群可确定为目标人群。目标人群可分为三类。

一级目标人群：希望这些人群实施所建议的健康行为。

二级目标人群：对一级目标人群有重要影响的人，或能激发、教育和加强一级目标人群行为和信念的人，如行政领导、亲属、朋友等。

三级目标人群：社区行政领导、该地区卫生政策的决策者、经济资助者和其他对计划的成功有重要影响的人。

(2)确定干预内容：要根据不同目标人群的特点来确定三类行为影响因素，即倾向因素、促成因素和强化因素中的重要因素和计划的目标。

(3)确定干预策略：干预策略的制定要紧紧围绕目标人群的特征和健康教育计划目标，理想的干预策略应该包括教育策略、社会策略、环境策略三个方面。①教育策略：常用的教育策略包括健康信息的传播、健康技能培训和行为干预等。实践表明，任何一种方法并不一定适合于所有的教育场合和教育对象，各种方法都有自己的特点和局限性。因此要根据特定的场合、人群和环境的变化而不断调整策略，同时要注意运用易于为目标人群所接受、简便易行、可操作性强、经济的干预技术。②社会策略通过在政策、法规、制度、规定等在学校、工作场所鼓励健康的行为和生活方式，远离不健康的行为。③环境策略：改善有关社会文化环境和物质环境，促进目标人群健康行为的建立。

(4)确定干预场所：一个健康教育计划是否能得到有效的实施，一定程度上取决于干预场所的确定是否合理。以下是五类干预策略实施的主要场所：教育机构、卫生机构、工作场所、公共场所和居民家庭。实施健康教育计划时，可以上述五类场所同时并举，但更多的是根据主客观条件和需要选择其中几类。

二、健康教育计划实施

实施是按照健康教育计划去开展健康教育活动、实现计划中拟订的目标和获取实际效果的过程。这是所有健康教育计划的主体工作部分，也是健康教育活动的重点部分和关键。

健康教育计划实施工作可归纳成五大环节：制定实施工作时间表、控制实施质量、建立实施的组织机构、配备和培训实施工作人员、配备所需设备物件与健康教育材料。

PRECEDE-PROCEED 模式特别强调在健康教育计划实施中应充分发挥政策、法规和组织的作用。由于健康教育活动涉及多部门、多学科、多手段，因此健康教育计划实施的首要任务是做好社会动员，在当地政府的组织领导下，动员社区资源，规划社区行动，提高群众参与社区工作的积极性以及发展社区成员间的相互支持，并进一步发展与改善社区经济、社会、文化状况，依靠自己的力量去实现健康教育计划目标。其次是开展项目培训，重视人才的开发，提高项目管理水平和实施人员的技术水平，提高卫生部门设计和实施健康教育项目的能力。第三，要重视以社区为基础的干预策略。领导机构的建立、政策的支持、多部门的参与、干预管理人员的培训都是干预的重要因素，也是社区干预成功的前提。干预场所包括学校、工作场所、医院和社区。在干预人群上，应把高危人群、重点人群与一般人群分别对待。第四，要重视项目执行的监测与质量控制。实行监测与质量控制是十分复杂的过程，包含的内容也非常广泛，即正确评估健康教育计划执行者的技能、建立专家小组审查制，保证规划执行质量、加强内部审计、系统化的资料收集与保存、及时收集社会各界及目标人群对计划执行情况的意见、组织有关人员对项目活动进行实地考察和评估等。

三、健康教育计划评价

评价是客观实际与预期目标进行的比较，是一个系统地收集、分析、表达资料的过程。计划评价不仅能使我们了解健康教育计划的效果如何，还能全面监测、控制，最大限度地保障计划的先进性和实施的质量，从而也成为计划取得预期效果的关键措施。评价工作是健康教育计划设计的重要组成部分，贯穿于整个项目设计、实施、评价的始终。

(一)形成评价

形成评价又称为诊断评价，是在计划执行前或执行早期对计划内容所作的评价。包括为制定干预策略所做的健康教育诊断及为计划设计和执行提供所需的基础资料，其目的在于使计划符合目标人群的实际情况，使计划更科学、更完善。形成评价主要内容包括根据目标人群特征和需求，评估健康教育计划的目标是否准确；干预策略是否清晰；策略、措施和方法是否可行；健康教育计划所涉及的人力、组织、工作机制、资源分配是否合理；目标人群能否参与项目工作；信息反馈渠道是否通畅；形成评价的基本方法有预试验、专家咨询、专题小组讨论、现场调查等。

(二)过程评价

过程评价是计划实施过程中监测计划各项工作的进展，了解并保证计划的各项活动能按规划的程序发展，即对各项活动的跟踪过程。过程评价起始于健康促进项目开始实施之际，贯穿于计划执行的全过程，包括对计划的设计、组成、实施过程、管理、工作人员工作情况等进行评价。过程评价是评估健康教育计划活动的质量与效率，目的在于控制健康教育计划实施的质量，有效地监督和保障计划的顺利实施，从而确保计划目标的真正实现。因此，又被称为质量控制或计划质量保证审查。

过程评价内容包括以下几个层面。

1.针对个体的评价

内容包括哪些个体参与了健康教育项目；健康教育活动是否按计划执行；计划是否做过调整，为什么调整，是如何调整的；目标人群对各项干预活动的参与情况如何，他们对干预活动的反应如何，是否满意并接受这些活动；项目资源的消耗情况是否与预计相一致，不一致的原因是什么。

2.针对组织的评价

内容包括项目涉及哪些组织；各组织间是如何沟通的；他们参与项目的程度和决策力量如何；是否需要对参与的组织进行调整，该如何调整；是否建立完整的信息反馈机制；项目执行档案、资料的完整性、准确性如何。

3.针对政策和环境的评价

内容包括项目涉及哪一层的政府；具体与政府的哪些部门有关；在项目执行过程中有无政策环境方面的变化；这些变化对项目有什么样的影响；在项目进展方面是否与决策者保持良好沟通。

过程评价的指标主要包括项目活动执行率、健康教育活动覆盖率、有效指数、目标人群的满意度、资源使用进展。主要评价方法有查阅档案资料、目标人群调查和现场观察。

(三)效应评价

效应评价是评价健康教育计划导致的目标人群健康相关行为及其影响因素的变化，又称为近中期效果评价。评价的重点在于计划或计划的某方面对参与者的知识、态度、行为的直接影

响。包括:那些影响有关健康行为的倾向因素(包括知识、态度、信念等)、促成因素(资源、技术)及强化因素改变的程度;行为改变情况,如促进健康的行为有无增加或危害健康的行为是否得到控制;政策、法规制定情况,如领导及关键人物的思想观念是否得到转变或是否制定有利于健康的政策、法律?常用的评价指标包括卫生知识知晓率,信念持有率,行为流行率,行为改变率,环境、服务、条件、公众舆论等方面的改变等。

(四)结局评价

结局评价着眼于健康教育计划实施后导致的目标人群的健康状况乃至生活质量的变化,又称为远期效果评价。结局评价可分为健康指标和经济指标两个方面。

1.健康指标

健康指标即计划对目标人群健康状况的影响,包括心理和生理变化的指标、疾病与死亡和生活质量。心理和生理变化的评价指标包括身高、体重、血压等生理指标和人格、抑郁等心理健康指标在干预后的变化。疾病和死亡指标包括疾病发病率、患病率、死亡率、平均期望寿命等的变化,了解健康教育计划是否影响某病的发病和流行情况,患者存活率及存活时间有无改变等。生活质量指标可用生活质量指数、美国社会健康协会指数、日常活动量表以及生活满意度指数来进行评价。

2.经济指标

经济指标主要指成本-效益分析和成本-效果分析,指计划改变人群健康状况所带来的远期社会效益和经济效益。我们在制定健康教育计划、选择某一方案、评价效果时,必须要将实施健康教育计划所费资源(费用或成本)与健康收益进行分析比较,目的在于确定以最少的投入产生最大的效果的计划;比较不同计划的成本-效益(效果),以及某决定计划是否有继续实施的必要性。

(五)总结评价

总结评价是综合形成评价、过程评价、效应评价和结局评价以及对各方面资料做出总结性的概括,能全面反映健康教育项目的成功之处与不足,为今后的计划制订和项目决策提供依据。

(王 岩)

第四节 社区健康教育

社区健康教育是以社区为单位,以社区人群为对象,以促进社区健康为目标,有组织、有计划、有评价的健康教育活动和过程。社区健康教育是社区卫生服务的主要功能之一。将健康教育纳入社区发展,特别是社区卫生服务的整体规划,为社区居民的身心健康服务,是我国卫生保健事业的一个重要组成部分也是世界健康教育发展的重要策略之一。

一、社区健康教育的对象

城乡社区健康教育服务对象是辖区内的全体居民,包括辖区内机关、学校、企事业单位、服务行业的从业人员等,其重点人群是青少年、妇女、老年人、残疾人、0～6 岁儿童家长、农民工等人群。

二、城乡社区健康教育的基本内容

(一)社区健康观念与卫生法规普及

1.健康观念教育

健康观念主要是指个人和群体对健康的认知态度和价值观。健康观念教育的内容主要包括现代健康概念;健康对人类生存和发展的重要性;政府、社区、家庭和个人对维护健康承担的责任等,以提高个人和群众对预防疾病和促进健康的责任感,促进个人和群体选择有益于健康的行为。

2.医疗卫生法律法规及相关政策普及

为了更好地维护社会和个人的健康,国家及各级政府颁布了一系列法律、法规,如《中华人民共和国突发事件应对法》《公共场所卫生管理条例》《浙江省爱国卫生促进条例》等。宣传普及卫生法律、法规,有利于提高社区居民的卫生法制意识和卫生道德观念,使广大居民能了解并据此调整自己的观念和行为,倡导有益健康的生活方式,使社区居民自觉地维护健康。

(二)健康知识教育

1.健康素养

健康素养是指个人获取、理解、处理基本健康信息和服务,并运用这些信息和服务做出正确健康决策,以维护和促进自身健康的能力。目前国家卫生计生委发布了《中国公民健康素养——基本知识与技能(试行)》。浙江省在此基础上结合地区特点制定了健康素养 99 条,这是社区健康教育的核心信息和重要内容。

2.健康行为和生活方式

健康教育的核心是改变行为,要开展合理膳食、控制体重、适当运动、心理平衡、改善睡眠、限盐、控烟、限酒、控制药物依赖等健康生活方式和可干预危险因素的健康教育,终止危害健康行为,建立和强化健康行为。

3.疾病防治知识教育

开展高血压、糖尿病、冠心病、哮喘、乳腺癌和宫颈癌、结核病、肝炎、艾滋病、流感、手足口病和狂犬病、布病等重点疾病健康教育。内容包括这些常见病的预防、早期治疗知识,各种急、慢性传染病的症状、预防、隔离、消毒等知识及其传染源、传播途径、易感人群和防治方法的宣传教育,疾病的家庭急救与护理知识教育等。

4.公共卫生问题的健康教育

主要包括食品安全、突发公共卫生事件、职业卫生、放射卫生、环境卫生、饮水卫生、戒毒、计划生育,以及学校卫生等公共卫生问题健康教育。

5.应对突发事件教育

近年来突发事件时有发生,需开展应对突发公共卫生事件应急处置、防灾减灾、自救互救等健康教育,以增强居民的公共安全意识,提高应急避险和自救互救能力。

三、城乡社区健康教育策略

(一)社区健康教育应纳入政府工作规划

城乡社区要了解和掌握辖区内居民的健康教育需要和需求以及主要健康问题,制定健康教育规划或计划并将之作为社区政府的工作内容。要建立和完善社区健康教育的组织机构、网络

和工作机制，落实专兼职健康教育人员，明确工作职责，经常开展培训以提高其健康教育服务能力。

(二)利用各种传播渠道普及健康知识

可根据社区经济条件和环境布局，建立社区内固定的健康教育宣传栏、黑板报、电子屏、墙体等宣传阵地，作为社区居民了解健康知识的一个窗口开展健康信息的传播，并定期更换。可结合社区的特点，因地制宜地利用当地特有的传播渠道和方法，将健康信息传播融入日常生活之中，如利用街道老年活动室、文化活动站开展健康教育活动，利用农村的传统节日、集市活动，以及民族地区的传统习俗节日，通过专家义诊、健康下乡等活动，适时开展健康教育。还可利用现代信息技术，通过手机短信、门户网站、微博、微信、社区 QQ 群等在社区居民中开展健康教育。

(三)入户开展健康教育

社区卫生服务中心(站)的医务人员在提供上门访视等医疗卫生服务时，可开展面对面的、有针对性的健康知识和健康技能的教育。也可结合社区居民健康素养调查工作发放通俗易懂的健康教育资料。

(四)社区卫生服务中心(站)的健康教育服务

国家和浙江省基本公共卫生服务规范对社区卫生服务中心(站)的健康教育服务内容和形式及要求作出了明确的规定：要求发放健康教育印刷资料，包括健康教育折页、健康教育处方和健康手册等每年不少于 12 种，播放音像资料不少于 6 种；社区卫生服务中心宣传栏不少于 2 个，村卫生室和社区卫生服务站宣传栏不少于 1 个，每个宣传栏的面积不少于 2 m^2，每 2 个月最少更换 1 次健康教育宣传栏内容；利用各种健康主题日或针对辖区重点健康问题，开展健康咨询活动并发放宣传资料，社区卫生服务中心每年至少开展 9 次公众健康咨询活动；社区卫生服务中心每月至少举办 1 次健康知识讲座，村卫生室和社区卫生服务站每两个月至少举办 1 次健康知识讲座，引导居民学习和掌握健康知识及必要的健康技能，促进辖区内居民的身心健康；要开展个体化健康教育。

(五)举办市民或农民健康学校

可在城乡社区设立固定的场所，配备一定的设施，定期邀请健康教育讲师团的专家进社区开展健康知识讲座，搭建专家与居民、社区居民之间的交流平台，传播和交流健康知识，促进健康行为的形成。

(六)面向整个社区的健康教育活动

可结合卫生宣传日或其他节日，组织开展有奖竞答、猜灯谜、艺术表演、膳食营养技能比赛等多种形式的健康教育活动，把健康知识普及融入这些活动之中。

(高春燕)

第十二章 传染病的预防控制与监督

第一节 传染病的历史、现状及未来

自有文字记载，就有了人类与各种病原所致传染病做斗争的记录。许多病原微生物都是宇宙间非常古老的物种，在自然界中长期存在并不断进化。时至今日，一些古老的传染病被消灭或控制，又不断有新的或老的传染病以新的面目出现。因此，人类与病原微生物的斗争是永无止境的。

一、传染病的历史

纵观数千年的文明史，传染病对人类历史的发展进程产生了深远影响，给人类社会带来的灾难和创伤比战争和饥荒的总和还要大。最早关于传染病暴发的记载是公元前2世纪至公元前3世纪印度和埃及出现的天花，其后，在印度、中国、罗马等多个国家和地区流行，造成大批人口死亡。到17、18世纪，天花是欧洲最严重的传染病，死亡人数高达1.5亿，最严重的是公元前430年至公元前427年，雅典发生大瘟疫，近半数人口死亡，几乎摧毁整个雅典。公元前6世纪，第一次世界性鼠疫大流行，疫情自中东开始，沿地中海蔓延，死亡人数近亿人。此后，又暴发过多次大流行。时至今日，鼠疫在北美、欧洲等地已几近绝迹，但在非洲及亚洲地区仍时有发生。

到了16世纪，流感肆虐，1510年，英国发生有案可查的第一次流感。此后，在1580年、1675年、1733年，欧洲出现过3次大规模流感流行。1918—1919年席卷全球的西班牙大流感使人们闻之色变。这次流感是1918年2月首发于美国堪萨斯州的芬森军营，其暴发夺去了4 000万人的生命。之后很快又传播至底特律等3个城市，3月美国远征军乘船带至欧洲前线，4月传播至法国军队，然后传至英国和其他国家军队，5月达意大利、西班牙、德国、非洲以及印度孟买和加尔各答，6月由英国远征军传播至英国本土，然后至俄罗斯、亚洲（中国、菲律宾）、大洋洲（新西兰），1919年1月达澳大利亚，在不到一年的时间席卷全球。估计全世界患病人数在5亿以上，发病率20%～40%，死亡人数达4 000多万，比第一次世界大战死亡的总人数还多。

19世纪至20世纪末，霍乱在世界范围内的大规模流行共有8次，地区性相对小的流行多次。1817—1823年，第一次霍乱大流行，自印度横河三角洲开始逐渐蔓延到欧洲，仅英国就死亡6万余人。此后的7次大流行，几乎遍及全球各国，尤其1961年的第7次，始于印度尼西亚，涉及五大洲140多个国家和地区，感染者350余万。

除了这些大规模暴发的烈性传染病之外，结核、疟疾、登革热、伤寒等传统的传染病的流行也对人类造成很大的伤害。

二、传染病现状

近年，就全球范围而言，一些经典的传染病逐渐被控制，如天花已被彻底消灭，麻疹、白喉、猩红热、脊髓灰质炎等发病率明显下降。但近30年来，全球范围内新出现传染病40余种，其中大部分为人畜共患传染病，原本已经控制的传染病有再次抬头的趋势，如结核病；一些经典的传染病以新的面目出现，呈现出传染性更强、致病性更烈的情况，如1976年首次在苏丹近赤道西部省和扎伊尔周边地区流行（现在的刚果民主共和国）的埃博拉出血热，传播速度快，传染性强，患者一旦发病，可在24小时内死亡。1976年6～9月，苏丹发现了284例埃博托病毒感染者，117例死亡。在扎伊尔共有318例，280例死亡。1995年扎伊尔再次出现大流行，315例感染，244例死亡。此后，在科特迪瓦、加蓬等国家和地区出现暴发，致多人死亡；1981年出现的获得性免疫缺陷综合征（艾滋病）对全球造成的危害巨大，截至2010年底，全球共有3 400万名艾滋病病毒感染者，中国累计报告艾滋病病毒感染者、艾滋病患者共计379 348例，其中艾滋病患者138 288例，死亡报告72 616例。20世纪90年代确定的丙型、戊型肝炎，至今仍是主要的传染病。2003年年底出现的SARS、2005年年底出现的人高致病性禽流感，都是既往已经存在的病毒出现新的变异，以新的面目出现的烈性传染病，对感染人类造成的危害极其严重。

与全球趋势一致，目前我国传染性疾病也呈现出一些新的特点：传染病总体发病率逐年下降，多数经典传染病发病率明显下降，但部分传染病发病率有所回升，如霍乱、伤寒、结核病等；新发传染病如艾滋病、甲型H1N1流感、军团菌病及莱姆病等不断涌现；由于儿童预防接种，部分传染病如麻疹发病年龄上移；由于抗生素耐药性问题，A组链球菌疾病复燃，葡萄球菌中毒休克综合征出现了新的特点。另外，由于传染病格局变化与国家经济社会水平的提高，非传染性感染病相对增多。

据卫健委数据统计，2010年（2010年1月1日零时至12月31日24时），全国共报告法定传染病发病6 409 962例，死亡15 257例，报告发病率为480.24/10万，死亡率为1.14/10万。2010年，全国甲类传染病发病164例，其中人间鼠疫发病7例，死亡2例，霍乱发病157例，无死亡，报告发病率为0.0118/10万。报告人感染高致病性禽流感发病1例，死亡1例。乙类传染病除传染性非典型肺炎、脊髓灰质炎和白喉无发病、死亡报告外，其他共报告发病3 185 768例，死亡14 287人。甲乙类传染病报告发病率为238.69/10万，死亡率为1.07/10万，分别较2009年下降10.08%、4.26%。报告发病数居前5位的病种依次为病毒性肝炎、肺结核、梅毒、细菌性和阿米巴性痢疾、淋病，占甲乙类传染病报告发病总数的94.97%；报告死亡数居前5位的病种依次为艾滋病、肺结核、狂犬病、病毒性肝炎和甲型H1N1流感，占甲乙类传染病报告死亡总数的96.49%。丙类传染病中，除丝虫病无发病、死亡病例报告外，其他共报告发病3 224 030例，死亡968人，报告发病率为241.55/10万，死亡率为0.07/10万，分别较2009年上升33.72%、131.63%。报告发病数居前5位的病种依次为手足口病、其他感染性腹泻病、流行性腮腺炎、急性出血性结膜炎和流行性感冒，占报告发病总数的98.49%。报告死亡数居前3位的病种依次为手足口病、其他感染性腹泻病和流行性感冒，占报告死亡总数的98.66%。

2010年甲乙类传染病中的呼吸道传染病、自然疫源及虫媒传染病、肠道传染病、血源及性传播传染病报告发病率分别下降了18.97%、13.02%、8.26%和3.76%。肠道传染病中霍乱和戊型肝炎发病数上升，甲型肝炎、伤寒/副伤寒、未分型肝炎和痢疾发病数下降；呼吸道传染病中除百日咳发病数略有上升外，甲型 H1N1 流感、流行性脑脊髓膜炎、麻疹、肺结核和猩红热报告发病数均有不同程度的下降；自然疫源及虫媒传染病中钩体病和流行性出血热发病数上升，人感染高致病性禽流感、疟疾、鼠疫、流行性乙型脑炎、登革热、炭疽、狂犬病和布鲁菌病发病数下降；血源及性传播传染病中艾滋病、梅毒和丙型肝炎发病数略有上升，淋病和乙型肝炎发病数下降。

除法定传染病之外，一些新发现的传染病时有流行，近年对我国造成严重影响的新发传染病有2003 年的 SARS，2006 年的人感染高致病性禽流感，以及 2009 年的甲型 H1N1 流感，都是病毒出现变异以后出现了传染性和致病性增强等新的特点。自 2008 年以来，手足口病在全国多个地区不同程度流行。2009 年，河南、山东、安徽等地相继出现发热伴血小板减少综合征，发病者多为青壮年农民，有蜱叮咬史，在患者体内分离出了一种新型的布尼亚病毒，但根据临床表现，人粒细胞无形体也可能是本病的病原体，所幸的是，此后发病逐渐减少。2011 年底，我国某部发生新型重组型腺病毒疫情，先后有上千人感染，发病者以肺炎和咽部症状为突出表现。

总体来说，人类与传染病及寄生虫病的斗争虽然取得了巨大的成绩，但又不断地有某些新的传染病出现，对从事传染性疾病与感染性疾病的医务工作者来说，既是巨大的挑战，也是振兴传染病学的难得机遇。

三、传染病未来的挑战与对策

虽然新发传染病没有在我国造成长期大规模流行，但未来仍需给予足够的重视，因为这些传染病如果没有被及时发现和控制，可能会导致在全国甚至全球范围传播。SARS 的流行是最好的例证。当年全球共有近 8 000 例 SARS 病例，其暴发清楚地展现了一种新发传染病是怎样导致全球范围内的社会动荡和经济衰退的。虽然 H5N1 型禽流感病毒没有在人群间传播的证据，但是可能发生的基因突变将影响其传染性，或者导致其他具有大范围流行潜能的流感病毒的出现。从近几年新发传染病情况看，由动物传染给人类的人畜共患病在中国以及全世界的新发传染病疫情中较突出。家禽、家畜与野生动物成为威胁人类健康的已知及新的微生物来源。人口规模和密度的不断扩大，增加了人和动物的接触机会，这也增加了既往未知微生物侵入人类的可能性。在中国，财富的增长提高了动物蛋白的消费需求，也提高了食源性动物的饲养数量，尤其是猪和家禽类。与大多数发展中国家一样，中国的食源性动物饲养地与人类居住地紧密相连，从而增加了疾病由动物传给人类的风险。中国人对新奇食物的喜好进一步增加了疾病由动物传染给人的危险。既往不用作食物的动物现在在中国市场也较易获得，这就导致了不同种类动物与人类的接触以及动物间的接触。通过饲养、收购、运输、销售、屠宰、加工和消费这些动物及其产品，人们可以接触到动物身上的各种微生物。活体动物跨边境运输和贸易是病原微生物传播到新的动物和人类的另一种途径。某些动物和鸟类会迁徙或飞翔，而并非生活在限定的区域，这使得动物之间出现多种微生物传递。动物群体中存在其他一些尚未明确但可能使人类致病的微生物。值得注意的是，在动物群体中频繁使用抗微生物药物（包括抗病毒药物）可导致引起人类感染的细菌和病毒的耐药性。在中国暴发的猪链球菌病的菌株就具有抗四环素耐药性。

因此，未来人类应始终提高警惕，防止已控制传染病的再现及新传染病的出现。首先这就要求全社会共同参与，做到人类自身与大自然的和谐，防止原本存在于动物体内和在自然界潜伏的病原微生物寻找新的宿主并引起疾病流行。其次，要强化与传染病长期斗争的意识，社会的发展、生物科学技术的进步永远也不可能彻底消灭所有的传染病。再次，加强病原微，生物的研究，

有利于当新的传染病出现时,能够快速地明确病原,早期介入,减少流行规模、控制疫情。最后,加强国际合作,共同预防至关重要,因为微生物是无国界的,它的传播不受限制。

四、防治传染病、任重道远

无论过去、现在还是未来,传染病都将是人类生存与健康的严重挑战。在解决现有传染病防治工作中面临的挑战和问题的同时,也要思考未来如何应对已知传染病以及新发传染病。医务工作者,特别是从事传染病相关的工作者除掌握先进的科学技术、敏感的监测系统和采取有效的干预措施外,还需要通过适宜的渠道对有感染危险的社区群众进行预警,并指导他们采取正确的防护措施。

(张余坤)

第二节 传染病流行的三个基本环节

一、传染源

传染源是指病原体已在体内生长繁殖并能将其排出体外的人和动物。主要为患者、隐性感染者、病原携带者(排菌者)或称带菌(虫)者和受感染的动物。他们作为传染源的重要性在不同的传染病中有所不同:有时患者是重要传染源,有时带菌者是重要传染源。

(一)患者

患者在大多数传染病中是重要的传染源,但在不同病期的患者,其传染性的大小可以不同。一般情况下,在临床症状期传染性为最大,因这时排出病原体的数量最大,从而感染周围人群的机会也较大。病愈后病原微生物也随着消失,如菌痢、流行性感冒、伤寒、麻疹等。某些传染病在潜伏期即具有传染性,如甲型及戊型肝炎、水痘等。因此,为制定传染病散播的隔离时间,应参照其有关传染期。急性患者借其症状(咳嗽及吐、泻)而促进病原体的播散;慢性患者可长期污染环境;轻型患者数量多而不易被发现。在不同传染病中,不同类型患者的流行病学意义各异。

(二)病原携带者

病原携带者按病原携带时间可分为潜伏期病原携带者、病后病原携带者和健康病原携带者,在后者中可能也夹杂一部分隐性感染病例。某些感染病中,病原携带者成为重要传染源,如伤寒、流行性脑脊髓膜炎(简称流脑)、菌痢、乙型病毒性肝炎、脊髓灰质炎、白喉等病原携带者。这些病原携带者主要是病后病原携带者和健康病原携带者,称暂时病原携带者。超出了3个月者称慢性病原携带者,慢性病原携带者不显出症状而长期排出病原体,在某些传染病(如伤寒、细菌性痢疾)中有重要的流行病学意义。病原携带者作为传染源的意义取决于排出病原体的数量、携带时间、携带者的职业、人群生活环境和卫生习惯等。

(三)隐性感染者

在某些传染病中,如流脑、脊髓灰质炎等,隐性感染者是重要的传染源。隐性感染者虽无临床症状,但体内有病原微生物滋生繁殖,并通过一定途径将病原体排出体外。

(四)受感染动物

以动物为传染源传播的疾病,称为动物源性传染病。这类传染病主要有狂犬病、布鲁司菌病、鼠疫、钩体病、流行性乙型脑炎(简称乙脑)、肾综合征出血热、地方性斑疹伤寒、恙虫病、血吸虫病等。在作为传染源的动物中,以啮齿类动物最为重要,其次是家畜、家禽。有些动物本身发病,如鼠疫、狂犬病、布鲁司菌病等;有些动物不发病,表现为带菌者,如地方性斑疹伤寒、恙虫病、乙脑等。以野生动物为传染源的传染病,称为自然疫源性传染病,如鼠疫、钩端螺旋体病、森林脑炎、肾综合征出血热等。这些病的动物传染源的分布和活动受地理、气候等自然因素的影响较大。且存在于一定地区,并具有较严格的季节性。一般来说,动物源性传染病的患者,传染性不强,因通常并不存在人-人互相传染途径,亦即是人感染后不再传染给别人,所以作为传染源的意义不大。

二、传播途径

病原体从传染源排出后,经过一定的方式再侵入其他易感者,所经过的途径称为传播途径。凡对病原体的传播起作用的一切因素,如水、食物、手等,均称为传播因素。每一种传染病的传播途径不一定相同,同一种传染病在各个具体病例中的传播途径也可以不同,同一种传染病也可以有一种以上的传播途径。传播途径可有空气传播、水的传播、食物传播、接触传播、虫媒传播、土壤传播等。只有针对某一种疾病的发生条件、传播途径和因素进行详细的调查研究,才能有效地控制疾病的流行。

(一)空气传播

空气传播亦称呼吸道传播,包括飞沫、飞沫核、尘埃传播因子的传播,主要见于以呼吸道为进入门户的传染病。所有的呼吸道传染病,如麻疹、白喉、猩红热、百日咳、流行性感冒、流行性脑脊髓膜炎等,都可以通过空气飞沫传播。当患者大声讲话、咳嗽、打喷嚏时,可以从鼻咽部喷出大量含有病原体的黏液飞沫悬浮于空气中,若被易感者吸入,即可造成传染。2002 年底在我国广东省流行的 SARS,经流行病学等研究,证明它是通过飞沫传播,有近距离传播的特征。2009 年 4 月在墨西哥首先出现的新型甲型 H1N1 流感病毒流行,随后迅速蔓延世界各地引起大流行,经证实主要是通过近距离空气飞沫或气溶胶经呼吸道传播。凡具有在外界自下而上力较强的病原体,也能通过飞沫使易感病原体吸入后通过尘埃传播而受感染,肺结核往往如此。

(二)水的传播

水的传播主要见于以消化道为进入门户的传染病。水源受到病原体污染,未经消毒饮用后,可发生传染病的流行。水型流行的大小与水源类型、污染程度、饮水量的多少、病原体在水中存活时间的长短等因素有关。不少肠道传染病,如霍乱、伤寒、菌痢、甲型及戊型病毒性肝炎等,都可经水传播。有些传染病是通过与疫水接触而传播,如钩端螺旋体病、血吸虫病等。因为在生产劳动或生活活动时与含有病原体的疫水接触,病原体侵入皮肤或黏膜而造成感染。

(三)食物传播

食物传播主要见于以消化道为进入门户的传染病。包括动植物食品在贮藏、运输和加工过程中被病原体污染,也包括患病动物的肉、蛋、奶及其制品、鱼、蟹、蚶等水产品本身携带病原体。当人生吃或进食半熟的这些含有病原体或被病原体污染的食物时而被感染。所有肠道传染病病原体如甲型肝炎病毒(HAV)、沙门菌属、空肠弯曲菌、布鲁司菌、鼠疫杆菌、结核分枝杆菌、炭疽杆菌、肺吸虫、华支睾吸虫、旋毛虫、猪带绦虫和囊尾蚴等,以及个别的呼吸道传染病,如结核、白

喉、流行性感冒等,可通过污染食物而造成传播。伤寒、痢疾和霍乱病菌可经过患者的排泄物或手指和苍蝇而污染食物,也可能污染水、牛奶、冰淇淋或其他粮食。食物作为传播途径的意义与病原体的特性、食物的性质、污染程度、食用的方式和人们的卫生习惯等有着密切的关系。因聚餐某一种被污染食物,常可引起参加聚餐者发生相应疾病的食物型暴发。临床表现为病情较重,潜伏期较短。蔬菜被粪便污染后,可传播肠道传染病和寄生虫病,如伤寒、痢疾、蛔虫病等。不生吃可能受污染的食物和加强食品卫生管理是主要的预防措施。

(四)接触传播

接触传播又称日常生活接触传播,既可传播消化道传染病(如痢疾),也可传播呼吸道传染病(如白喉)。有直接接触和间接接触两种传播途径。间接接触传播在肠道传染病中尤为多见。即经被病原体污染的手、公用餐具、公用卫生用具及儿童公用玩具等,经易感者接触后而引起感染造成传播。直接接触是指传染源与易感者不经过任何外界因素而直接接触所造成的传播,包括性接触及皮肤黏膜直接接触传播。存在感染病患者及携带者的血液、阴道分泌物、精液及唾液内的病毒,当易感者与其发生性接触,则通过易感者的破损皮肤黏膜传播。如经过不洁性接触(包括同性恋、多个性伴侣的异性恋及商业性行为)可传播 HIV、HBV、HCV、梅毒螺旋体、淋病奈瑟菌等。人被狂犬所咬,接触天花、带状疱疹和单纯疱疹患者,有些皮肤化脓性病如脓疱疮等,经皮肤黏膜感染也属于直接接触传播的范畴。

(五)血液传播

血液传播指病原体存在于携带者或患者的血液中,通过输血及血制品、单采血浆、器官和骨髓移植传播。未使用一次性或消毒的注射器,医疗检查、治疗和手术器械和针灸等使用后未做到"一用一消毒"等管理措施而将病原体注入或经破损伤口侵入易感者体内而传播,如疟疾、HBV、HCV、HIV 感染等。

(六)虫媒传播

虫媒是指节肢动物,其中包括昆虫纲内的蚊、蚤、蝇、虱等,蜘蛛纲内的蜱、螨(恙虫)等。这些节肢动物媒介可以通过叮咬吸血传播某些传染病,如疟疾、乙脑、黑热病、森林脑炎、肾综合征出血热、丝虫病、恙虫病等。人与人之间如无虫媒存在,这些病并不互相传染。虫媒传播的疾病,根据节肢动物的生活习性,有严格的季节性,有些病例还与患者的职业与地区有关,如森林脑炎。虫媒将病原体机械携带或体内传播传染病,这在肠道传染病中常常可看到其传播作用,但所携带的病原体一般存活时间短(只 2～3 天)。有些病原体在虫媒体内,不仅能生长繁殖,甚至可经卵传给后代,如森林脑炎之在蜱,流行性乙型脑炎病毒之在蚊,恙虫病立克次体之在螨,但节肢动物不是病原体发育繁殖的良好场所,且受着外界环境影响的限制,虽能起到传染源的作用,但不能算作传染源,而通常称作媒介,主要起传播作用。

(七)土壤传播

有些肠道寄生虫卵,如钩虫卵、类圆线虫卵等,必须在土壤中发育至一定阶段成为感染期蚴,经口或幼虫钻入皮肤才能引起感染。有些细菌,如破伤风、炭疽等芽孢可长期保存在土壤中,易感者接触了这些土壤可以构成这些传染病的传播途径。

(八)医源性传播

医源性传播指在医疗、预防工作中,人为地造成某些传染病的传播。通常有两种类型:一类是指易感者在接受治疗、预防或检验措施时,由于所用器械受医护人员或其他工作人员的手污染或消毒不严而引起的传播,如丙型肝炎、乙型肝炎、艾滋病等;另一类是药厂或生物制品受污染而引起传播，如用因子Ⅷ制剂曾引起艾滋病。

(九)垂直传播

垂直传播即有血缘关系的亲代将携带的病原体传播给下一代。也称为母婴传播，如艾滋病、HBV 等。母婴传播又包括宫内感染胎儿，产程感染新生儿和生后哺乳密切接触感染婴幼儿。通常把发生在产前的传播称为宫内感染。乙型肝炎病毒(HBV)的垂直传播易形成免疫耐受，是造成我国大量 HBV 慢性感染的重要原因之一。

传染病与寄生虫病可以通过各种不同传播途径和不同传播因素传播，有些传染病可以通过多种途径和因素而传播(在肠道传染病和呼吸道传染病中最为多见)。肠道传染病可以通过水的传播、食物传播、虫媒传播、接触传播等不同途径，其中受污染的水、受污染的食物、携带有病原体的苍蝇、被污染的手都起到传播的作用，也就成为传播因素，但有时接触传播亦可成为传播途径。

三、人群易感性

对某一传染病缺乏特异性免疫力的人称为易感者，易感者在某一特定人群中的比例决定该人群的易感性。易感者的比例在人群中达到一定水平时，如果又有传染源和合适的传播途径，则传染病的流行很容易发生。某些病后免疫力很巩固的传染病(如麻疹)，经过一次流行之后，要等待几年当易感者比例再次上升至一定水平，才发生另一次流行。这种现象称为流行的周期性。在普遍推行人工自动免疫的干预下，可把易感者水平降至最低，就能使流行不再发生。

所谓某些传染病的周期性流行是与人群对该病易感有关的。以往曾有麻疹 2～3 年流行一次、百日咳 2～4 年流行一次及流脑 7～9 年流行一次的规律。这种周期性一般见于人口集中的大城市，实施计划生育及预防接种后，这种周期现象即会消失，是可以控制的。职业、性别、年龄的不同，使传染病流行的易感人群也有所差别。6 个月以内的婴儿由于母亲传递的免疫力依然存在，喂养及衣着均防护较好，可避免许多病原体的感染。由于野外活动或作业较多，故自然疫源性疾病一般多见于男性。钩体病则是以农业人口为主的传染病。

构成流行过程的三个基本环节的存在仅创造了流行条件，并不等于流行已经形成；只有在自然因素和社会因素这些外界环境条件的影响下，促使了这三个环节的相互联结，流行才会发生。

(张余坤)

第三节　感染的发生与感染的结局

感染是指病原微生物侵入机体并在宿主体内复制、繁殖的过程。感染后导致机体功能、代谢、组织结构破坏的病理反应，引起感染性疾病。其中有些感染性疾病具有传染性而称之为传染病。病原微生物包括细菌、病毒、原虫、真菌、螺旋体、立克次体等，甚或是具有致病能力、但并非生物的感染性物质，如朊蛋白。

一、感染的发生

(一)感染的来源

引起机体感染的病原体有外源性和内源性两大类。

(1)外源性感染指来自宿主体外的病原体所引起的感染。传染源主要包括以下几种。①传染病患者:从潜伏期到病后恢复期各阶段,不同病原体在不同阶段可以各种方式在人与人之间传播。②带菌(毒)者:感染病原体后不出现临床症状,并在一定时间内持续排菌(毒),不易被察觉,因此是重要的传染源。③病畜及带菌(毒)动物:某些病原体可引起人畜共患病,如乙型脑炎病毒、炭疽杆菌、布鲁菌和鼠疫耶尔森菌等,病原体在人和动物中间传播。④媒介昆虫。

(2)内源性感染主要指机体内正常菌群引起的感染,也称之为自身感染,如大肠埃希菌;也包括原发感染后潜伏在体内的病原体又重新感染,如单纯疱疹病毒、结核分枝杆菌等。内源性感染具有条件依赖性,是医院感染的一种常见现象。

(二)病原体入侵部位

病原体主要经呼吸道、消化道、泌尿生殖道、皮肤等处侵入机体。不同的病原体有其特殊的入侵部位,如痢疾杆菌须进入肠道才能生存并引起疾病。有些病原体经节肢动物叮咬将病原体传入体内。

(三)传播途径

感染源排出病原体,经过一定的方式、途径进入其他易感者的体内的方式和途径称为传播途径,每种感染性疾病有其恒定的传播途径,单一或多种途径。

1.呼吸道传播

患者于呼吸、咳嗽、喷嚏、谈话时将病原体排出体外,分布于患者周围的空气中。结核杆菌、炭疽杆菌等耐干燥病原体可存在于尘埃中。易感者可将含有病原体的空气、飞沫和尘埃吸入呼吸道而引起感染,如白喉、猩红热、麻疹等传染病。

2.消化道传播

进食被病原体污染的水、食物而感染,如伤寒、霍乱等。水源污染常可引起传染病的暴发。社会经济条件、环境卫生、居住条件、个人卫生等因素可影响经消化道传播疾病的发生、流行和控制。

3.接触传播

易感者皮肤黏膜与病原体接触而受到感染。

(1)直接接触传播:没有任何外界因素参与下,传染源与易感者直接接触而引起疾病的传播。如性接触、输注携带病原体的血液、血制品等生物制剂、器官移植及使用污染的医疗器械等。

(2)间接接触传播:易感者接触被患者排泄物或分泌物所污染的日常用品、生产工具而受到感染,又称日常生活接触传播。如某些皮肤传染病、某些呼吸道传染病及人畜共患病等均可经此途径传播。

4.母婴传播

母婴传播也称垂直传播即感染某些传染病的孕妇可通过胎盘血液将体内的病原体传播给胎儿,引起宫内感染,如风疹病毒、麻疹病毒、肝炎病毒及艾滋病病毒等。也有些病原体经孕妇阴道通过宫颈口到达绒毛膜或胎盘引起胎儿感染,如链球菌、葡萄球菌等。还有些病原体存在于母亲产道内,孕妇分娩时感染胎儿的皮肤、黏膜、呼吸道及肠道,如疱疹病毒、淋球菌等。

5.虫媒传播

经蚊、蝇、蚤、虱、蜱、螨及白蛉等吸血节肢动物通过叮咬将病原体传播给人类引起疾病,称之为虫媒传染病,如鼠疫、斑疹伤寒、黑热病、疟疾等。

6.土壤传播

传染源的分泌物或排泄物通过直接或间接方式污染土壤。埋葬死于传染病的人、畜尸体可能污染土壤。某些细菌的芽孢可在土壤中长期生存，如炭疽杆菌和破伤风杆菌等。某些肠道寄生虫病的生活史中有一部分必须在土壤中发育至一定阶段才能感染人，如钩虫卵和蛔虫卵等。这些被污染的土壤可通过破损的皮肤使人类获得感染。经土壤传播病原体的可能性取决于病原体在土壤中的存活力，人与土壤接触的机会与频度、个人卫生习惯等。

各种传染病流行时其传播途径是十分复杂的，一种传染病可同时通过几种途径传播，例如细菌性痢疾可经水、食物、媒介节肢动物及接触等多种途径传播。因此，当某种传染病在人群中蔓延时，必须进行深入的流行病学调查才能了解其真正的传播途径，从而采取有针对性的防制措施。

(四)病原体在体内的定位

病原体侵入机体后，依靠其与宿主组织的特异性结合能力而定植于特定器官或组织，引起该部位的病变，这些器官或组织称为该种病原体的定位或靶器官。其中能够排出大量病原体的定位对疾病的传播具有重要意义，称为特异性定位。特异性定位不但与疾病的传播有关(排出病原体污染环境，传染他人)，也与该病原体在长期进化中形成的特性有关。病原体在局部繁殖时分泌的毒素也可随血流扩散而引起远处组织的病变，如白喉引起的心肌炎。侵袭力强的病原体，可通过血流、淋巴或直接扩散到其他组织或器官，引起该脏器的病变，如病毒性肝炎和乙型脑炎等。病原体在宿主体内的定位可以有一个，也可以有数个，按感染先后分为原发性定位与继发性定位，如脑膜炎球菌的原发性定位在鼻咽黏膜，继发性定位在血及脑膜。特异性定位在多数情况下是原发性定位(如鼻咽部既是脑膜炎球菌的原发性定位，又是其特异性定位)，有时也是继发性定位。

二、感染的结局

(一)感染决定因素

病原微生物侵入机体后是否导致感染，以及感染后的结局如何，主要取决于病原体的致病力、机体抵抗力和周围环境三个方面。

1.病原体的致病力

病原体致病力包括病原体的数量、致病力、特异性定位及变异等决定因素。

(1)病原体数量:同一疾病中，病原体的数量与其致病力呈正相关。不同的病原体有着不同的致病量。

(2)病原体毒力:构成毒力的物质称为毒力因子，包括侵袭力和毒素。侵袭力指病原体突破宿主防御功能侵入机体并在机体内扩散的能力，包括吸附和侵入、繁殖与扩散及抵抗宿主防御等方面的能力。毒力是指病原体产生各种毒素的能力。毒素分为外毒素和内毒素两大类:外毒素与宿主靶器官的受体结合进入细胞内起作用，如破伤风毒素和向喉毒素。内毒素通过激活单核-巨噬细胞释放细胞因子起作用，如革兰阴性杆菌的脂多糖。不同的病原体有不同的致病力，这取决于其毒力和侵袭力的有无及大小，有的病原体两者兼而有之，有的则仅有其一。

(3)病原体变异和耐药性:微生物的变异是其进化的基础。抗微生物药物对微生物群体有很强的选择压力，病原体可因自身遗传基因和外界环境的影响，获得某些耐药性质粒而发生变异。变异可使病原体的性质、致病力发生改变，往往可逃避机体的特异性免疫作用，有利于感染的持续，甚至使疾病的传染过程、病情、传染病的流行态势发生变化。不同病原体的变异性不同，如流感病毒、艾滋病病毒的变异性很强，而麻疹病毒的变异性较弱。

2.机体的防御能力

人体有三道防线对抗外来感染。第一道是皮肤及呼吸道、消化道、生殖泌尿道等黏膜组织；第二道是纤维组织、肝、脾、淋巴结，以及白细胞、单核细胞等。第一道防线和第二道防线属于人体的非特异性免疫系统。第三道就是人体的特异性免疫系统，由免疫器官和免疫细胞借助血液循环和淋巴循环组成。当机体具有强大而完善的防御能力时，入侵的病原体则被杀灭或排出体外，不发生感染；当机体防御能力低下或病原体数量大、致病力强时，病原体则在体内生长、繁殖而发生感染。

(1)非特异性免疫：指经遗传而获得，机体在发育过程中形成，是人体对入侵的各种病原以及其他异物的清除能力。其作用并非针对某种特定的病原体，非特异性免疫也称同有免疫。同有免疫系统包括以下几部分。①同有屏障：皮肤与黏膜为机体的外部屏障，可通过机械方式阻挡病原体入侵。内部屏障有血-脑屏障和胎盘屏障，对中枢神经系统和胎儿起到相当的保护作用。②吞噬细胞、自然杀伤细胞、树突状细胞等同有免疫细胞。③体液因子：正常体液和组织中存在的多种具有杀伤或抑制病原菌作用的可溶性分子，包括补体、酶类物质、各种细胞因子(干扰素、肿瘤坏死因子等)。

(2)特异性免疫：又称获得性免疫或适应性免疫，是经感染(病愈或无症状的感染)或人工预防接种(菌苗、疫苗、类毒素等)而使机体获得抵抗感染的能力。这种免疫并非生来就有，它需要经历一个过程才能获得，只针对一种病原体。一般是在病原微生物等抗原物质刺激后才形成的(免疫球蛋白、免疫淋巴细胞)，并能与该抗原发生特异性免疫反应。特异性免疫：①细胞免疫。T 细胞是细胞免疫的主要细胞。已致敏的 T 淋巴细胞再次遇到该抗原时，产生特异性的细胞毒作用，并释放多种细胞因子，杀伤病原体及其寄生的细胞。在清除寄生于细胞内的病原菌方面，细胞免疫起着非常重要的作用，如立克次体、各种病毒及某些细菌如结核杆菌、伤寒杆菌等病原的清除。在抗感染免疫中，细胞免疫既是抗感染免疫的主要力量，参与免疫防护，又是导致免疫病理的重要因素。②体液免疫。通过 B 细胞产生抗体来达到保护目的的免疫机制。B 细胞受到抗原刺激后，从浆母细胞转化为浆细胞，同时产生能与该抗原结合的免疫球蛋白(抗体)。免疫球蛋白有 IgM、IgE、IgA、IgD 和 IgG 五类。体液免疫的抗原多为相对分子量在 10 000 道尔顿以上的蛋白质和多糖大分子，病毒颗粒和细菌表面都带有不同的抗原，所以都能引起体液免疫。

3.环境因素的影响

自然环境的湿度、温度及不同地域等因素都对人体及病原微生物有很大的影响。社会环境如经济水平、交通条件、环境卫生、个人卫生习惯、身体营养状况、体育锻炼等均可影响机体的防病抗病能力。药物和非药物的治疗措施，在很大程度上干预了感染的过程。

(二)感染的结局

病原微生物侵入人体后，人体对之产生免疫应答。由于人体防御能力的强弱不同，侵入人体的病原体的数量和毒力不同，因此斗争的表现也有所不同。一般有以下五种表现。

1.显性感染

显性感染即感染病原体后出现症状、发生疾病。因人体抵抗力、病原体致病力和治疗措施的不同而出现痊愈、死亡、慢性化、病原体携带和后遗症等不同结局。显性感染的过程可分为潜伏期、发病期及恢复期。显性感染临床上按病情缓急分为急性感染和慢性感染，按感染的部位分为局部感染和全身感染。

(1)局部感染：指入侵的病原菌只局限在宿主一定部位生长繁殖，并产生毒性物质，不断侵害机体的感染过程。由于机体的免疫功能足以将入侵的病原菌限制于局部，阻止它们在体内扩散蔓延，因此只引起局部病变，如化脓性球菌所致的疖、痈。

(2)全身感染：机体与病原体相互斗争的过程中，机体免疫功能不足以将病原体局限于某一部位，使得病原菌及其毒素经淋巴道或血流向周围扩散引起全身感染。全身感染可能出现的情况：①菌血症。病原菌自局部病灶不断地侵入血流中，但由于机体内细胞免疫和体液免疫的作用，病原菌不能在血流中大量生长繁殖。如伤寒早期的菌血症、布氏杆菌菌血症。②毒血症。病原菌在局部生长繁殖，没有大量细菌侵入血流，但细菌产生的毒素进入血流引起中毒症状，如白喉、破伤风等。③脓毒症、严重脓毒症和脓毒症休克。脓毒症指机体具有可疑或已证实的感染，同时出现全身炎症反应综合征的症状，包括高热或体温不升、心动过速、呼吸频率增快、外周血白细胞计数升高或降低，或幼稚中性粒细胞＞10％。严重脓毒症指在脓毒症基础上出现心血管功能障碍或急性呼吸窘迫综合征或≥2 个心、肺以外的器官功能障碍。脓毒症休克指在脓毒症基础上出现心血管功能障碍。④脓毒血症。化脓性细菌引起败血症时，细菌随血流扩散至全身多个器官（如肝、肺、肾等），引起多发性化脓病灶。如金黄色葡萄球菌严重感染时引起的脓毒血症。

2.一过性感染

病原体被消灭或排出体外。病原体进入人体后，首先是皮肤、黏膜等机体天然屏障的抵抗，进入体内可被胃酸、溶菌酶和呼吸道纤毛、黏液所杀灭或清除，进入组织则被单核-巨噬细胞吞噬。机体依靠非特异性免疫系统的作用清除病原体，不出现任何症状，也不出现特异性免疫反应。当同一病原体再次侵入时仍有可能罹患该种疾病。

3.病原体携带状态

有带菌者、带毒者和带虫者：隐性感染或传染病痊愈后，病原体在体内继续存在，形成带菌、带毒和带虫状态。也即病原微生物在人体内生长繁殖并排出体外，但并不出现任何症状。不同的疾病阶段具有不同携带的状态，如果发生在潜伏期则称之为潜伏期携带者；发生在疾病恢复期则为恢复期携带者；如果始终携带病原而不发生疾病则称为健康携带者（或慢性携带者）。无症状携带者容易作为传染源散布病原微生物而引起疾病的流行。痢疾、伤寒、白喉恢复期带菌者都比较常见，因此及时查出带菌者、带毒者和带虫者，加以有效隔离治疗，对于防止传染病的流行是重要的手段之。

4.隐性感染

隐性感染又称亚临床感染。当机体有较强的免疫力，或入侵的病原菌数量不多、毒力较弱时，感染后对人体损害较轻，不引起或者只引起轻微的组织损伤，不出现明显的临床症状、体征甚至生化改变，只能通过免疫学检查才能发现。在大多数传染病中，仅诱导机体产生特异性免疫应答，而隐性感染是最常见的表现。隐性感染过程结束后，多数患者获得不同程度的特异性免疫，病原体被清除。少数人可转变为病原携带状态，成为无症状携带者。

5.潜伏性感染

病原与宿主维持平衡状态的非显性感染，病原体潜伏在机体中某些部位，由于机体免疫功能足以将病原体局限化而不引起显性感染，但又不足以将病原体清除，病原体便可长期潜伏下来，而当人体抵抗力低下时，病原体就能快速繁殖致病。例如长期潜伏在人体内的结核杆菌，一旦营养不良、过度劳累或使用免疫抑制剂后就会发生结核病。单纯疱疹病毒也能潜伏在人体内，在抵抗力降低时可发生单纯疱疹。

（张余坤）

第四节　艾滋病的预防与控制

一、艾滋病防治管理

为了预防、控制艾滋病的发生与流行，保障人体健康和公共卫生，根据传染病防治法，国家制定了艾滋病防治条例。该条例自2006年3月1日起施行。

(一)一般规定

(1)艾滋病防治工作坚持预防为主、防治结合的方针，建立政府组织领导、部门各负其责、全社会共同参与的机制，加强宣传教育，采取行为干预和关怀救助等措施，实行综合防治。

(2)任何单位和个人不得歧视艾滋病病毒感染者、艾滋病患者及其家属。艾滋病病毒感染者、艾滋病患者及其家属享有的婚姻、就业、就医、入学等合法权益受法律保护。

(3)县级以上人民政府统一领导艾滋病防治工作，建立健全艾滋病防治工作协调机制和工作责任制，对有关部门承担的艾滋病防治工作进行考核、监督。县级以上人民政府有关部门按照职责分工负责艾滋病防治及其监督管理工作。

(4)国务院卫生主管部门会同国务院其他有关部门制定国家艾滋病防治规划；县级以上地方人民政府依照本条例规定和国家艾滋病防治规划，制定并组织实施本行政区域的艾滋病防治行动计划。

(5)国家鼓励和支持工会、共产主义青年团、妇女联合会、红十字会等团体协助各级人民政府开展艾滋病防治工作。居民委员会和村民委员会应当协助地方各级人民政府和政府有关部门开展有关艾滋病防治的法律、法规、政策和知识的宣传教育，发展有关艾滋病防治的公益事业，做好艾滋病防治工作。

(6)各级人民政府和政府有关部门应当采取措施，鼓励和支持有关组织和个人依照本条例规定以及国家艾滋病防治规划和艾滋病防治行动计划的要求，参与艾滋病防治工作，对艾滋病防治工作提供捐赠，对有易感染艾滋病病毒危险行为的人群进行行为干预，对艾滋病病毒感染者、艾滋病患者及其家属提供关怀和救助。

(7)国家鼓励和支持开展与艾滋病预防、诊断、治疗等有关的科学研究，提高艾滋病防治的科学技术水平；鼓励和支持开展传统医药以及传统医药与现代医药相结合防治艾滋病的临床治疗与研究。国家鼓励和支持开展艾滋病防治工作的国际合作与交流。

(8)县级以上人民政府和政府有关部门对在艾滋病防治工作中做出显著成绩和贡献的单位和个人，给予表彰和奖励。对因参与艾滋病防治工作或者因执行公务感染艾滋病病毒，以及因此致病、丧失劳动能力或者死亡的人员，按照有关规定给予补助、抚恤。

(二)宣传教育

(1)地方各级人民政府和政府有关部门应当组织开展艾滋病防治以及关怀和不歧视艾滋病病毒感染者、艾滋病患者及其家属的宣传教育，提倡健康文明的生活方式，营造良好的艾滋病防治的社会环境。

(2)地方各级人民政府和政府有关部门应当在车站、码头、机场、公园等公共场所以及旅客列车和从事旅客运输的船舶等公共交通工具显著位置，设置固定的艾滋病防治广告牌或者张贴艾滋病防治公益广告，组织发放艾滋病防治宣传材料。

(3)县级以上人民政府卫生主管部门应当加强艾滋病防治的宣传教育工作，对有关部门、组织和个人开展艾滋病防治的宣传教育工作提供技术支持。医疗卫生机构应当组织工作人员学习有关艾滋病防治的法律、法规、政策和知识；医务人员在开展艾滋病、性病等相关疾病咨询、诊断和治疗过程中，应当对就诊者进行艾滋病防治的宣传教育。

(4)县级以上人民政府教育主管部门应当指导、督促高等院校、中等职业学校和普通中学将艾滋病防治知识纳入有关课程，开展有关课外教育活动。高等院校、中等职业学校和普通中学应当组织学生学习艾滋病防治知识。

(5)县级以上人民政府人口和计划生育主管部门应当利用计划生育宣传和技术服务网络，组织开展艾滋病防治的宣传教育。计划生育技术服务机构向育龄人群提供计划生育技术服务和生殖健康服务时，应当开展艾滋病防治的宣传教育。

(6)县级以上人民政府有关部门和从事劳务中介服务的机构，应当对进城务工人员加强艾滋病防治的宣传教育。

(7)出入境检验检疫机构应当在出入境口岸加强艾滋病防治的宣传教育工作，对出入境人员有针对性地提供艾滋病防治咨询和指导。

(8)国家鼓励和支持妇女联合会、红十字会开展艾滋病防治的宣传教育，将艾滋病防治的宣传教育纳入妇女儿童工作内容，提高妇女预防艾滋病的意识和能力，组织红十字会会员和红十字会志愿者开展艾滋病防治的宣传教育。

(9)地方各级人民政府和政府有关部门应当采取措施，鼓励和支持有关组织和个人对有易感染艾滋病病毒危险行为的人群开展艾滋病防治的咨询、指导和宣传教育。

(10)广播、电视、报刊、互联网等新闻媒体应当开展艾滋病防治的公益宣传。

(11)机关、团体、企业事业单位、个体经济组织应当组织本单位从业人员学习有关艾滋病防治的法律、法规、政策和知识，支持本单位从业人员参与艾滋病防治的宣传教育活动。

(12)县级以上地方人民政府应当在医疗卫生机构开通艾滋病防治咨询服务电话，向公众提供艾滋病防治咨询服务和指导。

(三)预防与控制

(1)国家建立健全艾滋病监测网络。国务院卫生主管部门制定国家艾滋病监测规划和方案。省、自治区、直辖市人民政府卫生主管部门根据国家艾滋病监测规划和方案，制定本行政区域的艾滋病监测计划和工作方案，组织开展艾滋病监测和专题调查，掌握艾滋病疫情变化情况和流行趋势。疾病预防控制机构负责对艾滋病发生、流行以及影响其发生、流行的因素开展监测活动。出入境检验检疫机构负责对出入境人员进行艾滋病监测，并将监测结果及时向卫生主管部门报告。

(2)国家实行艾滋病自愿咨询和自愿检测制度。县级以上地方人民政府卫生主管部门指定的医疗卫生机构，应当按照国务院卫生主管部门会同国务院其他有关部门制定的艾滋病自愿咨询和检测办法，为自愿接受艾滋病咨询、检测的人员免费提供咨询和初筛检测。

(3)国务院卫生主管部门会同国务院其他有关部门根据预防、控制艾滋病的需要，可以规定应当进行艾滋病检测的情形。

(4)省级以上人民政府卫生主管部门根据医疗卫生机构布局和艾滋病流行情况，按照国家有关规定确定承担艾滋病检测工作的实验室。国家出入境检验检疫机构按照国务院卫生主管部门规定的标准和规范,确定承担出入境人员艾滋病检测工作的实验室。

(5)县级以上地方人民政府和政府有关部门应当依照本条例规定,根据本行政区域艾滋病的流行情况,制定措施,鼓励和支持居民委员会、村民委员会以及其他有关组织和个人推广预防艾滋病的行为干预措施,帮助有易感染艾滋病病毒危险行为的人群改变行为。有关组织和个人对有易感染艾滋病病毒危险行为的人群实施行为干预措施,应当符合本条例的规定以及国家艾滋病防治规划和艾滋病防治行动计划的要求。

(6)县级以上人民政府应当建立艾滋病防治工作与禁毒工作的协调机制,组织有关部门落实针对吸毒人群的艾滋病防治措施。省、自治区、直辖市人民政府卫生、公安和药品监督管理部门应当互相配合,根据本行政区域艾滋病流行和吸毒者的情况,积极稳妥地开展对吸毒成瘾者的药物维持治疗工作,并有计划地实施其他干预措施。

(7)县级以上人民政府卫生、人口和计划生育、工商、药品监督管理、质量监督检验检疫、广播电影电视等部门应当组织推广使用安全套,建立和完善安全套供应网络。

(8)省、自治区、直辖市人民政府确定的公共场所的经营者应当在公共场所内放置安全套或者设置安全套发售设施。

(9)公共场所的服务人员应当依照《公共场所卫生管理条例》的规定,定期进行相关健康检查,取得健康合格证明;经营者应当查验其健康合格证明,不得允许未取得健康合格证明的人员从事服务工作。

(10)公安、司法行政机关对被依法逮捕、拘留和在监狱中执行刑罚以及被依法收容教育、强制戒毒和劳动教养的艾滋病病毒感染者和艾滋病患者,应当采取相应的防治措施,防止艾滋病传播。对公安、司法行政机关依照前款规定采取的防治措施,县级以上地方人民政府应当给予经费保障,疾病预防控制机构应当予以技术指导和配合。

(11)对卫生技术人员和在执行公务中可能感染艾滋病病毒的人员,县级以上人民政府卫生主管部门和其他有关部门应当组织开展艾滋病防治知识和专业技能的培训,有关单位应当采取有效的卫生防护措施和医疗保健措施。

(12)医疗卫生机构和出入境检验检疫机构应当按照国务院卫生主管部门的规定,遵守标准防护原则,严格执行操作规程和消毒管理制度,防止发生艾滋病医院感染和医源性感染。

(13)疾病预防控制机构应当按照属地管理的原则,对艾滋病病毒感染者和艾滋病患者进行医学随访。

(14)血站、单采血浆站应当对采集的人体血液、血浆进行艾滋病检测;不得向医疗机构和血液制品生产单位供应未经艾滋病检测或者艾滋病检测阳性的人体血液、血浆。血液制品生产单位应当在原料血浆投料生产前对每一份血浆进行艾滋病检测;未经艾滋病检测或者艾滋病检测阳性的血浆,不得作为原料血浆投料生产。医疗机构应当对因应急用血而临时采集的血液进行艾滋病检测,对临床用血艾滋病检测结果进行核查;对未经艾滋病检测、核查或者艾滋病检测阳性的血液,不得采集或者使用。

(15)采集或者使用人体组织、器官、细胞、骨髓等的,应当进行艾滋病检测;未经艾滋病检测或者艾滋病检测阳性的,不得采集或者使用。但是,用于艾滋病防治科研、教学的除外。

(16)进口人体血液、血浆、组织、器官、细胞、骨髓等,应当经国务院卫生主管部门批准;进口人体血液制品,应当依照药品管理法的规定,经国务院药品监督管理部门批准,取得进口药品注册证书。经国务院卫生主管部门批准进口的人体血液、血浆、组织、器官、细胞、骨髓等，应当依照国境卫生检疫法律、行政法规的有关规定，接受出入境检验检疫机构的检疫。未经检疫或者检疫不合格的，不得进口。

(17)艾滋病病毒感染者和艾滋病患者应当履行下列义务：①接受疾病预防控制机构或者出入境检验检疫机构的流行病学调查和指导；②将感染或者发病的事实及时告知与其有性关系者；③就医时，将感染或者发病的事实如实告知接诊医师；④采取必要的防护措施，防止感染他人。艾滋病病毒感染者和艾滋病患者不得以任何方式故意传播艾滋病。

(18)疾病预防控制机构和出入境检验检疫机构进行艾滋病流行病学调查时，被调查单位和个人应当如实提供有关情况。未经本人或者其监护人同意，任何单位或者个人不得公开艾滋病病毒感染者、艾滋病患者及其家属的姓名、住址、工作单位、肖像、病史资料以及其他可能推断出其具体身份的信息。

(19)县级以上人民政府卫生主管部门和出入境检验检疫机构可以封存有证据证明可能被艾滋病病毒污染的物品，并予以检验或者进行消毒。经检验，属于被艾滋病病毒污染的物品，应当进行卫生处理或者予以销毁；对未被艾滋病病毒污染的物品或者经消毒后可以使用的物品，应当及时解除封存。

(四)治疗与救助

(1)医疗机构应当为艾滋病病毒感染者和艾滋病患者提供艾滋病防治咨询、诊断和治疗服务。医疗机构不得因就诊的患者是艾滋病病毒感染者或者艾滋病患者，推诿或者拒绝对其其他疾病进行治疗。

(2)对确诊的艾滋病病毒感染者和艾滋病患者，医疗卫生机构的工作人员应当将其感染或者发病的事实告知本人；本人为无行为能力人或者限制行为能力人的，应当告知其监护人。

(3)医疗卫生机构应当按照国务院卫生主管部门制定的预防艾滋病母婴传播技术指导方案的规定，对孕产妇提供艾滋病防治咨询和检测，对感染艾滋病病毒的孕产妇及其婴儿，提供预防艾滋病母婴传播的咨询、产前指导、阻断、治疗、产后访视、婴儿随访和检测等服务。

(4)县级以上人民政府应当采取下列艾滋病防治关怀、救助措施：①向农村艾滋病患者和城镇经济困难的艾滋病患者免费提供抗艾滋病病毒治疗药品；②对农村和城镇经济困难的艾滋病病毒感染者、艾滋病患者适当减免抗机会性感染治疗药品的费用；③向接受艾滋病咨询、检测的人员免费提供咨询和初筛检测；④向感染艾滋病病毒的孕产妇免费提供预防艾滋病母婴传播的治疗和咨询。

(5)生活困难的艾滋病患者遗留的孤儿和感染艾滋病病毒的未成年人接受义务教育的，应当免收杂费、书本费；接受学前教育和高中阶段教育的，应当减免学费等相关费用。

(6)县级以上地方人民政府应当对生活困难并符合社会救助条件的艾滋病病毒感染者、艾滋病患者及其家属给予生活救助。

(7)县级以上地方人民政府有关部门应当创造条件，扶持有劳动能力的艾滋病病毒感染者和艾滋病患者，从事力所能及的生产和工作。

(五)保障措施

(1)县级以上人民政府应当将艾滋病防治工作纳入国民经济和社会发展规划，加强和完善艾滋病预防、检测、控制、治疗和救助服务网络的建设，建立健全艾滋病防治专业队伍。各级人民政府应当根据艾滋病防治工作需要，将艾滋病防治经费列入本级财政预算。

(2)县级以上地方人民政府按照本级政府的职责，负责艾滋病预防、控制、监督工作所需经费。国务院卫生主管部门会同国务院其他有关部门，根据艾滋病流行趋势，确定全国与艾滋病防治相关的宣传、培训、监测、检测、流行病学调查、医疗救治、应急处置以及监督检查等项目。中央财政对在艾滋病流行严重地区和贫困地区实施的艾滋病防治重大项目给予补助。省、自治区、直辖市人民政府根据本行政区域的艾滋病防治工作需要和艾滋病流行趋势，确定与艾滋病防治相关的项目，并保障项目的实施经费。

(3)县级以上人民政府应当根据艾滋病防治工作需要和艾滋病流行趋势，储备抗艾滋病病毒治疗药品、检测试剂和其他物资。

(4)地方各级人民政府应当制订扶持措施，对有关组织和个人开展艾滋病防治活动提供必要的资金支持和便利条件。有关组织和个人参与艾滋病防治公益事业，依法享受税收优惠。

(六)法律责任

(1)地方各级人民政府未依照本条例规定履行组织、领导、保障艾滋病防治工作职责，或者未采取艾滋病防治和救助措施的，由上级人民政府责令改正，通报批评；造成艾滋病传播、流行或者其他严重后果的，对负有责任的主管人员依法给予行政处分；构成犯罪的，依法追究刑事责任。

(2)县级以上人民政府卫生主管部门违反本条例规定，有下列情形之一的，由本级人民政府或者上级人民政府卫生主管部门责令改正，通报批评；造成艾滋病传播、流行或者其他严重后果的，对负有责任的主管人员和其他直接责任人员依法给予行政处分；构成犯罪的，依法追究刑事责任：①未履行艾滋病防治宣传职责的；②对有证据证明可能被艾滋病病毒污染的物品，未采取控制措施的；③其他有关失职、渎职行为。

出入境检验检疫机构有前款规定情形的，由其上级主管部门依照本条规定予以处罚。

(3)县级以上人民政府有关部门未依照本条例规定履行宣传教育、预防控制职责的，由本级人民政府或者上级人民政府有关部门责令改正，通报批评；造成艾滋病传播、流行或者其他严重后果的，对负有责任的主管人员和其他直接责任人员依法给予行政处分；构成犯罪的，依法追究刑事责任。

(4)医疗卫生机构未依照本条例规定履行职责，有下列情形之一的，由县级以上人民政府卫生主管部门责令限期改正，通报批评，给予警告；造成艾滋病传播、流行或者其他严重后果的，对负有责任的主管人员和其他直接责任人员依法给予降级、撤职、开除的处分，并可以依法吊销有关机构或者责任人员的执业许可证件；构成犯罪的，依法追究刑事责任：①未履行艾滋病监测职责的；②未按照规定免费提供咨询和初筛检测的；③对临时应急采集的血液未进行艾滋病检测，对临床用血艾滋病检测结果未进行核查，或者将艾滋病检测阳性的血液用于临床的；④未遵守标准防护原则，或者未执行操作规程和消毒管理制度，发生艾滋病医院感染或者医源性感染的；⑤未采取有效的卫生防护措施和医疗保健措施的；⑥推诿、拒绝治疗艾滋病病毒感染者或者艾滋病患者的其他疾病，或者对艾滋病病毒感染者、艾滋病患者未提供咨询、诊断和治疗服务的；⑦未对艾滋病病毒感染者或者艾滋病患者进行医学随访的；⑧未按照规定对感染艾滋病病毒的孕产妇及其婴儿提供预防艾滋病母婴传播技术指导的。

出入境检验检疫机构有前款第①项、第④项、第⑤项规定情形的，由其上级主管部门依照前款规定予以处罚。

(5)医疗卫生机构违反本条例第三十九条第二款规定，公开艾滋病病毒感染者、艾滋病患者或者其家属的信息的，依照传染病防治法的规定予以处罚。

出入境检验检疫机构、计划生育技术服务机构或者其他单位、个人违反本条例第三十九条第二款规定，公开艾滋病病毒感染者、艾滋病患者或者其家属的信息的，由其上级主管部门责令改正，通报批评，给予警告，对负有责任的主管人员和其他直接责任人员依法给予处分；情节严重的，由原发证部门吊销有关机构或者责任人员的执业许可证件。

(6)血站、单采血浆站违反本条例规定，有下列情形之一，构成犯罪的，依法追究刑事责任；尚不构成犯罪的，由县级以上人民政府卫生主管部门依照献血法和《血液制品管理条例》的规定予以处罚；造成艾滋病传播、流行或者其他严重后果的，对负有责任的主管人员和其他直接责任人员依法给予降级、撤职、开除的处分，并可以依法吊销血站、单采血浆站的执业许可证：①对采集的人体血液、血浆未进行艾滋病检测，或者发现艾滋病检测阳性的人体血液、血浆仍然采集的；②将未经艾滋病检测的人体血液、血浆，或者艾滋病检测阳性的人体血液、血浆供应给医疗机构和血液制品生产单位的。

(7)违反本条例第三十六条规定采集或者使用人体组织、器官、细胞、骨髓等的，由县级人民政府卫生主管部门责令改正，通报批评，给予警告；情节严重的，责令停业整顿，有执业许可证件的，由原发证部门暂扣或者吊销其执业许可证件。

(8)未经国务院卫生主管部门批准进口的人体血液、血浆、组织、器官、细胞、骨髓等，进口口岸出入境检验检疫机构应当禁止入境或者监督销毁。提供、使用未经出入境检验检疫机构检疫的进口人体血液、血浆、组织、器官、细胞、骨髓等的，由县级以上人民政府卫生主管部门没收违法物品以及违法所得，并处违法物品货值金额 3 倍以上 5 倍以下的罚款；对负有责任的主管人员和其他直接责任人员由其所在单位或者上级主管部门依法给予处分。未经国务院药品监督管理部门批准，进口血液制品的，依照药品管理法的规定予以处罚。

(9)血站、单采血浆站、医疗卫生机构和血液制品生产单位违反法律、行政法规的规定，造成他人感染艾滋病病毒的，应当依法承担民事赔偿责任。

(10)公共场所的经营者未查验服务人员的健康合格证明或者允许未取得健康合格证明的人员从事服务工作，省、自治区、直辖市人民政府确定的公共场所的经营者未在公共场所内放置安全套或者设置安全套发售设施的，由县级以上人民政府卫生主管部门责令限期改正，给予警告，可以并处 500 元以上5 000 元以下的罚款；逾期不改正的，责令停业整顿；情节严重的，由原发证部门依法吊销其执业许可证件。

(11)艾滋病病毒感染者或者艾滋病患者故意传播艾滋病的，依法承担民事赔偿责任；构成犯罪的，依法追究刑事责任。

(七)基本用语的含义

(1)艾滋病，是指人类免疫缺陷病毒(艾滋病病毒)引起的获得性免疫缺陷综合征。

(2)对吸毒成瘾者的药物维持治疗，是指在批准开办戒毒治疗业务的医疗卫生机构中，选用合适的药物，对吸毒成瘾者进行维持治疗，以减轻对毒品的依赖，减少注射吸毒引起艾滋病病毒的感染和扩散，减少毒品成瘾引起的疾病、死亡和引发的犯罪。

(3)标准防护原则，是指医务人员将所有患者的血液、其他体液以及被血液、其他体液污染的物品均视为具有传染性的病原物质，医务人员在接触这些物质时，必须采取防护措施。

(4)有易感染艾滋病病毒危险行为的人群，是指有卖淫、嫖娼、多性伴、男性同性性行为、注射吸毒等危险行为的人群。

(5)艾滋病监测，是指连续、系统地收集各类人群中艾滋病(或者艾滋病病毒感染)及其相关

因素的分布资料，对这些资料综合分析，为有关部门制订预防控制策略和措施提供及时可靠的信息和依据，并对预防控制措施进行效果评价。

(6)艾滋病检测，是指采用实验室方法对人体血液、其他体液、组织器官、血液衍生物等进行艾滋病病毒、艾滋病病毒抗体及相关免疫指标检测，包括监测、检验检疫、自愿咨询检测、临床诊断、血液及血液制品筛查工作中的艾滋病检测。

(7)行为干预措施，是指能够有效减少艾滋病传播的各种措施，包括针对经注射吸毒传播艾滋病的美沙酮维持治疗等措施；针对经性传播艾滋病的安全套推广使用措施，以及规范、方便的性病诊疗措施；针对母婴传播艾滋病的抗病毒药物预防和人工代乳品喂养等措施；早期发现感染者和有助于危险行为改变的自愿咨询检测措施；健康教育措施；提高个人规范意识以及减少危险行为的针对性同伴教育措施。

二、性病防治管理

为预防、控制和消除性病的发生与蔓延，保护人体健康，国家制定了性病防治管理办法。该办法所称性病包括：《传染病防治法》乙类传染病中的艾滋病、淋病和梅毒；软下疳、性病性淋巴肉芽肿、非淋菌性尿道炎、尖锐湿疣、生殖器疱疹。

国家对性病防治实行预防为主、防治结合、综合治理的方针。各级卫生行政部门应在各级人民政府的领导下，开展性病防治工作。

(一)防治管理机构

县以上卫生行政部门根据工作需要可设性病防治机构，并健全疫情报告监测网络。性病防治机构是指县以上皮肤病性病防治院、所、站或卫生行政部门指定承担皮肤病性病防治机构职责的医疗预防保健机构。

1.省级性病防治机构的主要职责

(1)研究拟定所在地区性病防治工作规划，报经批准后组织实施。

(2)负责所在地区性病的监测，以及性病疫情的统计、分析和预测工作。

(3)负责所在地区性病防治的技术指导和培训工作。

2.其他性病防治机构的主要职责

(1)根据性病防治规划制定具体实施办法。

(2)负责所在地区性病的监测，以及性病疫情的统计、分析和预测工作。

(3)对特定人群进行预防性体检。

(4)对性病患者进行随访指导。

(5)开展性病防治知识的宣传工作。

(6)培训性病防治专业人员。

3.医疗预防保健机构

开展专科性性病防治业务的应当经所在地卫生行政部门许可，并符合下列条件。

(1)具有性病防治专业技术人员。

(2)具有性病辅助诊断技术设备和人员。

4.个体医师从事专科性性病诊断治疗业务

必须经执业所在地卫生行政部门许可。

(二)预防的规定

(1)性病防治机构要利用多种形式宣传性病的危害、传播方式和防治知识。医学院校应增加性病防治教学内容。

(2)性病防治机构应严格执行各项管理制度和技术操作规程，防止性病的医源性感染，推广使用一次性用品和注射器。

(3)对特定职业的从业人员和有关出入境人员的健康体检和健康管理，按有关法律法规办理。

(4)各级医疗预防保健机构在发现孕妇患有性病时，应当给予积极治疗。各级医疗预防保健机构要建立新生儿1%硝酸银点眼制度。

(三)治疗的规定

(1)凡性病患者或疑似患有性病的，应当及时到性病防治机构进行诊断治疗。

(2)性病防治机构要积极协助配合公安、司法部门对查禁的卖淫、嫖娼人员，进行性病检查。

(3)性病防治机构和从事性病诊断治疗业务的个体对诊治的性病患者应当进行规范化治疗。

(4)性病防治机构和从事性病诊断治疗业务的个体在诊治性病患者时，必须采取保护性医疗措施，严格为患者保守秘密。

(5)性病患者在就诊时，应当如实提供染病及有关情况，并遵照医嘱进行定期检查彻底治疗。

(6)对艾滋病患者的治疗和管理，按照《艾滋病监测管理的若干规定》执行。

(四)报告的规定

(1)性病防治机构和从事性病防治诊断治疗业务的个体发现艾滋病、淋病和梅毒及疑似患者时，必须按规定向所在地卫生防疫机构报告。

(2)各级医疗预防保健机构和个体发现该办法第二条第(二)款规定性病患者及疑似患者时，应当按规定向所在地县级性病防治机构报告。具体规定的报告办法由各省、自治区、直辖市卫生行政部门规定。

(3)性病防治机构对所在地区的艾滋病、淋病和梅毒疫情，必须及时向上级性病防治机构报告。性病防治机构对所在地区其他性病疫情，必须按月向上级性病防治机构报告。

(4)从事性病防治、卫生防疫、传染病管理监督的人员，不得隐瞒、谎报或者授意他人隐瞒、谎报疫情。

(五)处罚的规定

(1)未经卫生行政部门许可，擅自开展性病专科诊治业务的单位和个人，由卫生行政部门予以取缔。

(2)对违反该办法的单位和个人，由卫生行政部门根据情节，按照《传染病防治法》及有关法律法规的规定处理，并可建议有关部门给予行政处分。

(王　岩)

第五节 结核病的预防与控制

一、结核病防治机构的管理体系

结核病防治机构是指国家、省、地市和县级专门从事结核病防治管理的专业机构。在我国结核病防治机构有多种形式存在，大部分隶属各级疾病预防控制中心，小部分以结核病防治所、慢性病防治中心（站、院）的独立形式存在，还有个别地方由卫生行政部门指定综合性医院承担结核病防治机构的职责。

结核病防治机构作为卫生系统的一个重要组成部分，除了接受卫生系统的领导和管理外，还形成了其独特的管理体系。结核病防治机构管理体系包括国家、省、地市和县级四个层次，每个层次又分成卫生行政管理部门和业务管理部门。这些部门相互交织形成了一个完整的结核病防治网络系统。

（一）国家级结核病防治机构及其管理部门

国家级结核病防治机构的行政管理部门为卫健委，卫健委下设疾病控制局，疾病控制局下设结核病控制处，具体负责国家级结核病防治机构的行政管理。国家级结核病防治机构设置于中国疾病预防控制中心内，作为中国疾病控制中心的一个处室，以中国结核病预防控制中心的形式存在。另外，还同时设置中国疾病预防控制中心结核病防治临床中心。

（二）省级结核病防治机构及其管理部门

省级结核病防治机构的行政管理部门为各直辖市、省和自治区的卫生厅，卫生厅下设疾病控制处，具体负责省级结核病防治机构的行政管理。省级结核病防治机构大部分设置于同级疾病预防控制中心内，小部分以结核病防治研究所的独立形式存在。

（三）地市级结核病防治机构及其管理部门

地市级结核病防治机构的行政管理部门为各地市级卫生局，卫生局下设疾病控制科，具体负责地市级结核病防治机构的行政管理。地市级结核病防治机构大部分设置于同级疾病预防控制中心内，小部分以结核病防治所、慢性病防治中心（站、院）的独立形式存在。

（四）县级结核病防治机构及其管理部门

县级结核病防治机构的行政管理部门为各县级卫生局，卫生局下设疾病防治机构，具体负责县级结核病防治机构的行政管理。县级结核病防治机构大部分设置于同级疾病预防控制中心内，小部分以结核病防治所、慢性病防治中心（站、院）的独立形式存在。

（五）市级辖区结核病防治机构及其管理部门

市级内辖区，一部分不设置结核病防治机构。而部分设置结核病防治机构的区，多为本市级结核病防治机构的派出机构。

（六）县级以下的结核病防治机构及其管理部门

县级以下不设独立的结核病防治机构，一般在乡镇卫生院或社区卫生中心内设立疾病预防保健组，作为各级疾病控制机构的网底，承担其行政区域内的疾病预防保健任务，其行政管理部门为县级卫生局。此外，乡镇卫生院或社区卫生中心下还设村级卫生室。

二、结核病防治管理机构的职责

结核病防治管理机构分为结核病防治卫生行政管理机构（卫健委、卫生厅、卫生局）和结核病防治业务管理机构（疾病预防控制中心、结核病防治研究所、慢性病防治中心、站、院）两类。由于它们行政职能的不同，因此，它们承担着不同的管理职责。

（一）卫生行政机构主要职责

在政府的领导下，各级卫生行政部门对结核病防治工作进行统一监督管理，组织和协调结核病防治机构和医疗机构，实施本地区结核病防治规划。其职责如下。

（1）协助政府制订本地区结核病防治规划、实施计划和年度计划。

（2）协助政府制订本地区结核病防治经费预算，多方筹集经费，保证落实结核病防治经费。

（3）健全结核病防治网络，加强结核病防治能力建设。

（4）组织实施结核病控制措施，保证及时发现肺结核病患者并进行有效的治疗和管理，降低结核病疫情。

（5）将结核病防治工作列入医疗机构的工作目标之中，充分发挥医疗机构在结核病防治工作的作用。

（6）对结核病防治工作的实施情况进行督导检查。

（二）结核病防治业务管理机构的职责

结核病防治业务管理机构包括各级结核病防治专业机构和各类医疗机构。从国家到省、地、县都有结核病防治专业机构，它们按其管辖地域、覆盖人口和工作任务，配备相应的专职人员从事结核病控制工作。

1.国家级结核病防治业务管理机构

中国疾病预防控制中心结核病预防控制中心是负责全国结核病预防控制业务工作的组织协调和指导中心，是集结核病预防控制资源协调、业务指导、疫情监测管理、项目组织实施及技术人员培训等功能于一体的国家级结核病防治业务专业管理机构。

其主要职责是：为政府制订有关结核病预防控制法规、标准、规范及规划等提供技术支持，开展防治策略和控制措施研究；对全国结核病防治工作进行技术指导、督导检查和考核评价；对全国结核病防治机构实验室工作进行技术指导和质量控制；承担结核病监测、信息收集、处理、上报和专项分析；承担国家结核病防治指南的制订；实施健康教育策略的制订、评价与推广应用；负责国际合作、援助等项目的实施与管理；组织开展结核病防治的相关研究；开展对外交流与合作，引进和推广先进技术、新方法；培训专业技术人员，组织编写各类人员培训教材。

中国疾病预防控制中心结核病防治临床中心在中国疾病预防控制中心的领导下，协助中国疾病预防控制中心结核病预防控制中心，开展全国结核病防治人员和医疗单位有关人员的临床技术培训工作；编写结核病防治工作相关培训材料；开展结核病防治科研、临床技术咨询和指导；开展结核病诊断、治疗和抗结核病药物临床观察研究及耐药监测工作；协助开展结核病健康教育工作；参与结核病防治工作国内外技术交流与合作。

2.省级结核病防治业务管理机构

省级疾病预防控制中心和省级结核病防治研究所是负责全省结核病预防控制业务工作的组织协调和指导中心，是集结核病预防控制资源协调、业务指导、疫情监测管理、项目组织实施及技术人员培训等功能于一体的省级结核病防治业务专业管理机构。其主要职责如下。

(1)为政府制订有关结核病预防控制法规、标准、规范、规划、年度计划(含经费预算)等提供技术支持,并协助组织实施。

(2)做好辖区内肺结核病患者的报告、确诊、登记和治疗管理以及转诊、追踪和密切接触者检查的组织和技术指导工作。进行涂阴肺结核病患者诊断质量的评价。承担患者诊断和治疗工作的疾病预防控制(结核病防治)机构要完成区级的职责。

(3)在卫生行政部门组织下,对医疗机构疫情报告和管理情况进行督导、检查和指导。

(4)设立专职人员负责结核病报表收集、核对和上报工作,定期完成结核病月、季报表和年报表填报,并对信息质量进行督导。对信息资料进行及时评价,提出改进工作的建议。

(5)加强痰菌检查的质量控制,对所辖县区进行实验室痰涂片检查的质量保证工作,对有关人员进行培训。

(6)制订本辖区的培训计划,开展对本省地、市级结防机构业务人员和医疗保健单位有关人员的培训,并接受上级的培训。

(7)制订本辖区的健康促进计划,并组织实施。负责培训地市或县级健康促进人员,组织编发健康促进宣传材料,评价全省健康促进活动的质量。

(8)编制并上报药品计划,建立药品管理制度,保证货源充足,及时向市(地)或县提供抗结核药品。保证有专人管理药品,建立药品账目,保证药品库房条件达到要求。及时检查库存药品的有效期,保证账物相符。

(9)在卫生行政部门的领导下,组织本地区结核病防治工作的督导、检查和评价工作。

(10)开展结核病实施性研究工作。

3.地、市级结核病防治业务管理机构

地、市级疾病预防控制中心、结核病防治所或慢性病防治中心(站、院)是负责全地、市结核病预防控制业务工作的组织协调和指导中心,是集结核病预防控制资源协调、业务指导、疫情监测管理、项目组织实施及技术人员培训等功能于一体的地、市级结核病防治业务专业管理机构。其主要职责如下。

(1)为政府制订有关结核病预防控制法规、标准、规范、规划、年度计划(含经费预算)等提供技术支持,并协助组织实施。

(2)做好辖区内肺结核病患者的报告、确诊、登记和治疗管理以及转诊、追踪和密切接触者检查的组织和技术指导工作。进行涂阴肺结核病患者诊断质量的评价。承担患者诊断和治疗工作的疾病预防控制(结核病防治)机构完成区级的职责。

(3)在卫生行政部门的组织下,对各医疗机构的疫情报告和管理情况进行督导、检查和指导。对县级主要医疗机构的有关领导和医师进行培训。

(4)对所辖县区进行实验室痰涂片检查的质量保证工作。对有关人员进行培训。

(5)设立专职人员负责结核病报表的收集、核对和上报工作,定期完成结核病月、季报表和年报表填报,并对信息质量进行督导。对信息资料进行及时评价,提出改进工作的建议。

(6)制订本辖区培训计划,开展对本市(地)结防机构业务人员和医疗保健单位有关人员的培训,并接受上级的培训。

(7)制订本辖区健康促进计划,并组织实施。负责培训县级健康促进人员,组织编发健康促进宣传材料,评价全省健康促进活动的质量。

(8)编制并上报药品计划,建立药品管理制度,保证货源充足,及时向县区提供抗结核药品。

保证有专人管理药品，建立药品账目，保证药品库房条件达到要求。及时检查库存药品的有效期，保证账物相符。

(9)在卫生行政部门领导下，组织本地区结核病防治工作的督导、检查和评价工作。

4.县级结核病防治业务管理机构

县级疾病预防控制中心、结核病防治所或慢性病防治中心(站、院)是负责全县结核病预防控制业务工作的组织协调和指导中心，是集结核病预防控制资源协调、业务指导、疫情监测管理、项目组织实施及技术人员培训等功能于一体的县级结核病防治业务专业管理机构。其主要职责如下。

(1)为政府制订有关结核病预防控制法规、标准、规范、规划和年度计划(含经费预算)等提供技术支持，并协助组织实施。

(2)做好肺结核病患者报告、确诊和登记工作。开展肺结核病患者筛查工作，负责落实肺结核可疑症状者、疑似患者诊断工作；完成肺结核病患者追踪工作和密切接触者检查。对肺结核病患者的确诊主要由结核病诊断技术小组实施。不承担患者治疗工作的疾病预防控制(结核病防治)机构由各地结核病定点诊疗机构承担患者诊断的具体工作。

(3)负责实施肺结核病患者不住院化疗工作，应设立专职人员，负责管理活动性肺结核病患者化疗的工作，不承担患者治疗工作的疾病预防控制(结核病防治)机构由各地结核病定点诊疗机构承担患者治疗的具体工作。

(4)对开展痰涂片的医疗机构进行痰涂片质量保证工作。

(5)指导各医疗机构开展结核病转诊工作。在卫生行政部门的组织下，对各医疗机构的疫情报告和管理情况进行核实、检查、指导。对医疗机构的有关医师进行培训。

(6)设立专职人员负责结核病报表填报，定期完成结核病月、季报表和年报表填报，结核病定点诊治机构负责将所有三个登记本资料录入结核病管理信息系统。并对信息质量进行督导。对信息资料进行及时评价，提出改进工作的建议。

(7)制订本辖区培训计划，开展对本辖区医疗机构和乡镇级、社区有关人员的培训，并接受上级的培训。

(8)制订本辖区健康促进计划，并组织实施。负责培训县级健康促进人员，组织编发健康促进宣传材料，评价全县健康促进活动的质量。

(9)编制并上报药品计划，建立药品管理制度，保证货源充足。保证有专人管理药品，建立药品账目，保证药品库房条件达到要求。及时检查库存药品的有效期，日清月结，保证账物相符。

(10)在卫生行政部门领导下，组织本地区结核病防治工作督导、检查和评价工作。

5.乡镇卫生院或社区卫生中心疾病预防保健组

乡镇卫生院或社区卫生中心疾病预防保健组设专职或兼职结核病防治医师。负责其乡镇或社区卫生中心的结核病防治工作。其主要职责如下。

(1)负责村医结核病防治知识培训。

(2)对村医结核病的治疗管理工作进行定期督导、检查。

(3)对肺结核可疑症状者或疑似肺结核病患者的转诊及转诊工作的记录。

(4)执行统一化疗方案，对结核病患者进行规范管理。

(5)乡(镇、街道)预防保健机构负责本单位及所辖区域内疫情报告工作。

6.村级卫生室

村级卫生室设乡村医师，负责本级结核病防治工作。其主要职责如下。

(1)向村民和患者宣传结核病防治知识。

(2)将肺结核可疑症状者及时转至县结核病防治机构就诊、确诊，并做好转诊记录。

(3)执行县级结防机构制订的化疗方案，对结核病患者进行化疗管理，负责落实患者的短程化疗，负责督导患者按时按量服药。

(4)对上级通知需追踪的患者或可疑者进行追踪。

(5)督促患者按时复查、取药，按期留送合格的痰标本。

(6)负责对实施督导化疗的患者家庭成员或志愿者进行指导。

7.医疗机构

各级各类医疗机构(包括厂矿、企事业单位医疗机构)虽然不属于结核病防治机构。但是，它们作为当地的主要卫生医疗力量，要主动参与到当地的结核病防治工作之中。其主要职责如下。

(1)对初诊发现的肺结核病患者或肺结核可疑症状者，按国家有关法规及规定进行患者报告及转诊。

(2)负责对肺结核危重患者的抢救工作。在结核病防治工作中，按有关标准和规范对患者进行诊断和转诊。对收治住院的肺结核病患者，应及时向当地结核病防治机构报告，出院后应将治疗结果报告给患者居住地结防所(科)，若患者需继续化疗，应将患者转至患者居住地结核病防治机构继续进行治疗管理。

(3)负责在医院内开展结核病健康教育活动。

三、结核病防治机构的资源配置

结核病防治机构作为结核病管理的主要业务机构，承担着所在区域结核病防治规划的制订、结核病预防控制资源的协调、业务指导、疫情监测管理、项目组织实施及技术人员培训等结核病防治业务专业管理工作。同时，一部分结核病防治机构还承担着结核病的临床诊疗和患者管治工作。因此，结核病防治机构需要良好的资源配置。

(一)资源配置的原则

(1)整合资源，合理布局。各地要根据实际情况，统筹规划省、市、县(市、区)级结核病防治机构的布局，本着填平补齐的原则建设业务用房和配备设备。

(2)完善功能、满足基本要求。结核病防治机构承担着辖区内的结核病防治工作，房屋、科室、设备的资源配备要满足结核病防治业务工作的要求。在一些省市，结核病防治机构如果同时承担麻风病防治、皮肤性病防治、精神疾病防治以及慢性非传染性疾病防治任务时，房屋、科室、设备的资源配备除要满足结核病防治业务工作的要求外，还要满足麻风病防治、皮肤性病防治、精神疾病防治以及慢性非传染性疾病防治任务工作的要求。

(3)分类指导、规范建设。结核病防治机构资源配置标准要根据覆盖人口及服务功能来确定资源配置的规模，实行统一技术规范，做到规模适宜、功能适用、装备合理，切实提高结核病预防控制能力。

(二)机构设置的要求

(1)原则上每个省、市、县(市)应有一所结核病防治机构，区级结核病防治机构的设置各地可根据实际情况和工作需要确定是否设置。

(2)结核病防治机构根据工作的需要设立的部门包括行政管理科室、业务科室和后勤保障科室。行政管理科室包括办公室、人事科、党团、工会和妇女组织。业务科室包括门诊部、诊室、治疗室、实验室(BSL-2 级)、放射科、防治科、信息资料室和药房等科室。后勤保障科室包括总务科和消毒供应室等。同时承担麻风病防治、皮肤性病防治、精神疾病防治以及慢性非传染性疾病防治任务时,还应设立相应的麻风病防治科、皮肤性病防治科、精神疾病防治科和慢性非传染性疾病防治科等。

(三)工作人员的配备

(1)结核病防治机构工作人员的配备要严格准入制度,除行政管理人员外,严禁非专业技术人员进入结核病防治机构。同时,要优化结核病防治机构人员的学历和专业职称构成。各级结核病防治机构行政管理人员、专业技术人员和工勤人员所占比例为 15%、80%和 5%。省级以上的结核病防治机构专业技术人员的学历构成要求本科以上,并以研究生学历人员为主体。地级结核病防治机构专业技术人员的学历构成要求专科以上,并以本科学历人员为主体。县级结核病防治机构专业技术人员的学历构成要求中专以上,并以本科学历人员为主体。专业技术人员的职称构成省级结核病防治机构高、中、初级人员比例不应低于 1∶2∶3;地级结核病防治机构高、中、初级人员比例不应低于 1∶4∶6;县级结核病防治机构高、中、初级人员比例不应低于 1∶6∶9。

(2)各级结核病防治机构的人员配备标准要根据机构管理区域的大小和服务人口的多少而定。但是,一个独立的结核病防治机构要正常运转,必须要有基本的人员配备。各级独立的结核病防治机构人员配备可参考下列标准。

(3)各级结核病防治机构同时承担麻风病防治、皮肤性病防治、精神疾病防治以及慢性非传染性疾病防治任务时,可根据具体需要增加人员配备标准。

(四)业务用房的配置

结核病防治机构房屋的建设应遵循以下原则。

(1)满足开展疾病预防控制工作的需要,业务用房、实验室、行政及保障等功能用房布局合理,既要符合建筑要求,又符合专业要求的原则。

(2)应贯彻适用、经济、环保、美观的原则。

(3)建筑材料和结构形式的选择,应符合建筑耐久年限、防火、抗震、防洪、建筑节能、保温隔热及施工等方面要求的原则。

独立的结核病防治机构要开展正常结核病防治工作,必须要有基本的业务活动场地用房。各级独立的结核病防治机构基本的业务活动场地用房可参考下列标准配置。

各级结核病防治机构同时承担麻风病防治、皮肤性病防治、精神疾病防治以及慢性非传染性疾病防治任务时,可根据具体需要增加业务活动场地用房建设标准。

四、结核病患者的发现

结核病患者的发现是指通过公认的、可靠的流行病学手段和临床程序以及以痰菌检查为代表的实验室方法完成对结核病患者的诊断,继而进行规范的抗结核病治疗,达到治愈患者,控制传染源的目的。目前世界卫生组织在全球推广应用并取得良好效果的现代结核病控制策略认为,发现和治愈肺结核患者是当前控制结核病疫情的最有效措施。通过 20 世纪 90 年代以来现代结核病控制策略的实践,我国结核病防治工作已经取得重大阶段性成果。至 2005 年底,新涂阳肺结核患者发现率达到 79%,新涂阳肺结核患者治愈率达到 91%。随着我国结核病防控体系不断扩展和完善，结核病患者将获得更高治愈率，以此为前提，加大患者发现的力度，使更多的结核病患者得到及时、规范的治疗对控制结核病疫情至关重要。

（一）发现对象

按照我国新修订的肺结核诊断标准（WS288－2008），肺结核分疑似病例、确诊病例和临床诊断病例。其中，确诊病例和临床诊断病例是发现对象，痰涂片阳性的肺结核患者是主要的发现对象。在临床工作中，肺结核可疑症状者和疑似病例是发现结核病患者的重要线索，应引起包括结防机构、各级综合医疗机构的广大医务工作者高度重视。

1.肺结核可疑症状者和疑似病例

(1)肺结核可疑症状者：咳嗽、咳痰≥2周、咯血或血痰是肺结核的主要症状，具有以上任何一项症状者为肺结核可疑症状者。此外，胸闷、胸痛、低热、盗汗、乏力、食欲减退和体重减轻等为肺结核患者的其他常见症状。这里需要提出的是，虽然多数肺结核病患者有咳嗽症状，但咳嗽并非结核病所特有。急性呼吸道感染、哮喘和慢性阻塞性肺病等一系列呼吸系统疾病也有咳嗽、咳痰症状，同样，咳嗽2周以上也不是一个特异性的条件，但按照惯例和早期的一些研究结果，2周以上的咳嗽、咳痰一直被作为怀疑患有结核病的标准而被多数国家指南和国际指南所采纳，在结核病疫情高发地区尤其如此。

(2)肺结核疑似病例：5岁以下儿童有肺结核可疑症状时，一般不主张以放射性检查为首选检查手段，如果有肺结核可疑症状同时有与涂阳肺结核患者密切接触史，或结核菌素试验强阳性，即可判断为肺结核疑似病例。5岁以上就诊者，无论有无可疑症状，只要胸部影像学检查显示活动性肺结核影像学可疑的表现，即可作为肺结核疑似病例处理。特别需要强调的是，除了X线检查外，还需结合其他检查来确立结核病的诊断，否则容易导致结核病的过诊、漏诊和其他疾病的漏诊。

2.确诊病例

包括涂阳肺结核、仅培阳肺结核和病理学诊断为肺结核三类。

(1)涂阳肺结核：对所有肺结核疑似患者或具有肺结核可疑症状的患者(包括成年人、青少年和能够排痰的儿童)均应至少收集两份最好是3份痰标本用于显微镜或结核分枝杆菌培养检查，而3份痰标本中，至少含有一份清晨痰标本。随着实验室诊断技术不断发展，免疫学、分子生物学方法的探索和应用广受重视，但直至目前，结核菌培养阳性仍然是诊断结核病的“金标准”。而通过显微镜检查发现痰涂片中抗酸杆菌虽然对结核分枝杆菌不具有绝对特异性，但在结核病疫情高发地区，仍然作为确诊手段在结核病控制工作中广泛应用。

由于目前我国尚有很多结防机构的实验室因资源有限而不能开展培养，因此，从可操作性和服务可及性出发，将标准定为凡符合下列任一条件者可诊断为涂阳肺结核病例：①2份痰标本直接涂片抗酸杆菌镜检阳性。②1份痰标本直接涂片抗酸杆菌镜检阳性加肺部影像学检查符合活动性肺结核影像学表现，或者加1份痰标本结核分枝杆菌培养阳性。

(2)仅培阳肺结核：与培养相比，痰涂片镜检的敏感性只有30%～40%。痰涂片阴性，同时肺部影像学检查符合活动性肺结核影像学表现加1份痰标本结核分枝杆菌培养阳性者可归为仅培阳肺结核。因此，在有条件的情况下，应对涂片检查为阴性的疑似病例收集痰标本进行培养，一方面为了避免结核病的过诊和漏诊，一方面还可使结核病患者得到明确的病原学诊断而获得及时治疗。

(3)病理学诊断：对肺部病变标本病理学诊断为结核病变者，即使没有病原学支持，也可确诊为肺结核。但由于开展此项检查技术要求高，不适用于大范围人群的结核病防治，目前一般仅限于疑难病例的鉴别诊断使用。

3.临床诊断病例

所谓临床诊断病例，也可称为活动性涂阴肺结核。此类病例诊断一般应包括三方面依据：一是至少3个痰涂片镜检均为阴性且其中至少1份为清晨痰标本；二是胸部X线片显示与结核相符的病变，即与原发性肺结核、血行播散性肺结核、继发性肺结核、结核性胸膜炎任意一种肺结核病变影像学表现相符；三是对于一般广谱抗生素的治疗反应不佳或无反应，而在诊断性抗感染治疗过程中，注意不应使用氨基糖苷类或氟喹诺酮类等对结核分枝杆菌有杀灭作用的广谱抗生素。对经抗感染治疗仍怀疑患有活动性肺结核的患者可进行诊断性抗结核治疗，推荐使用初治活动性肺结核治疗方案，一般治疗1～2月。此类患者可登记在“结核病患者登记本”中，如最后否定诊断，应变更诊断。

临床诊断病例的确定因情况复杂多变，既需要系统性，又需要灵活性，临床医师根据患者实际情况掌握好这两方面的平衡对于避免结核病的过诊和漏诊具有重要意义。另外，结核菌素实验强阳性、抗结核抗体检查阳性、肺外组织病理检查为结核病变等均可作为涂阴肺结核的诊断参考，诊断流程详见“接诊和诊断程序”。符合临床诊断病例的特点，但确因无痰而未做痰菌检查的未痰检肺结核患者也可按涂阴肺结核的治疗管理方式采取治疗和管理。

（二）发现方式

长期以来，我国大部分地区在结核病防治工作中采用了“因症就诊”为主的被动的发现方式。目前随着我国疾病控制网络化建设的不断完善，以综合医院转诊和结核病防治机构追踪为标志的主动发现模式在结核病发现工作中发挥了越来越重要的作用。下文将以《中国结核病防治规划实施工作指南》中有关内容为线索，将目前我国肺结核患者发现方式做一系统阐释。

1.因症就诊

因症就诊指患者出现肺结核可疑症状后主动到结防机构就诊，是我国结核病控制患者发现的最主要方式。目前我国已经将完善社会动员和健康促进工作列为中国结核病控制策略的重要内容之一，制订并在全国范围内实施倡导、交流和社会动员策略（ACSM），与多部门合作，开展结核病防治健康促进工作。通过建立并充分利用《结核病防治健康教育材料资源库》，有计划、有针对性地在诸如学校、工厂、社区等地开展多种形式的健康促进活动，取得了较好的成效。随着社会民众结核病防治知识知晓率逐步提高，越来越多具有可疑症状的患者能够主动到疾控中心、结核病防治所、慢性病防治中心等结防机构就诊。

2.转诊和追踪

全国结核病防治规划（2001－2010年）中，特别强调了结核病患者归口管理和督导治疗，相应的在我国的结核病防治规划实施工作指南中也要求，各级综合医疗机构和结核病防治机构要在患者的发现、治疗等环节开展紧密合作，共同遏制结核病流行，简称“医防合作”。在医防合作中，卫生行政部门负责领导、协调开展转诊和追踪工作；要将肺结核患者转诊和追踪实施情况纳入对医疗卫生机构和结防机构目标考核内容，至少每年考核一次；应建立例会制度，定期听取医疗卫生机构和结防机构关于转诊和追踪工作的进展情况汇报，解决实施过程中出现的问题，并提出下一步工作要求。

转诊和追踪是医防合作的重要组成部分，是两个主体不同，相互关联的环节，其中转诊指患者出现肺结核可疑症状后到医疗卫生机构（不包括结防机构）就诊，经胸部X线或痰菌检查等诊断为肺结核或疑似肺结核患者后，患者携带医师填写的转诊单到结防机构就诊。医疗机构在具体执行的过程中，可以根据自身情况，采取感染科、呼吸科、实验室、放射科多科室共同转诊，或采取由医院预防保健科统一登记、转诊等模式，及时将应转诊对象转诊到结防机构接受治疗管理。

转诊的必要性是由结核病的特点和治疗要求决定的。结核病作为一种慢性传染性疾病，治疗需要长时间规则服药，否则极易产生耐药而治疗失败。在一般的综合医疗机构，结核病患者或许可以得到准确的诊断和正确的治疗方案，但是在至少6～9个月的治疗过程中，难以实施严格的治疗管理措施来保证患者规范治疗，而结核病专业机构则可以在诊断、治疗、跟踪随访、不良反应处理等各个环节实施严格管理和密切监测，保证患者坚持治疗和规律服药，提高结核病治愈率，减少因不规则服药而产生耐药、耐多药等不良后果。

追踪可以说是对转诊工作的重要补充，指对于医疗卫生机构疫情报告并转诊的肺结核和疑似肺结核患者，未按时到结防机构就诊，则须由结防机构或乡、村医师进行追踪，使其到结防机构接受检查和治疗。追踪工作与结核病网络报告关系密切，结防机构需要指定专人负责，对医疗卫生机构在疾病监测信息报告管理系统（以下简称“网络直报”）中报告的肺结核患者或疑似肺结核患者信息进行浏览、核实，并与结防机构临床医师紧密协作，对转诊未到位的患者进行追踪。下面分别就转诊、追踪两个环节进行阐述。

(1)转诊。

转诊主体：各综合医疗单位、私营医疗机构门诊或住院部的医务人员，特别是呼吸科、感染科等密切相关科室的医师，通常采取首诊医师负责制原则。

转诊对象：在各综合医疗单位、私营医疗机构门诊就诊的不需要住院治疗的肺结核患者或疑似肺结核患者；需住院治疗者，出院后仍需治疗的肺结核患者均为转诊对象。在我国结核病网络报告系统中，对应转诊对象有更为明确的要求。

转诊程序：①填写转诊单和转诊登记本：转诊单一般由省级或市级结防机构根据国家结核病防治规划实施手册要求统一印制逐级分发至各级医疗机构，对需转诊对象，医疗卫生机构除填写传染病报告卡外，还要填写“肺结核患者或疑似肺结核患者转诊/推荐单”一式3份，一般采用复写纸方式以减少工作量，提高工作效率。一份留医疗卫生机构存档；一份由医疗卫生机构送达指定的结防机构；一份由患者携带，到指定的结防机构就诊。各级医疗机构应在感染科、医疗保健科或其他指定科室安排人员每天收集院内转诊单，并及时核对填写资料，对患者相关信息，尤其是患者联系信息不详的，要督促转诊医师及时更正。同时填写“医院肺结核患者及疑似肺结核患者转诊登记本”。②转诊前健康教育：结核病防治机构应在卫生行政部门协调下，积极开展对综合医疗机构医务人员在结核病健康教育方面的培训，使医疗卫生机构转诊医师或护士能够熟练掌握宣传教育技巧和内容，以保证患者转诊前能接受良好的健康教育。良好的健康教育即可由医师实施、也可由护士实施，许多医院根据自身实际情况，采取了委派专门护士进行健康教育的方式，效果非常理想。健康教育的内容应包括：向患者解释其可能患了肺结核，并讲解结核病相关知识和国家为结核病患者提供的各项优惠和减免政策，以及转诊到结防机构的必要性或原因等内容。③转诊：一般在进行健康教育后，即嘱咐患者及时到结防机构就诊。部分结核病防治机构为院所合一的模式或结核病防治专科医院，在患者的住院管理和门诊管理之间、普通门诊和肺结核门诊之间要建立规范的转诊机制，保证患者及时接受规范的督导治疗。

转诊要求：及时转诊；按照转诊程序规范转诊；患者转诊单填写不能漏项，患者联系地址和电话须填写清楚、准确；患者的住院和出院情况要及时在传染病信息报告系统中进行订正；各医疗机构根据自身特点，制订规范的转诊流程图。

转诊评价指标：转诊率和转诊到位率是目前评价转诊工作的主要指标。

在实际工作中，评价指标还应包括一些过程指标，如：是否将结核病转诊纳入了医疗机构考核体系；是否制订转诊制度和流程；是否建立了转诊患者登记本等，还要特别强调医疗卫生机构内各有关科室要及时详细填写门诊工作日志、放射科结核病患者登记本、实验室登记本、出入院登记本等，保证基础资料的完善。应鼓励部分有条件的医院对部分病情较重、传染性较强或耐药、耐多药患者采取救护车转送到结防机构等更为积极的做法，以提高转诊到位率、减少结核病的传播。

(2)追踪。

追踪主体：各级结防机构或乡村卫生医疗机构的医务人员。

追踪对象：辖区内、外医疗卫生机构报告或转诊现住址为本辖区的非住院肺结核患者或疑似肺结核患者，在报告后 24 小时内未到当地结防机构就诊者；在医疗卫生机构进行住院治疗的肺结核患者，出院后 2 天内未与当地结防机构取得联系。

有关追踪对象的确定需要综合临床和网络信息，主要包括以下几个环节：①结防机构的工作人员需要每天将前一天医疗卫生机构网络直报的确诊或疑似肺结核患者逐一进行浏览、查重，对于重复报告的传染病报告卡按照有关要求进行删除。②查重后网络直报中的肺结核患者基本信息转录到“县(区)结防机构肺结核患者和疑似肺结核患者追踪情况登记本”(简称“追踪登记本”)，追踪登记本也可以通过网络导出装订成册。③将“追踪登记本”信息与结防机构“初诊患者登记本”和“肺结核患者或疑似肺结核患者转诊/推荐单”进行核对并记录所有具有报告信息患者“转诊日期”及“追踪、到位信息”。④对“传染病报告卡”“备注”栏中注明的住院患者，通过与报告医疗卫生机构住院部核实，确定患者已住院，则应在追踪登记本“备注”栏中注明。

追踪方法：①电话追踪是目前最为常用的追踪方法：由县(区)结防机构负责追踪的人员直接与患者电话联系了解患者未就诊原因，劝导患者到结防机构就诊和治疗。该方法的前提是转诊单或报告卡所填患者联系电话必须准确可靠，这也是转诊、报病阶段对临床医师和信息填报人员须反复强调的重点。②逐级开展现场追踪：对报病信息或转诊单上没有电话或通过电话追踪 3 天内未到位的患者，县(区)结防机构追踪人员与乡镇级卫生服务机构的医师电话联系，或将“患者追访通知单”传真或邮寄至乡镇医师，告知患者的详细情况。乡镇医师接到信息后，及时通知村医与患者进行联系，通过对患者进行结核病相关知识健康教育，说服患者到结防机构就诊；若 5 天内未到结防机构就诊，乡镇医师应主动到患者家中家访并劝导患者到结防机构就诊。同时电话通知或填写“患者追访通知单”第二联，向县(区)级结防机构进行反馈。经电话、乡(村)医师追踪，7 天内仍未到位的患者，县(区)结防机构追踪人员应主动到患者家中，充分与患者交流，了解患者未能及时到结防机构就诊的原因并努力劝导患者到结防机构就诊。

追踪评价指标：追踪率和追踪到位率是主要评价指标。

关于追踪工作的评价同样包括一些非量化指标，如：是否建立了追踪流程和追踪制度；是否设立了结核病患者转诊、追踪登记本；是否与综合医疗机构建立了良好的反馈机制等。

(3)转诊、追踪的总体评价：转诊、追踪是两个紧密衔接的环节，实施的总体情况在很大程度上反映一个地区的医防合作成效。在数据录入质量较高的情况下，转诊追踪总体到位率目前可通过网络报表统计得出，是对转诊追踪情况的总体评价指标。

(4)转诊和追踪结果的反馈与激励措施：为强化各级医疗机构和结防机构医务人员对转诊追

踪的认识，县(区)结防机构应每月采用反馈表的方式将患者转诊和追踪到位情况、结核病的核实诊断情况反馈给转诊单位、参与追踪的乡镇卫生院(社区卫生服务中心)医师和村卫生室(社区卫生服务站)医师，对他们的合作表示感谢，并结合本地实际和相关政策给予一定激励。

3.因症推荐

因症推荐大多适用于技术条件相对不足，自己没有能力对患者进行进一步诊治的单位。一般来说，咳嗽、咳痰≥2周、咯血或血痰是肺结核的主要症状，具有以上任何一项症状者均可考虑为肺结核可疑症状者。医务人员或有关人员应将发现的肺结核可疑症状者推荐并督促其到结防机构接受检查。积极、及时地推荐病例非常关键，常常取决于接诊医师对结核病防治工作的认识和重视程度。因此，有计划地开展结核病防治知识、政策等培训，是促进因症推荐成效的重要因素。

4.接触者检查

指对涂阳肺结核患者的密切接触者进行结核病可疑症状筛查或结核病检查。涂阳肺结核病患者是公认的传染源。据统计，一个涂片阳性肺结核病患者如果得不到正规治疗，一年中可传染10～15人，被感染者一生中发生结核病的可能性为5%～10%。因此，对涂阳肺结核患者的密切接触者进行筛查是更为积极地干预结核病传播链的重要举措。目前，我国已经将涂片阳性肺结核病患者的密切接触者筛查和检查纳入结核病防治免费政策，密切接触者检查已经成为结核病控制日常工作的重要内容。

(1)密切接触者含义：一般指新登记痰涂片阳性肺结核病患者(含初治和复治患者)的密切接触者，包括与痰涂片阳性肺结核病患者直接接触的家庭成员、同事、同学或同宿舍居住者。在判定密切接触者，分析其感染、发病可能性时，要综合考虑与病例接触时，病例是否处于传染期、病例临床表现、与病例的接触方式、接触时所采取的防护措施，以及暴露于病例污染的环境和物体的程度等因素，进行综合判断，在进行检查的同时，建议及时采取有针对性的防控措施。

(2)检查程序：①对每一位新登记涂片阳性肺结核病患者进行常规询问，调查其密切接触者信息，接触者中有肺结核可疑症状者，应填写在“涂阳肺结核病患者密切接触者登记本”上。②结防机构人员对新登记涂阳患者需进行有关密切接触者检查重要性的宣传教育。根据密切接触者范围、场所等实际情况，开展有针对性的结核病防治知识宣传或请患者将防治知识宣传卡或其他宣传资料转交给密切接触者，特别要注意通知已经出现或近期曾经出现肺结核病可疑症状的密切接触者到结防机构检查。③密切接触者接受检查后，应及时将检查结果记录到“涂阳肺结核病患者密切接触者登记本”中。

(3)密切接触者检查方法及处理原则如下。

检查方法：①PPD皮试。适用于0～14岁儿童有肺结核病可疑症状者。②胸部X线片。适用于0～14岁儿童PPD硬结平均直径≥15 mm或有水疱等强烈反应者、≥15岁有肺结核可疑症状者。③痰涂片检查。适用于对0～14岁儿童胸片有异常阴影者、≥15岁有肺结核可疑症状者。

处理原则：①凡符合上述拍片和查痰标准的密切接触者的信息及检查结果，要登记在涂阳肺结核病患者密切接触者登记本上，也要登记在“初诊患者登记本”上。②对检查发现的肺结核病患者，按照《中国结核病防治规划实施工作指南》的要求进行治疗管理。③经检查没有异常发现的密切接触者，进行结核病知识宣传。宣传重点：一旦出现可疑肺结核病症状，应立即到指定的结防机构就诊；肺结核不可怕，绝大多数是可以治愈的。④对于学校内、工厂车间内等人群比较密集的场所，建议采取尤其积极主动的措施来进行密切接触者检查，避免结核病疫情暴发和流行。

5.健康检查

健康体检是一种主动发现结核病患者的手段，成本效益比较低，一般不作为患者发现的常规方法。更多适用情况是结核病防治机构积极与开展健康体检的机构合作，在进行健康体检时，特别关注结核病高发人群和重点行业人群，以便及时发现肺结核患者或疑似肺结核患者。健康体检的主要对象如下。

(1)高危人群：①农民工或来自结核病高发地区移民及求职者。②儿童及青少年中结核菌素反应强阳性者。③涂阳肺结核病患者的密切接触者。④糖尿病、接受免疫抑制剂治疗、矽肺、艾滋病病毒感染者及艾滋病患者。结核病和艾滋病病毒双重感染防治是目前结核病防治的重要挑战之一，在艾滋病病毒感染者和艾滋病患者中常规开展结核病调查已经逐步纳入我国艾滋病防治和结核病防治工作体系。⑤羁押人群。对于羁押人群中的结核病患者，大多地区采取了属地化管理的原则，其发现和治疗管理需要司法、监狱、当地结核病防治机构、卫生行政部门等有关各方充分沟通合作。由于羁押人群相对的独立性和固有的特殊性，因此，需要结核病防治机构进一步研究和探讨。

(2)重点人群：①教育系统的工作人员，主要包括托幼机构职工及大、中、小学教职工。②入伍新兵。③食品、卫生服务行业职工和劳动密集型企业职工。④来自偏远少数民族地区，到大中城市就读的学生。

6.结核病流行病学调查

虽然流行病学调查的主要目的是了解一个地区结核病疫情状况，但在调查过程中也会发现一部分结核病患者。

(三)接诊和诊断程序

1.问诊

问诊是接诊的第一环节，问诊的过程也是医师与患者交流的过程，富于技巧的良好问诊对于病情的判断、初步建立医患互信，乃至对后期患者的治疗都会产生深刻的影响。接诊医师应该详细询问初诊患者是否有咳嗽、咳痰、咯血、胸痛、发热、乏力、食欲减退、盗汗等症状，症状出现和持续时间，既往史(结核病史、抗结核治疗史、肝肾病史、药物过敏史、粉尘接触史与肺结核患者密切接触史等)，是否已在其他地区结防机构登记和治疗等内容。

对推荐或转诊来的患者要询问发病过程、诊疗经过、诊断结果和治疗情况，并保存其推荐/转诊单，特别要关注治疗方案是否准确、治疗过程中是否有中断现象、不良反应发生等方面的信息，为患者病情判断和治疗管理打下良好基础。

对已在其他地区登记和治疗的患者，要按照“跨区域管理”有关流程(见第五节)在网络直报系统中查阅本单位是否收到该患者转入信息，若无转入信息，则要通过电话等方式与首次登记治疗单位联系，获取该患者既往治疗信息，确保患者得到准确、及时、规范的治疗。

2.填写“初诊患者登记本”

“初诊登记本”是目前结防机构普遍使用的结核病患者登记工具，记录内容是重要的“第一手资料”，由县(区)结防机构接诊医师认真填写。凡初次就诊患者都要在“初诊患者登记本”上登记。目前全国结防机构统一执行《中国结核病防治规划实施工作指南》中的规范，部分地区开始逐步推广电子病案、无纸化办公系统，“初诊患者登记本”纸质版仍然需要妥善保留存档。下表为

“初诊患者登记本”样板及其填写说明。

3.痰涂片显微镜检查

随着现代结核病诊断技术不断进展，越来越多的快速诊断技术开始在临床应用，但作为结核病控制工作中广泛应用的结核病诊断技术，痰涂片显微镜检查仍是目前肺结核患者诊断不可替代的重要手段。

（1）查痰对象：前来就诊的肺结核患者、疑似肺结核患者和肺结核可疑症状者，对转入患者或在经住院治疗后转诊者，如在外院或外地结防机构就诊时已经做过痰检，根据病历资料或网上转入信息核实后，可参考结果直接登记。

（2）收集3份合格痰标本：对初诊患者，要求当日在门诊留1份“即时痰”标本，同时发给患者两个标记患者姓名的痰标本盒，嘱患者次日带“夜间痰”和“晨痰”进行检查。应告诉初诊患者留取合格痰标本的方法，保证其提供的痰标本是从肺深部咳出的黏性或脓性痰。

（3）乡镇查痰点：一般查痰在县或区级结防机构实验室进行，为减轻部分边远地区、交通不便地区的患者负担，提高结核病防治服务可及性，我国在部分地区设置了乡镇查痰点，一般设立在镇级中心卫生院检验室，相关人员需要接受结防机构检验人员专业培训，工作环境和实验操作要接受上级实验室的质量控制。特别强调所有检查玻片要妥善保存，阳性涂片由当地县级结防机构进行复核后才生效，以保证结果准确性。

4.痰分枝杆菌培养和菌型鉴定

鉴于痰涂片检查无法区别结核分枝杆菌和非结核分枝杆菌，建议在有条件的实验室在进行直接痰涂片检查结果的同时，开展痰分枝杆菌培养、药敏试验、菌型鉴定甚至分子生物学检测等技术资源要求较高的项目以更好地明确诊断和指导治疗。

5.胸部影像学检查

胸部X线检查目前对结核病诊断仍然是重要的手段之一，特别是在基层医疗单位。病原学检查和组织病理检查是肺结核诊断的确切依据，但在上述两项无法满足的时候，胸部X线检查结果就显得尤为关键。因此，大部分肺结核患者均采用X线诊断技术。但为减少放射性损伤，对于孕妇、婴幼儿、儿童患者或疑似病例，应严格掌握指征，防止滥用；对成人亦应尽量减少不必要的重复检查。一般来说，0～14岁儿童肺结核可疑症状者、结核菌素试验强阳性者拍胸部正位片1张，胸部正位片显示异常可加拍侧位片1张；对≥15周岁肺结核可疑症状者直接拍摄胸片检查，但如患者可提供近2周内胸片或胸片报告单，可借阅其胸片核实情况，不再重复拍胸片检查。

胸部CT扫描在结核病诊断与鉴别诊断中的价值已经得到了广泛的认可，其优点主要在于：对缺乏病原学诊断的肺部肿块、囊肿阴影、空洞、结节和浸润型阴影的鉴别诊断；血行播散型肺结核早期发现；胸内肿大淋巴结、淋巴结隐匿部位病灶的鉴别诊断；胸腔积液，特别是少量、包裹性胸腔积液和胸膜病变的鉴别诊断等。

6.结核菌素试验

我国是结核病高流行国家，儿童普种卡介苗，因此阳性结果对诊断结核病、区别人工和自然感染结核菌的意义不大。但强阳性结果仍然对结核病诊断具有一定的参考价值。临床上结核菌素试验常应用于0～14岁儿童肺结核可疑症状者、与涂阳肺结核患者密切接触的0～14岁儿童或需与其他疾病鉴别诊断的患者。

7.结核病分类

按照2001年《中华人民共和国卫生行业标准》，结核病分为以下5类。

(1)原发性肺结核(简写为Ⅰ),为原发结核杆菌感染所致病症,包括原发综合征和胸内淋巴结结核。

(2)血行播散性肺结核(简写为Ⅱ),包括急性、亚急性、慢性血行播散性肺结核。

(3)继发性肺结核(简写为Ⅲ),是肺结核中的最常见类型,包括浸润性、纤维空洞性及干酪性肺炎、气管支气管结核、结核球等。

(4)结核性胸膜炎(简写为Ⅳ),包括干性、渗出性结核性胸膜炎和结核性脓胸。

(5)其他肺外结核(简写为Ⅴ),包括骨关节结核、结核性脑膜炎、肾结核、肠结核等。

8.结核性胸膜炎诊断要点

(1)确诊依据包括病原学和病理学两方面:①病原学,胸腔积液涂片或培养查到结核分枝杆菌。②病理学,胸膜活检符合结核病变病理学特征。

(2)诊断:缺乏上述两项依据者,若具有典型的胸膜炎症状及体征,同时符合以下辅助检查指标中至少一项者或临床上可排除其他原因引起的胸腔积液,可诊断为结核性胸膜炎。①结核菌素皮肤试验反应强阳性或血清抗结核抗体阳性。②胸腔积液常规及生化检查符合结核性渗出液改变。③肺外组织病理检查证实为结核病变。

(四)肺结核疫情报告

1.报告依据

2004 年 12 月 1 日起施行的《中华人民共和国传染病防治法》中,将肺结核病列为乙类传染病。各责任报告单位和报告人应按照乙类传染病报告要求,对肺结核病例限时进行报告。

2.责任报告单位及报告人

各级疾病预防控制机构、各类医疗卫生机构和采供血机构均为责任报告单位;其执行职务的人员、乡村医师和个体开业医师均为责任疫情报告人。

3.报告对象

凡在各级各类医疗卫生机构就诊的肺结核患者(包括确诊病例、临床诊断病例和疑似病例)均为病例报告对象,在报告中分为涂阳、仅培阳、菌阴和未痰检 4 类。需特别提出的是,为使报告信息准确反映疫情状况,对于明确的陈旧性肺结核病例、刚刚完成规范疗程的肺结核病例,均不作为报告对象。

4.报告时限

根据我国《传染病法实施办法》有关规定,责任疫情报告人发现乙类传染病患者、病原携带者和疑似传染病患者时,城镇于 12 小时内,农村于 24 小时内向发病地的卫生防疫机构报出传染病报告卡。

结合上述要求和目前我国肺结核病监测网络现状,我国《结核病防治规划实施工作指南》中要求,凡肺结核或疑似肺结核病例诊断后,实行网络直报的责任报告单位应于 24 小时内进行网络报告;未实行网络直报的责任报告单位应于 24 小时内寄出或送出“中华人民共和国传染病报告卡”(以下简称“传染病报告卡”)给属地疾病预防控制机构。县(区)级疾病预防控制机构收到无网络直报条件责任报告单位报送的传染病报告卡后,应于 2 小时内通过网络直报进行报告。

5.报告程序与方式

传染病报告实行属地化管理。传染病报告卡由首诊医师或其他执行职务的人员负责填写。现场调查时发现的传染病病例,由属地结防机构的现场调查人员填写报告卡。肺结核病疫情信息实行网络直报,没有条件实行网络直报的医疗卫生机构,应在 24 小时内将传染病报告卡寄出或送给属地县级疾病预防控制机构。军队医疗卫生机构向社会公众提供医疗服务时,发现传染病疫情应当按照国务院卫生行政部门的规定向属地疾病预防控制机构报告。

6.传染病报告卡的订正与查重

各级政府卫生行政部门指定的结核病防治机构应当对辖区内各类医疗保健机构的结核病疫情登记报告和管理情况定期进行核实、检查、指导,及时对报告卡进行订正和查重,内容主要如下。

(1)重新填写传染病报告卡:同一医疗卫生机构发生报告病例诊断变更、死亡或填卡错误时,应由该医疗卫生机构及时进行订正报告,并重新填写传染病报告卡,卡片类别选择"订正"项,并注明原报告病名。对报告的疑似病例,应及时进行排除或确诊。转诊病例发生诊断变更或死亡时,由转诊医疗卫生机构填写订正卡并向患者现住址所在地县(区)级结防机构报告。

(2)患者现住址和联系方式的核实:强调准确填写患者联系电话,便于后期对患者进行随访,对于调查核实现住址查无此人的病例,应由核实单位更正为地址不详。

(3)对肺结核患者进行追踪及报告卡订正:结防机构对其他单位报告的病例进行追踪调查,发现报告信息有误、变动或排除病例时应及时订正。

(4)重报卡的删除:结防机构及具备网络直报条件的医疗卫生机构每天对报告信息进行查重,对重复报告信息进行删除。

(5)追踪到位情况订正:在"追踪登记本"的"到位情况"和"到位诊断结果"栏目中填写患者的到位情况和核实诊断结果;根据实际情况对网络直报中的原始报告信息予以订正,对于需抗结核治疗的患者进行"收治"并录入患者的相关信息。

五、肺结核患者的登记管理

通过世界银行贷款结核病控制项目,国家"十五""十一五"结核病防治规划,全球基金结核病防治项目等结核病防治项目的实施,我国逐步建立起一套较为完善的肺结核患者登记管理体系。其主要内容包括患者诊断、治疗、随访、转归等各环节情况,主要形式有纸质登记资料和2004年建立并投入使用的结核病网络登记管理系统,本节仅就纸质登记系统管理进行阐述,网络登记系统将在有关章节作详细介绍。

(一)结核病患者登记的意义和方法

对肺结核患者进行登记管理是现代结核病控制策略的重要基础,是实现肺结核患者规范治疗的基本保证,根本目的在于提高结核病治愈率,控制结核病疫情。目前全国结核病防治机构采用统一内容的结核病患者登记本,初步实现了肺结核病患者登记和管理标准化。对耐药、耐多药等特殊情况下的结核病患者登记管理体系尚处于项目试点阶段,有待进一步完善并逐渐推广。

1.对确诊结核病患者进行登记的必要性

首先,长期以来的结核病控制工作实践表明,以县为单位对结核病患者登记是对患者实施较长时间的科学管理,保证和监测治疗效果的有效方法。2005年底,我国结核病防治工作实现十一五规划和全球要求的DOTS覆盖率达到100%,发现率达到70%,治愈率达到85%的阶段性目标,不断完善的登记系统发挥了重要的基础性作用;其次,及时、准确登记患者,全程系统地收集每一个个案的治疗管理信息,不仅有利于患者的治疗效果,更重要的是将个案信息分类汇总获取的防治信息,对于及时发现防治工作中出现的问题、考核评价整体防治效果和调整改进防治措施都具有指导意义;最后,通过不断完善登记系统,获取高质量的年度登记率等流行病学数据可以更为准确地反映结核病发病和患病趋势，节约开展大规模流行病学调查所需的人力、物力和财力等宝贵资源。

2.登记单位和责任人

县(区)级结防机构或承担患者治疗管理任务的市级结防机构负责本辖区结核病患者的登记工作。由于目前采用纸质和网络信息并行的方法，门诊医师和信息资料管理人员应紧密沟通，共同负责，保证网络报告数据的高质量。一般来讲，门诊医师负责纸质材料的填写，信息资料管理人员负责将门诊原始资料进行网络录入，也有部分结防机构可在门诊直接完成电脑录入患者病案信息，减少了重复环节，提高了数据的准确性和及时性。

3.登记对象和分类

随着我国结核病控制工作的拓展，目前，所有的活动性肺结核患者都被纳入登记管理。同时，新结核性胸膜炎患者和其他肺外结核患者也成为登记对象。此外，下列患者也应进行重新登记：复发、返回、初治失败、其他几类。

4.结核病患者登记本登记内容和登记方法

结核病患者登记本主要填写患者基本信息、登记分类、治疗期间随访检查结果以及转归等内容。结合我国结核病防治工作进展和新挑战，结核病患者登记本也进行了相应的调整，增加了流动人口跨区域管理、TB/HI V 检测、耐多药结核病管理、系统管理率等内涵。《中国结核病防治规划实施工作指南》在患者登记本填写说明中详细列出了登记本中相关名词的定义和具体填写方法，是我国统一标准、统一要求的登记管理模式。

随着中国结核病管理信息系统的不断完善，病案资料录入良好的县(区)，可通过计算机直接生成"结核病患者登记本"，可定期打印留存以便于工作中浏览和核查。但无论是纸质还是网络记录资料，均为重要的原始资料，要求准确、完整、及时、妥善保管，并不得随意涂改。

(二)肺结核患者病案记录

我国目前已经在全国结防机构推广使用了统一内容的肺结核患者病案，下简称"病案记录"。对登记并进行治疗的活动性肺结核患者、结核性胸膜炎患者，应按"病案记录"的内容和要求进行记录；对未在结防机构治疗管理的肺外结核病患者，只填写病案首页的主要内容，包括姓名、性别、出生日期、职业、登记号、身份证号、民族和现住址等，然后存档保留。

但现有通用的结核病患者登记和病案记录尚未能满足耐药、耐多药结核病患者管理的需要。如何将全部的肺结核病患者整合入同一病案记录系统或网络报告系统，以更高效地利用各项数据资料是目前我国结核病控制工作面临的亟待解决的问题。2006 年以来，我国已经通过在部分省市实施"中国第五轮全球基金结核病防治项目耐多药结核病防治项目"积累了一定的经验，对于耐药、耐多药等将来设计应用涵盖所有结核病患者的登记和病案记录系统作出了有益探索。

(三)肺结核患者联系卡

良好的医患沟通是提高患者治疗依从性的重要基础。为方便患者与医师保持联系，县(区)结防机构门诊医师要为每位确诊肺结核患者免费发放"联系卡"，同时要对所有肺结核患者进行充分的结核病相关知识健康教育，告知规律治疗重要性和中断治疗的危害，提高患者治疗依从性。部分结核病防治机构设立健康教育室，安排专人(护士或医师)对患者进行更为专业的健康教育，收到了良好效果，值得借鉴。

对于流动人口结核病患者，必要时可采取一定的补助或激励措施，鼓励患者在治疗期间尽量不要离开居住地，如必须离开，提前通知负责治疗的医师，以便启动结核病跨区域管理机制，确保

患者离开后在异地继续获得治疗及管理。

六、结核病患者的治疗管理

化学疗法已成为当今控制结核病流行的首要措施。在不住院条件下，采用统一的标准化治疗方案之后，实施有效的治疗管理是化疗成败的关键。只有积极有效地落实患者的治疗管理工作，确保患者能规律治疗，才能取得化疗的成功。活动性肺结核患者均为治疗管理对象。其中，涂阳肺结核患者是重点管理对象。

（一）治疗管理的目的

治疗管理的目的是在医务人员的督导下，确保肺结核病患者在全疗程中，规律、联合、足量和不间断地实施化疗，最终获得治愈。

（二）治疗管理的原则

化学疗法应以传染源为主要对象，即对全部痰细菌学检查阳性（含涂片、集菌和培养阳性）的肺结核病患者，实施在医务人员直接面视下的短程化疗，确保患者全程规律化疗。

（三）治疗管理的组织与分工

在不住院条件下，对活动性肺结核患者进行治疗管理的机构及相关人员分工如下。

1.县（区）结防机构

（1）执行统一的短程标准化治疗方案，为肺结核患者提供免费抗结核药品。

（2）向患者做好有关治疗的健康教育，使每一位患者了解治疗及管理的注意事项。

（3）给患者发放肺结核患者联系卡，与其签订治疗管理协议。

（4）通过电话、结核病管理信息系统或书面等形式，将患者的诊断信息告知乡镇卫生院（社区卫生服务中心）、村卫生室（社区卫生服务站）和厂矿、企事业单位医务室的医护人员，并指导其开展对患者的治疗管理工作。

（5）定期对乡镇卫生院（社区卫生服务中心）、村卫生室（社区卫生服务站）和厂矿、企事业单位医务室的医护人员和肺结核患者进行督导。

（6）对肺结核患者的治疗效果进行考核、分析和评价。

2.乡（镇）卫生院（社区卫生服务中心）

（1）接到县（区）结防机构确诊的肺结核患者诊断信息后，应立即对患者进行访视，并落实患者的治疗管理工作。同时要在“乡（镇）肺结核患者管理登记本”上进行登记。

（2）对每位患者在全疗程中至少访视 4 次，了解患者治疗情况，督导村卫生室（社区卫生服务站）医师和其他督导人员实施直接面视下的短程化疗。并将访视结果记录在“肺结核患者治疗记录卡”上。

3.村卫生室（社区卫生服务站）及企事业单位医务室的医护人员

（1）每次督导患者服药后按要求填写“肺结核患者治疗记录卡”。

（2）患者如未按时服药，应及时采取补救措施，防止患者中断服药。

（3）一旦发现患者出现不良反应或中断用药等情况，及时报告上级主管医师并采取相应措施。

（4）督促患者定期复查，协助收集痰标本。

（5）患者完成全程治疗后，督促患者将“肺结核患者治疗记录卡”送至县（区）结防机构归档保存。

(6)在村卫生室(社区卫生服务站)医师实施督导化疗有困难的地区,可选择具备一定文化水平的志愿者(如村干部、小学教师、学生等)或家庭成员进行培训,以代替村卫生室(社区卫生服务站)医师实施督导化疗。

(四)治疗管理的参与人员职责

1.参与肺结核患者督导治疗管理人员

(1)医务人员:县(区)结防机构、乡镇卫生院(社区卫生服务中心)和村卫生室(社区卫生服务站)承担预防保健工作任务的医务人员可对结核病患者进行督导治疗管理。

(2)家庭成员:结核病患者的配偶、父母、子女及与患者一起生活的其他家庭成员,年龄在15岁以上,具备小学及以上文化程度,经过村级医师培训后能够督促管理患者服药、复查和填写相关记录者也可对结核病患者进行督导治疗管理。

(3)志愿者:除医务人员和家庭成员外志愿承担对结核病患者治疗管理工作的人员,如教师、学生、已治愈的结核病患者及其他人员等。年龄在18岁以上,具备初中及以上文化程度,经过结防医师培训后能够督促管理患者服药、复查和填写相关记录者也可对结核病患者进行督导治疗管理。

2.督导治疗管理人员的选择

患者的治疗管理原则上由医务人员进行督导。如果患者居住地离村卫生室(社区卫生服务站)的距离超过1.5公里或者村级医师无法承担督导任务时,可以实行家庭成员督导或者志愿者督导。接受国家耐多药结核病治疗方案的患者必须由医务人员进行督导。

3.督导治疗管理人员的职责

(1)应根据肺结核患者实际情况确定服药地点和时间,面视患者服药。

督导治疗管理人员必须经过培训后方可参与患者服药督导工作。医务人员的培训应纳入常规的业务技术培训,家庭督导员和志愿者由村卫生室(社区卫生服务站)医师进行培训。

培训方法:由村卫生室(社区卫生服务站)医师向家庭督导员或志愿者讲述培训内容。培训结束后,考核督导员培训的主要内容。对不能正确回答的相关内容要重复培训。

培训内容:①结核病防治基本知识,如防止结核病传染的方法、治疗疗程等。②患者所用药物的名称、每次用药剂量和方法。③做到送药到手、看服到口,按照化疗方案的要求每天或隔天服药。患者误期未服,每天服药者应顺延服药时间,隔天服药者请在24小时内补上。④药物常见不良反应,如有不良反应及时督促患者找医师处理。⑤在患者服药期间,原则上在治疗满2个月、5个月、6个月(复治8个月)时,督促患者带晨痰和夜间痰到结防机构复查,具体时间详见"肺结核患者治疗记录卡"。⑥做好患者每次服药记录。

(2)患者如未按时服药,应及时采取补救措施。

(3)每次督导服药后按要求填写"肺结核患者治疗记录卡"。

(4)一旦发现患者出现不良反应或中断用药等情况,及时报告上级主管医师并采取相应措施。

(5)督促患者定期复查,协助收集痰标本。

(6)患者完成全程治疗后,督促患者及时将"肺结核患者治疗记录卡"送至县(区)结防机构归档保存。

(五)治疗管理的主要内容

(1)督导患者服用抗结核药物,确保患者做到全疗程规律服药。

(2)观察患者用药后有无不良反应,对有不良反应者应及时采取措施,最大限度地保证患者完成规定的疗程。

(3)督促患者定期复查,掌握其痰菌变化情况,并做好记录。痰菌检查结果是判断治疗效果的主要标准,国家对治疗期间随访的肺结核患者进行免费痰涂片检查。①初治涂阳、涂阴肺结核患者在治疗至第 2 个月末、5 个月末和疗程末(6 个月末);复治涂阳肺结核患者在治疗至第 2 个月末、5 个月末和疗程末(8 个月末)要分别收集晨痰和夜间痰各 1 份进行涂片检查。②初、复治涂阳肺结核患者在治疗第 2 个月末,痰菌仍为阳性者,应在治疗第 3 个月末增加痰涂片检查 1 次。③确诊并登记的涂阴肺结核患者,即使患者因故未接受治疗,也应在登记后满 2 个月和满 6 个月时进行痰菌检查。

(4)采取多种形式对患者及其家属进行结核病防治知识的健康教育,提高患者的治疗依从性及家属督促服药的责任心。

(5)保证充足的药品储备与供应。

(六)治疗管理的方式

为保证肺结核患者在治疗过程中能坚持规律用药,完成规定的疗程,必须对治疗中的患者采取有效的管理措施。肺结核患者的治疗管理方式有全程督导化疗、强化期督导化疗、全程管理和自服药。

1.全程督导化疗

指在肺结核患者的治疗全过程中,患者每次用药均在督导人员直接面视下进行。涂阳患者和含有粟粒、空洞的新涂阴患者应采用全程督导化疗的治疗管理方式。

2.强化期督导

指在肺结核患者治疗强化期内,患者每次用药均在督导人员直接面视下进行,继续期采用全程管理。非粟粒、空洞的新涂阴肺结核以及结核性胸膜炎患者应采用强化期督导的治疗管理方式。

3.全程管理

指在肺结核患者治疗全过程中,通过对患者加强宣传教育,定期门诊取药,家庭访视,复核患者服药情况(核查剩余药品量、尿液抽检等),误期(未复诊或未取药)追回等综合性管理方法,以保证患者规律用药。具体做法如下。

(1)做好对肺结核患者初诊的宣传教育,内容包括解释病情、介绍治疗方案、药物剂量、用法和不良反应以及坚持规则用药的重要性。

(2)定期门诊取药,建立统一的取药记录,强化期每 2 周或 1 个月取药 1 次,继续期每月取药 1 次。凡误期取药者,应及时通过电话、家庭访视等方式追回患者,并加强教育,说服患者坚持按时治疗。对误期者城镇要求在 3 天内追回,农村在 5 天内追回。

(3)培训患者和家庭成员,使其能识别抗结核药物,了解常用剂量和用药方法,以及可能发生的不良反应,并督促患者规则用药。

(4)全程管理也应使用"肺结核患者治疗记录卡",由患者及家庭成员填写。

(5)家庭访视则是建立统一的访视记录,村卫生室(社区卫生服务站)医师接到新的治疗患者报告后应尽早做家庭访视,市区 1 周内,郊区 10 天内进行初访,化疗开始后至少每月家庭访视 1 次。内容包括健康教育,核实服药情况,核查剩余药品量,抽查尿液,督促患者按期门诊取药和复查等。

(6)做好痰结核菌的定期检查工作,治疗期间按规定时间送痰标本进行复查。

4.自服药

其指虽然已对肺结核患者进行了规范化疗的宣传教育,但因缺少有效管理而自服药的患者。

(七)治疗管理的步骤

1.化疗前宣传教育

向患者及家庭成员详细说明肺结核治疗期间的各项要求,使患者能够主动配合治疗。每个患者宣传教育时限不少于10分钟,宣传内容简明扼要,以便患者能够记住。宣传教育主要内容:①结核病是呼吸道传染病,在治疗的前2个月一定注意家人及周围人群的空气传播。②结核病是可以治好的,要树立坚定信心,充分与医师配合。③坚持按医师制订的化疗方案规则治疗,完成规定的疗程是治好结核病的关键。④服药后可能出现不良反应。如一旦出现不良反应,及时找医师处理,不要自行停药。⑤治疗满2个月、5个月、6个月(复治菌阳患者8个月)定期送痰到结防机构检查。每次复查痰时,请留好当天的晨痰进行检查。

2.发放联系卡

为每位确诊的肺结核患者免费发放“联系卡”,方便患者与医师保持联系。

3.签订治疗协议

县(区)结防机构要与患者签订1份“××县(区)结核病控制免费治疗协议”。

4.落实督导治疗

县(区)级结防医师确定患者化疗方案后,填写“肺结核患者治疗管理通知单”,并由患者带回,交给村卫生室(社区卫生服务站)医师保存。村卫生室(社区卫生服务站)医师接到“肺结核患者治疗管理通知单”后,马上落实督导治疗(医务人员、家庭成员或志愿者等督导)。县(区)结防机构同时填写1份“肺结核患者治疗管理通知单”发至乡镇卫生院(社区卫生服务中心)结防医师,乡镇卫生院(社区卫生服务中心)结防医师收到“肺结核患者治疗管理通知单”后,必须在3天内访视村卫生室(社区卫生服务站)医师和患者,了解患者治疗管理落实情况。县(区)级结防医师也可用电话将肺结核患者通知和落实治疗管理的反馈告知乡镇卫生院(社区卫生服务中心)医师。

在肺结核患者治疗过程中,治疗管理人员应加强患者治疗依从性的健康教育,避免患者发生中断治疗。一旦发生中断治疗,督导人员应尽快采取措施追回中断治疗的患者,保证规范治疗。

(1)追踪对象:超过规定时间1周未到县结防机构取药的患者为追踪对象。

(2)追踪方式:①县结防机构电话与患者联系,了解中断原因,并督促患者及时到结防机构取药。同时电话通知乡、镇防痨医师,由乡、镇防痨医师通知村医师到患者家了解中断原因,督促患者到结防机构取药,并将追踪结果向县结防机构电话反馈。②若通知患者1周后仍未到县结防机构取药,县结防机构应到患者家进行家访,了解原因。③若患者离开当地,县结防机构应了解患者去向,同患者居住地结防机构联系,确保患者完成全程治疗。

5.药品保管

患者将抗结核药品带回后,交给村卫生室(社区卫生服务站)医师保存。对实施家庭成员或志愿者督导的患者,村卫生室(社区卫生服务站)医师每2周向负责督导治疗管理的人员发放1次药品。

6.实施督导服药

督导员必须为每例接受抗结核治疗的肺结核患者填写1份“肺结核患者治疗记录卡”。该卡由督导员保存并填写治疗记录。患者取药时要携带"肺结核患者治疗记录卡"。治疗结束时，村卫生室(社区卫生服务站)医师要督促患者将"肺结核患者治疗记录卡"送至县(区)结防机构保存。

7.督导与访视

县(区)、乡镇(社区卫生服务中心)两级医师定期进行督导，及时解决发现的问题，并做好记录。对实施家庭成员或志愿者督导的患者，村卫生室(社区卫生服务站)医师每两周访视 1 次患者。

对实施督导化疗的人员发放治疗管理补助费。发放原则：①督导管理患者完成规定的疗程并定期查痰，按规定的标准发放。②因特殊情况(死亡、药物不良反应)可以按照管理时间的比例发放。

8.治疗管理的评价、考核指标

考核评价应包括管理与疗效两方面的指标，以考核涂阳患者的化疗情况为重点。

(1)化疗管理考核指标：①治疗覆盖率指在一定地区、一定期间接受治疗的初治涂阳肺结核病患者数，占初治涂阳登记患者数的百分比。治疗覆盖率(%)＝接受治疗的初治涂阳患者数/初治涂阳患者登记数×100%。②完成治疗率指一定地区、一定期间内完成规定疗程的患者数占涂阳患者登记数的百分比。完成治疗率(%)＝完成治疗的(涂阳)患者数/涂阳患者登记数×100%③治疗督导率指一定地区、一定期间内接受督导化疗的涂阳患者数，占登记涂阳患者数的百分比。治疗督导率(%)＝接受督导化疗的涂阳患者数/涂阳患者登记数×100%。

(2)治疗效果考核指标：涂阳患者转归队列分析指一定地区、一定期间涂阳患者完成规定疗程后，治愈、完成疗程、死亡、失败、丢失、迁出等各类转归患者占登记涂阳患者的百分比。①以治愈率为例，公式：治愈率(%)＝治愈涂阳患者数/涂阳患者登记数×100%。注：实际应用时可把涂阳患者分为新发、复发、其他复治等，分别统计分析、评价。②化疗强化期(2 个月末)痰菌转阴率指一定地区、一定时期内登记的涂阳患者中，完成强化期治疗时，痰菌阴转患者所占百分比。强化期痰菌转阴率(%)＝强化期末痰菌阴性患者数/涂阳患者登记数×100%。③细菌学复发率指对完成疗程治愈的肺结核病患者，在停止治疗后的 2 年及 5 年，进行随访观察，考核其细菌学复阳比率。细菌学复发率(%)＝其中 2 或 5 年内痰菌复阳的患者数/随访观察的患者数×100%。注：细菌学复发率用于评价化疗远期效果。

七、耐药结核病的管理

(一)耐药结核病的流行状况

耐药结核病已经对全球结核病控制工作构成了严峻挑战。目前全球大约 20 亿人感染结核分枝杆菌，其中近 5 000 万为耐药结核病患者。中国属于 22 个结核病高负担国家之一，位居全球结核病负担第 2 位，拥有全世界 16%的结核患者，其中至少有 27.8%的患者对 1 种一线药物耐受。WHO/IUATLD 的最新耐药监测估计，在新患者中，10.2%的患者至少对 1 种抗结核药物耐药，耐多药结核(MDR-TB)耐药率1.1%；在复治患者中，18.4%的患者至少对 1 种抗结核药物耐药，MDR-TB 耐药率 7.0%。由此估计全球每年新出现 30 万～60 万 MDR-TB 患者。WHO 估计我国耐多药结核病患者数约占全球的 1/4。

我国是全球耐药结核病疫情较高的国家之一。全国结核病耐药性基线调查报告(2007－2008 年)显示：涂阳肺结核患者菌株的耐多药率为 8.32%，其中初治涂阳肺结核患者菌株的耐多药率为 5.71%，复治涂阳肺结核患者菌株的耐多药率为 25.64%。据此估算，全国每年将新发耐多药肺结核患者 12.1 万，其中初治患者为 7.4 万例，复治患者为 4.7 万例。耐多药结核病控制已成为我国结核病控制工作中的重要内容之一。

(二)耐药结核病的定义

产生耐药为结核菌的重要生物学特性，从流行病学角度可分为原发性耐药和继发性耐药。按耐药的种类分为单耐药、多耐药和耐多药等。常见的耐药结核病的定义如下。

1.原发性耐药

其指无结核病史，未接受过抗结核治疗的患者首次感染耐药结核菌而发生的耐药结核病。

2.获得性耐药

其指感染敏感株的结核病患者在抗结核治疗中由于接受不适当治疗，治疗时间至少在 1 个月以上而出现耐药性。

3.单耐药

对 1 种抗结核药物耐药。

4.多耐药

对两种及两种以上的抗结核药物耐药(同时耐异烟肼和利福平除外)。

5.耐多药

其指结核杆菌对两种及两种以上的抗结核药物耐药，同时含耐异烟肼和利福平，即可定为耐多药结核病。

6.广泛耐药

其指在耐多药的基础上，对任何喹诺酮类药物以及 3 种二线注射药物(硫酸卷曲霉素、卡那霉素和阿米卡星)中至少 1 种耐药。

(三)耐药结核病的危险评估

耐药结核病诊断的第一步是确认高危人群，并快速进行结核病的实验室诊断。尤其在结核病高流行地区，结核病的诊断通常需要危险性评估。条件允许的情况下，一旦考虑结核病，就应该收集痰液或其他标本进行抗酸杆菌(AFB)涂片、培养和药物敏感试验。如果在数周甚至数月后获得药敏试验结果时再考虑耐药结核病的可能性，可能会导致患者接受不必要、不正确的治疗。因此，快速鉴别结核病患者是否为耐药患者具有重要意义：①采用最恰当的经验方案治疗患者。②降低传播。③减少可能出现的药物不良反应。④提供治愈的最好机会。⑤防止进一步耐药的发生。⑥为接触者提供合理的关怀。

获得药敏结果前，判定耐药结核病高危人群是早期发现工作的第一步，下面 4 种情况可视为耐药结核病的重要预测指征：①既往有结核病治疗史。②结核病治疗中临床和/或胸部 X 线片表现恶化。③在耐药结核病高发地区或国家出生、居住或者经常到耐药结核病高发地区旅行者。④与耐药结核病患者密切接触，例如家庭成员、同事、羁押机构、流浪收容所等。

(四)耐药结核病治疗方案的选择

耐药结核病治疗方案选择理想的情况是，从每个患者分离出结核杆菌进行体外药物敏感试验，并根据药敏结果制订治疗方案。

1.选择药物

选择药物时要考虑：①耐药种类。②既往使用的药物种类。③患者的身体状况。④药物不良反应。⑤药物的可获得性。

2.一线药物的药敏试验结果

一线药物的药敏试验结果需要数周，二线药物的药敏试验结果需要 2 个月甚至更长的时间。因此，在以下几种情况下具有耐药高风险，在药敏结果出来之前就可以考虑耐药结核病的治疗：①结核病治疗失败的患者。②有抗结核治疗史。③与耐药结核病患者密切接触。

获得药敏试验结果后，可酌情修改方案。

3.目前 WHO 推荐的 MDR-TB 治疗策略

(1)标准化治疗：无个体药敏结果或只做一线药敏，根据耐药监测数据，对同一患者群使用统一治疗方案。

(2)经验治疗：无个体药敏结果或只做一线药敏，根据耐药监测数据及患者既往用药史设计个体化治疗方案。

(3)个体化治疗：根据既往用药史和药敏结果(包括二线)设计个体化治疗方案。

(4)先标准化疗治疗，后个体化治疗 开始时同一患者群使用统一方案，有药敏结果后调整为个体方案。

(5)先经验治疗，后个体化治疗 开始时根据患者用药史给予个体方案，待药敏结果回来后进一步调整。

4.注意事项

(1)对于高度可疑的耐药结核病患者，尤其是病情严重或病变广泛患者，采用经验性方案进行治疗。

(2)经验性治疗方案要基于可疑的耐药类型以及既往抗结核治疗史。经验性治疗方案要包括 4 种有效或基本有效药物。

(3)一定不要在治疗失败的方案中仅仅增加 1 种药物。

(4)MDR-TB 治疗用药数量要根据敏感药物种类、可用的一线药物以及病情的严重程度确定。

(5)目前公认，MDR-TB 的疗程为痰菌阴转后至少 18 个月。

(五)耐药结核病的管理

患者管理是结核病控制的重要组成部分。患者管理与患者关怀相一致，主要职责是通过合理应用资源，保证患者生理和心理或社会需求得到满足。管理者确保患者能够坚持并完成治疗直至治愈，同时对患者病情进行定期的、系统的回顾。

1.职能与职责

耐药结核病管理是困难和复杂的，需要医师、专家及其他服务提供者(例如宣传教育人员、DOT 人员、社会工作者、羁押所护士、校医及接触者的调查人员等)之间的高度协调。管理者主要职责：①通过 DOT 确保患者完成治疗。②对患者及其周围人员进行关于耐药结核病传播、治疗等知识的健康教育。③确保对患者进行所需的医疗评估，包括临床及药品毒性监测。④对传染源的接触者进行筛查、追踪到位、评估，必要时进行治疗。⑤定期对治疗结果进行评价，如果与预期不一致，进一步进行评价。⑥促进家庭、医疗服务提供者、实验室、药房、保险公司及公共卫生机构之间信息交流。⑦为确保患者获得更好的结果，在这些所有的系统之间建立联系。⑧确保需要时能够获得专家咨询及转诊。⑨为患者关怀人员提供培训、教育和资源。

2.确保治疗依从性

耐药肺结核患者常因疗程长、疗效差、不良反应发生率高等原因，较一般的结核患者更加容易发生中断治疗的问题。此外社会歧视、患者焦虑以及可能存在的失业等社会经济问题也是导致耐药肺结核患者治疗依从性差的重要原因。因此对于耐药肺结核患者,需要有足够的支持措施来保证良好的依从性。

(1)直接面视下治疗(DOT):DOT 是耐药结核病患者治疗的重要措施,全球结核病控制领域的专家将其作为一个重要的策略。然而,耐药结核病患者要获得如此的关怀标准,需要的时间及承诺要远大于药物敏感结核病,这是因为:①治疗耐药结核病往往需要应用二线药物或注射剂,部分药物需逐步加量或每天 2～3 次用药时才可以获得更好的耐受性,管理难度加大。②注射剂的应用较一般口服药物管理需要更多的医务人员、更多的时间及专业技术。③使用二线药物的患者治疗时间较长,需要全程监测药物的不良反应。

管理者应与 DOT 人员充分交流,确保管理者能够评估可能发生潜在药物毒性反应的症状及体征。任何药物的不良反应都应快速发现、报告和迅速采取措施。

(2)关注心理/社会需要:评估影响患者依从性的有利和不利因素,确保关注措施到位,如:精神疾病、药物滥用、无家可归者(流浪者)及健康保险等。受到耐药数量、类型以及病变程度影响,耐药结核病治疗管理相关的费用需求差别较大。对于经济较为困难或没有医疗保险的个人或家庭来说,药物、诊断及手术是一个不容忽视的经济负担。由于疾病传染期较长及就业歧视,许多患者会经历一段时间的失业,这也需要管理者对雇主进行干预及教育,从而为找不到工作的患者或其家人找到经济支持或提供其他帮助。成功帮助患者应对这些挑战的关键是通过利用社区资源与患者及其家庭建立信任关系。管理者应在发现第 1 例耐药结核病病例前熟悉环境及可利用的社区资源,以便于为患者更好地提供帮助。

(3)消除文化障碍:在我国,耐药结核病的诊断及治疗障碍主要如下。①结核病歧视。②对较高的诊断、治疗费用的忧虑。③一些患者倾向于寻求传统医疗。④患者更愿意相信综合医院的医师,而该医师可能并不熟悉耐药结核病的诊断和治疗。⑤害怕失业带来的经济压力。⑥由于许多国家和地区仍在很多领域存在不同程度的性别歧视,对于女性而言,往往面临较男性患者更多的困难和挑战。⑦如果耐药结核病导致患者失去朋友或家庭,那么他(她)将对结核病的诊断产生恐惧。

对于有语言或文化障碍的患者,利用当地卫生部门、社区领导、社区组织以及与患者的文化背景一致的卫生人员等资源帮助消除这种障碍,促进交流、沟通及理解。

(4)患者健康教育:所有耐药肺结核患者及其家属都应该接受有关耐药肺结核的宣传教育,包括结核病和耐药肺结核的基本常识、治疗的过程及要求、潜在的不良反应以及坚持治疗的必要性。宣传教育应该开始于治疗初始阶段,并贯穿治疗的整个过程。宣传教育可以由医师、护理人员、社区卫生人员进行。宣传教育材料要通俗易懂,适合大众的文化水平。由经过专门培训的门诊医师或督导人员向患者及家庭成员介绍结核病特别是耐药肺结核的知识,详细说明治疗期间的各项要求,使患者及其家属能够主动配合治疗。

宣传教育对象:①耐药肺结核患者。②耐药肺结核患者家属或亲友。③耐药肺结核患者密切接触者。

宣传方式及要求:①首先以口头方式将以上内容向患者进行讲解,语言应简明扼要、通俗易懂,便于患者理解记忆。②嘱患者将宣传教育内容重述一遍,确认患者是否理解、记住。③给患者分发健康教育材料。④每位患者宣传教育时长不少于 10 分钟。

宣传教育内容:①应注重个人卫生,培养良好生活习惯,防止疾病传播。②客观介绍耐药结核病相关知识及其病情转归。③坚持按医师制订的化疗方案规则治疗，服从医护人员的管理，完成规定的疗程是治好结核病的关键；要树立可以治愈的信心，充分与医师配合。④耐药肺结核不同于一般的结核病，疗程可能长达 24 个月甚至更长，每天要在医护人员的直接面视下服药。⑤服药期间如出现不良反应，应及时与督导医师沟通，不要随便自行停药。⑥治疗开始后应定期到所属的结防机构进行复查。

(5)激励及保障机制的应用：通常患者一旦感觉好转，继续治疗的愿望就会降低，这可能会影响到患者治疗计划的执行。激励及保障机制是协助患者继续完成疗程的另一个有效策略。激励机制是对患者的“小奖励”，能够鼓励他们完成疗程及监测。保障机制能够协助患者克服困难，如有条件地区可适当考虑给予报销交通费用。

(6)法律措施：对处在传染期的耐药结核病患者，尽管采取了一些措施但患者依然没有坚持治疗，这时往往需要采取法律措施。管理者应了解关于处理该患者的相关知识，一旦这种情况发生时采取最小的限制措施。当出现长期的、严重的不坚持治疗的本地患者时，可根据有关法律和制度寻求帮助。但相关法律和制度的不完善和伦理学上存在的争议是许多地区和国家面临的共同挑战，增加了耐药结核病患者，特别是 MDR-TB、XDR-TB 管理的难度。

3.临床监测

现代结核病控制策略认为，监测和管理是结核病防治的必要内容。尽管面临诸多挑战，只要人力、财政资源充足，DOT 人员以及卫生人员受过良好培训，资源有限地区仍可以成功监测和管理大量的患者。长期以来世界范围内实施的结核病防治项目在耐药结核病疫情的临床监测上做了许多有益探讨，积累了许多可操作性较强的实践经验。

对耐药结核病的临床监测主要是指：治疗时，管理者必须对出现的药物毒副反应及临床反应进行必要的监测，将出现的异常结果和反应告知治疗医师或专家组。通过严密科学的监测，常可使问题得到及时发现和准确地处理，进而有助于患者、医务工作者、DOT 人员等相关人员保持信心。

(1)耐药结核病的管理评估指标：①痰涂片及培养是否阴转。②症状是否改善。③体重是否稳定地增加。④当体重或肝、肾功能改变时调整药物。

(2)具体的临床监测内容如下。

细菌学：①痰涂片阴转前每 2 周检测 3 次痰涂片。②收集痰标本至少间隔 8 小时，至少收集 1 次晨痰标本。③收集标本时和/或诱导痰时进行监督。④治疗 3 个月后如果痰培养持续阳性重复药敏试验。⑤一旦痰培养阴转，症状改善，每月至少 1 次痰涂片及培养，如果需要可以更频繁。如果患者不能自行收集痰液，应采取诱导痰。⑥治疗结束时检测痰涂片及培养。管理者的一个重要工作是为患者提供痰培养培养来进行细菌学评价，高质量的痰标本至少 5～10 mL，痰标本要送到结核病学实验室进行耐药检测，检测结果应尽快被告知治疗医师以指导临床治疗。

治疗药物监测：通常可通过询问，查看患者服药记录、空药盒等途径间接监测患者服药情况，必要时，特别是出现较严重不良反应时，管理者可采集、送检患者血标本进行血药浓度监测。

症状：①每个月对患者目前症状与诊断时的症状进行对比、评估，监测症状变化及药物不良反应。②治疗完成后至少要定期随访 2 年。③体重是评价临床改善的一个重要指标，治疗期间应每月进行体重检查直至稳定，随访过程中应维持体重的定期检查(每 2～3 个月)。此外，对体重持续大幅度下降的患者或者幼儿经常进行体重监测可以作为临床治疗效果的一个标准，并据此在体重增加时及时调整用药剂量。

4.关怀的持续性

当耐药结核病患者在门诊治疗期间更换医师时，患者管理者的作用显得尤为重要。还有一种情况就是，耐药结核病患者治疗期间在机构(比如医院或监狱)及社区间更换时，管理者为确保其治疗、监测及教育的可持续性，可重点关注以下几点：①与新的医师、DOT 提供者、健康宣传教育人员等建立新的治疗管理组。②对新的关怀人员进行耐药结核病的培训及健康教育。③建立新环境下的可行的信息共享机制。

如果患者迁移出管理者的辖区，可参考流动人口结核病的跨区域管理模式，迁移之前应制订好具体的计划；即使患者出国，也应尽量使新的管理者了解患者的疾病状况及治疗史。在患者迁移期间需要给患者提供足够的药物直到他(她)在新的地方重新开始 DOT；如果患者没有及时到达目的地，管理者应积极与其家庭成员及朋友联系，必要时动员更多社会服务资源共同帮助患者保持持续、规范的抗结核治疗。对在门诊治疗的耐药患者，应该做到下面几点：①由受过专业培训的医师或护士向患者解释 DOT 的绝对必要性，支持、鼓励患者接受 DOT。②解释一些必要的感染控制措施，虽然可能为患者自身带来些许不便，但在保护卫生服务人员及其他患者安全方面具有重要意义。③对与传染源发生无保护暴露的工作人员进行合理的评估并根据评估结果采取进一步预防措施。④对有合并症的患者提供详细的、有针对性的指引，如糖尿病、营养不良及 HIV 感染等。⑤强调在治疗耐药结核病过程中集体治疗管理的重要性，许多国家和地区的耐药结核病防治经验认为，组织专家定期会诊对于诊断确认、治疗方案修订、不良反应处理等关键环节具有决定性作用。⑥充分动员更广泛的社会卫生资源、如私人医师、综合医院、专科医院等，在其有能力对患者进行必要的临床监测和随访、有能力通过药敏检测及血液学检查开展患者发现和患者随访工作的条件下，应予以支持鼓励其参与耐药结核病的防治和管理，共同为耐药结核病的控制工作发挥合力。

5.感染控制

目前公认，MDR-TB 和 XDR-TB 是结核病控制的最严重挑战之一。为更有效地阻止耐药结核菌株传播，除尽早确诊并给予合理治疗外，还应该根据实际情况建立适当的感染控制措施。最为严格的控制措施通常是将传染性或具有潜在传染性的耐药结核病患者，尤其是耐多药结核病患者安排住在具有负压的病房里，而实际操作中，也有一些国家和地区根据患者自身情况和对治疗的反应、医院和门诊的基础条件、社区服务情况等综合因素进行考虑，采取门诊或家庭隔离治疗管理模式取得良好效果。

当处理可疑或确诊耐药结核病患者时，应严格遵守感染控制标准。然而，也有意见认为一些感染控制措施比如患者在家庭中实施隔离难以完全实现，他们认为没有必要实施或夸大了对耐药结核病患者的歧视。因此，目前包括一些发达国家在内，结核病防治工作者们都在努力寻求公众、患者家庭及接触者的安全、患者的心理健康、治疗效果、隔离患者所需资源与时机等诸多方面的最佳平衡。

(1)终止隔离：对 MDR-TB 患者何时终止隔离暂时还没有较为明确的指南，研究表明大多结核病传播发生在开始治疗之前或之初，通常认为涂阳比涂阴结核病的传染性大，耐药结核病亦如此，唯其传染性较敏感结核病维持更为长久。对于药物敏感结核病患者而言，经过适当的抗结核治疗，临床症状改善，连续 3 次痰涂片阴性，那么患者被认为没有传染性。而已有研究证实，涂阴活动性肺结核或涂阴培阳患者依然具有传染性，这一点基本上被大多数指南所忽略，因此目前许多版本的指南中感染控制只能减少传播的危险而不能绝对消除传播。

由于 MDR-TB 疫情播散造成的后果更为可怕，而且其潜在感染的窗口期预防和治疗目前尚缺乏有效方案，对重返家庭、学校、工作单位或人群密集场所的 MDR-TB 患者应给予高度重视；如果患者返回场所存在儿童、免疫力低下者以及既往与患者没有接触等人群，则需更加注意。一些专家认为耐多药结核病患者的潜在传染性和痰培养阳性持续的时间大约相等，因此建议患者治疗期间应考虑采取住院隔离措施，MDR-TB 患者直到痰培养阴性前不能去人群聚集场所。世界卫生组织近期发布的指南也建议，因痰培养阳性的耐多药结核病患者具有传染性，在痰培养阴性之前应避免乘坐飞机或其他公共交通工具旅行。

(2)终止隔离-家庭管理：不管因何种原因导致结核病患者采取家庭隔离治疗管理模式，在治疗患者的同时，须尽一切努力确保接触者的安全。一些国家和地区的耐药结核病防治工作中，患者采取家庭管理的决定须与当地卫生官员、结核病控制官员及专家协商后才能确定。如果家里有年幼儿童，接触者免疫力低下，或存在持续被传染的风险时，应采取更为有力的预防措施。当卫生人员和其他服务提供者进入具有潜在传染性的耐药结核病患者家庭实施 DOT 和/或其他的卫生服务(如访谈患者等)时，必须采取与目前的感染控制策略相一致措施以有效预防职业暴露。当准备对传染性的结核病患者进行家庭关怀时，需要掌握更多患者的临床、社会等信息，可通过所在县区及以上的结核病防治机构、患者所在社区有关人员等进行了解。

长期住院进行隔离花费昂贵。一旦患者病情稳定并耐受治疗方案，可以采取其他安全措施。具体的治疗管理模式最终需要管理者、专家组根据耐药结核病病情和治疗状况、患者本人和家属意愿、社区或单位具体情况、区域性结核病防治规划中耐药结核病防治措施等各方信息汇总后集体讨论决定。

(高春燕)

第六节　旅行者感染病的预防与控制

随着工作、学习的需要和人们生活水平的逐渐提高，外出旅行成为日常生活的重要内容之一。为保证旅行者安全愉快的旅行，现代医学应当为旅游者提供全面的医疗卫生服务。旅行者出发前应备足药品和相关用品，并针对目的地可能有的传染病做好必要的预防接种。医师应当熟悉人们因外出旅行可能罹患的疾病，避免漏诊和误诊。

一、旅行前的准备

(一)总体建议

旅行者在外出前 4 周应由其医师或医院做体检。为了对旅行中可能接触到的传染病，对已回家的旅行者做出全面的医学观察，旅行者应在出行前充分了解目的地的情况(如当地的流行病、饮食卫生、医疗服务等)，并据此做旅行计划，包括个体化的“防病备忘录”等。旅行者应列出已进行过的免疫接种种类、既往病史、目前疾病的用药情况等，并准备相应医药用品。在日程表上应留有足够的时间，做必要的免疫接种、准备预防用药(如抗疟药等)。

旅行者常备的医药用品包括：体温计、绷带、纱布、阿司匹林、制酸剂、抗眩晕药(如苯海拉明)等。一般不应自备广谱抗生素(如氟喹诺酮类药物、复方磺胺甲噁唑等)，除非是去缺医少药或交通不方便的地区旅游。抗疟药、抗腹泻药及驱虫剂将在后边讨论。慢性病患者外出旅游时应带足旅行期间疾病所需的药品,如洋地黄类制剂、胰岛素等,因为同一种药品在不同国家、地区的生产商、药名、剂量都可以是不同的。

不同地域、同一地域不同季节的疾病流行情况不同。如登革热常见于热带地区。中美、南美、海地、多米尼加、非洲、印度次大陆、南亚、中东部分地区和大洋洲均有疟疾的传播和流行。发展中国家和地区旅行者腹泻的发生率较高。旅行者应对目的地的传染病和医疗卫生机构的情况有充分的了解。

(二)预防接种

1.常用疫苗

旅行者应根据所去国家的检疫要求和目的地的传染病流行情况提前进行有效的预防接种。因预防接种后需要一段时间,体内才会产生特异性抗体;而有些疾病的预防接种需接种数次且其间需有间隔期才可完成,所以应在旅行前至少 4 周咨询医师,并完成相应疾病的预防接种。

通常,灭活疫苗可以与其他灭活疫苗或者活疫苗同时接种。大多数活疫苗也可以在身体的不同部位同时接种。因此,对于没有接种禁忌证的人群,可以一次同时在身体的不同部位接种多种疫苗;也可在接种灭活疫苗的不同日,接种另外一种灭活疫苗或活病毒疫苗。另外,联合疫苗的出现也为旅游者提供方便。国外已有多种联合疫苗,如白喉-破伤风疫苗和白喉-百日咳-破伤风(简称白百破)三联疫苗、麻疹-风疹-腮腺炎(简称麻风腮)三联疫苗、甲型肝炎疫苗、乙型肝炎疫苗、甲型肝炎联合伤寒疫苗、灭活脊髓灰质炎病毒和白百破联合疫苗、麻风腮和水痘联合疫苗等。已有的资料提示:联合疫苗和单个疾病疫苗接种的安全性和有效性相似。

目前在我国人群已经推广了计划免疫和其他免疫接种,因此多数时候仅需加强免疫接种即可。

2.几种重要旅行者感染病的预防接种

(1)黄热病:黄热病的病原体是黄热病病毒,由伊蚊叮咬传播。流行于非洲、南美和巴拿马,流行区有扩大趋势。我国要求入境者出具免疫接种的国际证明。将去、来自或途经流行区的旅行者均应接种疫苗。黄热病疫苗为减毒活病毒疫苗,仅需每 10 年加强 1 次。孕妇、免疫功能障碍者、对鸡蛋有严重变态反应者、9 个月以下的婴儿应避免接种。注射疫苗 5～10 天内,可能出现的不良反应包括:轻微头痛、肌痛、低热等。

(2)脊髓灰质炎:西方国家已消灭了脊髓灰质炎。大多数人在儿童期间已经接种了三价混合口服疫苗,因此,旅行前仅需加强 1 次即可,最好在出发前 4 周完成。进入脊髓灰质炎已被消灭的国家,旅游者需提供已完成全程接种的证明。

(3)流行性脑脊髓膜炎:流脑由脑膜炎双球菌引起。细菌有 A、B、C、D、E、X、Y、Z、w135、H、I、K 及 L 等 13 个群,20 多个血清型。以 A、B 和 C 3 群最常见,占 90%以上。亚洲、非洲以 A、C 群为主,B、C 群多见于欧洲、北美洲、拉丁美洲、澳大利亚和新西兰,Y 群在美国、瑞典、以色列有上升趋势,W135 群最近见于沙特阿拉伯。我国一直以 A 群为主,近年 B 群有上升趋势。我国目前仅有 A 群荚膜多糖菌苗。国外已有单价(A 群或 C 群)、双价(A+C)和四价(A+C+Y+w135)疫苗,对成人和 2 岁以上者都是安全的,有效率为 85%～100%。多价疫苗的抗体应答是年龄依赖性的,对成人的保护力强。目前尚无针对 B 群的疫苗。进入沙特阿拉伯参加麦加朝觐的旅游者,必须接种脑膜炎球菌疫苗。

对于密切接触者,24 小时内即应予预防性治疗。儿童可用利福平,<1 个月者 5 mg/kg,每

12 小时1 次，连服 2 天；>1 个月者 10 mg/kg，每 12 小时 1 次，连服 2 天；<15 岁的儿童还可用头孢曲松，125 mg 肌内注射 1 次。成人还可选择环丙沙星 500 mg 或氧氟沙星 400 mg 口服 1 次。另外，国内还选用复方磺胺甲噁唑，成人每天 2 g，儿童每天 30～50 mg/kg，分 2 次口服，连服 3 天。

(4)流行性乙型脑炎：是黄热病病毒属的乙型脑炎病毒引起的传染病，流行于远东和东南亚地区，由受染的库蚊传播。到乡村或养猪场的旅行者发病的危险性明显高于普通旅行者。大多数受染者为隐性感染，但显性感染的病死率高达 20%～30%。去疫区旅行超过 30 天、在流行季节以户外活动为主(露营、徒步旅行等)的旅行者应接种乙脑疫苗；接种后的有效率约为 90%。乙脑疫苗为灭活病毒疫苗。接种后数小时到 2 周可发生不良反应(如局部红肿，偶有发热、变态反应等)，故应在旅行开始 2 周前完成接种。

3.特殊人群的预防接种

(1)孕妇：应避免使用减毒活病毒疫苗和减毒活菌苗，如卡介苗、伤寒口服减毒活菌苗、麻风腮疫苗、水痘活疫苗或甲型肝炎减毒活疫苗及麻疹-风疹-腮腺炎、水痘、流感病毒等减毒活疫苗。对黄热病活疫苗、脊髓灰质炎疫苗，在确有暴露史且使用益处大于不良反应时，仍可在孕期使用。孕期可以使用免疫球蛋白、类毒素疫苗和灭活疫苗，不可接种卡介苗。

(2)HIV 感染者：免疫接种可短暂加重 HIV 感染的病情，但随着积极有效的抗 HIV 治疗，这种情况会逐渐消退。免疫功能受损的 HIV 感染者，接受预防接种后的免疫反应能力随 HIV 感染的进展而降低。免疫功能严重障碍、$CD4^+$ T 细胞绝对计数小于 0.2×10^9/L 的旅行者，建议在旅行前开始 HARRT 治疗，且应避免使用减毒活病毒疫苗或减毒活菌苗。

二、旅行中的防护

(一)旅行者腹泻(traveler's diarrhea，TD)

腹泻是最常见的旅行者疾病。美国旅行者根据出游地区不同、TD 的发生率为 30%～70%；出游东南亚国家的我国公民罹患 TD 的发生率为 15.3%，明显高于去其他国家旅行者(5.3%)。

TD 是指旅行者在旅行期间或旅行结束返回后 7～10 天内发生，24 小时内出现≥3 次不成形大便且有至少 1 种肠道疾病伴随症状，如发热、恶心、呕吐、腹痛、里急后重或血便等。TD 多为良性自限性(3～4 天)疾病。8%～15%的患者病程持续超过 1 周，约 20%的患者须卧床休息 1～2 天，仅 2%的患者病程持续超过1 个月。TD 的后遗症包括活动性关节炎、吉兰-巴雷综合征、感染后肠易激惹综合征等。儿童、老人、孕妇和有基础病的旅行者，TD 病程长，危险性大。

1.病原学

多种病原体(病毒、细菌及寄生虫等)均可引起 TD，世界各地的微生物和寄生虫发病率不同，与当地流行的致病菌谱、流行菌株有关。不同季节、不同地区，TD 的病原组成不同。80%～85%的 TD 由细菌引起，最常见的细菌为肠产毒性大肠埃希菌(enterotoxigenic Escherichin coli，ETEC)，尤以非洲和中美洲最多；此外，肠聚集性大肠埃希菌(enteroaggregative Escheriaci coli，EAEC)、志贺菌、空肠弯曲菌(亚洲国家尤多)、沙门菌、产气单胞菌(泰国、拉丁美洲、亚洲多见)、副溶血弧菌(东南亚沿海国家多见)也是常见致病菌。病毒如肠道病毒、轮状病毒、诺瓦克病毒等也可致 TD，后两种病毒是墨西哥 TD 的重要病原。寄生虫如溶组织阿米巴、蓝氏贾第鞭毛虫和隐孢子虫、环孢子虫及小孢子虫等也可致 TD。当 TD 持续超过10～14 天时，应考虑蓝氏贾第鞭毛虫和隐孢子虫、环孢子虫、小孢子虫感染。后 3 种寄生虫尤其多见于 HIV 感染者。蓝氏贾第鞭毛虫和隐孢子虫是俄罗斯圣彼得堡 TD 的常见病原体。有近 20%的患者在1 次病程中可检出 2 种以上的肠道致病菌。有 20%～50%的患者病原体未明，可能是肠道细菌或毒素或非感染性原因所致。美国 9 年(1996－2005 年)的哨点监测数据提示：寄生虫(环孢子虫、隐孢子虫、小孢子虫等)在 TD 中所占比例有所增加，应当警惕。

2.流行病学

旅行者腹泻是食入污染的食物、饮水和各种饮料，通过粪-口途径传播的。10 多岁的儿童和年轻人的发病率高，与进食量大和喜欢冒险的生活方式有关。长年发病，但夏秋季更多见。热带和不发达国家的发病率较高，高危地区为亚洲的多数国家、中东、非洲和南美洲，发病率可达 30%～50%；中危地区包括东欧、南非和部分加勒比海国家，发病率为 8%～20%；低危地区为欧美发达国家和澳大利亚、新西兰、日本等国家，发病率仅为 2%～4%。自低危地区到高危地区旅游，发生 TD 的危险性约为 40%；自低危地区到中危地区，发生 TD 的危险性约为 10%。

3.诊断

除有腹泻的临床表现外，流行病学资料是诊断 TD 的重要依据。旅行者的行程表和饮食、其他旅行者的发病情况也是协助诊断的重要依据。

4.防护

因为 TD 的发生与不洁饮食有关，故旅行时选择危险性小的食物和饮料，如食用熟食前应加热到 60 ℃以上、尽量吃自己洗净的水果和蔬菜等。避免进食室温保存的熟食和未削皮的水果、当地产的奶制品和冷饮、自来水等。注意个人手卫生，餐具、牙具等器物要消毒。

旅游时间超过 3 周的长期旅行者不宜给予药物预防。不主张给健康人常规使用预防性药物。对于有基础疾病如慢性胃肠炎、免疫功能障碍、血液系统疾病、内分泌紊乱等患者、有严重 TD 病史者等，应给予药物预防 TD。预防性治疗应在到达目的地后开始，持续到返回后 2 天。预防 TD 的理想药物应当是安全(可自己服用、不良反应少)、方便(最好是每天 1 次)、无药物的相互作用、无耐药问题、保护率超过 75%。以前因四环素的抗菌谱广，TD 的预防首选多西环素每天 100 mg。现在随着耐药地区的增多已很少使用多西环素。在过去的 10 年中，氟喹诺酮类药物(诺氟沙星、环丙沙星、氧氟沙星、左氧氟沙星、氟罗沙星)因广谱、安全、有效、方便而广泛用于 TD 预防。氟喹诺酮类药物不可用于儿童和孕妇。利福昔明是利福霉素的一种衍生物，在肠道内的药物浓度高、抗菌活性强、不良反应少、保护率超过 90%，亦可用于 TD 预防。

5.处理原则

与急性腹泻的处理原则一样，预防和纠正脱水，补充电解质，合理用药，儿童和重症患者须就医诊治。口服补盐液是防治脱水及补充电解质的最佳选择。饮食须选择淀粉类半流食为宜。如体温＞40 ℃、血性大便、症状较重者，应到医院就诊。

(二)疟疾

疟疾是由疟原虫引起，由受染雌性按蚊叮咬传播。中美、南美、海地、多米尼加、非洲、印度次大陆、东南亚、中东部分地区和大洋洲都有疟疾的传播和流行。世界范围内最常见的是恶性疟和间日疟，无免疫力的旅行者因疟疾死亡的几乎都是恶性疟原虫所致。

按蚊主要在夜间和黄昏叮咬人，故除药物预防外，旅行者应采取以下措施：①合理安排活动时间，避免或减少在黄昏至黎明间的户外活动。②减少身体暴露，穿长衣长裤，尽量逗留在有纱窗、蚊帐的地方。③使用驱蚊剂，用含 30%～35% DEET(N，N 二乙基甲基苯甲酰胺)的驱蚊剂涂抹暴露皮肤；室内喷洒除虫菊类灭蚊剂；用氯菊酯喷洒蚊帐、处理衣物。④尽管采用了各种防护措施，在流行区暴露后仍可发病，早者可在暴露后 8～9 天发病，迟者可在返回后数月甚至数年发病，故一旦旅行者突然出现发热等疟疾表现，应当迅速就医。约 50%感染间日疟者在离开疫区 2 个月后发病，但由于恶性疟的潜伏期最短，感染恶性疟者几乎都在离开疫区 2 个月内发病。

常用于疟疾预防的药物有甲氟喹、氯喹、氯胍、伯氨喹和多西环素。不同国家、地区，疟疾的流行情况不同，预防用药也不同。

在海地、大多数中东地区(叙利亚、约旦、伊拉克)、巴拿马运河西部的中美地区、墨西哥、多米尼加共和国，预防疟疾首选氯喹。这些地区的恶性疟原虫也对氯喹敏感。氯喹可用于孕妇和婴儿。最常见的不良反应是消化道症状、瘙痒、粒细胞减少、光过敏等。对于耐氯喹的恶性疟疾，除在泰国、柬埔寨周边地区和缅甸外，可选用甲氟喹，每周 250 mg。孕妇和儿童使用也安全。最常见的不良反应有恶心、眩晕、头痛等。有精神病、癫痫和心功能不全者应慎用。在泰国、柬埔寨周边地区和缅甸存在耐甲氟喹的恶性疟，因此去这些地区的旅行者应选择多西环素，每天 100 mg，孕妇和小于 8 岁的儿童禁用。甲氟喹和氯喹至少应在到达流行地区前 2 周开始服用，以达到稳定的血药浓度；多西环素应在到达前 1～2 天服用。甲氟喹、氯喹、多西环素均应服用到离开流行区后 4 周。

青蒿素及其衍生物是从黄花蒿叶子中提取的药物，半衰期短于奎宁，可杀灭间日疟、恶性疟原虫，可用于间日疟、恶性疟及耐氯喹恶性疟的治疗和预防。不良反应少见，偶有一过性网织红细胞减少、皮疹。青蒿琥酯或蒿甲醚定期每 7 天口服 100 mg 或双氢青蒿素 80 mg，均具有可靠的预防效果。

美国准许体重超过 10 kg 的儿童在预防疟疾时选用阿托泛醌和氯胍的复方制剂(每片含 250 mg阿托泛醌和 100 mg 氯胍)，前者可抑制疟原虫体细胞线粒体内的电转换，后者抑制疟原虫的 DNA 合成；用法为出发前 2 天开始至旅行后 1 周，每天 1 片。严重肾功能障碍者禁用。最常见的不良反应包括腹痛、恶心、头痛等。

如果旅行者在疟疾流行区停留较长时间，可定期用伯氨喹预防间日疟和卵形疟(可在离开流行区后3 年发病)：成人每天 15 mg，14 天为 1 个疗程；儿童每天 0.3 mg/kg，总量不超过每天 15 mg。伯氨喹禁用于孕妇和葡萄糖-6-磷酸脱氢酶(G-6-PD)缺乏者。

疫苗的研究工作正在进行中。

三、返回后的检查

旅行结束返家的旅行者应进行体检，包括血、尿、大便常规，肝功能和胸片。应在不同时间检查 3 次大便常规，1 次大便常规阴性不能除外寄生虫感染，不同时间 3 次大便常规均阴性可除外 70%的肠道寄生虫感染。

旅行结束返回者最常发生的疾病是疟疾、登革热、旅行者腹泻、肝炎、阿米巴肝脓肿、立克次体病、钩体病及性传播疾病等。旅行返回者，引起嗜酸性粒细胞增多的常见寄生虫病为蛔虫病、丝虫病、钩虫病及肝吸虫病等。

旅行返回者一旦有不适就医时，医师一定要重视旅行史。

（高春燕）

第七节 传染病疫情报告与管理的监督

一、监督依据

(1)《中华人民共和国传染病防治法》。

(2)《突发公共卫生事件应急条例》。

(3)《突发公共卫生事件与传染病疫情监测信息报告管理办法》。

(4)卫健委(原卫生部)关于修改《突发公共卫生事件与传染病疫情监测信息报告管理办法》的通知。

(5)《传染病信息报告管理规范》。

(6)《国家突发公共卫生事件相关信息报告管理工作规范(试行)》。

二、监督检查内容与方法

(一)管理组织与制度

1.管理组织及职责

医疗机构应确定专门的部门或者人员承担传染病疫情报告工作,负责本单位传染病疫情报告卡的收发和核对,设立传染病报告登记簿,统一填报有关报表。

2.管理制度

医疗机构应建立健全传染病诊断、报告和登记制度,包括报告卡和总登记簿、疫情收报、核对、自查、奖惩工作制度,相关文件包括传染病防治工作领导机构组成与分工、专门部门或者人员工作职责、年度工作计划和总结、工作流程和要求、人员培训计划和教材、奖惩文件或记录等。

(二)传染病疫情报告工作

1.报告病种要求

(1)法定传染病。

(2)其他传染病,省级人民政府决定按照乙类、丙类管理的其他地方性传染病和其他暴发、流行或原因不明的传染病。

(3)不明原因肺炎病例和不明原因死亡病例等重点监测疾病。

2.报告程序与方式要求

(1)传染病报告实行属地化管理。

(2)报告法定传染病及省级人民政府决定按照乙类、丙类管理的其他地方性传染病和其他暴发、流行或原因不明的传染病均需填写《传染病报告卡》,《传染病报告卡》由首诊医师或其他执行职务的人员填写。

(3)传染病疫情信息实行网络直报;未实行网络直报的医疗机构在规定时限按要求将传染病疫情信息报告属地县级疾病预防控制机构。

(4)乡镇卫生院、城市社区卫生服务中心负责收集和报告责任范围内的传染病信息。

(5)军队医疗机构向社会公众提供医疗服务时,发现传染病疫情,应按照本规定向属地的县级疾病预防控制机构报告。

(6)新疆生产建设兵团传染病疫情报告工作管理按卫健委(原卫生部)有关规定执行。

3.报告时限要求

(1)发现甲类传染病和乙类传染病中的肺炭疽、传染性非典型肺炎、脊髓灰质炎、人感染高致病性禽流感的患者或疑似患者时,或发现其他传染病和不明原因疾病暴发时,应于 2 小时内将传染病报告卡通过网络报告;未实行网络直报的应于 2 小时内以最快的通讯方式(电话、传真)向当地县级疾病预防控制机构报告,并于 2 小时内寄送出《传染病报告卡》。

(2)其他乙、丙类传染病患者、疑似患者和规定报告的传染病病原携带者在诊断后,实行网络直报的应于 24 小时内进行网络报告;未实行网络直报的应于 24 小时内寄送出《传染病报告卡》。

4.填报要求

(1)传染病报告病例分为疑似病例、临床诊断病例、实验室确诊病例、病原携带者和阳性检测结果五类。其中,病原携带者的病种包括霍乱、脊髓灰质炎、艾滋病以及卫健委(原卫生部)规定的其他传染病,阳性检测结果仅限采供血机构填写。炭疽、病毒性肝炎、梅毒、疟疾、肺结核需进行分型报告,其中炭疽分为肺炭疽、皮肤炭疽和未分型三类,病毒性肝炎分为甲型、乙型、丙型、戊型和未分型五类,梅毒分为一期、二期、三期、胎传、隐性五类,疟疾分为间日疟、恶性疟和未分型三类,肺结核分为涂阳、仅培阳、菌阴和未痰检四类;乙型肝炎、血吸虫病应分为急性和慢性。

(2)国家根据传染病预防控制需要开展的专项调查、报告和监测的传染病,按照有关要求执行。

(3)不明原因肺炎病例和不明原因死亡病例的监测和报告按照《全国不明原因肺炎病例监测实施方案(试行)》和《县及县以上医疗机构死亡病例监测实施方案(试行)》的规定执行。

5.《传染病报告卡》要求

(1)《传染病报告卡》为全国统一格式,用 A4 纸印刷,使用钢笔或圆珠笔填写,内容完整、准确,字迹清楚,填报人签名。

(2)网络直报医疗机构填报的《传染病报告卡》应保存 3 年;未实行网络直报的医疗机构,应对寄送出的《传染病报告卡》进行登记备案,记录需保存 3 年。

6.登记要求

(1)医疗机构所设与诊治传染病有关的科室应建立门诊日志,详细登记接诊患者,项目填写要详细、齐全,内容保证真实可靠。普通门诊日志至少包括姓名、性别、年龄、职业、住址、病名(诊断)、发病日期、就诊日期、初诊或复诊、接诊医师签名等;肠道门诊日志至少包括姓名、性别、年龄、工作单位、职业、住址、就诊日期、发病日期、主要症状、体征、初诊印象、检验结果、治疗方法等;发热门诊日志需在普通门诊日志项目上增加流行病学史和职业史。

(2)医疗机构应建立住院登记簿、传染病疫情登记簿、检验科登记簿、放射科登记簿等,均专册登记。住院登记簿至少包括姓名、性别、年龄、职业、住址、入院登记、入院诊断、出院日期、出院诊断等项目;传染病登记簿至少包括患者姓名(14 岁以下儿童填家长姓名)、性别、年龄、职业、住址、病名、登记日期、发病时间、诊断时间、报告时间、订正时间、填卡类型、实验室检测结果、报卡医师等项目;检验科登记簿和放射科登记簿至少包括姓名、性别、年龄、检测方法、检测结果、检测日期等项目。

7.培训要求

医疗机构应对医师和实习生进行有关传染病疫情监测信息报告工作的培训,包括医务人员上岗前培训和在职职工全员培训等。

8.自查工作

医疗机构应有专门人员定期对本机构疫情报告工作进行自查，自查科室为内科、外科、妇科、儿科、检验科、放射科等诊治传染病有关科室，自查内容包括：有关科室门诊日志和传染病登记簿上登记的传染病病例及疑似病例是否报告预防保健科，检验科和放射科的阳性结果是否及时反馈首诊医师等。

(三)检查方法

检查相关书面文件、资料记录情况，根据门诊日志、住院登记簿、检验科登记簿和放射料登记簿记录抽取一定数量病例，与预防保健科传染病登记簿记录及网络报告情况核对。

三、违法行为的处理

见表 12-1。

表 12-1　医疗机构传染病疫情报告违法案件案由参考表

序号	案由	违法行为	违反条款	处罚条款
1	医疗机构未建立传染病疫情报告制度案	未按照要求建立传染病疫情监测报告制度	《突发公共卫生事件与传染病疫情监测信息报告管理办法》第十条	《传染病防治法》第六十九条、《突发公共卫生事件与传染病疫情监测信息报告管理办法》第三十八条
2	医疗机构未指定相关部门和人员负责传染病疫情报告管理工作案	未按照要求指定专门的部门或者确立专门的人员负责传染病疫情报告管理工作	《传染病防治法》第二十一条、《突发公共卫生事件与传染病疫情监测信息报告管理办法》第十条	
3	医疗机构隐瞒(谎报、缓报)传染病疫情案	发现传染病疫情不按照规定报告	《传染病防治法》第三十七条、《突发公共卫生事件与传染病疫情监测信息报告管理办法》第七条	
4	医疗卫生人员隐瞒(谎报、缓报)传染病疫情案	执行职务的医疗卫生人员发现传染病疫情不按照规定报告	《传染病防治法》第三十条、第三十七条，《突发公共卫生事件与传染病疫情监测信息报告管理办法》第七条、第十六条、第十七条	《突发公共卫生事件与传染病疫情监测信息报告管理办法》第四十条
5	个体(私营医疗保健机构)瞒报(缓报、谎报)传染病疫情(突发公共卫生事件)案	个体(私营医疗保健机构)发现传染病疫情不按照规定报告	《传染病防治法》第三十条，《突发公共卫生事件与传染病疫情监测信息报告管理办法》第七条、第十六条、第十七条	《突发公共卫生事件与传染病疫情监测信息报告管理办法》第四十一条

(董　娜)

第八节 传染病预防控制的监督

一、监督依据

(1)《中华人民共和国传染病防治法》。

(2)《突发公共卫生事件应急条例》。

(3)《消毒管理办法》。

(4)《医院感染管理办法》。

(5)《传染性非典型肺炎防治管理办法》。

(6)《医疗机构传染病预检分诊管理办法》。

(7)《医疗机构发热门(急)诊设置指导原则(试行)》。

(8)《全国霍乱监测方案(试行)》。

二、监督检查内容与方法

(一)管理组织与制度

1.管理组织及职责

(1)预检分诊管理组织:二级以上综合医院应当设立感染性疾病科。感染性疾病科是临床业务科室,由发热门诊、肠道门诊、呼吸道门诊和传染病科统一整合设立,负责本医疗机构传染病的分诊工作和感染性疾病治疗,并对本医疗机构的传染病预检、分诊工作进行组织管理;没有设立感染性疾病科的医疗机构应当设立传染病分诊点。

(2)医院感染管理组织:住院床位总数在100张以上的医院应设立医院感染管理委员会和独立的医院感染管理部门;住院床位总数在100张以下的医院应指定分管医院感染管理工作的部门;其他医疗机构应有医院感染管理专(兼)职人员。

2.管理制度

(1)建立传染病预检、分诊制度,感染性疾病科和传染病分诊点标识明确,完善各项规章制度和工作流程。二级以上综合医院要根据《二级以上综合医院感染性疾病科工作制度和工作人员职责》(卫办医发〔2004〕166号)制定有关制度。

(2)建立医院感染管理责任制,制定并落实医院感染管理的规章制度和工作规范。

(3)消毒管理制度。

(4)医疗废物管理制度。

(二)传染病预防控制工作

1.感染性疾病科设置要求

(1)设计和建设要符合有关法律、法规和技术规范要求。

(2)设置相对独立,通风良好。

(3)内部结构布局合理、流程合理,分区清楚,具有消毒隔离条件,配备必要的医疗、防护设备和设施,符合医院感染预防与控制要求。

(4)二级综合医院感染性疾病科门诊应设置独立的挂号收费室、呼吸道(发热)和肠道疾病患者的各自候诊区和诊室、治疗室、隔离观察室、检验室、放射检查室、药房(或药柜)、专用卫生间。

(5)三级综合医院感染性疾病科门诊还应设置处置室和抢救室等。

(6)感染性疾病科病房应建筑规范、医疗设备和设施应符合有关规定。

2.传染病分诊点设置要求

传染病分诊点应标识明确,相对独立,通风良好,流程合理,具有消毒隔离条件和必要的防护用品。

3.发热门诊设置要求

(1)常年开诊,设在医疗机构内独立区域,与普通门诊相隔离,通风良好,有明显标识。

(2)分设候诊区、诊室、治疗室、检验室、放射检查室等,放射检查室可配备移动式X线机,有独立卫生间。

(3)室内配备必要的手消毒设备和设施。

4.肠道门诊设置要求

(1)设置相对独立,有明显标识;农村基层医疗单位确因人员与房屋条件不能单独设立时,也应在门诊指定专人负责或专桌诊治。

(2)分设诊疗室、观察室、药房以及专用厕所,指派专(兼)职医、护、检人员,配备专用医疗设备、抢救药品、消毒药械以及采集粪便标本的棉签和放置标本的碱性蛋白胨增菌液。

(3)室内配备必要的手消毒设备和设施。

(4)对就诊腹泻患者专册登记,做到“逢泻必登,逢疑必检”。

5.人员防护要求

(1)感染性疾病科和传染病分诊点应采取标准防护措施,配备防护服、防护口罩、防护眼镜或面罩、手套、鞋套等。

(2)应为就诊的呼吸道发热患者提供口罩。

6.人员培训要求

医疗机构应对医务人员进行岗前培训和在岗定期培训,培训的内容包括传染病防治的法律、法规、规范、标准,传染病流行动态、诊断、治疗、预防、职业暴露的预防和处理等内容。

7.传染病预检、分诊工作要求

医疗机构应实行预检、分诊制度,根据传染病的流行季节、周期和流行趋势做好特定的预检、分诊工作。感染性患者就诊流程应符合《感染性疾病患者就诊流程》和《急性呼吸道发热患者就诊规定》有关要求。

8.传染病疫情控制工作要求

(1)医疗机构应对传染病患者或者疑似传染病患者提供医疗救护、现场救援和接诊治疗,书写病历记录以及其他有关资料,并妥善保管;不得泄露传染病患者或疑似传染病患者个人隐私有关信息资料。

(2)发现法定传染病患者或者疑似传染病患者按照《传染病防治法》的规定采取相应的隔离控制措施。

(3)按照规定对使用的医疗器械进行消毒,对一次使用的医疗器具应在使用后按照规定予以销毁。

(4)不具备相应救治能力的应将患者及其病历记录复印件一并转至具备相应救治能力的医疗机构。

(5)对本单位内被传染病病原体污染的场所、物品以及医疗废物，应按照有关规定实施消毒和无害化处置；传染病患者或者疑似患者的排泄物应按照规定严格消毒，达到规定的排放标准后方可排入污水处理系统；传染病患者或疑似传染病患者产生的医疗废物应使用双层包装物并及时密封。

(6)应接受疾病预防控制机构对传染病预防工作的指导、考核，配合开展流行病学调查。

三、违法行为的处理

见表 12-2。

表 12-2 医疗机构传染病控制措施违法案件案由参考表

序号	案由	违法行为	违反条款	处罚条款
1	未按照规定承担本单位的传染病预防、控制工作案	(1)未按照要求建立预检分诊制度等制度 (2)未按照规定建立感染性疾病科或设置不符合要求 (3)未按照要求开展医务人员培训 (4)未按照规定开展重点传染病预防控制工作	《传染病防治法》第二十一条、第五十一条第一款,《医疗机构传染病预检分诊管理办法》《传染性非典型肺炎防治管理办法》	
2	发现传染病疫情时，未按照规定对传染病患者、疑似传染病患者提供医疗救护、现场救援、接诊、转诊或者拒绝接受转诊案	医疗机构未按照规定对传染病患者、疑似传染病患者提供医疗救护、现场救援、接诊、转诊或者拒绝接受转诊	《传染病防治法》第五十二条	
3	未按照规定对本单位内被传染病病原体污染的场所、物品以及医疗废物实施消毒或者无害化处置案	(1)医疗机构未对本单位内被传染病病原体污染的场所(物品以及医疗废物)实施消毒或者无害化处置 (2)肠道门诊、发热门诊未按照《消毒管理办法》《医疗机构消毒技术规范》要求进行消毒处置	《传染病防治法》第三十九条第四款,《消毒管理办法》第八条	
4	在医疗救治过程中未按照规定保管医学记录资料案	医疗机构救治传染病例未按照规定保管医学记录资料案(医学记录资料是指医务人员在医疗活动过程中形成的文字、符号、图表、影像、切片等资料的总和，包括门(急)诊病历和住院病历	《传染病防治法》第五十二条第一款	

续表

序号	案由	违法行为	违反条款	处罚条款
5	故意泄露传染病患者、病原携带者、疑似传染病患者、密切接触者涉及个人隐私的有关信息、资料案	医疗机构(医务人员)故意泄露传染病患者、病原携带者、疑似传染病患者、密切接触者涉及个人隐私的有关信息、资料	了传染病防治法》第十二条第一款	《传染病防治法》第六十九条、《消毒管理办法》第四十五条

(董　娜)

第九节　消毒隔离的监督

一、监督依据

(1)《中华人民共和国传染病防治法》。

(2)《消毒管理办法》。

(3)《医院感染管理办法》。

(4)《消毒技术规范》。

(5)《医疗机构口腔诊疗器械消毒技术规范》。

(6)《内镜清洗消毒技术操作规范(2004 版)》。

(7)《血液透析器复用操作规范》。

(8)《医院消毒供应室验收标准》。

(9)《综合医院建筑设计规范》。

(10)《消毒产品标签说明书管理规范》。

(11)《医院洁净手术部建筑技术规范》(GB 50333—2002)。

(12)《医院消毒卫生标准》(GB 15982—1995)。

二、监督检查内容与方法

(一)管理组织与制度

1.管理组织及职责

《消毒管理办法》规定医疗机构应设立消毒管理组织,具体组织形式由医疗机构根据自身情况决定,但总的要求是应做到有岗、有人、有制度、有职责。

2.管理制度

医疗机构应根据医疗服务环节不同特点,制定消毒灭菌程序和消毒灭菌效果监测工作制度。

(二)消毒剂和消毒器械管理工作

1.消毒剂与消毒器械的索证与验收

(1)消毒剂的索证与验收见表12-3。

表12-3 消毒剂索证与验收

国产消毒剂索证	进口消毒剂索证	消毒剂的验收
消毒产品生产企业卫生许可证(复印件)	经销机构营业执照(复印件)	(1)是否为有效证件 (2)许可证有效期与产品有效期是否相符
卫健委(原卫生部)颁发的消毒产品卫生许可批件(复印件)	卫健委(原卫生部)颁发的进口消毒产品许可批件(复印件)	(3)产品类别与许可类别是否相符 (4)使用方法、适用范围是否与许可一致 (5)产品标签说明书是否与批件一致
产品质量合格证明	产品质量合格证明	(6)企业名称、地址、产品名称剂型是否与批件一致

注:所有复印件均应加盖持有机构的公章。*对于75%单方乙醇消毒液、《次氯酸类消毒剂卫生质量技术规范》及《戊二醛类消毒剂卫生质量技术规范》规定的次氯酸类及戊二醛类消毒剂,卫健委(原卫生部)已调整了监管和许可范围,无须取得卫健委(原卫生部)颁发的消毒产品卫生许可批件,但75%单方乙醇消毒液应当有省级卫生行政部门的备案证明,次氯酸类及戊二醛类消毒剂应当有产品卫生安全评价。

(2)消毒器械的索证与验收见表12-4。

表12-4 消毒器械索证与验收

压力蒸汽灭菌器、紫外线杀菌灯、食具消毒柜的索证	其他消毒器械的索证	进口消毒器械的索证	消毒器械的验收
生产企业卫生许可证(复印件)	生产企业卫生许可证复印件(生产地省级卫生行政部门颁发)	经销机构营业执照(复印件)	(1)是否为有效证件 (2)许可证有效期与产品有效期是否相符 (3)产品类别与许可类别是否相符 (4)使用方法、适用范围是否与许可一致 (5)产品标签说明书是否与批件一致 (6)企业名称、地址、产品名称、型号是否与批件一致
	卫健委(原卫生部)颁发的消毒产品卫生许可批件(复印件)	卫健委(原卫生部)颁发的进口消毒器械许可批件(复印件)	
法定质量检测机构的产品质量合格证明文件			

注:所有复印件均应加盖持有机构的公章。

2.消毒剂与消毒器械的购进与领用登记

(1)购进与领用记录应分别登记造册。

(2)购进记录应有以下登记项目:进货时间、生产企业、供货单位、产品名称、数量、规格、单价、产品批号(生产日期)、经办人等。

(3)领用记录应有以下登记项目:领用时间、领用单位、产品名称、数量、规格、单价、产品批号(生产日期)、经办人等。

(三)有关消毒技术规范

1.口腔科

(1)口腔科诊疗区域内应保证环境整洁。口腔诊疗区域和口腔诊疗器械清洗、消毒区域应分开,布局合理,能够满足诊疗工作和口腔诊疗器械清洗、消毒工作的基本需要。

(2)口腔诊疗器械清洗应采用流动水手工刷洗或者使用机械清洗设备进行清洗的方式;对结构复杂、缝隙多的器械,应采用超声清洗。

(3)口腔诊疗器械应当达到"一人一用一消毒或者灭菌"的要求:①凡接触患者伤口、血液、破损黏膜等各类口腔诊疗器械,包括牙科手机、车针、根管治疗器械、拔牙器械、手术治疗器械、牙周治疗器械、敷料等,使用前必须经过灭菌。应当使用压力蒸汽灭菌或戊二醛、过氧乙酸、过氧化氢等消毒剂。②接触患者完整黏膜、皮肤的口腔诊疗器械,包括口镜、探针、牙科镊子等口腔检查器械、各类用于辅助治疗的物理测量仪器、印模托盘、漱口杯等,使用前必须进行消毒。对可重复使用的口腔诊疗器械,应当使用压力蒸汽灭菌或二氧化氯、过氧乙酸、过氧化氢、含溴消毒剂消毒。③凡接触患者体液、血液的修复、正畸模型等物品,送技工室操作前必须消毒。应当使用紫外线照射或戊二醛、酸氧化电位水、含氯、碘伏等消毒剂。④个人防护及手卫生,医务人员进行口腔诊疗操作时应戴口罩和帽子,可能出现患者血液、体液喷溅时应戴护目镜。每治疗一个患者应更换一副手套并洗手或者手消毒。

2.供应室

(1)供应室周围环境应清洁、无污染源,形成相对独立区域,避免干扰;建筑布局分为办公区域和工作区域,工作区域划分清楚,有实际屏障分隔。

(2)应人流、物流分开。

(3)设备配备要求如下。①污染区:手工清洗水池、专用污染物品清洗池、高压水枪、超声清洗机、污染物品分类台、污物回收车、手套清洗烘干机、物品贮存设备、洗涤剂等,有条件的配备清洗消毒机。②清洁区:压力蒸汽灭菌器、清洁物品装载车、器械包装台、敷料包装台、敷料架柜、手套包装设备、物品转运车等,有条件的配备低温气体灭菌器和干热灭菌器。③无菌物品存放区:无菌物品卸载车、无菌物品存放架、无菌物品发放车、空气置换设施,有条件的可安装空气净化装置、出入口缓冲间(区)风淋设备。④各区配备完善的空气消毒设施和个人防护用品。

(4)消毒及无菌物品管理:①清洁后物品不得有污迹或锈迹。②根据物品性质和类别选用压力蒸汽灭菌、环氧乙烷灭菌、干热灭菌或低温灭菌,掌握灭菌过程中压力、温度、时间、装载量等参数,记录资料齐全。③物品包装应符合《消毒技术规范》要求,包布干燥无破损,每个无菌包外贴化学指示胶带,手术包中心部位放置化学指示卡,化学指示卡有灭菌日期和失效日期。④灭菌后物品应存放在无菌区的柜橱或架子内,离地≥20 cm,离天花板≥50 cm,离墙≥5 cm,标识清楚,一次性使用的无菌医疗用品应拆除外包装后才可存放入无菌区。

3.手术部(室)

(1)布局。①功能分区:医院手术部的建筑布局应符合功能流程合理和洁污区域分开的原则,功能分区应包括无菌物品储存区域、医护人员刷手和患者手术区域、污物处理区域,各个区域应有明显的标志,区域间避免交叉污染。②手术间设置:手术部(室)内应设无菌手术间、一般手术间、隔离手术间,每一手术间内放置一张手术台,隔离手术间应靠近手术室入口处。

(2)环境卫生管理。①入口处应设卫生通过区,换鞋(处)应有防止洁污交叉的措施,宜有推床的洁污转换措施。②手术室内环境应保持清洁、卫生、无尘、无污染,手术部的墙壁、地面光滑、无裂隙，排水系统良好。③手术室不宜设地漏。④严格手卫生管理，配备非手触式流动水洗手设施。⑤不同区域及不同手术用房的清洁、消毒物品应分开使用。

(3)医疗用品管理。①进入手术部的物品应拆除其最外包后存放，各类设备设施应进行表面清洁处理。②无菌手术器械及敷料存放于无菌物品区域。③一次性使用的无菌医疗用品不得重复使用。④包装不合格或者超过灭菌有效期的物品及有肉眼可见污垢的器械、敷料和物品不得使用。⑤患者吸氧装置、雾化吸入器、氧气湿化瓶、麻醉导管及面罩等器具应做到“一人一用一消毒或灭菌”，并干燥无菌保存。

4.内镜室

(1)环境与设施：①设立患者候诊室(区)、诊疗室、清洗消毒室、内镜贮藏室等，每个诊疗单位的净使用面积不得少于 20 平方米。②不同部位内镜的诊疗应分室进行，上消化道、下消化道内镜的诊疗不能分室进行的，应分时段进行；灭菌类内镜的诊疗室应达到“标准洁净手术室”的要求，消毒类内镜的诊疗室应达到“一般洁净手术室”的要求，具体要求见 GB50333－2002《医院洁净手术部建筑技术规范》。③不同部位内镜的清洗、消毒设备应分开。④使用的消毒器械或者其他消毒设备符合规定，基本清洗消毒设备包括：专用流动水清洗消毒槽(四槽或五槽)、负压吸引器、超声清洗器、高压水枪、干燥设备、计时器等。⑤配备必要的手卫生设备。

(2)消毒灭菌方法：①凡进入人体无菌组织、器官或者经外科切口进入人体无菌腔室的内镜及附件，如腹腔镜、关节镜、脑室镜、膀胱镜、宫腔镜等，必须灭菌。②凡穿破黏膜的内镜附件，如活检钳、高频电刀等，必须灭菌。③凡进入人体消化道、呼吸道等与黏膜接触的内镜，如喉镜、气管镜、支气管镜、胃镜、肠镜、乙状结肠镜、直肠镜等，应按照《消毒技术规范》的要求进行高水平消毒。④内镜及附件用后应立即清洗、消毒或者灭菌。⑤弯盘、敷料缸等应采用压力蒸汽灭菌；非一次性使用的口圈可采用高水平化学消毒剂消毒后，用水彻底冲净残留消毒液，干燥备用；注水瓶及连接管采用高水平以上无腐蚀性化学消毒剂浸泡消毒，消毒后用无菌水彻底冲净残留消毒液，干燥备用。注水瓶内的用水应为无菌水，每天更换。⑥内镜及附件的数量应与接诊患者数相适应，做到“一人一用一消毒或灭菌”。以戊二醛消毒为例，各类内镜使用次数见表 12-5。⑦软式内镜清洗与消毒的标准程序见表 12-6。⑧硬式内镜清洗与消毒的标准程序见表 12-7。

表 12-5　各类内镜消毒时间及使用次数参考表

种类	全套数量	一次医疗全程时间		最大理论使用次数(次/天)
		清洗与消毒(灭菌)时间	诊疗时间	
消毒类软镜	1	36 分钟(化学消毒)	20 分钟	7
消毒类硬镜	1	24 分钟(化学消毒)	20 分钟	7
消毒类软镜	1	10 小时(化学消毒)	—	1
消毒类硬镜	1	4 小时(高压蒸汽)	1 小时	2

表 12-6　软式内镜清洗与消毒的标准程序参考表

步骤		工作要点	预计时间(分钟)
1	擦洗	内镜用后应当立即用湿纱布擦去外表面污物，反复送气与送水至少 10 秒，送清洗消毒室	2

续表

	步骤	工作要点	预计时间(分钟)
2	水洗	用流水冲、纱布擦、清洁毛刷清洗活检孔道和吸引器管道,吸引器抽吸活检孔道,50毫升注射器吸清水注入送气送水管道,吸干活检孔道的水分并擦干镜身,其他内镜附件清洗	5
3	酶洗	抽吸多酶洗液冲洗送气送水管道与活检孔道,附件及各类按钮和阀门酶洗,附件超声清洗5～10分钟	7
4	清洗	冲洗内镜的外表面,注射冲洗各管道,各管道充气	5
5	消毒或灭菌	(1)压力蒸气、环氧乙烷、2%碱性戊二醛消毒胃肠镜不少于10分钟、支气管镜不少于20分钟、特殊感染患者不少于45分钟,灭菌浸泡10小时(2)非全浸式内镜的操作部,必须用清水擦拭后再用75%乙醇擦拭消毒	≥10
6	再清洗	人员更换手套,向各管腔注入空气和流水用纱布清洗表面,抽吸清水冲洗各孔道	5
7	再次使用	无菌水彻底冲洗,纱布擦干表面,各孔道的水分吸干	2
		一次消毒最少耗费时间	36

表12-7　硬式内镜清洗与消毒的标准程序参考表

	步骤	工作要点	预计时间(分钟)
1	清洗	内境用后流动水彻底清洗,除去血液、黏液等残留物,并擦干	2
2	酶洗	内境用后流动水彻底清洗,除去血液、黏液等残留物,并擦干	5
3	清洗	彻底清洗内镜各部件,管腔应用高压水枪彻底冲洗,可拆卸部分必须拆开清洗,并用超声清洗器清洗5～10分钟	7
4	消毒或灭菌	(1)灭菌,适于压力蒸汽灭菌的内镜及部件应采用压力蒸汽灭菌;环氧乙烷灭菌方法适于各种内镜及附件的灭菌;2%碱性戊二醛浸泡10小时灭菌 (2)消毒;煮沸20分钟;其他消毒方法需符合《销毒管理办法规定	煮沸消毒20或浸泡消毒10
5	再次使用	煮沸消毒:冷却 浸泡消毒:无菌水彻底冲洗+纱布擦干表面+各孔道的水分吸干	浸泡3
		一次消毒最少耗费时间	27

(四)消毒效果监测

1.监测要求

医疗机构使用消毒剂与消毒物品的监测要求见表12-8。

2.环境监测(设备)要求

医疗机构环境监测(设备)要求见表12-9。

表 12-8 消毒剂与消毒物品的监测要求参考表

种类	生物监测	化学监测(微生物污染监测)	物品
消毒	消毒剂 每季度	氯/日,戊二醛/周 标准:细菌含量<100 cfu/mL 不得检出致病微生物	物品消毒效果/季度标准:不得检出致病微生物
灭菌	灭菌剂 每月	戊二醛/周 标准:不得检出任何微生物	物品灭菌效果/每月标准:不得检出任何微生物
压力蒸汽	每月	每包、工艺监测/每锅标准;不得检出任何微生物	物品消毒效果/季度标准:不得检出任何微生物
环氧乙烷	每月	每包、工艺监测/每锅标准;不得检出任何微生物	物品消毒效果/季度标准:不得检出任何微生物
紫外线	必要时	照射强度/半年 标准(30 W):新灯≥90 uW/cm^2; 使用中的灯≥70 uW/cm^2	必要时,标准:空气中自然菌消亡率 90.00%以上

表 12-9 环境和设备监测要求参考表

部门		监测要求	标准
血液透析设备(复用系统水质)	细菌学	每月复用系统水质进行细菌检测	细菌菌落总数≤200 cfu/ml
	内毒素	每 3 个月复用系统水质进行内毒素检测	内毒素≤2 cfU/mL
内镜	消毒类	胃镜、肠镜、喉境、气管镜等	标准;细菌含量<20 cfu/件 不得检出致病微生物
	灭菌类	腹腔镜、关节镜、胆道镜、膀胱镜、胸腔镜等	标准:不得检出任何微生物
科室	每月	手术室、ICU、产房、母婴室、新生儿病房、骨髓移植病房、血液病房、血液透析室、供应室无菌区、治疗室、换药室等	符合 GB15982－1995《医院消毒卫生标准》要求

3.其他要求

(1)压力蒸汽灭菌必须进行工艺监测,工艺监测应每锅进行,并详细记录灭菌时的温度、压力、时间等参数。预真空压力蒸汽灭菌器每天灭菌前进行 B-D 试验。

(2)用于内镜消毒或灭菌的戊二醛必须每天或使用前进行监测。

(3)新灭菌器使用前及大修后必须进行生物监测,合格后才能使用;对拟采用的新包装材料、容器摆放方式、排气方式及特殊灭菌工艺,也必须先进行生物监测,合格后才能采用。

(4)对压力容器进行定期检测和校验,相关记录存档。

(5)消毒剂、生物指示物、化学指示物、菌片应当在有效期内使用。

(董 娜)

第十节 医疗机构有关科室传染病防治监督检查要点

一、预防管理部门

(一)工作制度

(1)有无疫情报告制度。

(2)有无门诊工作日志制度。

(3)有无预检分诊制度。

(4)有无诊治传染病有关科室的消毒和隔离工作制度。

(5)有无医疗废物管理制度。

(二)工作记录

(1)网络直报医疗机构,《传染病报告卡》及传染病报告记录是否保存3年。

(2)非网络直报医疗机构,保留登记备案3年,传染病报告卡是否由收卡单位保存。

(3)是否有疫情报告自查记录。

(4)是否有年度培训工作计划、工作记录、参加人员、培训资料。

(5)是否有具体奖惩记录。

(6)传染病疫情登记簿是否登记完整。

(7)疫情登记核对是否符合规定的内容、程序、方式和时限。

(8)《传染病报告卡》管理是否规范。

(三)疫情报告情况

(1)网络直报医疗机构,开机检查直报网络是否畅通。

(2)报告时限是否符合要求。

(3)无网络直报医疗机构,是否有疫情报告记录。

(4)根据诊治传染病有关的科室建立门诊日志、住院登记册登记记录,抽取一定病例核查网络疫情报告情况,是否存在漏报或迟报。

二、感染性疾病科

(一)设立与设置

(1)二级以上综合医院是否设立感染性疾病科。

(2)二级以下综合医院是否设立传染病分诊点。

(3)感染性疾病科的设置是否相对独立。

(4)感染性疾病科的内部诊室布局是否合理,分区、人流、物流通道是否合理,区域是否有明确的标识与标志。

(5)感染性疾病病房建筑规范、医疗设备和设施是否符合国家有关规定。

(6)三级综合医院感染性疾病科门诊是否设置了处置室和抢救室。

(二)工作制度

(1)是否建立传染病疫情报告责任制度。

(2)是否建立预检分诊制度。

(3)是否执行重大传染病诊断工作程序。

(4)是否建立消毒隔离制度。

(5)是否建立医务人员防护工作制度。

(6)是否建立医疗废物处置工作制度。

(7)是否建立传染病防治知识的培训制度。

(三)发热门诊

(1)独立设区、有明显标识、通风良好。

(2)发热门诊是否做到了:专用诊室(包括备用诊室)、专用治疗室、专用隔离观察室、专用检验室、专用放射检查室、专用药房(或药柜)、专用卫生间、专用门诊日志登记、专用医疗设备物资(固定或移动式X线机器、检验设备、抢救药品、消毒药械)。

(3)专用发热门诊日志登记项目是否符合要求。

(4)根据传染病的流行季节、周期和流行趋势是否开展特定传染病的预检、分诊工作。

(5)是否配备必要的标准预防措施防护用品:防护服、防护口罩、防护眼镜或面罩、隔离衣、手套、鞋套等。

(6)室内配备消毒设施、设备、物资是否符合要求。

(7)室内空气通风是否进行消毒。

(8)消毒剂与消毒器械的使用符合要求。

(9)医疗废物是否按规定分类处置。

(四)肠道门诊

(1)独立设区、有明显标识。

(2)肠道门诊是否做到了:专用诊疗室、专用观察室、专用药房、专用卫生间、专(兼)职人员(医、护、检验)、专用医疗设备与物资(听诊器、血压计、体温计、抢救药品、消毒药械)、专用门诊日志登记本。

(3)专用肠道门诊日志登记本的登记项目是否齐全。

(4)肠道门诊是否按规定开放,重点地区根据需要应常年开设,做到人员与时间固定。

(5)是否配备了必要的标准预防措施防护用品,包括防护服、防护口罩、防护眼镜或面罩、隔离衣、手套、鞋套等。

(6)室内是否配备符合要求的手消毒设施、设备、物资。

(7)对腹泻患者是否做到了“逢泻必登,逢疑必检”。

(8)患者排泄物是否进行消毒。

(9)消毒剂与消毒器械的使用是否符合卫健委(原卫生部)要求。

(10)医疗废物是否按规定分类处置。

三、消毒剂与消毒器械管理部门

(一)工作制度

(1)是否建立消毒剂与消毒器械的索证验收检查制度。

(2)是否建立消毒剂与消毒器械的购进与领用登记制度。

(二)工作记录

(1)每种消毒剂与每台(件)消毒器械的索证记录是否齐全。

(2)购进与领用记录是否分别登记造册。①消毒剂与每台(件)消毒器械购进记录是否登记了以下项目:进货时间、生产厂家、供货单位、产品名称、数量、规格、单价、产品批号(生产日期)、经办人等。②领用消毒剂与每台(件)消毒器械记录是否登记了以下项目:领用时间、领用单位、产品名称、数量、规格、单价、产品批号(生产日期)、经办人等。

(3)有无每台(件)消毒器械消毒效果检测合格记录。

(4)有无大型消毒器械进行定期维护与效验记录。

(三)消毒剂与消毒器械的管理

(1)消毒剂、消毒器械的存放是否满足说明书标注的贮存条件。

(2)消毒剂是否储存在避光、阴凉干燥、通风良好处,并离地离墙。

(3)是否定期对大型消毒器械进行维护。

(4)过期或质量不合格消毒剂是否按照化学性医疗废弃物处置。

四、供应室

(一)工作制度

(1)是否有物品洗涤、包装、灭菌、存放、质量监测、物资管理等岗位责任制度。

(2)是否有工作人员消毒灭菌相关知识培训制度。

(3)是否有原材料、消毒洗涤剂、试剂、设备、一次性医疗用品的质量验收审核制度。

(4)是否有热原反应原因追查制度与热原反应发生情况月报制度。

(5)是否有压力蒸气、气体灭菌器等消毒灭菌设备的定期校验管理制度。

(6)是否有消毒物品与设备的消毒效果监测制度。

(二)环境与设施

(1)消毒供应室周围环境是否清洁,无污染源,区域是否相对独立。

(2)污染区、清洁区、无菌区,三区域划分是否清楚,区域间是否有实际屏障,布局是否合理。

(3)清洁区、无菌区是否达到《医院消毒卫生标准》GB 5982－1995 所要求的环境类别。

(4)物品回收、消毒、洗涤、敷料制作、组装、灭菌、存储、发送全过程所需要设备和条件是否符合要求。

(5)消毒灭菌设备是否符合国家规定。

(三)消毒工作要求

(1)工作人员是否有必要的防护用品,包括工作服、防渗透围裙、口罩、帽子、手套等。

(2)物品消毒的方法是否符合要求。

(3)使用的消毒药剂及浓度是否符合要求。

(4)使用的压力蒸气与气体灭菌器等设备是否完好。

(5)新灭菌器以及新包装容器、摆放方式、排气方式的特殊灭菌工艺是否经过生物监测合格后使用。

(6)灭菌合格物品是否有专室专柜存放,物品的灭菌标志、灭菌日期、失效期标识是否符合要求。

(7)医疗废物进行分类收集、处理是否符合要求。

(四)工作记录

(1)有无人员培训记录。

(2)医院使用消毒剂时,是否严格按照无菌技术操作程序和所需浓度准确配制,是否按要求登记配制浓度、配制日期、有效期等记录。

(3)是否有消毒药剂化学监测、生物监测、污染监测与物品消毒灭菌效果监测记录。

(4)是否有压力蒸气灭菌器每天的B-D试验、灭菌器每锅的工艺监测,每包的化学监测,每月的生物监测记录。

(5)是否有新灭菌器以及新包装容器、摆放方式、排气方式的特殊灭菌工艺的使用前合格生物监测记录。

(6)是否有污染物品回收与无菌物品发送记录。

五、医院普通门诊

(1)诊室医师是否使用门诊日志。

(2)门诊日志填写是否完整。

(3)是否用《传染病报告卡》。

(4)诊室手卫生设施、设备、物资是否符合要求。

(5)无菌物品和无菌敷料是否专门管理,室内待用无菌物品有无注明灭菌日期。

(6)室内使用的消毒剂与消毒器械是否符合要求。

(7)医疗废物是否按照规定分类收集,是否建立了交送登记记录,登记内容是否齐全。

六、注射室、治疗室、换药室

(1)室内是否配备必要的手卫生设备。

(2)一次性使用医疗用品是否做到"一人一用一灭菌"。

(3)室内是否定期进行医疗环境监测(空气、物表、医务人员手),监测结果是否符合《医院消毒卫生标准》GB 15982—1995的要求。

(4)无菌物品和无菌敷料是否专门管理,室内待用无菌物品是否注明灭菌日期并在有效期内。

(5)室内使用的消毒剂与消毒器械是否符合要求。

(6)医疗废物是否按照规定分类收集,是否建立交送登记记录,登记内容是否齐全。

七、手术室

(1)手术室洁净区与非洁净区之间是否设立缓冲室或传递窗。

(2)各级别洁净手术室的空气与物表监测是否达到《医院洁净手术部建筑技术规范》GB 50333—2002(见表12-10)的要求。(3)手术室配备手卫生洗剂与手卫生设备是否符合要求。

(4)洁净手术室内是否严禁采用普通的风机盘管机组或空调器。

(5)使用的手术治疗器械是否达到消毒灭菌要求,是否定期进行消毒灭菌效果监测,消毒灭菌效果监测是否符合《医院消毒卫生标准》GB 15982—1995的要求。

(6)手术治疗器械套数与治疗患者数是否相匹配。

表 12-10　医院洁净手术部建筑技术规范的要求

手术室名称/等级	手术切口类别	适用手术提示
特别洁净手术室/Ⅰ	Ⅰ	关节置换、器官移植、脑外科、心脏外科、眼科等手术中的无菌手术
标准洁净手术室/Ⅱ	Ⅰ	胸外科、整形外科、泌尿外科、肝胆胰外科、骨外科、普通外科中一类切口无菌手术
一般洁净手术室/Ⅲ	Ⅱ	普通外科除一类切口无菌手术外、妇产科等手术
准洁净手术室/Ⅳ	Ⅲ	肛肠外科和污染类手术

(7)手术治疗使用一次性耗材等是否符合要求。

(8)手术使用治疗敷料是否达到灭菌要求。

(9)手术使用的冲洗液体、消毒液或润滑剂等是否达到灭菌要求。

(10)室内是否定期进行医疗环境监测(空气、物表、医务人员手),监测结果是否符合《医院消毒卫生标准》GB 15982－1995 的要求。

(11)无菌物品和无菌敷料是否专门管理专室存放,室内待用无菌物品有无注明灭菌日期。

(12)室内使用的消毒剂与消毒器械是否符合要求。

(13)医疗废物是否按照规定分类收集,是否建立了交送登记记录,登记内容是否齐全:医疗废物的来源、种类、重量或者数量、交接时间、处置方法、最终去向以及经办人签名等。

八、口腔科

(一)工作文件

(1)是否建立了消毒管理的有关责任制。

(2)是否有器械消毒、个人防护等知识培训制度。

(3)是否有各类口腔诊疗器械、敷料的消毒与灭菌制度。

(4)是否有各类口腔修复、正畸模型等物品的消毒制度。

(5)是否有牙科综合治疗台及其配套设施的消毒制度。

(6)是否有各类口腔诊疗器械、敷料的消毒与灭菌效果监测制度。

(二)诊疗工作

(1)诊疗区域和器械清洗、消毒区域是否分开。

(2)室内配备的手卫生设备是否符合要求。

(3)所有诊疗器械是否达到“一人一用一消毒或灭菌”要求。

(4)诊疗器械(如手机、转针)数量是否满足接诊人员数要求。

(5)医务人员进行口腔诊疗操作时,是否有戴口罩、帽子和护目镜等防护物品。

(6)每治疗一个患者是否更换一副手套并洗手或者手消毒。

(三)诊疗器械灭菌与消毒

(1)口腔诊疗器械消毒前是否经流动水、采用手工刷洗或清洗设备彻底清洗。

(2)牙科手机和耐湿热、需要灭菌的口腔诊疗器械是否首选压力蒸汽灭菌的方法进行灭菌。

(3)医疗器械是否定期进行消毒灭菌效果监测,消毒灭菌效果监测是否符合《医院消毒卫生标准》GB 15982－1995。

(4)牙科综合治疗台及其配套设施是否每天清洁、消毒,遇污染是否及时清洁、消毒。

(5)新灭菌设备和维修后的设备是否在生物监测合格后投入使用。

(6)快速灭菌设备是否定期进行生物监测。

(7)使用的消毒剂与消毒器械是否符合要求。

(8)无菌物品和无菌敷料是否专门管理,室内待用无菌物品有无注明灭菌日期。

(9)医疗废物是否按照规范分类收集,是否有交送登记记录,登记内容是否齐全。

九、内镜室

(一)工作制度

(1)是否有内镜诊疗和内镜清洗消毒灭菌工作制度:①消毒类内镜清洗消毒工作制度,如喉镜、气管镜、支气管镜、胃镜、肠镜、乙状结肠镜、直肠镜等。②灭菌类内镜清洗灭菌工作制度,如腹腔镜、关节镜、脑室镜、膀胱镜、宫腔镜与附件(活检钳、高频电刀)等。

(2)是否有内镜诊疗消毒灭菌登记制度。

(3)是否有传染患者内镜诊疗登记工作制度。

(二)诊疗工作

(1)是否设立了患者候诊室(区)、诊疗室、清洗消毒室、内镜贮藏室等,每个诊疗单位的净使用面积不得少于20平方米。

(2)不同部位内镜的诊疗工作是否分室或分时段进行,不同部位内镜的清洗、消毒灭菌工作是否分室进行。

(3)灭菌类内镜室与消毒类内镜室的诊疗是否达到《医院洁净手术部建筑技术规范》GB 50333—2002“标准洁净手术室”与“一般洁净手术室”要求,是否按照手术区域要求管理。

(4)使用基本清洗消毒程序的设备是否符合以下要求:专用流动水清洗消毒槽(四槽或五槽)、负压吸引器、超声清洗器、高压水枪、干燥设备、计时器、通风设施。

(5)内镜及附件的数量是否与接诊患者数相适应,是否做到“一人一用一消毒或灭菌”。

(6)是否对内镜诊疗患者及传染患者筛查情况进行登记。

(7)传染患者与特殊感染患者所使用后的器械是否专门处理。

(8)一次性医疗用品使用是否符合要求。

(三)消毒灭菌

(1)工作人员是否有必要的防护用品,包括工作服、防渗透围裙、口罩、帽子、手套等。

(2)消毒剂(多酶洗液、2%碱性戊二醛、75%乙醇)是否符合要求。

(3)是否使用非流动水对内镜进行清洗。

(4)清洗纱布是否一次性使用,清洗刷是否一用一消毒、多酶洗液是否每清洗1条内镜后更换。

(5)内镜清洗消毒是否进行登记,登记内容是否完整,包括:就诊患者姓名、使用内镜的编号、清洗时间、消毒时间以及操作人员姓名等事项。

(6)软式内镜、硬式内镜的消毒与灭菌程序是否符合要求。

(7)清洗消毒槽盛装的消毒剂是否按要求定期更换,清洗消毒槽是否定期消毒与灭菌。

(8)使用的消毒剂浓度是否每天定时监测并做好记录。

(9)快速灭菌设备是否定期进行生物监测。

(10)无菌物品和无菌敷料是否专门管理,室内待用无菌物品有无注明灭菌日期。

(11)医疗废物是否按照规定分类收集,是否建立了交送登记记录,登记内容是否齐全。

十、诊所、卫生所(室)、医务室、社区医疗服务站、中小学卫生保健所、卫生站

(1)室内清洁是否符合卫生要求。

(2)诊室医师是否使用门诊日志,门诊日志填写是否完整,至少包括以下项目:姓名(14 岁以下儿童填家长姓名)、性别、年龄、职业、住址、病名(诊断)发病日期、就诊日期、初诊或复诊,格式可自行设计(内、外、妇、儿科使用普通门诊日志)。

(3)是否有《传染病报告卡》,是否知晓疫情报告电话。

(4)一次性医疗用品是否做到“一人一用”,是否按照要求管理和使用一次性医疗用品。

(5)诊室手卫生设施、设备、物资是否符合要求。

(6)无菌物品和无菌敷料是否专门的管理,待用无菌物品是否注明灭菌日期。

(7)是否定期进行消毒效果与环境卫生学监测。

(8)使用的消毒剂与消毒器械是否符合卫健委(原卫生部)要求。

(9)医疗废物是否按照规定分类收集,是否建立了交送登记记录,登记内容是否齐全;自行处置的是否符合规定。

十一、医疗废物暂存场所

(1)暂存场所是否远离医疗、食品加工区和人员活动密集区以及生活垃圾存放场所,方便医疗废物的装卸、装卸人员及运送车辆的出入。

(2)是否有严密的封闭措施,设专人管理,避免非工作人员进入,是否有防鼠、防蚊蝇、防蟑螂、防盗以及预防儿童接触等安全措施,有基本清洁设施。

(3)暂存场所内的地面与 1 m 高的墙裙是否进行防渗处理,地面是否排水良好并易于清洁和消毒,产生污水是否通过管道排入医疗机构内污水处理系统。

(4)暂存场所外是否有明显的警示标识并有“禁止吸烟饮食”的警示标识。

(5)是否有医疗废物移交和接收手续;医疗废物登记内容是否包括医疗废物来源、种类、重量或者数量、交接时间、处置方法、最终去向及经办人签名等项目;登记资料是否保存 3 年。

(6)暂存的医疗废物是否超过 2 天;是否交由取得许可的医疗废物集中处置单位处置;是否填写并保存危险废物转移联单。

(7)是否对医疗废物运送工具和暂存场所内外环境及时进行清洁和消毒。

(8)是否对医疗废物管理相关工作人员进行有关培训并提供职业防护。

(曲平平)

第十三章 预防接种

第一节 流行性乙型脑炎

一、概述

流行性乙型脑炎(以下简称乙脑)最早在日本被发现,1924 年,在日本大流行时被认为是一种新的传染病。该病在夏秋季流行,曾被称为夏秋脑炎。为了与当时在日本流行的一种昏睡型脑炎相区别,称后者为甲型脑炎,前者为乙型脑炎。1935 年,日本学者从病死者脑组织中分离到病毒,发现其抗原性不同于美国的圣路易脑炎病毒,首次确定了该病的病原,并将分离到的病毒命名为 Nakayama 原始株;1937 年,从马脑组织中分离到病毒;1938 年,日本学者报告从三带喙库蚊分离到病毒;1946 年,日本厚生省确定该病为法定传染病,并统称为日本脑炎。

在拥有 30 亿人口的亚洲,乙脑是一个重要的公共卫生问题,也是引起病毒性脑炎的首要原因。据估计,乙脑病毒每年至少引起 50 000 例临床新发病例,其中大部分为≤10 岁儿童,并导致 10 000 例死亡和 15 000 例长期神经、精神系统后遗症的发生。在乙脑地方流行区,大部分人在 15 岁前已感染过乙脑病毒。但如果近期有乙脑病毒输入,任何年龄人群都会被感染。在某些地区,乙脑有季节性传播的特点,但有些地区则全年均可传播。由于缺乏完善的监测系统和实验诊断技术,许多地区存在病例漏报和误报现象。

控制乙脑的措施理论上包括灭蚊、猪和人类的免疫预防措施,其中疫苗是唯一有效的长期控制和预防乙脑的方法。大量的证据表明,免疫接种对控制乙脑效果明确,又具有很高的成本效益性。我国绝大多数省(市、区)为乙脑流行区。在 20 世纪 60 年代末,广泛应用疫苗前,乙脑高发年份的发病率可达 30/10 万。随着疫苗的逐步改进与应用,发病率显著下降。

二、病原学

(一)病毒的形态结构

乙型脑炎病毒是一种球形的单链 RNA 病毒,属披盖病毒科虫媒 B 组。病毒颗粒呈球形,壳体为20 面立体对称,RNA 为单股,分子量约 3×10 dalton。电镜下的病毒颗粒有核心、包膜和刺突 3 部分,它们的平均直径分别为(29.8±2.5)nm、(44.8±3.2)nm、(53.1±5.4)nm。该病毒单股正链 RNA 全序列由11 000 个核苷酸组成,含有 3 种结构蛋白。E1 是构成包膜上刺突的糖蛋白；E2 是一种非糖基化的小蛋白多肽，与包膜层相连；碱性蛋白 C 与核壳体中的 RNA 相连构成核壳。

（二）病毒的理化性质

乙型脑炎病毒的抵抗力不强，在 100 ℃2 分钟、55～60 ℃30 分钟或 37 ℃2 天即可被完全灭活。但30 ℃以下存活时间较长，在－70 ℃以下可保存 1 年以上。冷冻干燥下的病毒，在 4 ℃可保存数年。该病毒在适宜的稀释剂中（脱脂牛乳、兔血清或牛血清、水解蛋白等）比较稳定，在生理盐水中则迅速被灭活。

乙型脑炎病毒可被常用的消毒剂如碘酊、乙醇、酚等迅速灭活，也易被胆汁、脱氧胆酸钠所灭活。对有机溶剂敏感，胰蛋白酶和脂肪酶不但能破坏病毒的感染力，而且使血凝活性迅速丧失。甲醛和 β-丙内酯可使病毒灭活，并且保持其抗原性，因此常用作灭活剂。

（三）病毒的抗原性和免疫原性

乙型脑炎病毒的蛋白包括 3 种结构蛋白和 7 种非结构蛋白。3 种结构蛋白即衣壳蛋白 C、包膜蛋白 E 和 M，其中 E 蛋白是乙型脑炎病毒的重要抗原成分，它具有病毒与细胞受体的结合、特异性膜融合以及诱生病毒中和抗体、血凝抑制抗体和抗融合抗体的作用。因此，E 蛋白与病毒毒力、致病性和免疫保护性密切相关。非结构蛋白为病毒的酶或调节蛋白，与病毒复制和生物合成有关。

乙型脑炎病毒感染或疫苗免疫后均可产生中和抗体、血抑抗体和补结抗体。血抑抗体和补结抗体出现较早，一般在感染 7 天后出现；中和抗体出现较迟，在 1～2 周内，但都在 1 个月左右达高峰。补结抗体消失快，可用来判断人或动物的年感染率；其次是血抑抗体，可用作临床病例的诊断；中和抗体维持时间最长，是衡量人体是否有免疫力的指标。

人被感染后，绝大部分呈隐性感染，仅有少数人发病，有显性感染症状者≤1%。隐性或显性感染者只发生 3～5 天短暂的病毒血症，对于本病的流行传播上意义不大。牛、马等大型牲畜的饲养和使用时间长，而幼畜数量不多，传播本病的意义也不大。因此，上述 2 种传染源并不是主要的传染源。

据研究资料表明，本病最重要的传染源是猪，主要是幼猪。猪数量多，感染后病毒血症期持续时间长，血液中病毒滴度很高；幼猪出生率高，生长时间短，对乙型脑炎病毒的免疫力低下，易感染。乙型脑炎病毒在蚊体内大量繁殖，在唾液腺内的乙型脑炎病毒滴度达到较高水平。当环境温度＜20 ℃，病毒滴度低；若≥28 ℃，则病毒迅速复制，具有很高的传染性。

（四）人群易感性和免疫性

乙型脑炎病毒的抗原较稳定，较难变异，至今也只有一个血清型，但不同时间分离的病毒株之间也发现一定的差异，在免疫学上没有意义。

三、流行病学

（一）乙脑流行地域分布

乙脑是由媒介蚊虫传播的一种中枢神经系统急性传染病，为人畜共患传染病。患者起病急，以高热、惊厥、昏迷、抽搐等神经症状为特征。乙脑病死率达 5%～35%，约 30%的患者留有神经、精神系统后遗症。乙脑主要在亚洲广大地区流行，在日本、朝鲜、韩国、中国、越南、泰国、印度、印度尼西亚、马来西亚、菲律宾和缅甸，太平洋的一些岛屿均有本病的报道。

我国除新疆、青海、西藏无病例报告以外，其他各省、自治区、直辖市均有发病。年发病数最高超过17万人，病死率达25%。我国为乙脑高流行区，乙脑属于乙类法定报告传染病。疫苗使用前，乙脑发病一直处于较高水平，在20世纪50～70年代初期曾发生大流行，每间隔3～5年出现一次小的流行高峰。2006年再次出现一个发病高峰，超过2004年和2005年发病水平，部分省病例数上升幅度较大，局部地区发生乙脑流行。2004－2006年平均发病数达6 320例，2006年除青海外，另外30个省(市、区)报告乙脑病例累计发病7 643例，死亡463例。我国乙脑的流行主要在7～9月份，发病主要集中在贵州、四川、重庆等西南地区，≤10岁病例占总病例的75%以上。

1.全国乙脑年龄组发病率

全国乙脑年龄组发病率分析显示，我国乙脑≤10岁病例占总病例的75%以上。全国报告乙脑病例仍以小年龄组报告发病率较高，其中3～6岁组儿童报告发病率最高。8月龄和间隔1年接种2剂次疫苗，可有效保护≤10岁儿童。2006年仍以小年龄组报告发病率较高，其中3～6岁组儿童报告发病率最高，各年龄组报告发病率在(6.0～6.2)/10万，与2004年、2005年相比，各年龄组报告发病率均有所上升，但仍以小年龄组增加幅度大。

2.我国乙脑地区分布

病例主要分布在西南、华南、华中、华东地区，东北和西北地区病例数较少。近几年病例集中在西南地区。

(二)传染源与储存宿主

乙脑是一种人畜共患的传染病，属于蚊类媒介传播的自然疫源性疾病。乙型脑炎病毒感染后的人和动物通过蚊子叮咬传播，均可成为本病的传染源。

通过对健康人群的血清流行病学调查证明，蚊子(主要为库蚊)不但是乙型脑炎病毒的传播媒介，而且也是储存宿主。带毒蚊子一次叮咬的排毒量可达小鼠10^2～10^4 ID_{50}病毒滴度，受带毒蚊子叮咬后几乎100%感染。人类主要呈隐性感染，极少数感染者发病。发病对象在流行区的少年儿童，随着年龄的增长，发病也减少。所以，流行区10岁以下儿童最为易感，患者年龄发病率也最高。乙脑无论是隐性感染还是显性感染，均可获得持久免疫力，再次发病者极少见。

(三)乙脑流行有关因素

乙脑流行具有明显的周期性，一个大流行年后，流行就会处于低谷期4～5年，然后再次形成高峰。这主要是由于一次大流行，众多人群因隐性感染而获得免疫。此外，乙脑流行的地域性，其实质是自然因素(如气温高、降水量大等)对媒介昆虫滋生条件的影响。

四、免疫预防

(一)疫苗发展概况

在1950年和1951年，北京生物制品研究所先后研制出鸡胚灭活疫苗和鼠脑灭活疫苗。鸡胚疫苗免疫原性差；鼠脑疫苗由于未经纯化含有鼠脑组织成分，1957年，曾发生严重的变态反应性脑脊髓炎而停止生产。之后，在原有疫苗工艺基础上，增加了澄清、过滤和用乙醚处理等工艺，但疫苗的不良反应和免疫原性仍不够满意。1960－1966年，使用鸡胚细胞生产灭活疫苗，不良反应虽有明显减少，但流行病学效果欠佳。1967年，北京生物制品研究所研制成功用地鼠肾细胞培养病毒，经甲醛灭活的疫苗，1968年起正式投产和应用。经人体血清学和流行病学效果调查证明，该疫苗不仅不良反应较轻，效果也较好。之后上海、兰州、成都和长春等生物制品研究所也相继生产并在全国范围内推广、应用，对我国控制乙脑的流行起到重要作用。但此疫苗为原代地鼠肾细胞疫苗，疫苗中的残余牛血清和地鼠肾细胞残片可引起不良反应；再则，灭活疫苗接种剂次多，超敏反应发生率也随着疫苗接种剂次的增加而增高。

目前使用的乙脑疫苗有以下三种：一是鼠脑纯化疫苗，得到 WHO 的认可，除在日本大量使用外，也曾在欧洲和亚洲一些国家应用；二是地鼠肾细胞减毒活疫苗，主要在国内使用，少量出口到韩国、尼泊尔和印度等国；三是 Vero 细胞灭活纯化疫苗，只在国内使用。

(二)我国两种乙脑疫苗的制造

1.Vero 细胞灭活纯化疫苗

Vero 细胞是从非洲绿猴肾建立的猴肾细胞系。经全面检定，无外源因子污染和致瘤性，完全符合 1997 年 WHO 规程的要求，在国际上先后用于小儿麻痹灭活疫苗、小儿麻痹活疫苗和人用狂犬病疫苗的生产。

(1)疫苗的制备流程：选育生物性状稳定，符合 WHO 规程要求并适应乙型脑炎病毒繁殖的 Vero 细胞，培养病毒，并通过以下的纯化工艺过程制备成疫苗。①超滤，抗原经中空纤维柱超滤后浓缩 10～20 倍；②鱼精蛋白处理，进行初步纯化，并去除细胞残余 DNA；③蔗糖密度梯度离心，进一步纯化，收取一个蛋白活性高峰，蛋白含量 60 μg 以下，补结活性达 1∶32，再经超滤脱去蔗糖。

(2)疫苗的安全性：分别选择不同年龄组人群进行临床试验，初免 1 针后 8 小时，有 5%左右发生一过性中度发热(37.6～38.5 ℃)，接种第 2 针后中度发热率≤1%。对 3 种不同疫苗的比较临床研究，全身发热反应减毒活疫苗高于其他两种疫苗但无统计学显著差异($t<1.96$，$P>0.01$)。

(3)抗体应答：Vero 细胞乙脑灭活疫苗初免 2 剂后，抗体阳转率、抗体几何平均滴度(GMT)均高于地鼠肾灭活疫苗和减毒活疫苗有统计学显著差异($t>2.58$，$P<0.001$)。Vero 疫苗用于 1～6 岁儿童，无论既往接种何种疫苗，用 Vero 疫苗加强免疫 1 剂，抗体阳转率达到 100%，GMT 上升 22.8 倍。对抗体应答持久性观察，北京生物品研究所在非疫区连续进行了 5 年血清学中和抗体的检测，抗体下降缓慢，免疫接种后第 5 年仍保持有效免疫水平。

2.地鼠肾细胞减毒活疫苗

我国乙脑减毒活疫苗毒种是中国药品生制品检定所俞永新院士率领课题组选育的 SA14-14-2减毒株。该弱毒株具有遗传稳定性好，免疫原性强，可产生良好的体液和细胞免疫反应。

(1)疫苗制造：我国用于生产减毒活疫苗的毒种为 SA14-14-2 株，母株为 SA14 病毒株，于 1954 年分离自蚊的幼虫。疫苗制备与灭活疫苗基本相同，即在地鼠肾原代细胞上培养，病毒收获后，加入疫苗保护剂(蔗糖、明胶)进行冷冻干燥，最后根据《中华人民共和国药典》规定的检定项目进行检定。

(2)疫苗的安全性：在我国，乙脑减毒活疫苗已广泛应用多年，未收到与疫苗相关的严重不良反应报告。

(3)疫苗的免疫性：曾对 6～12 岁和 1～3 岁儿童进行血清学试验，测定免疫后中和抗体阳转率可达 90%以上。在乙脑非流行区，人体免疫 1 剂后，中和抗体阳转率和抗体水平随免疫剂量的减少而降低，病毒剂量(滴度)在 $10^{6.7}$ $TCID_{50}$/mL(相当 10^5 PFU/mL)时阳转率达 90%。

(4)临床有效性：1995 年，在洛克菲勒基金会资助下，由中国四川大学华西医学院和美国宾夕法尼亚大学在中国四川联合进行的临床研究表明，乙脑活疫苗接种 1 针的有效率为 80%，接种 2 针的有效率为 97.5%。1999 年，在尼泊尔进行的临床考核，接种一针疫苗的中和抗体阳转

率达 99.3%;在韩国所做的临床考核显示,乙脑活疫苗单针接种后的中和抗体阳转率达 96%。

在长期大面积的流行病学效果考核中,乙脑活疫苗接种后可使发病率降低 80%左右,保护率达 98%。白智泳等对乙脑活疫苗和灭活疫苗进行血清抗体观察,结果显示,活疫苗接种一针抗体阳转率为 83.4%,GMT 为 53.59,灭活疫苗抗体阳转率为 62.79%,GMT 为 20.99。对乙脑活疫苗和灭活疫苗进行免疫效果观察,结果显示,乙脑活疫苗抗体阳转率为 91.30%,GMT 为 22.22;乙脑灭活疫苗阳转率为 64.38%,GMT 为 16.51。

五、疫苗应用

(一)乙脑疫苗为免疫规划疫苗

按 2005 年《中华人民共和国药典》(三部)规定,乙脑疫苗是我国免疫规划疫苗。

1.地鼠肾细胞灭活疫苗

(1)接种对象:6 月龄~10 周岁的儿童和由非疫区进入疫区的儿童和成年人。每一次人用剂量为0.5 mL。

(2)免疫程序:6~12 月龄接种第 1 针和第 2 针,时间间隔 7~10 天,6 个月后和 4~10 岁时分别接种第 3 剂和第 4 剂。Vero 细胞灭活疫苗(纯化)免疫程序与地鼠肾细胞灭活疫苗相同。

2.地鼠肾细胞减毒活疫苗

接种对象为 8 月龄以上的健康儿童及由非疫区进入疫区的儿童和成人。每一次人用剂量为 0.5 mL。8 月龄儿童首次注射 0.5 mL;分别于 2 岁和 7 岁再各注射 0.5 mL,以后不再免疫。

(二)疫苗上市后的不良反应

1.Vero 细胞灭活疫苗(纯化)

Vero 细胞纯化乙脑灭活疫苗广为使用后证明,大多数接种对象基础免疫(初免)后偶有一过性高热(≥38 ℃),多为低热;接种第 2 剂时,发热率显著降低。局部反应偶有红肿、硬结等。

2.减毒活疫苗

俞永新等 1985 年第一次对乙脑减毒活疫苗进行安全性研究表明,1 026 名 5~12 岁儿童中,第 1 组 47 名儿童接种 1 剂后,跟踪观察 14 天,无 1 例体温>37.4 ℃者。第 2 组 35 名儿童和第 3 组944 名儿童接种稀释后的疫苗,疫苗按 1∶3、1∶5、1∶50 稀释后接种,其抗体阳转率分别为 100%、100%和 83%,同样进行 14 天的临床医学观察后也未监测到任何的症状或体征出现。

学者对乙脑减毒活疫苗进行的短期安全性观察(26 239 人)显示,疫苗接种组与未接种组(对照组)相比,各指标均无显著性差异,表明乙脑减毒活疫苗是安全的。1998 年在韩国进行乙脑减毒活疫苗接种 1 剂次后不良反应监测和抗体水平检测,84 名儿童未发现有严重不良反应报告。

2000 年,广西钦州市沈平报告对 15 岁以下儿童接种兰州生物制品研究所生产的乙脑减毒活疫苗时,发生超敏反应 1 例,该病例前一年曾接种过乙脑减毒活疫苗;2002 年,广东省深圳市林娜佳等报告接种成都生物制品研究所生产的乙脑减毒活疫苗,发生 1 例过敏性休克。其余未见报道。

(三)建议免疫程序

1.现行免疫程序

免疫程序分为基础免疫和加强免疫。乙脑灭活疫苗注射 4 剂,第 1、2 剂为基础免疫,时间间隔为 7~10 天,第 3、4 剂为加强免疫;乙脑减毒活疫苗注射 2 剂,第 1 剂为基础免疫,第 2 剂为加强免疫。

2.WHO 有关乙脑疫苗的建议

对于减毒活疫苗的免疫程序，建议依据现用疫苗的免疫效果和疾病流行情况。

(1)目前使用的减毒活疫苗与新一代灭活疫苗有望取代鼠脑灭活疫苗。接种 1 剂或 2 剂减毒活疫苗后，可诱导产生持续几年的保护。

(2)1 剂次基础免疫后中和抗体阳转率高，我国乙脑减毒活疫苗已在韩国取得注册，其临床试验也证明该疫苗无严重的预防接种反应。1 剂次后中和抗体阳转率为 96%，2 剂次后为 97.4%。

(3)2 剂次接种后发病率出现明显下降。经 3～11 年儿童 2 剂次免疫与发病率的关系比较显示，接种 2 剂次后，人群平均发病率比接种前下降 70% 以上；1～10 岁发病率比接种前下降 85% 以上。有免疫史的儿童发病率显著低于无免疫史儿童。

(4)免疫效果持久：我国乙脑减毒活疫苗免疫效果的持续时间初步观察，至少 5 年。

(5)尼泊尔 2001 年开始大面积接种乙脑减毒活疫苗 1 剂，当年的保护效果为 99.3%，第 2 年的保护效果为 98.5%，第 5 年的保护效果保持在 96.2%，表明接种 1 剂活疫苗后有较长的免疫持久性。

(6)加强免疫后均能出现回忆性免疫应答。我国应用的乙脑减毒活疫苗有广谱的抗原性，保护性高，安全有效。活疫苗免疫后，即使中和抗体较低，当再次接触到乙脑野病毒时，将快速产生高滴度中和抗体，并可增强细胞免疫应答的免疫回忆反应，使机体获得保护。

(林　毅)

第二节　流行性腮腺炎

一、概述

流行性腮腺炎是由腮腺炎病毒引起的以腮腺肿大为特征的急性呼吸道传染病，发病率高，常年发病率≥100/10 万，5～15 岁儿童占发病总数的 80%～95%。临床上以腮腺非化脓性肿胀、疼痛伴发热为主要症状。广泛开展腮腺炎疫苗接种，提高人群的免疫水平是控制腮腺炎流行最有效的手段。欧美许多国家实施疫苗第二次加强注射，以增强机体的免疫保护。国内也应将腮腺炎疫苗纳入免疫规划，以形成有效的群体免疫力，从而降低腮腺炎在我国的发病率。

该病发生的病理变化及造成的危害远非局限于腮腺，也可侵犯其他腺体器官，常见的并发症有病毒性脑膜炎和脑炎、睾丸炎、附睾炎，此外还有卵巢炎、胰腺炎、心肌炎等。严重者可导致伤残或死亡，同时也是后天获得性耳聋的重要病因之一，此种耳聋往往是不可逆的，对社会造成负担。

二、病原学

腮腺炎病毒(mumps virus，MV)属副黏病毒科。球形的直径为 90～600 nm，平均为 200 nm。宿主细胞衍生的脂质膜围绕含单链 RNA 基因组的核壳体。血凝素-神经氨酸酶蛋白和融合蛋白两种表面成分在毒力中起作用。抗血凝素-神经氨酸酶蛋白抗体可中和病毒。其他四种结构蛋白是内部病毒粒子蛋白,不是保护性免疫应答的重要目标。酶联免疫吸附测定法(ELISA)广泛用于抗 MV 特异性抗体的测定,简单、可靠。MV 可在各种细胞培养物及鸡胚中复制。对于常规诊断病毒学中的初次分离,可用猴肾、人胚肾或海拉细胞培养。用血吸附抑制试验可检测细胞培养物中的 MV。

病毒对热极不稳定,56 ℃30 分钟即被灭活,具有不耐酸,易被脂溶剂灭活的特点。腮腺炎病毒只有1 个血清型,血凝素和神经氨酸酶两种表面成分是病毒的主要毒力成分,也是其主要的保护性抗原,抗血凝素 神经氨酸酶蛋白的抗体可中和病毒。根据 SH 基因序列,腮腺炎病毒可分为 A、B、C、D、E、F、G、H 8 个基因型。不同地区,不同季节流行的病毒株可能有基因型的改变。

三、流行病学

(一)人群易感性和发病率

流行性腮腺炎是全球性流行的急性传染病,全年均有发病。人群对流行性腮腺炎的易感性为 80%~100%,15 岁以下儿童占发病总数的 80%~95%。据常规监测资料显示其发病率>100/10 万,美国一项研究预测腮腺炎的发病率为 2 000/10 万,是被动监测资料的 10 倍左右,而发展中国家目前还没有确切数据来评估腮腺炎的发病率。在我国,也未见全国性的有关腮腺炎流行病学调查资料。本文收集到的数据仅为个别地区腮腺炎的流行情况,但在一定程度上反映出我国腮腺炎的发病率较高。例如,据陕西省安康市 2004—2005 年疫情网络上报告的腮腺炎病例,2004 年为 1 162 例,2005 年为 1 945 例,发病率分别为 39.70/10 万和 66.14/10 万,2005 年发病率较 2004 年明显上升。发病时间集中在春末夏初和秋末冬初,年龄集中在 3~15 岁,占 87.44%,且多发于中、小学校及幼托机构。

2005 年,江西吉安县报告,全年共发生腮腺炎患者 182 例,发病率为 41.44/10 万。流行高峰在 1~5 月份,发病年龄以 5~9 岁为多,共 114 例,占 62.64%。在无免疫实施的情况下,疾病常随人群抗体的消长而呈周期性流行,通常每 2~3 年流行一次,7~8 年为一个流行周期。1 岁以内婴儿从胎盘传递的母体抗体中获得免疫力,在集体机构、交通闭塞地区以及新兵中可引起暴发。人群免疫力水平低下,易感人群积聚是造成腮腺炎流行的主要因素。在白令海峡圣劳伦斯岛,1967 年发生了腮腺炎暴发。提示腮腺炎在易感人群中发生暴发,总感染率为 82%,其中显性感染为 65%,临床表现有腮腺炎肿大特征者占 95%。

(二)传染源

人是流行性腮腺炎病毒的唯一宿主,发病前驱期及亚临床感染者都是传染源,患者在腮腺肿大前 6 天至肿大后 9 天,均可从唾液中分离到病毒,此期有高度传染性。隐性感染者在流行期可占 30%~50%,因此也是重要传染源。

(三)传播途径

流行性腮腺炎以飞沫传播为主,污染的衣物、食品、玩具均可传播。幼儿园儿童常把病毒引入家庭,从而传播给其他易感者;军队中,特别是来自四面八方的入伍新兵,常引起新兵训练营腮腺炎的暴发;孕妇感染腮腺炎病毒后,可通过胎盘传给胚胎,引起胎儿死亡。

四、临床特点及常见并发症

腮腺炎病毒经直接接触或空气飞沫传播,潜伏期为 16~18 天。通常以肌痛、头痛、厌食、不适和低热等非特异性症状开始，有30%～40%的感染者出现典型症状，在1天内出现特有的一侧或两侧腮腺肿胀，1～3天内，约有10%的患者影响唾液腺。大约1周后，发热和腺体肿胀消失，如无并发症，则疾病完全消退。15%～20%的患者中，感染仅出现非特异症状或无症状，2岁以下儿童大多为亚临床感染。疾病多发于2～9岁儿童，且大多有严重并发症，主要有青春期后男性睾丸附睾炎（发生率25%）、女性卵巢炎（发生率5%）、胰腺炎（发生率4%）、无症状脑脊液淋巴细胞计数增多（发生率50%）、无菌性脑膜炎（发生率1%～10%）、脑炎（发生率0.02%～0.3%）、暂时性耳聋（发生率4%），其他还有轻度肾功能异常（发生率30%～60%）、心电图异常（发生率5%～15%）。此外，经观察发现，妊娠早期（3个月内）感染腮腺炎病毒的孕妇中有25%会自然流产，其发生率高于风疹病毒感染，但尚未发现母体感染腮腺炎病毒引起胎儿先天性畸形。腮腺炎常见并发症的原因可能是流行性腮腺炎病毒有嗜神经性，而幼儿免疫功能低下及神经系统发育不完善，故病毒容易透过血-脑屏障进入脑部，引起一系列脑膜炎症状，但多数预后良好。

五、免疫预防

（一）疫苗前被动免疫预防

早在20世纪20年代后期，匈牙利学者就用腮腺炎患者脱纤维血液或恢复期血清做肌内注射，结果证明两种方法均可产生被动保护作用。我国也在20世纪50年代使用胎盘免疫球蛋白作被动免疫，也可起到减少发病和减轻临床症状的作用。

（二）疫苗研发

1945年，Enders等首次研制成功福尔马林灭活疫苗并用于人体。通过观察，1次免疫抗体阳转率为50%，2次免疫为100%，保护效果可达80%。1948年，美国批准腮腺炎灭活疫苗。1960年，灭活疫苗在芬兰军队中首次常规使用，在约20万新兵中应用，接种2次，补体结合抗体阳转率达73%～92%，使军队中腮腺炎的发病率由31‰下降至1.9‰，并发脑膜炎由10%下降至1%。到1978年，发现灭活疫苗对腮腺炎的预防效果不理想，疫苗仅诱生短期免疫力，保护效果差，个别人可发生变态反应，因此已不再使用。1936年后，日本、瑞士和美国就致力于研制腮腺炎减毒活疫苗，但由于病毒在鸡胚等细胞中减毒迅速，难以获得高效价、免疫性持久及无致病性的疫苗。世界范围内腮腺炎减毒活疫苗生产所用的主要毒株的特点和免疫效果见下述。

1.Jeryl-Lynn株

20世纪60年代初，美国以鸡胚分离后，在鸡胚细胞上减毒至17代，即目前应用的JL疫苗株。Jeryl-Lynn株1967年被批准；1977年，美国推荐常规使用；到1992年，全球已有约1.35亿儿童和成人接种疫苗。1995年，美国报告的腮腺炎病例数仅为疫苗接种前的1%。工业化国家研究证明，接种第1剂Jeryl-Lynn株腮腺炎疫苗，血清阳转率为80%～100%。接种第1剂含Jeryl-Lynn株的MMR疫苗，73%的儿童在10.5年后仍为血清阳性。间隔5年后接种第2剂，在接种第2剂后4年，86%为血清阳性。美国腮腺炎暴发研究证实，Jeryl-Lynn株抗临床腮腺炎的保护效果为75%～91%。经实践证明是国内外使用毒种中最为安全的，不良反应的发生十分罕见，不良反应总报告率仅为17.4/10万，而且主要为低热，短暂皮疹、瘙痒和紫癜等变态反应，且都在短期内自行消退，不留后遗症。到目前为止，尚无确切证据表明在接种后可发生脑炎或脑膜炎并发症。

2.RIT4385株

RIT4385腮腺炎疫苗是由Jeryl-Lynn疫苗株衍化而来。市售的疫苗是与Schwarz麻疹疫

苗和 RA27/3 风疹疫苗联合的 MMR 疫苗。有 7 项研究对 RIT4385 疫苗与 Jeryl-Lynn 疫苗的免疫原性进行了比较。9～24 月龄儿童接种 RIT4385 疫苗，用 ELISA 检测 1 080 名儿童，血清阳转率为 95.50%；接种Jeryl-Lynn疫苗(MMR)的 383 名儿童，血清阳转率为 96.9%，GMT 明显比 RIT4385 疫苗高。两组间发热、皮疹、唾液腺肿胀和发热性惊厥的发生率相似，但 RIT4385 疫苗组注射部位的局部症状(如疼痛、红肿)发生率明显较低。意大利在 12～27 月龄儿童中比较了 RIT4385(MMR)与含 Rubini 株的 MMR 疫苗的效果。发现 RIT4385 疫苗接种者，血清阳转率为 97%，抗体 GMT 为 1 640 U/mL。Rubini 株接种者血清阳转率为 35.4%，GMT 为 469 U/mL，两者在血清阳转率和 GMT 方面的差异有显著性，两组的局部和全身症状发生率相似。

3.Leningrad-3 株

Leningrad-3 疫苗株，用豚鼠肾细胞培养增殖，再进一步用日本鹌鹑胚培养，传代减毒。该疫苗已用于俄罗斯联邦的国家免疫规划，自 1980 年以来，已接种儿童超过2 500 万。Leningrad-3 疫苗接种 1～7 岁儿童，血清阳转率为 89%～98%，保护效果为 92%～99%。此外，在113 967 名 1～12 岁儿童中的试验证实，俄罗斯联邦腮腺炎暴发期间，该疫苗用作紧急预防时，保护效率为 96.6%。

4.L-Zagreb 株

在克罗地亚，用 Leningrad-3 株通过适应于鸡胚成纤维细胞培养，进一步减毒。新毒株命名为 L-Zagreb，用于克罗地亚和印度的疫苗生产，在全球已接种几百万儿童。L-Zagreb 疫苗在克罗地亚的研究显示，保护效果与 Leningrad-3 疫苗相当。1988－1992 年，克罗地亚报道，每接种 10 万剂含 L-Zagreb 株的 MMR，有 90 例无菌性脑膜炎。而 1990－1996 年在斯洛文尼亚，被动监测得到相应的无菌性脑膜炎发生率为 2/10 万剂。

5.Urabe 株

20 世纪 70 年代，由日本建株，由人胚肾细胞分离并在 CE 中传代减毒，最后在 CE 或 CEC 中制备疫苗。首先在日本，然后在法国、比利时和意大利获准使用。用鸡胚羊膜或鸡胚细胞培养生产 Urabe 株疫苗，在几个国家已成功地使用 Urabe 株疫苗。自 1979 年以来，已接种疫苗 6 000 万人。12～20 月龄儿童血清阳转率为 92%～100%，9 月龄儿童血清阳转率为 75%～99%。但经研究发现 Urabe 疫苗与诱发脑膜炎有关系，加拿大科学家通过分子生物学研究发现 Urabe 株疫苗是一种混合病毒，带有 A 野生型病毒与 G 变异型病毒，患者脑脊液检查主要为 A 野生型病毒，该病毒能改变脑脊液成分，进而发展为无菌性脑膜炎。在英国，接种 11 000 剂该疫苗，估计发生 1 例无菌性脑膜炎。日本接种 10 万剂含 Urabe 株的 MMR 疫苗，发生约 100 例无菌性脑膜炎，发生率随不同制造厂商而不同。发生率的差异可能反映监测或 Urabe 疫苗株反应原性的差异。Urabe 疫苗含有多株 MuV，这些毒株的神经毒力可能不同。为此全球许多国家停止生产和使用 Urabe 株疫苗。

6.Rubini 株

20 世纪 80 年代，由瑞士建株，首先在人二倍体细胞上传代，而后在 CE 中减毒，并适应至 MRC-5 人二倍体细胞上制备疫苗。1985 年，Rubini 株疫苗首先在瑞士获准使用。与Jeryl-Lynn 和 Urabe 疫苗接种者相比，Rubini 疫苗接种者血清阳转率和 GMT 明显较低。最后对 Rubini 疫苗观察表明，其效力比 Jeryl-Lynn 或 Urabe 疫苗低。瑞士的 3 年研究证明，Rubini 疫苗仅提供 6.3%的保护，而 Urabe 和 Jeryl-Lynn 疫苗保护效果分别为 73.1%和 61.6%。对保护效果差的一种解释是，高代次传代(>30 代)可能造成疫苗株过度减毒。据此，WHO 建议国家免疫规划不使用 Rubini 疫苗。

7.S_{79}毒株

1979 年，上海生物制品研究所通过国际交往从美国引进腮腺炎病毒株(Jeryl-Lynn 株)，在实验室通过原代鸡胚细胞传代培养后，冻干保存，改名为 S_{79} 株。病毒传至第 3 代建立主代种子批，腮腺炎病毒 S_{79} 株经猴体神经毒力试验表明，注射后猴体未见与病毒神经毒力相关的病理表现，该毒株生产的疫苗制检规程列入 1995 年以后的《中国生物制品规程》。特别是 20 世纪 90 年代以来，上海、北京、兰州等生物制品研究所都用 S_{79} 株制造疫苗，该毒株与 JL 株相同，具有病毒滴度较高，免疫原性较好，而临床反应轻的特点，各地使用后的抗体阳转率达 82.6%～88.6%。同时，利用蚀斑纯化技术对毒株进行筛选，制备的疫苗与未纯化的病毒疫苗及进口的 MMR 联合疫苗同时进行免疫原性观察，发现纯化病毒疫苗的抗体阳转率提高，达 83.33%～94.29%。

8.M56

20 世纪 70 年代，北京生物制品研究所从腮腺炎患者鼻咽分泌物中分离到一株病毒，减毒成为弱毒株 ME 和 M56-1，制备成气溶胶剂型，人群以气雾经呼吸道免疫后，效果良好，血清阳转率可达 90%以上。但实施气雾免疫操作的工作人员，不断重复吸入过量疫苗致高热而停用。

(三)腮腺炎疫苗的效果

上海生物制品研究所研制的麻疹、腮腺炎二联疫苗，曾在江西省进行系统的临床观察，136 名8 月龄以上易感儿童接种疫苗后，不良反应轻微，未见腮腺肿大及皮疹，发热以轻度为主，占 15.44%，中度发热反应为 5.88%，无强反应。腮腺炎的抗体阳转率为 81.82%～86.00%，麻疹的抗体阳转率为 95.12%～100.00%，与对照的单价疫苗和进口 MMR 三联疫苗相似。

关于腮腺炎疫苗的免疫保护效果，国内蔡一飚曾报道，宁波市甬江中心小学 2000 年 4 月 12 日至 2000 年 6 月 11 日流行性腮腺炎暴发，全校 463 名学生发病 82 例，年龄 7～12 岁。其中，接种过疫苗的90 名学生，发病 8 例(8.89%)；未接种过疫苗的 373 名学生，发病 74 例(19.84%)，疫苗保护率为 55.0%，二者差异有显著意义($\chi^2=5.97$，$P<0.05$)。

(四)腮腺炎疫苗的安全性

腮腺炎疫苗接种的不良反应罕见而轻微。接种后最常见的不良反应是发热、皮疹。腮腺炎疫苗引发无菌性脑膜炎的发生率不同毒株之间有差异。S_{79} 株腮腺炎疫苗在我国已被广泛使用，其临床反应轻微。在国内进行的所有临床研究资料中未见引发无菌性脑膜炎的报道。郭绍红等以北京、上海生物制品研究所生产的 S_{79} 株腮腺炎疫苗，在上海观察 175 名疫苗接种者，局部出现红肿反应者 1 人(0.6%)，未见腮腺肿大，在接种后 6～10 天，有≥1 次体温在 37.6～38.5 ℃者 8 人，占 4.57%；≥38.6 ℃者 2 人，占 1.14%。1 人食欲欠佳，抗体阳转率为 85%，蚀斑减少中和试验法。王玲等报告，以兰州生物制品研究所生产的S_{79} 株腮腺炎疫苗在山东省观察疫苗的安全性，接种疫苗的 345 名 2～9 岁儿童，未出现严重反应，仅有6 人注射部位出现轻微红晕，未发生与接种疫苗相关的发热、皮疹等反应。目前，国内生产的 S_{79} 株疫苗已在全国范围内得到广泛应用，未发生与疫苗相关的严重不良反应。充分说明国产 S_{79} 株腮腺炎疫苗安全性良好。

(五)疫苗的免疫效果和持久性

国内应用腮腺炎疫苗的时间不长，有关疫苗免疫效果的研究也不多。从个别结果来看，S_{79} 株腮腺炎疫苗的血清中和抗体阳转率达 85.4%，疫苗保护率为 81.9%，血清学和流行病学效果基本吻合。

王树巧等报告，在浙江省杭州市下城区，观察上海生物制品研究所生产的 S_{79} 株腮腺炎疫苗与美国 Merck 公司的 MMR 联合疫苗免疫后的腮腺炎抗体比较结果，S_{79} 株腮腺炎疫苗的抗体阳转率为79.59%～88.46%，Merck 公司的 MMR 联合疫苗的抗体阳转率为 82.86%，无显著的统计学意义。国产 S_{79} 株腮腺炎减毒活疫苗在奉化地区对易感幼儿免疫效果研究中发现，受试者免疫前抗体阳性率为24.41%，免疫后 1 个月明显增高至 90.00%，免疫后阳性数去除免疫前阳性数其疫苗保护率仍有 90.00%。浙江绍兴在全县范围内对 7 岁以下儿童推广使用国产冻干流行性腮腺炎减毒活疫苗，全县 8 月龄至7 岁以下儿童共观察 65 216 人，一年内报告病例 108 人，总发病率为 165.60/10 万。其中，接种组 52 208 人，发病 33 人，发病率为 63.21/10 万；未接种组 13 008 人，发病 75 人，发病率为 576.57/10 万，两组发病率有非常显著性差异，疫苗保护率为 89.04%。有关疫苗长期的免疫保护性资料，国内仅有为期3 年的研究数据，尚未见有更长的持久性研究资料。

温州市观察了上海生物制品研究所生产的腮腺炎疫苗，接种 3 年后血清中流行性腮腺炎的特异性抗体 IgG 和发病情况。对 102 人进行了腮腺炎疫苗注射，未注射疫苗的 56 人作为对照组。在观察期内曾有两次腮腺炎流行。发现接种疫苗后抗体阳性率为 92.16%，对照组腮腺炎的自然感染率为71.43%，未接种疫苗者腮腺炎的隐性感染率高达 64.28%。接种组腮腺炎发病率为 0.98%，明显低于对照组 7.14%，免疫后经过两个流行期，疫苗的保护率为 86.27%。结果表明易感人群注射一剂国产冻干流行性腮腺炎疫苗，3 年后仍然有保护作用。还有报道认为，腮腺炎减毒活疫苗接种 1 年后，抗体阳性率和 GMT 均有所下降，3 年后进一步降低。一般认为群体免疫率在 90%以上可阻止腮腺炎的流行，但 3 年后群体的免疫率为 70%，因此是否需要再次免疫接种，几年后需要加强值得进一步探讨。

（六）腮腺炎疫苗免疫接种程序

根据 WHO 提供的资料，将腮腺炎疫苗列入免疫规划的 82 个国家中，有 52 个国家(63.4%)使用单剂，30 个国家(36.6%)使用双剂。目前，国外 MMR 两剂方案获得了广泛的支持。14～18 月龄儿童初免，抗体阳性率达到 85%以上。免疫后第 2 年，抗体不断下降，只有经再次免疫后，抗体阳性率才能回升到 95%左右。再过 9 年，抗体阳性率仅缓慢降至 85%。而且，再次免疫 4 年后的平均抗体滴度仍高于初免时的水平。要达到消灭腮腺炎的预期要求，对 9～12 月龄儿童进行单剂疫苗接种，其接种率应≥80%，方可形成群体免疫力。使用腮腺炎疫苗单剂免疫程序的国家应考虑进行二次接种。

芬兰自 1982 年 11 月开始采用 2 剂 MMR 免疫方案，第 1 剂于 14～18 月龄免疫，第 2 剂于 6 岁时免疫，到 1986 年 95%以上的儿童都得到了适当免疫。1989 年统计，芬兰南部的赫尔辛基儿童医院已没有儿童腮腺炎病毒性脑炎的报告，1994 年报告芬兰每年经实验室确认的流行性腮腺炎病例已不足 30 例。1997－1999 年芬兰共报告了 4 例输入腮腺炎病例，并证明没有发生继发感染。因此，认为消灭腮腺炎的目标已经达到。瑞典也于 1982 年开始实行 2 剂免疫方案，第 1 剂于 18 月龄，第 2 剂则于儿童 12 岁时进行，每次疫苗接种的覆盖率均达到 90%。研究报告显示第 2 剂免疫之前，27%的人已经失去了腮腺炎抗体，但加强免疫使 97%的免疫对象血清阳转。也有文献报告，MMR 疫苗 1 剂免疫的保护率为 92%，2 剂免疫其保护率达 100%。这也说明第二次免疫接种是十分必要的。

作为腮腺炎的有效预防措施，美国目前推荐的免疫程序是 12～15 月龄接种第 1 剂 MMR，4～6 岁或 11～12 岁再免疫第 2 剂 MMR。我国自 20 世纪 90 年代开始使用国内自行研制的单价疫苗，腮腺炎发病率较高，只推荐对 8 月龄以上儿童进行单剂注射，也有多数人建议有必要在国内对学龄儿童和学龄前儿童进行腮腺炎的加强注射。

(七)腮腺炎疫苗与其他儿童疫苗同时接种的相容性

经观察,腮腺炎减毒活疫苗或MMR疫苗与白喉、破伤风、全细胞百日咳联合疫苗同时接种,或与白喉、破伤风、无细胞百日咳联合疫苗同时接种,或与口服脊髓灰质炎疫苗,或与b型流感嗜血杆菌多糖结合菌苗,或与乙型肝炎疫苗同时接种都不影响抗体应答或增加严重不良反应。腮腺炎疫苗无论是作为单价疫苗还是作为MMR疫苗的组分之一,与水痘疫苗同时接种,均不影响各疫苗及其自身的抗体形成,疫苗接种后反应也无加剧迹象。MMR疫苗与乙脑疫苗同时接种也获得较好效果。腮腺炎疫苗是否可与这些疫苗制成联合制剂及联合免疫后人群免疫程序如何进行调整还有待研究。

(林　毅)

第三节　甲型肝炎

一、概述

甲型肝炎是一种古老的疾病。根据流行病学记载,最早的甲型肝炎暴发是在公元前17世纪和公元前18世纪的欧洲。19世纪,少数散发的黄疸病例被认为是卡他性黄疸。Cockayne认为这些散发病例和流行的黄疸可能是同一种疾病现象,McDonald推断可能与某种病毒有关。

甲型肝炎作为一种病毒性传播疾病的第一批研究数据,是在第二次世界大战期间通过一系列志愿者的感染实验获得的。在第二次世界大战中主要暴发于德国、法国和美国盟军,8%～9%的士兵和1/3的军官都曾患过此病。军医们认为,该病的传播是通过感染的粪便,恶劣的环境也是该病传播的一个重要原因。此后,传染性肝炎和血清型肝炎的传播模式及病因被清楚地区别开来,Maccallum建议把两种肝炎分别命名为甲型肝炎和乙型肝炎。1952年,WHO首届病毒性肝炎专家委员会采纳了这一建议,直到20世纪70年代初,这一建议才被内科医师和病毒学家们广泛接受,但更名为传染性肝炎(甲型肝炎)和类似血清型肝炎(乙型肝炎)。

我国是甲型肝炎高发地区,1988年上海甲型肝炎暴发,集中发病32万例,发病率高达4 082.6/10万,波及江苏、浙江等省。20～39岁年龄占发病总数的83.5%。是我国严重的公共卫生问题。

二、病原学

甲型肝炎病毒(Hepatitis A Virus,HAV)最初被划归为微小RNA病毒科的肠道病毒属。但近几年对HAV分子生物学的研究表明,HAV基因结构比较独特,与以前划归为同一属的脊髓灰质炎病毒差别较大,所以建议将HAV重新立为微小RNA病毒科的肝炎病毒属。

对HAV序列的分析结果,特别是对其VP1/2A基因区段附近的168个有较高变异度的核苷酸序列的分析,可将152株各地分离的野毒型HAV分为7个基因型。以发现的先后顺序编号,人源HAV属于Ⅰ、Ⅱ、Ⅲ、Ⅳ型,其中Ⅰ、Ⅲ型内又各分A和B两个亚型,灵长类HAV属于Ⅳ、Ⅴ、Ⅵ基因型,型间核苷酸变异在15%～25%。大多数人源HAV株属于Ⅰ型,包括CR326、

MS-1、H2 和 HM175,Ⅱ型中包含人源株和类人猿 PA21 株。其他 5 型均只含有 1 个 HAV 株,其中 2 个为人型,另 3 个为猴型,有些基因型呈地区性,来源于中国的毒株均属于ⅠA 型。纯化的 HAV 颗粒有良好的抗原性,虽然 HAV 不同株间的核苷酸序列有较大变异,但目前认为人源 HAV 的抗原结构非常保守,只有 1 个血清型,有利于用疫苗预防甲型肝炎。

HAV 对 pH 有较强的耐受力,37 ℃ 1 小时,pH 在 2.0～10.0,感染滴度几乎不发生改变。对热有很强的抵抗力。60 ℃ 1 小时对 HAV 没有影响,100 ℃ 1 分钟能使其灭活。镁和钙离子可增强其热稳定性,可被紫外线迅速灭活,也可被多种消毒剂如 3%～8%的甲醛液、50%～90%乙醇、2%的石炭酸灭活。但能抵抗 0.1%甲醛液和 2%～5%来苏水 1 小时。

三、流行病学

HAV 宿主范围狭窄。在自然情况下,HAV 的宿主主要是人类,但黑猩猩、短尾猴、恒河猴、狨猴等几种灵长类动物也能感染,并成为宿主。其中黑猩猩与狨猴是最易感的动物。我国甲型肝炎报告发病率近年来呈下降趋势。

(一)传播途径

1.粪-口途径

患者在临床前期 3～10 天(谷丙转氨酶开始升高前)即可随粪便排毒,临床症状出现后排毒量减少,仍可维持 1～2 周,婴幼儿排毒期较长。粪-口途径是主要的传播方式。

2.经水传播

经水传播是暴发的主因,往往是输水管道、水源地(水井、河流)被污染。

3.经血传播

患者的病毒血症可延至前驱期,此期的血液及血液制剂等都可造成传播。首次因注射血制品而发生的甲型肝炎暴发,发生于 1986 年,是在用白细胞介素-2 和自身淋巴因子对癌症患者进行实验性治疗时发生的,这些药物的细胞培养基中含有人血清。结果导致 39%的易感者发生了 HAV 急性感染。小规模的甲型肝炎暴发也见于意大利、德国、比利时和爱尔兰等接受浓缩Ⅷ因子治疗的血友病患者中。在意大利的暴发中,从 12 个含大量Ⅷ因子的物质中检测到了 5 个,其 HAV 基因序列分析表明,至少有 3 种不同的 HAV 株,这 3 种不同的 HAV 株与从接受Ⅷ因子的患者中检测到的病毒是相联系的,这个结果为甲型肝炎通过Ⅷ因子传播的假设提供了有力的证据。

4.食物传播

美国不断有食物作为传播媒介而发生甲型肝炎的报道,但仅占总报告病例的 5%。在许多国家,生食或半生食贝类是甲型肝炎病例和暴发的一个重要的原因。贝类极易传播甲型肝炎,是因为它们要滤过大量的水以获得足够的食物和氧气,因此可作为感染性病毒浓缩和蓄积的场所。贝类常常被生食或只轻微蒸一下后食用,这段时间足以使贝壳打开,但对于病毒的灭活却不充分。发生于上海的甲型肝炎大流行世人共知,在生食毛蚶者中的发病率为 18%,在熟食者中为 7%,而在未食用者中为 2%。

(二)季节特征

秋天是甲型肝炎发病的季节高峰,在一些温带国家也见于早冬,但在热带或亚热带国家极少在早冬发生。除受旅行方式影响外,在美国或西欧,季节特征已不明显。

(三)流行周期

在温带一些发达国家，每5～10年可周期性出现一个流行高峰。在北美洲，疾病的高峰发生于1956年、1961年和20世纪70年代初；在澳大利亚，发生于1956年和1961年；在丹麦发生于战后和20世纪50年代中期；在荷兰发生于1954年和1960年。在过去的20年里，感染率的下降已影响了这些周期的规律。

(四)人群的易感性

1.急性黄疸型(20%～25%)

有明显的临床症状，如发热、黄疸、肝大、胃肠症状等，肝功能异常。

2.亚临床型(40%～45%)

无临床症状，伴有肝功能异常。

3.隐性感染(30%～35%)

无任何临床症状和体征，肝功能正常。

(五)地域分布

甲型肝炎主要分布在一些无清洁饮水、食品卫生缺乏监督、无粪便处理措施的农村地区。我国农村甲型肝炎发病率显著高于城市。

(六)发病年龄分布

甲型肝炎发病率在流行强度不同的地区，各年龄组发病率略有差别。但总趋势仍以学龄儿童和青少年居多，成年人一般隐性感染率极高，从而获得感染免疫。我国城市不同年龄人群对甲型肝炎的易感性亦不同。

四、免疫预防

(一)甲型肝炎减毒活疫苗的研发

1979年，Provost和Hilleman在体外细胞培养、分离HAV获得成功，从而使甲型肝炎疫苗的研制与生产成为可能。国外曾报道Karron、Provost等分别采用HM175毒株和CR326F毒株进行甲型肝炎减毒活疫苗的研制，但未能形成批量生产。

研发减毒活疫苗首要的是选择适宜的毒种，毒种在消除致病性的同时，仍保持感染性和复制的活性，并具有较长时期刺激机体产生特异性免疫应答的能力。其毒力(致病力)、免疫原性(产生体液和细胞免疫应答能力)均应保持稳定。

1.减毒活疫苗毒种选择

我国用于生产的减毒活疫苗株H2和L-A-1均系20世纪80年代分别在浙江、上海两地甲型肝炎患者粪便中分离获得。经传代减毒，符合制造活疫苗的条件。先后在杭州、长春、昆明投入批量生产。于1992年后在全国广为使用。应用早期为冷冻剂型，疫苗有效期短，不适宜在广大农村、边远地区使用。经疫苗生产厂家的努力，成功研制疫苗冷冻干燥保护剂，将液体剂型改进为冷冻干燥剂型。疫苗在4～8 ℃条件下，有效期从5个月延长到18个月。

2.甲型肝炎减毒活疫苗的应用

疫苗用于≥1岁易感人群，每剂1.0 mL，含活病毒lg6.5 $CCID_{50}$，于上臂三角肌附着处皮下注射。

3.不良反应

在甲型肝炎减毒活疫苗研发期间，经多省(市、区)数十万人群的观察，证明疫苗的安全性

良好。

(1)一般反应:注射疫苗后,少数可能出现局部疼痛、红、肿,一般在72小时内自行缓解。偶有皮疹出现,不需特殊处理,必要时可对症治疗。

(2)异常反应:有过敏性皮疹、过敏性紫癜等变态反应。极少数人有谷丙转氨酶短暂和轻微升高,另有2例类肝炎报道。据分析,此类反应的发生可能与个人体质有关,患者可能对疫苗敏感,引起肝胆管过敏,发生变性水肿,致使胆管栓塞,胆汁排泄受阻,临床上出现短时胆汁潴留,形成黄疸。但肝细胞可能损害较轻,病程较短,预后良好。

4.疫苗效果

1996—1998年,广西、河北、上海等地45万儿童中进行的随机对照研究证明,试验疫苗L-A-1和H2株,对照组接种伤寒Vi疫苗。L-A-1株疫苗滴度lg6.5 $CCID_{50}$/mL,H2株疫苗滴度为lg7.0 $CCID_{50}$/mL。两株疫苗免疫后抗体阳转高峰出现在2~6个月,分别为94.87%和85.95%,GMT分别为131.3 mU/mL和118.6 mU/mL。36个月时,抗-HA抗体阳转率在75%~80%,但保护效果不变。在46万名被研究者中,上海市现场观察2年,其他现场观察3年,对照组发现118例甲型肝炎病例,接种疫苗组发现3例,保护率为97.52%。

上述两批疫苗滴度均≥lg6.75 $CCID_{50}$/mL。2个疫苗厂家生产的不同批号、不同滴度的疫苗,其血清抗体阳转率检测结果可见滴度≤lg6.0 $CCID_{50}$/mL时,血清抗体阳转率都不理想。故《中华人民共和国药典》(2005版三部)规定,甲型肝炎减毒活疫苗每人用剂量≥lg6.5 $CCID_{50}$/mL。

(二)甲型肝炎灭活疫苗的研发

1.甲型肝炎灭活疫苗毒种

世界上首先获得批准上市的甲型肝炎灭活疫苗是GSK公司的Havris,所用毒株分离自澳大利亚某肝炎患者。其后,有Merck公司的VAQTA,所用的毒株为CR326F,分离自哥斯达黎加患者粪便。法国巴斯德研究所的Avaxirn,所用的毒株分离自德国患者粪便。北京科兴生物制品有限公司生产的Healive甲型肝炎灭活疫苗的毒株TZ84,于1984年分离自唐山某患者粪便。

2.甲型肝炎灭活疫苗的应用

(1)1~18岁每剂0.5 mL。不少于720 ELISA单位;≥19岁,每剂1.0 mL,不少于1 440 ELISA单位。

(2)基础免疫为1个剂量,之后6~12个月进行一次加强免疫,以确保长期维持抗体滴度。

(3)成人和儿童均于三角肌肌内注射,绝不可静脉注射。

(4)可与许多疫苗在不同部位同时接种。

甲型肝炎灭活疫苗的接种抗原剂量,不同厂家的定量表示方法不同,有的以ELISA单位表示,有的以蛋白重量(u)表示。据北京科兴生物制品有限公司临床试验证明,720 ELISA测定单位相当于500 u,1 440 ELISA测定单位相当于500 u。

(三)甲型肝炎灭活疫苗的免疫效果

对HAV的抗体保护水平研究表明,体外细胞培养HAV的研究结果显示,20 mU/mL或稍低抗-HAV抗体可中和HAV。应用免疫球蛋白1~2个月后,抗-HAV水平达到10~20 mU/mL可预防甲型肝炎。史克公司的Havrix疫苗临床研究用ELISA检测保护性抗-HAV抗体,最低浓度定为20 mU/mL。默克公司的AVAXIM疫苗用放射免疫分析法检测,最低抗体保护水平定为 10 mU/mL。

国外批准上市的甲型肝炎灭活疫苗对无母传抗体的儿童、青少年及成人均具有免疫原性，绝大多数接种者对单剂疫苗接种即产生应答，第 2 剂可提高抗体水平。免疫原性研究显示，抗体阳转率达 94%～100%，成人为 97%～100%。儿童和青少年第 1 剂注射后 1 个月，抗体水平即达保护水平，6～12 个月接种第 2 剂后，约 100%接种疫苗者具有高水平的抗体。抗体水平很大程度上取决于剂量和程序。甲型肝炎灭活疫苗 2002 年用于 5～15 岁少儿，接种 250 u 疫苗 1 剂，3 个月的抗体阳转率为 100%，GMT 为417 mU/mL。用 0、6 月和 0、12 月两剂免疫程序，全程免疫后 1 个月，GMT 分别为 5 963 mU/mL 和14 893 mU/mL。

甲型肝炎灭活疫苗 Harix 和 VAQTA 正式生产已近十年，临床研究观察人数多、覆盖面广，所获资料十分丰富。其中 Innis 等 1989－1990 年间在泰国 40 119 名 1～16 岁儿童中进行的一次大规模双盲、随机，设对照的现场观察最具代表性。对照组为基因工程乙型肝炎疫苗，接种 109 000 剂甲型肝炎灭活疫苗。免疫原性结果为：注射 1 剂疫苗后第 8、12 和 17 个月抗-HAV (20 mU/mL 或更高抗体水平)为 94%(223/238)、93%(222/238)和 99%(236/238)。此项研究共发生 40 例甲型肝炎，38 例发生在对照组，两例发生在试验组，累积效果为 95%。试验组发生的 2 例甲型肝炎患者，病程短、转氨酶升高轻微，显示疫苗的部分保护作用。

北京科兴公司用国内分离的 TZ84 甲型肝炎毒株以二倍体细胞制备灭活疫苗，临床研究证明安全性与免疫原性良好，与国外 Havrix 及 VAQTA 毒株处于同一水平。早先报道 Havrix 灭活疫苗免疫后36 个月抗体阳性率为 100%，GMT 为 1 214 mU/mL。

(四)甲型肝炎灭活疫苗的安全性

1.一般反应

成人接种者大都在接种当天主诉注射后局部疼痛，其发生率占 36.0%。此外，局部反应有红肿、硬结，其发生率为 4.0%。全身反应成人接种者基本轻微，少有发热，主诉头痛、疲劳、精神萎靡、发热、恶心、食欲缺乏，其发生率从 1.0%～10.0%不等。在儿童中观察，临床症状和体征基本与成人相似。

2.异常反应

极少数人接种疫苗后，转氨酶一过性增高，30 天后恢复正常。偶有过敏性皮疹、紫癜、过敏性休克罕见。

(林　毅)

第四节　乙型肝炎

一、概述

乙型肝炎是引起肝硬化、肝细胞癌的主要原因。每年全球有 62 万人死于乙型肝炎感染。也是我国公共卫生中的一个严重问题。20 世纪 90 年代，我国法定传染病报告乙型肝炎年均发病率在 100/10 万以上，即每年要报告急性肝炎 120 万例。但据专家估计，我国每年实际新发生病毒性肝炎病例 200 万例。其中甲型肝炎占 50%，乙型肝炎占 25%。乙型肝炎在人群中有众多无

症状带毒者，且有转变为慢性肝炎、肝硬化及肝癌的趋势，对人类危害极大，引人关注。

病毒性肝炎分布于全球。近数十年来，对肝炎的病毒学研究取得突破性进展，现今已知的有甲型（HAV）、乙型（HBV）、丙型（HCV）、丁型（HDV）及戊型（HEV）肝炎。此外尚有约占4%的病毒性肝炎不在上述各型之内，其中包括庚型（HGV）或GB病毒和己型（HFV）肝炎。各型肝炎病毒的生物学特性、抗原型和核酸分子序列截然不同，但临床症状相似，以肝脏肿大及肝功能异常为主。依据病程，可演化成急性肝炎、慢性肝炎、肝硬化及肝癌。各型的确诊必须依据患者血清中各型肝炎病毒标志物及分子生物学技术和流行病学特征，病程转归互有同异。

二、病原学

（一）HBV的发现

1963年，Blumberg在两个多次接受输血治疗患者的血清中，发现一种异常的抗体，能与澳大利亚土著人的血清起反应，因而被认为后者血清中具有一种新抗原物质，称为"澳大利亚抗原"。后来在多次人群血清流行病学调查及患血清性肝炎患者的血清中经常出现这种抗原，至1968年确定了这种抗原与血清性肝炎的关系。1970年，D.S.Dane发现血清性肝炎患者血清中具有传染性、直径42 nm的颗粒。随着免疫学、分子生物学的发展，相继证明其核心含有HBV的DNA及HBV-DNA聚合酶，从而对HBV得到确认。

（二）HBV的抵抗力

HBV对理化因素抵抗力相当强，对低温、干燥、紫外线、醚、氯仿、酚等均有抵抗力。高温灭菌（121 ℃，15分钟）、0.5%过氧乙酸、5%氯化钠、3%漂白粉液、0.2%苯扎溴铵等均可使HBV失活。但HBV的感染性与HBsAg的抗原性并不一致，如100 ℃加热10分钟或pH 2.4处理6小时，均可使HBV失去感染性，但仍保持HBsAg的抗原活性。

（三）HBV的形态与结构

HBV有三种形态的颗粒，即大球形颗粒、小球形颗粒和管形颗粒。大球形颗粒具有感染性，直径42 nm，是D.S.Dane等在电镜下发现的，故称Dane颗粒。其结构具有双层衣壳，相当于一般病毒的包膜，含有HBsAg，镶嵌于脂质双层中。内部有一个密度较大的核心结构，呈20面体立体对称，直径约为27 nm，其表面即为病毒的内衣壳，内衣壳的蛋白具有抗原性，为HBV核心抗原（HBcAg）。在酶或化学去污剂的作用下，暴露出具有与HBcAg不同的抗原性即HBV的e抗原（HBeAg）。HBeAg可在人血清中检测到，而HBcAg仅存在于感染的肝细胞核内，HBV核心结构的内部，含有病毒的DNA和DNA聚合酶。DNA为双股环状。病毒体具有特殊的DNA聚合酶，既有能以RNA为模板转录DNA的反转录酶的功能，又有合成DNA的功能。HBV的DNA长链载有病毒蛋白质的全部密码，有四个开放读码框架分别称为S、C、P和X。S区包括*S*基因、$Pres_1$与$Pres_2$基因，分别编码HBsAg、$\mathrm{Pres_1}$ Ag与$\mathrm{Pres_2}$ Ag；C区基因编码HBcAg；还有一个Pre C区可能在病毒核心和外壳的附着及结合中起作用；P区基因最长，编码HBV的DNA聚合酶，反转录酶以Rnase H亦为*P*基因编码；*X*基因编码X蛋白。

（四）HBV的复制

1.入侵

HBV侵入机体肝脏，通过外壳蛋白前S_2和前S_1抗原以多聚人血清清蛋白为桥，附着并侵入肝细胞内脱壳，HBV-DNA受宿主细胞DNA修复机制及在HBV-DNA聚合酶的作用下，以负链DNA为模板合成等长的正链，形成真正的双链环状DNA分子。

2.复制

DNA 进入细胞核,在细胞核内成熟为 cccDNA,作为复制的模板,转录前基因组 RNA,此 RNA 是复制的中间体,作为合成病毒 DNA 的模板。

3.整合

嗜肝病毒 DNA 需复制完成后才能整合。整合的时间尚不完全清楚,一般整合分为两个阶段,即早期进行非选择性整合,整合分子分散于宿主细胞的基因组。后期进行选择性整合,经免疫选择,一些含特定部位整合分子的特定细胞可继续成活,其他分裂扩增。在 HBsAg(+)/HBeAg(+)感染,除可能有整合分子外,常有大量游离分子;在 HBsAg(+)/抗-HBe(+)感染,除主要是整合型病毒外,仍有游离和复合型病毒。在感染持续中,含复合型病毒的肝细胞易被清除,而含整合型病毒的肝细胞则被保留。

4.装配

病毒基因组装配核壳蛋白成为核心,核心装配外膜蛋白成为 Dane 颗粒,Dane 颗粒被释放出肝细胞或重新进入 HBV 复制的再循环。在宿主感染细胞中,病毒的半衰期为 2~3 天,病毒不断地产生和被清除,在一些 HBsAg(+)的慢性乙型肝炎患者中,以回归分析方法计算每天病毒产量为 6.09(0.26~21.06)$\times 10^{11}$ 颗粒并处于稳定状态。

三、病毒的抗原系统

(一)HbsAg

HbsAg 为 HBV 3 种颗粒所共有,是机体感染 HBV 的标志,结构上 Dane 颗粒的外壳为直径 22 nm 的小球形颗粒和管形颗粒所构成。HBsAg 有一个共同的抗原决定簇 d/y、w/r,因此,HBsAg 可以分为 adr、adw、ayw、ayr 4 个型。W 型 W1、W2、W3、W4,现在已知 HBsAg 经过多种组合后有 8 个不同的亚型 adr、adw2、adw4,ayr、ayw1、ayw2、ayw3、ayw4 以及 2 个复合亚型 adyr、adyw。其中以 adw、adr、ayw 和 ayr 为主要亚型。同一感染源的 HBV 亚型是一致的,可用于血清流行病学调查。我国亚型分布因地域、民族而异,我国主要以 adr 为主,ayw 多见于内蒙古自治区、新疆和西藏少数民族地区。个体形成复合亚型的机制有两个可能,一是不同亚型病毒的双重感染;二是单一亚型病毒感染后,HBV-DNA 发生突变。HBsAg 各亚型间均含有共同的 α 抗原决定簇,所以各亚型之间均有交叉保护,但这种保护是不完全的。

HBsAg 具有病毒的免疫原性,可刺激机体产生相应的保护性抗体(抗-HBs),是一种完全性保护性抗体,机体获得抗体可持续数年乃至终身。一般感染 HBV 后,6~13 周出现抗-HBs,抗-HBs的产生可见于乙型肝炎病毒感染者的恢复期或 HBV 既往感染,也可见于乙型肝炎疫苗接种后。抗-HBs 的存在,一是表明乙型肝炎患者感染的病毒已被清除;二是表明疫苗免疫接种已获成功。在人群中有 5%~10%的人对 HBsAg 不产生免疫反应,这些人如被病毒感染则成为慢性 HBV 携带者。

(二)HBcAg

HBcAg 主要是由 c 蛋白构成,存在于 Dane 颗粒核心部位的表面,为内衣核壳成分,外面被 HBsAg 所覆盖,故血液中很难检出,也不产生中和抗体。但具有较强的免疫原性,能诱导机体产生体液和细胞免疫。HBcAg 阳性(活检中)表明 Dane 颗粒存在,患者具有传染性。HBV 感染后,可检测到的 HBcAg 体液抗体是抗-HBcIgM。它是 HBV 急性(最近期)感染的重要标志,在慢性乙型肝炎的活动期、原发性肝癌及部分无症状 HBsAg 携带者中,也可以检测到低滴度的

抗-HBc IgM。急性乙型肝炎早期血清中抗-HBs IgM 几乎全部是阳性,病程 2～4 周达高峰,6 周时开始下降,阳性可维持 6～8 个月。一般在发现 HBsAg 阳性时,抗-HBc IgM 阴性,而当谷丙转氨酶开始下降时,抗-HBc IgM 迅速转为阳性,但当谷丙转氨酶峰值出现较迟时,则于 HBsAg 消失后,抗-HBs IgM 可达最高峰。抗-HBc IgG 比抗-HBc IgM 出现晚,在急性乙型肝炎发病后 1 个月左右升高,但持续时间较长,可持续数年不消退。抗-HBc IgM 不是中和抗体,一般无保护作用。综合分析,才能获得正确的诊断。血清流行病学调查时,经常遇到血清中抗-HBc单独阳性出现,对此现象有以下几种解释:①急性乙型肝炎恢复期早期(窗口期)。许多 HBV 感染者,HBsAg 减少甚至消失,抗-HBs 尚未产生或出现,抗-HBc 是唯一能检出的特异性 HBV 感染的指标。②抗-HBc 的被动转移。一是 HBsAg 携带者的母亲所生的婴儿,可由母体通过胎盘将抗-HBc 转移到婴儿;二是输入抗-HBs 的阳性血液制品的被动转移。③远期 HBV 感染者,抗-HBs 消失或低于检测的阳性对照水平,未能检出,出现单独抗-HBc 阳性,这类情况少见(0.5%)。HBcAg 可在肝细胞表面表达,是杀伤性 T 细胞识别并消除 HBV 感染细胞的靶抗原之一。

(三)HBeAg

HBeAg 由前 C 及 *C* 基因编码,整体转录及翻译后成为 C 抗原(如仅有 *C* 基因转录及翻译则为 HBcAg),是一种可溶性抗原,它是由 HBcAg 在肝细胞内,经蛋白酶降解形成的,有 e_1、e_2、e_3 三个亚型。由于 HBeAg 出现较 HBsAg 短暂,并且和 Dane 颗粒出现时间一致,与 HBV-DNA 聚合酶在血液中消失动态也基本一致。因此,一般把 HBeAg 作为 HBV 复制及血清具有传染性的标志。急性乙型肝炎进入恢复期时 HBeAg 消失,抗-HBe 对 HBV 感染有一定的保护作用。

HBeAg 一般只能从 HBsAg 阳性的血清中检出,但也有少数病例血清 HBeAg 阳性,而 HBsAg在检测阳性水平以下。HBeAg 阳性血清的 HBsAg 滴度较高,几乎所有阳性血清内都有 HBV-DNA 和较高活性 DNA 聚合酶,具有极强的传染性。HBeAg 阳性的母亲所生的婴儿,母婴传播的机会为 70%～90%。在感染的早期,有 95%以上的血清中存在 HBsAg 和 HBeAg,HBeAg 存在的时间略短于 HBsAg。乙型肝炎患者转为慢性病程时 HBsAg 长期出现阳性。在乙型肝炎的恢复期,HBeAg 随着 HBsAg 的消失而消失。若急性乙型肝炎患者发病 3～4 个月后 HBeAg 转为阴性,则表示预后良好。

抗-HBe 不是 HBV 的中和抗体,表明 HBV 在体内复制终止或减弱,传染性随之减弱,表明疾病向好的方向转化。但也有一些慢性乙型肝炎患者,虽然 HBeAg 阴性,抗-HBe 阳性,其血液循环中仍有 HBV 颗粒,且病情仍相当严重,故在慢性乙型肝炎患者中抗-HBe 阳性不能作为 HBV 停止复制的指标。在无症状 HBsAg 携带者血清中有 30%～50%的人可检出抗-HBe。抗-HBe 和 HBsAg 均为阳性者的血清中多数查不出 HBV-DNA,但他们的肝细胞核中可检查出整合的HBV-DNA片段,并有慢性肝炎的病理改变。这种 HBV-DNA 整合的肝细胞,与原发性肝癌有密切的关系。因此,抗-HBe 阳性的 HBV 携带者不仅血液感染性不容忽视,而且疾病的预后也不容乐观。对 HBsAg 阴性而 HBeAg 阳性的解释,主要是血清中类风湿因子对检测 HBeAg 的干扰,检测 HBsAg 方法不灵敏或 HBsAg 与抗-HBs 形成免疫复合物,而检测不出 HBsAg。

(四)X 抗原

早期命名 X 抗原(HBxAg)是因为尚未明确 X 抗原在病毒生命周期和感染的作用。HBxAg 和 HBeAg 一样,也是由 HBV 编码,但是未组装到病毒颗粒中的蛋白,是一个具有广泛活性的反式调节因子。主要分布于肝细胞质中，少数见于细胞膜，作为一种转录调节蛋白，HBxAg 在 HBV 的复制过程中起作用。X 抗原可以反式激活 HBV 加强子和多个启动子，在转染细胞内，促进表面抗原及核心抗原的表达和核心颗粒的形成，机体对 X 蛋白磷酸化位点的免疫反应能抑制 HBV 的复制。在 HBV 感染过程中，能够检出 X 抗原和相应抗体（抗-HBx），而且 HBxAg/抗-HBx的血清转换与 HBeAg/抗-HBe 的转换相关，前者转换发生在后者之前。因此，HBxAg/抗-HBx 的检测可作为检测 HBV 自然感染和抗病毒治疗的一个预后指标。HBxAg 与 HBV-DNA、HBsAg 和 HBeAg 的水平呈平行关系。

HBxAg 与原发性肝细胞癌的发生、发展有关。HBxAg 可激活多种癌基因，也能激活蛋白激酶 C(PKC)，而 PKC 的活化是致癌因子导致细胞恶性转化的主要途径之一。在 HBV 相关性原发性肝细胞癌组织中，大部分发现有*X* 基因的整合，而整合后的*X* 基因仍具有反式调节活性，X 抗原也能促进转染细胞的恶性转化。这些都表明 X 抗原及基因产物对原发性肝细胞癌的发生所起的作用。不同亚型的 HBxAg 含氨基酸不等。HBxAg 表达能力很弱，且很不稳定，很难从血液、感染的肝脏或转染的细胞中纯化出来。因 HBxAg 能与细胞蛋白有交叉反应，抗-HBx 只出现在 HBV 持续复制和肝细胞炎症崩解的患者血清中，常见于慢性肝炎、肝硬化和肝细胞癌患者。

(五)HBV-DNA 和 DNA 聚合酶

HBV-DNA 是病毒复制的重要材料，也是 HBV 存在和复制的重要指标，最早由 Kaplan 于 1973 年发现。应用核酸杂交技术可直接检出 DNA，其灵敏度达 1 pg/mL。近年来用聚合酶链反应这一快速体外基因扩增技术将 HBV-DNA 扩增后，其检测灵敏度可提高 100 倍以上(10 ng/mL)。HBV-DNA 血清中的含量与患者的传染性正相关关系。DNA 聚合酶存在于 HBV 核心结构的内部。乙型肝炎感染者血清中标志物的出现，与病程、病型、转归有密切关联。

四、乙型肝炎病毒的基因型

自 1978 年发表了第 1 株 HBV-DNA 全序列后，相继克隆出 60～70 株 HBV，从而试图根据这些株的规律性差异将其分成不同的基因型。

(一)基因型图谱

按照 HBV 全基因序列之间差异≥8%为标准，分为 A、B、C 和 D 4 个基因型。Okamoto H 经比较分析建立了树系统，从而增加 2 个型 E 和 F。

(二)基因型分布

不同国家或同一国家不同地区的基因型有别。我国主要以 C、B 型为主，我国北方主要以 C 型为主。有人对我国 HBV-DNA 无症状携带者分析结果显示，沈阳 B 型占 11.1%，C 型占 88.9%；北京 B 型占 25%，C 型占 50%，B、C 混合型各占 25%；广州 B 型占 32.8%，C 型占 42.7%，B、C 混合型占 23%，其他型占 25%。

(三)基因型的临床意义

不同基因型可能有不同的致病性。在我国台湾的一项调查中，检测了 100 例无症状 HBV 携带者和 170 例组织学证实为慢性乙型肝炎和肝细胞癌。台湾除 E 型的所有基因型，B 和 C 型占优势，与年龄匹配的 HBV 无症状携带比较，50 岁以上肝硬化和肝细胞癌患者中流行的基因 C 型为主；50 岁以下的肝细胞癌患者中 B 基因型显著(80%)。

五、流行病学

(一)乙型肝炎地域分布

乙型肝炎分布于全世界,按流行强度分为高、中、低度流行区,以 HBsAg 携带率为标准。

1.高度流行区

HBsAg 阳性>7%,占全球人口的 45%,终生感染危险>60%,出生时和儿童早期感染为主,我国原属高度流行区。

2.中度流行区

HBsAg 阳性 2%~7%,占全球人口的 43%,终生感染危险 20%~60%,感染发生于各年龄组,但以儿童感染为主。

3.低度流行区

HBsAg 阳性<2%,占全球人口的 12%,终生感染危险<20%,大多数感染发生于成人中的高危人群,以青壮年为主。

(二)年龄分布

乙型肝炎年龄分布与地域流行强度有关,高度流行区以儿童为主;中度流行区以儿童和青少年为主;低度流行区则以青少年和成年人为主。中国 2006 年血清流行病学调查显示,一般人群(1~59 岁)乙型肝炎 HBsAg 携带率为 5.07%,≤10 岁人群 HBsAg 阳性率≤1%,我国由高度流行区跨入中度流行区。

(三)性别分布

乙型肝炎 HBsAg 感染率和流行率有差异,男性高于女性。

(四)不同流行强度地区人群 HBsAg 感染的年龄比较

在高度流行区,人群感染儿童期为主;在中度流行区,人群感染在儿童期、青少年、围生期都可感染;在低度流行区,人群感染青少年和成人期为主要感染年龄。

(五)家庭聚集性

乙型肝炎的感染有显著的家庭聚集性,我国抽样调查表明,有 10%~20%的 HBsAg 阳性家庭有超过两例以上的 HBsAg 阳性者。

六、慢性乙型肝炎无症状携带

我国是乙型肝炎高发地区,人群乙型肝炎流行率约 60%,即一半以上的人群受过 HBV 的感染,其中绝大多数由于感染而获得免疫,也有一部分(约占人群的 10%)成为 HBV 慢性无症状携带者。

(一)HBsAg 携带者的定义

HBsAg 携带者(ASC)是指 HBsAg 持续阳性 6 个月以上,无肝病相关症状和体征,血清转氨酶基本正常的慢性 HBV 感染者。然而,无症状感染者并非绝对不存在进展性的肝脏损伤。ASC 与有症状慢性肝病的区别在于前者病情发展极为缓慢,活动极为微弱。ASC 可发展为活动的、有症状的慢性肝病,又可经免疫清除,使病变静止,重新成为 ASC。慢性乙型肝炎与慢性无症状 HBV 感染之间可以相互转变。

(二)ASC 的发生机制

就免疫现象而言,在婴幼儿主要是免疫耐受,而成人主要是免疫抑制。

1.免疫耐受

ASC 在婴幼儿中主要基于免疫耐受性,免疫耐受性的分子基础可能涉及病毒的变异。典型的 ASC 的细胞毒性 T 细胞(CTL)对核壳抗原仅有单一或少数表位微弱应答,这使 HBV 可通过变异来逃逸免疫清除。在免疫压力下表位变异,变异株获得负性选择。ASC 抗 HBV 的 CTL 应答谱很窄,这就是感染持续的一种机制。此外,新生儿 HBV 感染慢性倾向的免疫学基础尚有非特异性免疫抑制过强,细胞因子缺失如 α 干扰素、γ 干扰素等。细胞毒性细胞活性低下,肝细胞 HLA 表达低下,单核细胞对抗原的处理和提呈效应较弱。

婴幼儿 HBV 感染后并非全无应答,血清 ALT 升高 2 倍以上者占 44%,轻度波动者 43%,始终正常者仅 13%,只是婴幼儿感染后的免疫应答水平低,仅有少数感染者可消除病毒,婴儿期感染 HBV 有 90%持续感染成为 ASC,其中有 25%可能死于肝硬化、肝细胞癌。青春期后免疫系统逐渐成熟,ASC 可能转化为不同临时类型。

2.免疫抑制

通常都是继发原因,如长期使用免疫抑制剂及抗癌药物期间感染 HBV、获得性免疫缺陷综合征、恶性肿瘤、慢性肾小球肾炎及其他慢性消耗性疾病,易成为 ASC。此外,由于肾衰竭而实施肾透析的患者,据报道,肾透析患者中 ASC 占 78.4%,444 例肾移植患者,术后 1 年发生 21 例ASC。

3.ASC 与年龄关系

ASC 的发生与年龄关系极为密切。据 Hyams KS 综合文献报道,HBeAg 阳性母亲所生新生儿 HBV 感染率达 80%~90%,6 岁以后 12%的儿童及<5%的成人 HBV 感染后成为 ASC。我国有报道,小儿 ASC 发生率围生期为 92%,≤2 岁为 75%~80%,3~5 岁为 34%~40%。婴儿宫内垂直感染均成为 ASC,据 Tang 等的一项前瞻性研究发现,1984—1993 年由 HBeAg 阳性母亲所生 665 名新生儿均于出生后 24 小时内注射乙型肝炎免疫球蛋白及乙型肝炎疫苗。出生时 HBsAg 阳性新生儿 16 例(2.4%),每年大约有 10%的 ASC 个例 HBeAg 阴转,而 HBsAg 阴转的不足 2%,可以解释为抗-HBe 阳性的 ASC 众多。

小儿 ASC 中 HBsAg 罕有消失,尤其是围生期感染者。1~12 岁的 ASC HBsAg 年阴转率仅为0.6%。据报道对 HBV 感染者前瞻性调查 HBsAg 年阴转率为 1.4%,HBeAg 年阴转率 12.3%,血清病毒抗原的清除仅见于感染水平较轻的个例,HBsAg 的阴转率随年龄的增长而增高,20 岁前罕有阴转,40 岁后超过 1.5%,55 岁后超过 2%。据 Kato Y 等报道,在日本 HBV 高感染区,在 1972—1997 年期间,HBsAg 消失者的保留血清,消失前经 PCR 检测有 26 例(81%)检出 HBV-DNA。消失后仅检出 2 例(6%),这表明 HBsAg 的阳性与 HBV-DNA 是一致的。

七、免疫预防

鉴于 HBV 不能在肝组织外复制,为研制疫苗造成不可逾越的障碍。1970 年,Krugman 等用加热灭活的 HBsAg 阳性无症状携带者的血清给弱智儿童注射,证明可获得保护效果。随后许多国家研制用 HBsAg 阳性无症状携带者的血浆制备疫苗,称为血源疫苗。随着生物工程技术的发展,应用生物工程技术手段将乙型肝炎病毒 HBsAg 中的 S 抗原转移到载体细胞上,使之表达抗原,制成疫苗。目前国际上有三个系统,酵母系统应用得最为广泛。

(一)血源疫苗

HBsAg 阳性和 HBeAg 阴性,肝功能正常的 HBV 携带者新鲜血浆,进行无菌及外源病毒检

测。经纯化和超速离心，去除 Dane 颗粒，收获形状一致的颗粒，超滤、灭活，最后加 $Al(OH)_3$ 佐剂。疫苗经质量检定合格后，方可签发，销售。

（二）酵母基因重组工程疫苗

首先构建基因重组酵母菌，经发酵，收获重组酵母菌；分离、纯化 HBsAg，同时去除酵母细胞碎片及小分子蛋白；最后，铝盐作为吸附剂加入 HBsAg 中，配制成疫苗。疫苗经质量检定合格后，方可签发，销售。

（三）哺乳动物细胞基因重组工程疫苗

工程细胞构建原理与酵母工程菌相似，区别在于选择不同的宿主细胞（此处为中国仓鼠卵巢细胞）。疫苗制备过程与酵母基因重组工程疫苗相似。

八、免疫策略

我国是乙型肝炎高发地区，主要传播模式是母婴传播，且通过母婴传播的 HBV 感染者绝大多数成为终身 HBV 携带者，故我国的乙型肝炎免疫重点是阻断母婴传播。

（1）根据 WHO 建议，HBsAg 携带率≥5%的地区，对所有新生儿实施普遍免疫。对 HBsAg、HBeAg 阳性孕妇所生婴儿要求在出生后 24 小时内接种首剂疫苗，正常孕妇所产婴儿也要及早接种。我国卫健委规定新生儿疫苗接种率要达到 90%以上，新生儿即时（出生后 24 小时内）接种率要达到 70%～80%。对高危孕妇（HBsAg、HBeAg 阳性）所生的新生儿是否应该在接种疫苗的同时注射乙型肝炎免疫球蛋白。现阶段，重组酵母乙型肝炎疫苗（5 μg/mL）按 0、1、6 免疫程序接种，可使高危孕妇母婴阻断率达 85%～95%。在某些研究中，同时注射乙型肝炎免疫球蛋白可明显地提高阻断率，乙型肝炎免疫球蛋白与疫苗同时接种，对高HBV-DNA 血症的孕妇来说，乙型肝炎免疫球蛋白显得很重要，是首选方案。重组中国仓鼠卵巢乙型肝炎疫苗的阻断能力次于重组酵母乙型肝炎疫苗，故在使用时应增大疫苗剂量到20 μg/mL，按 0、1、6 免疫程序接种 3 剂。

（2）对 1～5 岁儿童应尽早接种乙型肝炎疫苗，除母婴传播外，乙型肝炎的水平传播也是一个不可忽视的因素。虽然我国≤5 岁人群中的抗-HBs 抗体已达到较高水平，但在母婴传播得到有效控制后，学龄前儿童的免疫预防就显得更为重要。

（3）乙型肝炎高危人群免疫。乙型肝炎高危人群包括肾透析者、血友病患者、同性恋者、静脉吸毒者等。这些人群免疫的疫苗剂量应为常人的 1～3 倍。

（4）乙型肝炎疫苗与其他儿童用疫苗联合免疫。国外已有联合疫苗上市，如 DTP-HepB、DTPa-HepB，在欧洲已批准使用；我国的 DTP-HepB 联合疫苗正在临床试验中。在我国，该联合疫苗不能用于新生儿初免，只能作为加强免疫。因为我国 DTP 的初免月龄为 3 月龄，而我国新生儿乙型肝炎疫苗及时免疫是重点，其他一切疫苗都不能干扰新生儿乙型肝炎疫苗的及时免疫。

（5）我国卫健委新近要求对≤15 岁人群既往未接种过乙型肝炎疫苗者，普遍实施一轮按 0、1、6 程序免疫接种。

总之，对乙型肝炎的防治，免疫预防应采取综合免疫预防措施，才能达到理想效果。

（林　毅）

第五节 水 痘

一、概述

水痘是由水痘-带状疱疹病毒(varicella zoster virus,VZV)所致的急性传染病。在北半球温带地区,以冬末春初多见,家庭续发率近90%,易感人群聚集,易出现暴发。病毒感染以显性感染为主,成年人血清学检测大多数呈阳性。该病毒极具传染性,几乎所有儿童或年轻人都经历过VZV病毒的感染,多数人在10岁以前患过此病。

疫苗接种是最好的控制措施,上市的水痘疫苗已证明是安全、有效的。1990－1994年,美国每年大约发生400万水痘病例,1万人住院,100人死亡,有较大的社会经济影响。美国最近的成本-效益分析结果为1∶5,发展中国家没有类似的疾病负担和成本效益的研究。

WHO建议,每个儿童都有罹患水痘的可能性,有条件的国家应尽早将水痘疫苗纳入免疫规划。全球18个欧美国家已将水痘疫苗纳入免疫规划,美国1995年推荐水痘疫苗用于≥12个月龄儿童的常规免疫接种,免疫程序为1剂,2006年开始使用2剂程序(12～15个月龄,4～6岁),极大地降低了水痘造成的疾病负担和相关费用。

二、病原学

VZV属疱疹病毒属A疱疹病毒科,核酸是双股DNA,核衣壳是由162个粒子组成的20面体,外层是脂蛋白外膜,在核壳和外膜之间为皮质,含蛋白质和酶。病毒糖蛋白(g)有6种,分别命名gB、gC、gE、gH、gI、gL,这些糖蛋白与感染、中和抗体的产生、病毒的复制和毒力有关,各种不同的糖蛋白有各自不同的特定功能。VZV只有1个血清型,与其他疱疹类病毒有无交叉免疫尚无定论。人是该病毒唯一宿主。病毒极不稳定,在患者痂皮和污物中不能长期存活,60 ℃迅速灭活,在－70～－65 ℃稳定,在pH 6.2～7.8不丧失感染性,对有机溶剂及胃蛋白酶敏感。

VZV可在人胚肺成纤维细胞和上皮细胞中复制,分离病毒可用人羊膜细胞、海拉细胞、甲状腺细胞、Vero细胞及其他传代细胞系。病毒培养过程中,感染细胞与邻近细胞融合,形成多核巨细胞,胞核内有嗜酸性包涵体。血清抗体检测可用补体结合试验、免疫凝集试验、免疫荧光法、放射免疫分析法、酶联免疫吸附试验、膜蛋白荧光法。

三、流行病学

(一)发病率

不同国家、不同地区的发病率不同。水痘不是我国法定传染病,自2005年开始报告,主要来自暴发。2005年,报告发病率3.20/10万;2006年,报告发病率12.04/10万;2007年,报告发病率20.60/10万。作为公共卫生突发事件报告的病例数,不代表真实发病率,而是由于报告制度的改善,导致报告发病率上升。

(二)传播途径及发病季节分布

VZV主要通过飞沫进入呼吸道传播,也可经患者的衣物、痘疱液、痂皮接触传播。水痘在世

界各地广为流行，多见于儿童，≤1岁的婴幼儿因有母传抗体的保护，发病者少见；3～10岁儿童的发病数占发病总数的90%。水痘的发病季节以冬、春季为主。

病毒初次感染时，先在淋巴结内复制，经4～10天产生第1次病毒血症。病毒再经淋巴液、血液播散，被单核细胞吞噬，经4～6天开始第2次病毒血症。病毒大量释放入血液，经毛细血管进入表皮，侵犯皮肤形成斑丘疹、水疱疹，并伴有全身症状。机体免疫功能正常者，病愈后产生特异性免疫力。

(三)水痘和带状疱疹发病年龄分布

水痘在世界各地广为流行，发病具有明显的季节性，温带地区以冬末春初多发。小学校中，以寒假开学后1～2周呈现暴发。发病多见于儿童，≤1岁的婴儿有母体传递抗体的保护，发病者少见；3～10岁儿童的发病数占发病总数的90%；成年人偶有发病，往往病情重笃。带状疱疹仅见于感染VZV而患过水痘的人，呈高度散发，虽然发病机制尚不十分清楚，但目前认为，带状疱疹是原发感染VZV后病毒在体内潜伏的结果。带状疱疹则多发生在成人，尤以30岁以上的人群为主。

(四)人群易感性

人对水痘普遍易感，婴幼儿可由母体被动传递抗体保护。易感性随年龄增长而下降，3～10岁儿童的发病数占总发病数的90%。

四、临床表现

水痘的潜伏期为10～21天；免疫抑制的患者和注射水痘-带状疱疹免疫球蛋白的人群，潜伏期可以延长到28天。

(一)初次感染水痘

发病初期全身不适。儿童发病的首发症状通常是出现皮疹、瘙痒，并且迅速从斑疹发展到丘疹和水疱疹，疱液由清变浊，最后形成痂皮。皮疹通常首先在头皮上出现，然后转移到躯干和四肢。皮肤损害的分布是向心性的，多集中在躯干，肢体远端累及最少；损害也能在口咽部、呼吸道、阴道、结膜和角膜的黏膜上发生。皮肤损害通常直径在1～4 mm。水疱表浅、细薄、单房，在红色斑疹上可见清晰透明的液体，这种疱疹可以破溃或化脓，以后干燥并形成痂皮。连续的皮损在几天内出现，几个阶段的皮肤损害可同时出现，例如，成熟的水疱疹和斑疹可以在皮肤的同一区域内被观察到。健康儿童通常有200～500处皮损，表现为2～4个不同阶段的连续的损害。一般来讲，健康儿童患病是轻微的，伴有轻度不适，有2～3天瘙痒和发热。成人可发生严重的疾病，而且并发症发生率较高。水痘初次感染痊愈，通常获得终身免疫。健康状况不好的人，水痘的第2次感染不常见，但也可能发生，特别是那些免疫力低下的人。就像其他的病毒性疾病，当再次暴露于水痘自然株(野毒株)，可以导致无临床症状，而可检测到病毒血症的再感染，这种再感染增加了抗体滴度。

(二)复发疾病(带状疱疹)

带状疱疹具有水痘样皮疹的特征，带状疱疹是由潜伏的水痘-带状疱疹病毒重新激活并引起复发的疾病。目前，对带状疱疹发病机制的认识不完全。然而，水痘-带状疱疹病毒复发与衰老、重症后、免疫抑制、胎儿在子宫内的感染以及在18月龄以下感染等因素联系在一起。带状疱疹的皮区是由第Ⅴ脑神经支配的范围。在皮疹暴发前2～4天，受累部位可发生疼痛和明显的感觉异常，很少有全身症状。严重的疱疹后神经痛是一个痛苦难忍的病症，目前没有适当的治疗方法。疱疹的神经痛可以在带状疱疹发病后持续1年。带状疱疹还牵涉到眼神经和其他的器官，不会产生严重的后遗症。

(三)围生期感染

分娩前5天和分娩后2天内，孕妇若感染水痘-带状疱疹病毒，可使出生的大多数婴儿感染水痘，且病死率高达30%。胎儿被感染引起严重的疾病，被认为是没有母体抗体保护造成的。但孕妇在分娩前5天以前的水痘发病，出生的婴儿可健存，大概是因为母体的抗体通过胎盘被动传给了胎儿。

(四)先天性水痘-带状疱疹病毒感染

怀孕后头20周内感染水痘-带状疱疹，偶尔会造成新生儿出现包括低出生体重、发育不全、表皮瘢痕、局部肌肉萎缩、脑炎、表皮萎缩、脉络膜视网膜炎、小头、畸形等罕见症状。1947年，将母亲怀孕早期感染水痘出现的新生儿反常现象叫作先天性水痘综合征，先天性水痘综合征发病率非常低。胎儿在子宫内感染水痘-带状疱疹病毒，特别在妊娠20周后，与婴儿早期发生带状疱疹有关。

(五)并发症

急性水痘通常是轻微和自限的，但可以有并发症。水痘最常见的并发症包括因皮肤损害继发细菌感染、脱水、肺炎以及累及中枢神经系统等，皮肤损伤引起的葡萄球菌或链球菌继发感染是住院和门诊就诊的常见原因，A型链球菌造成的继发性感染可以引起严重疾病并导致住院或死亡。水痘并发的肺炎通常是病毒性的，但也可以是细菌性的，继发性细菌性肺炎在1岁以下的儿童更常见。在健康成年人中，超过30%的继发性肺炎是致命的。

水痘的中枢神经系统症状表现范围从无菌性脑膜炎到脑炎，涉及小脑的病变中，小脑共济失调最常见，通常预后良好。在水痘并发症中脑炎是很少发生的，可导致抽搐甚至昏迷。成年人比儿童更易发生脑部并发症。

Reye综合征是水痘和流感极少见的并发症，病死率极高，且只在患病急性期使用阿司匹林的儿童中发生。Reye综合征的病因尚不知晓。在过去的10年间，Reye综合征的发病数戏剧性地减少，可能是因为儿童使用阿司匹林减少的缘故。

水痘并发症包括无菌性脑膜炎、横断性脊髓炎、吉兰-巴雷综合征、血小板减少症、出血性水痘、暴发性紫癜、肾小球肾炎、心肌炎、关节炎、睾丸炎、眼色素、虹膜炎、肝炎等。美国1990—1996年，平均每年有103人死于水痘，多数病死的儿童和成年人都未接种疫苗。国内住院并发症：1980—1996年上海因水痘住院患儿140例，出现并发症者79例，发生率56.43%。

五、免疫预防

(一)水痘疫苗

1974年，日本人高桥取水痘患儿的疱液，用人胚肺细胞分离，获得VZV株。经低温传代，再转到非灵长类动物细胞，获得低毒力变异株。用二倍体细胞WI-38或MBC-5，37℃克隆传递建立了疫苗毒种，是当今世界广为应用的疫苗毒种，商业转让给许多国家，通过用不同来源的人胚二倍体细胞培养，制成冷冻干燥型疫苗。

1984年，北京生物制品研究所用VZV野毒株经二倍体细胞传代，获得减毒株，并制成液体疫苗应用于人群。特别是对儿科医院白血病患儿接种，证明疫苗安全、有效。北京生物制品研究所冻干疫苗的临床对照研究表明，抗体阳性率为92.3%。另外，选择以白血病为主的免疫缺陷儿

童，共接种222人，证明疫苗有显著阻止患儿发病的效果。但由于疫苗是液体剂型，稳定性差，未能投放市场。

21世纪初，上海、长春生物制研究所相继引进国外技术及毒种制备的冻干疫苗，在国内广为使用，获得良好免疫效果。经多点的临床试验，疫苗抗体阳转率均高于90%。祈健生物制品股份公司用Oka47代毒种生产的疫苗，国内经过按“多中心随机双盲有对照”研究设计的Ⅳ期临床试验，结果显示疫苗的保护率为81.04%～90.8%。

(二)疫苗使用

在全世界，水痘-带状疱疹病毒的传播非常广泛，其对人类的危害性和所造成的后果应引起足够重视。目前尚无治疗的特效药物，因此预防其感染的唯一手段是接种水痘疫苗。接种水痘疫苗不仅能预防水痘，还能预防因感染VZV病毒而引发的并发症。

我国目前尚无统一的水痘疫苗接种方案。WHO建议，在那些水痘成为较重要公共卫生与社会经济问题、能够负担疫苗接种且能够达到持久高免疫覆盖率的国家，可考虑在儿童期常规接种疫苗。美国免疫咨询委员会建议12月龄初免，13岁接种第2剂。另外，WHO建议对无水痘史的成人和青少年应接种疫苗。

暴露后免疫，确认已接触水痘患者的人，3天内接种疫苗可阻止发病，5天内接种可阻断部分人发病。如果接种未能阻止发病，也不会增加疫苗接种的风险。集体托幼机构、小学校一旦发生水痘流行，若不采取免疫预防措施，疫情可延续6个月，直至所有易感者都被感染，疫情才能终止。若在流行初期，迅速接种疫苗，疫情可很快终止。建议我国的接种对象为12月龄至12岁儿童，接种1剂量；≥13岁人群，接种2剂量，间隔6～10周。用灭菌注射用水0.5 mL溶解冻干疫苗，注射于上臂三角肌外侧皮下。以下特殊人群应重点接种。

(1)工作或生活在高度可能传播环境中的人，如幼儿园教职工、小学教师、公共机构的职员、大学生和军人。

(2)与发生严重疾病或并发症危险者的密切接触者，如卫生工作者、儿童白血病及其他免疫功能缺陷和接受类固醇类药物治疗的儿童和家属。

(3)非妊娠的育龄妇女。

(4)国际旅行者，如易感者接触感染后，可应注射免疫球蛋白。

(三)疫苗免疫效果

水痘的免疫持久性较好。在美国，对60名儿童和18名成人的调查表明，免疫5年后有93%的儿童和94%的成人具有VZV抗体，有87%的儿童和94%的成人对VZV具有细胞介导的免疫。关于成人接种疫苗的报告表明，在始于1979年的21年期间，突破性水痘的罹患率和严重性未增加，提示成人接种疫苗后免疫力没有明显衰退。国产Oka47水痘疫苗的免疫原性及免疫效果持久性的研究结果显示，免疫后1个月和免疫后5年仍保持很高的抗体水平。

早期在美国研究水痘疫苗是为了给医院中的白血病患儿用的，所以观察了白血病患儿是否复发带状疱疹。在美国观察67例白血病患儿，其中19例自然感染水痘后，19个患儿都复发了带状疱疹，48个白血病患儿接种水痘疫苗并没有复发带状疱疹。

预防带状疱疹疫苗于2006年5月获生产许可，美国的默克公司开发出高滴度水痘疫苗，滴度是正常疫苗的10倍以上。用来预防带状疱疹，其滴度达到24 000 PFU/mL。观察对象为60岁以上成年人，共38 546人。观察期5年。带状疱疹的发病率降低了51.3%，带状疱疹后神经痛的发病率降低了66.5%。

(四)疫苗不良反应

Oka47 自国内上市后，经临床研究，除接种疫苗后一般不良反应包括局部红肿、疼痛、全身反应偶有低热，未观察到异常不良反应。

Oka 株水痘疫苗在临床试验期间，众多临床研究资料证明疫苗安全性良好。为 11 000 多名儿童、青少年和成人接种水痘疫苗，具有良好耐受性。对水痘已具有免疫力的人未造成不良反应的增加。1991 年，Kuter 等在对 914 名健康易感儿童和青少年进行双盲有对照剂研究中，与对照组相比较，接种部位疼痛和发红是疫苗试验组中更经常发生的唯一不良反应($P<0.05$)。

在年龄为 12 个月至 12 岁儿童中，对约 8 900 名健康儿童进行了无控制临床试验，他们接种 1 剂疫苗，然后连续监测 42 天。其中 14.7%出现发热(口腔温度为 39 ℃)，通常与偶发性疾病有关。共有 19.3%的疫苗受种者主诉注射部位的反应(如疼痛、溃疡、肿胀、红斑、皮疹瘙痒、血肿、硬结)；3.4%的疫苗受种者在注射部位有轻度水痘样皮疹，并且在接种后 5～26 天出现高峰；在不到 0.1%的儿童中出现接种后热性癫痫发作，尚未确定因果关系。

在年龄为 23 岁的人群中，对接种 1 剂水痘疫苗的约 1 600 名受接种者和接种两剂水痘疫苗的 955 名受接种者开展的无控制研究，持续 42 天监测不良事件。在第 1 剂和第 2 剂接种后，分别有 10.2%和 9.5%的受种者出现发热，通常与偶发性疾病有关；在 1 剂或 2 剂接种后，分别有 24.4%和 32.5%的受种者主诉注射部位的反应；分别有 3%和 1%的受种者在注射部位出现水痘样皮疹。

关于可能不良反应的数据可从疫苗不良反应报告系统获得，在 1995 年 3 月至 1998 年 7 月期间，在美国总共分发 970 万人份水痘疫苗。在这一期间，疫苗不良反应报告系统收到 6 580 份不良反应报告，其中 4%为严重不良反应，约 2/3 的报告涉及年龄在 10 岁以下的儿童，最经常报告的不良反应是皮疹。聚合酶链反应分析确认，在接种后两周内出现的大多数皮疹反应是由野病毒引起。

(五)异常(严重)不良反应

美国 1974 年批准水痘上市后，疫苗不良反应报告系统和疫苗生产厂家严重不良反应报告，不管因果关系如何，均包括脑炎、运动失调、多形性红斑、肺炎、血小板减少症、癫痫发作、神经病和带状疱疹。关于已知基础发病率数据的严重不良反应，疫苗不良反应报告系统报告的发病率，低于天然水痘发生后预期的发病率或社区中疾病的基础发病率。但是，由于漏报和报告系统的未知敏感性，疫苗不良反应报告系统的数据是局限的，使之难以将疫苗不良反应报告系统报告的接种后不良反应发生率与天然疾病后并发症引起的不良反应发生率进行比较。然而，这些差别的量值使接种后严重不良反应发生率有可能显著低于天然疾病后的发生率。在极少情况下，已确认水痘疫苗与严重不良事件之间的因果关系。在某些情况下，水痘-带状疱疹野病毒或其他致病生物已经查明。但是，在大多数情况下，数据不足以确定因果关联。在向疫苗不良反应报告系统报告的 14 例死亡中，8 例对死亡有其他明确的解释，3 例对死亡有其他可信的解释，另 3 例的信息不足以确定因果关系。由天然水痘引起的一例死亡发生在一名年龄为 9 岁的儿童，在接种后 20 个月死于水痘-带状疱疹野病毒的并发症。

(六)禁忌证与疫苗贮运

1.禁忌证

有严重疾病史、过敏史及孕妇禁用；一般疾病治疗期、发热者暂缓使用；成年妇女接种后3～4 月内应避孕；接受免疫球蛋白者，应间隔 1 个月再接种水痘疫苗。

2.疫苗贮运

疫苗应在 2～8 ℃贮存和运输。

(林　毅)

第六节 风　疹

一、概述

风疹是由风疹病毒引起的急性呼吸道传染病，4～10 岁儿童为高发年龄，成人也可发病。其临床症状轻微，以发热、皮疹及耳后、枕下、颈部淋巴结肿大和疼痛为特征，30%～50%的病例为亚临床感染或隐性感染，易被人们忽视，成为潜在的传染源。人是风疹病毒唯一宿主，病毒经呼吸道侵入，在上呼吸道增殖，潜伏期 12～14 天。早期出现头痛、咳嗽、咽痛等症状，之后面部首先出现浅红色斑丘疹，迅速遍及全身，传染期从发病前 1 周到出疹后 4 周，风疹皮疹比麻疹轻微且不发生融合。在成人中常出现关节痛和关节炎。

风疹并发症儿童常见，成人比儿童多见，主要并发症为关节炎。成年女性 70%可有关节疼痛，常与皮疹同时发生，且可持续 1 个月，由于发病多呈良性经过，并不为人们所重视。自 1940 年风疹大范围流行后，1941 年澳大利亚眼科医师 Norman Gregg 报告了 78 例母亲在怀孕早期感染风疹，发生了婴儿先天性白内障，这是首次对先天性风疹综合征(congenital rubella syndrome，CRS)的报告。此后，经对风疹病毒学与先天性婴儿畸形的研究，发现妇女孕期感染风疹病毒与所生婴儿畸形密切相关，从而确定了 CRS。在风疹疫苗应用之前，估计全球每年有 30 万例 CRS，我国每年约有 4 万例 CRS，从而推动了对风疹的免疫预防。

二、病原学

风疹病毒于 1962 年由 Parkman 和 Weller 首次分离，风疹病毒属于 rubivirus 属的披盖病毒。它与A 组虫媒病毒，如东方和西方马脑炎病毒密切相关；它是一种单股正链 RNA 病毒；单独抗原类，不与其他披盖病毒产生交叉反应；在电镜下多呈球形，有时呈多形态，中度大小(50～70 nm)，核壳体呈螺旋状结构，病毒最外层有脂蛋白包膜，包膜表面有短的刺突。Irey 观察到，除了复杂的脂包膜外，风疹病毒由 3 种蛋白组成，2 个在外膜(E1 和 E2)，1 个在核心(C)。E1 是一种含有中和血凝抗原决定簇的糖蛋白。风疹病毒的 RNA 具有传染性，3 种蛋白是由病毒在感染细胞内产生的，但并不合成病毒颗粒。风疹病毒只有1 个血清型，在偶然分离的病毒株系列变异分析中显示氨基酸结构变化较大(0～3.3%)，国际合作组证实，与来自 20 世纪 60 年代的流行株彼此相关，具亚洲基因型，而且在近几年未发现抗原漂移。

该病毒可在许多不同哺乳动物的原代或传代细胞上生长。在人羊膜细胞中产生敏感的细胞病变效应，在传代细胞系中可形成足够的空斑。风疹病毒相对不稳定，可被脂质溶液、胰蛋白酶、福尔马林、紫外线、过高或过低的 pH 和加热所灭活。

三、流行病学

(一)传染源

人类是风疹病毒唯一的宿主。风疹传染源主要有临床患者，先天性风疹患儿及亚临床感染的儿童。儿童感染后 25%～50%不表现临床症状，但能从其鼻咽部分离到病毒。妊娠期妇女感染后，不论是显性还是隐性，均可使胎儿感染，导致CRS。患者和先天感染的婴儿随其唾液、尿液及其他分泌物排出病毒。尽管患有CRS的婴儿排毒时间可达数年之久，但真正的状态还未见报道。

（二）传播途径

主要是空气飞沫微滴传播，家庭内有高度传播性。风疹病毒还可在母子间垂直传播，即孕期母体内的病毒通过胎盘侵犯胎儿。

（三）易感人群

人对风疹普遍易感。据血清学调查表明，世界上大部分国家，通常在儿童2岁时开始出现风疹抗体，6～10岁儿童的抗体阳性率约为50%，至20岁时可达80%～90%。感染风疹后可获得较牢固的免疫，甚至提供终生保护。但抗体水平低，特别是呼吸道局部抗体水平低者，易发生再感染。再感染一般无病毒血症，仅出现特异性IgG，其出现时间早，效价高，消失快，一般在2～3个月迅速降低。

（四）流行特征

风疹是世界上广泛流行的传染病。在风疹疫苗问世之前，由于风疹易感人群的积累，可发生周期性流行。风疹感染后可获得牢固的免疫，甚至提供终生免疫保护。保护性抗体水平低，特别是呼吸道局部抗体水平低，易发生再感染；再感染不产生病毒血症，仅产生IgG。

四、CRS

（一）CRS的发病机制

导致CRS的母体-胚胎感染中，有连续性发展步骤。先是母体原发感染产生病毒血症，导致胎盘感染，感染扩散到胚盘组织，其后果视母体受感染孕期的早晚而不同。病毒不破坏早期合子细胞，而随胚胎发育损害胚胎分化的某一组织或器官。

（二）CRS的临床综合征

CRS发生多器官的损伤，有暂时性的，更多是永久性的。发病时间有先天的，也有出生后多年才呈现临床症状。有的出生后4年才发现耳聋和智力发育不全，有的7年后才发现智力低下，无学习能力。国外曾报告4例CRS，11～14年后神经系统的功能发生进行性损害，并从脑组织中分离出风疹病毒。美国对376例患先天性风疹感染儿童的前瞻性调查结果，总病死率在头5年内为16%，发生新生儿血小板减少症的病死率为35%，到10岁时证实主要临床表现有耳聋（87%）、心脏病（46%）、智力低下（39%）、白内障或青光眼（34%）。估计全球每年有30万例CRS，我国每年约4万例CRS。参照美国Morbidity and Mortality Weekly Report，2001年CRS诊断标准如下。

1.CRS的常见体征

（1）白内障或青光眼，先天性心脏病，听力损害，视网膜色素变性病。

（2）紫癜，肝脾大，黄疸，小头，发育迟缓，脑膜脑炎，骨质疏松。

2.CRS分类

（1）可疑病例：有临床体征，但不典型。

（2）复合病例：具有临床体征，但缺乏实验室依据。

（3）确诊病例：具临床体征并有实验室依据。

（4）风疹先天性感染：缺乏CRS体征，但实验室证明有先天感染。

3.CRS 临床分型

(1)婴儿畸形。

(2)出生非畸形弱小婴儿型。

(3)出生婴儿正常型,可从身体不同部位分离出病毒,2～3 月龄发生肺部、中枢神经系统感染、听力缺陷等。

(4)婴儿生长正常型,但长期排毒,入学可发现听力障碍。

五、免疫预防

(一)风疹疫苗

1.疫苗发展简史

1969 年后,曾有人用 HPV-77 风疹病毒株分别以鸭胚、狗肾、兔肾三种细胞制备的风疹疫苗在美国得到使用许可。由于接种后有很多的相关不良反应,从市场上退出。1979 年 1 月,RA27/3 株(Meruvax-Ⅱ)得到许可,其他疫苗株被停止使用。此外,国外尚有 Cendehill 是原代兔肾细胞疫苗;TO-336 疫苗是日本于 1957 年研发的风疹疫苗。自从 1997 年欧洲 RA27/3 株风疹疫苗成功后,几乎取代了世界上所有其他株的风疹疫苗。

RA27/3 风疹疫苗是一种减毒活疫苗,它是 1965 年首次由 Wistar 研究所从一个感染风疹流产的胎儿体内分离的。这种病毒通过 25～30 代人双倍体纤维原细胞减毒培养,制备成疫苗。虽然接种风疹疫苗后可以从被接种者鼻咽部培养出疫苗病毒,但疫苗病毒无传染性。风疹疫苗可制备成单抗原,也可与麻疹、腮腺炎制成联合疫苗。美国免疫咨询委员会推荐,在任何个人需要时,接种麻腮风三联疫苗。我国北京生物制品研究所从一名风疹患儿鼻咽部分离并命名为 D 毒株,经人二倍体细胞传代减毒,研制成 BRDⅡ减毒活疫苗。经临床研究,安全性与免疫原性都与 RA27/3 处于同一水平。

2.风疹疫苗的免疫原性

在临床试验中,＞12 月龄儿童接种单剂风疹疫苗后,95％以上的儿童产生风疹抗体。90％以上的风疹疫苗受种者可抵抗临床风疹和病毒血症,免疫保护至少 15 年。研究表明,1 剂风疹疫苗能够提供长时间保护,甚至终生。

一些报告表明,接种风疹疫苗产生低水平抗体的人,在暴露后可再感染,产生病毒血症。这种现象的原因和发生率不清楚,但它被认为是少有的。在接种疫苗产生免疫的妇女中,罕见的临床再感染和胎儿感染已被报告。CRS 病例已在怀孕前有风疹血清抗体阳性记录母亲所生的婴儿中发现。

我国研发的 BRDⅡ风疹疫苗和法国巴斯德生产的 RA27/3 株风疹疫苗(市售产品)临床比较试验结果显示,两种疫苗的免疫原性处于同一水平。将 BRDⅡ株风疹疫苗(市售)作 10 倍系列稀释至 10 000 倍时,疫苗仍有 61.7％的阳转率,BRDⅡ株风疹疫苗免疫原性非常好。

(二)风疹疫苗的应用

由于 CRS 的危害巨大,同时人类的优生优育被人们所重视,因此风疹疫苗在世界范围内广为应用。将风疹疫苗纳入国家免疫规划的国家从 1996 年的 65 个增加到 2006 年的 119 个。在未应用过风疹疫苗的地区,推荐在 1～12 岁儿童中普遍接种第 1 剂单价风疹疫苗或 MMR 三价疫苗,这样就可阻断风疹在儿童中的传播。第 2 剂风疹疫苗可在 18 岁时接种,以保护育龄期(18～30 岁)女性免于风疹病毒感染,减少 CRS 发病率。我国风疹疫苗是用 BRDⅡ株病毒接种人二倍体细胞，经培育，收获病毒液，加入适当保护剂冻干制成。为乳酪色疏松体，复溶后为橘红色澄明液体。每一人用剂量为0.5 mL，疫苗用于8月龄以上易感人群。

(三)疫苗的安全性

1.风疹疫苗一般不良反应

风疹疫苗接种后无局部不良反应，在接种6～11天内，有一过性发热，一般不超过2天可自行缓解。成年人接种后2～4周内可出现关节反应，一般无须处置，必要时对症治疗。

2.风疹疫苗异常反应

风疹疫苗是一种非常安全的疫苗，报告的大多数MMR免疫接种不良反应可归因于麻疹疫苗成分(如发热和皮疹)。接种风疹疫苗后最常见的主诉是发热、淋巴结病和关节痛。这些不良反应仅发生在易感者中，特别是妇女更多见。接种RA27/3疫苗后，儿童急性关节痛和关节炎很罕见，与此对比，接种RA27/3疫苗后，25%的易感青春期女性发生急性关节痛，大约10%有急性关节炎症状。有极少的短暂周围神经炎，如感觉异常和上下肢疼痛病例报告。

(四)免疫接种禁忌证及慎用证

(1)接种第1剂风疹疫苗有严重过敏史的人或对疫苗成分有过敏史的人应不予接种。

(2)已怀孕或即将怀孕的妇女不应接受风疹疫苗，虽然没有风疹疫苗引起胎儿损害的证据，但接种风疹疫苗或MMR疫苗4星期内应避免怀孕。

(3)由白血病、淋巴瘤、恶病质、免疫缺陷疾病或免疫抑制治疗引起的免疫缺陷或免疫抑制者应不予接种疫苗。使用类固醇进行免疫抑制治疗，停药1个月(治疗3个月)以上可以进行免疫接种，无症状或轻微症状的HIV感染者应考虑接种风疹疫苗。

(4)患有中、重度急性疾病的人应不予接种疫苗。

(5)接受含有抗体的血液产品的人应不予接种疫苗。

(五)疫苗的贮存和管理

MMR疫苗在任何时候都必须在10 ℃以下冷藏运输，都应避免光线直接照射，疫苗必须在2～8 ℃条件下贮存，可以冻结。稀释液既可贮存在冷藏温度也可置于室温。拆开包装后，MMR必须保存在冷藏温度下并避免阳光照射。稀释后的疫苗必须尽快使用，如果超过4小时，必须丢弃。

(林　毅)

参考文献

[1] 徐玮,张磊,孙丽君,等.现代内科疾病诊疗精要[M].青岛:中国海洋大学出版社,2021.

[2] 马路.实用内科疾病诊疗[M].济南:山东大学出版社,2022.

[3] 胡品津,谢灿茂.内科疾病鉴别诊断学[M].北京:人民卫生出版社,2021.

[4] 邹琼辉.常见内科疾病诊疗与预防[M].汕头:汕头大学出版社,2021.

[5] 杨柳清.基层公共卫生服务技术[M].武汉:华中科技大学出版社,2021.

[6] 马立兴,张诒凤,王超颖,等.消化内科诊疗常规[M].哈尔滨:黑龙江科学技术出版社,2022.

[7] 赵晓宁.内科疾病诊断与治疗精要[M].开封:河南大学出版社,2021.

[8] 杨德业,王宏宇,曲鹏.心血管内科实践[M].北京:科学出版社,2022.

[9] 王建明,倪春辉.公共卫生实践技能[M].北京:人民卫生出版社,2021.

[10] 刘雪艳,刘娜,沙俊莹,等.内科常见疾病临床诊断与治疗[M].哈尔滨:黑龙江科学技术出版社,2021.

[11] 张鸣青.内科诊疗精粹[M].济南:山东大学出版社,2021.

[12] 费秀斌.内科疾病检查与治疗方法[M].北京:中国纺织出版社,2022.

[13] 刘江波,徐琦,王秀英.临床内科疾病诊疗与药物应用[M].汕头:汕头大学出版社,2021.

[14] 郭素峡,陈炎.心血管内科会诊纪要[M].北京:清华大学出版社,2021.

[15] 黄忠.现代内科诊疗新进展[M].济南:山东大学出版社,2022.

[16] 胡春荣.神经内科常见疾病诊疗要点[M].北京:中国纺织出版社,2022.

[17] 赵淑堂.临床内科常见病理论与诊断精要[M].哈尔滨:黑龙江科学技术出版社,2021.

[18] 徐新娟,杨毅宁.内科临床诊疗思维解析[M].北京:科学出版社,2021.

[19] 王为光.现代内科疾病临床诊疗[M].北京:中国纺织出版社,2021.

[20] 孙雪茜.内科常见病治疗精要[M].北京:中国纺织出版社,2022.

[21] 蔡昉,王灵桂.健全国家公共卫生应急管理体系研究[M].北京:中国社会科学出版社,2021.

[22] 吕蕾.公共卫生与疾病预防控制[M].广州:世界图书出版广东有限公司,2021.

[23] 刘一柱,刘伟霞,李杰,等.现代内科常见病诊疗思维[M].哈尔滨:黑龙江科学技术出版社,2021.

[24] 王永红,史卫红,静香芝.基本公共卫生服务实务[M].北京:化学工业出版社,2021.

[25] 王勇,张晓光,马清艳.呼吸内科基础与临床[M].北京:科学技术文献出版社,2021.

[26] 徐晓霞.现代内科常见病诊疗方法与临床[M].北京:中国纺织出版社,2021.

[27] 金琦.内科临床诊断与治疗要点[M].北京:中国纺织出版社,2021.

[28] 李晨.预防医学[M].杭州:浙江大学出版社,2020.

[29] 龚四堂,孙新.儿内科常见疾病临床诊疗路径[M].北京:人民卫生出版社,2021.

[30] 范从华.突发公共卫生事件理论与实践[M].昆明:云南科技出版社,2020.

[31] 黄佳滨.实用内科疾病诊治实践[M].北京:中国纺织出版社,2021.

[32] 刘丹,吕鸥,张兰.临床常见内科疾病与用药规范[M].北京:中国纺织出版社,2021.

[33] 胡晓江,徐金水,姜仑.国家基本公共卫生服务健康管理与实践手册[M].南京:东南大学出版社,2020.

[34] 席元第.公共卫生与健康[M].北京:中国劳动社会保障出版社,2020.

[35] 程思.突发公共卫生事件法律知识读本[M].北京:中国法制出版社,2020.

[36] 张群,龙剑.阿奇霉素联合脂溶性维生素对肺炎支原体肺炎患儿外周血 HDL-C、ApoA Ⅰ 水平的影响[J].吉林医学,2022,43(10):2709-2712.

[37] 张翔宇.消化道溃疡出血的内科治疗方法的研究进展[J].黑龙江医药,2022,35(05):1161-1163.

[38] 王海旭,巩秋红.司美格鲁肽口服制剂治疗 2 型糖尿病的研究进展[J].中国糖尿病杂志,2022,30(11):870-872.

[39] 陈凯.碘 131 与甲巯咪唑治疗甲亢患者对甲状腺功能、骨代谢的影响[J].黑龙江医药,2022,35(01):112-114.

[40] 彭小娟,梁进.医疗机构在公共卫生管理中存在的共性问题及对策分析[J].医院管理论坛,2021,38(08):10-12.